护理操作实践与疾病护理

主编　王长芹　等

上海科学普及出版社

图书在版编目（CIP）数据

护理操作实践与疾病护理／王长芹等主编.—上海：上海科学普及出版社，2024.4

ISBN 978-7-5427-8729-3

Ⅰ.①护… Ⅱ.①王… Ⅲ.①护理学 Ⅳ.①R47

中国国家版本馆CIP数据核字（2024）第095270号

统　　筹　张善涛

责任编辑　陈星星　黄　鑫

整体设计　宗　宁

护理操作实践与疾病护理

主编　王长芹　等

上海科学普及出版社出版发行

（上海中山北路832号　邮政编码200070）

http://www.pspsh.com

各地新华书店经销　　山东麦德森文化传媒有限公司印刷

开本 787×1092 1/16　印张 23.5　插页 2　字数 583 000

2024年4月第1版　2024年4月第1次印刷

ISBN 978-7-5427-8729-3　定价：198.00元

本书如有缺页、错装或坏损等严重质量问题

请向工厂联系调换

联系电话：0531-82601513

编|委|会

主　编

王长芹　李　琳　谭月兰　李　芸

刘晓晶　刘文臻　牛艳芳

副主编

邵春霞　何雪华　李　艳　杨　丽

郑　伟　蒋俊瑶　钦　静

编　委（按姓氏笔画排序）

王长芹　枣庄市中医医院

牛艳芳　郓城县人民医院

刘文臻　寿光市中医医院

刘晓晶　烟台毓璜顶医院

李　芸　山东省潍坊市临朐县寺头镇卫生院

李　艳　莱州经济开发区医院（莱州市城港路街道社区卫生服务中心）

李　琳　枣庄市立医院

李丽艳　东营市第二人民医院

杨　丽　皖南康复医院（芜湖市第五人民医院）

何雪华　枣庄市中医医院

邵春霞　菏泽市牡丹区精神病医院

郑　伟　中国人民解放军第八十集团军医院

钦　静　湖北省随州市曾都医院

蒋俊瑶　溧阳市人民医院

谭月兰　聊城市东昌府区斗虎屯镇中心卫生院

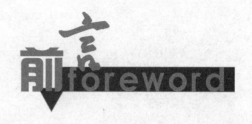

前言 foreword

护理工作是整个医疗卫生工作的重要组成部分,具有相对独立性和特殊性。护理工作的质量直接关系到患者的医疗安全、治疗效果和身体健康。临床护理人员秉承人道主义精神,以高度的责任心、高水平的护理技术、优质的服务为患者提供良好的条件,以促进患者早日康复。现代医学正处于快速发展时期,对护理学科的发展而言,这正是机遇与挑战并存的时刻。因此,这就需要护理人员具备更规范的操作流程、更体贴的服务行为、更高效的服务质量,将诚心、爱心、耐心、细心的服务体现到每一项护理活动中。为了帮助临床护理人员更好地提升其护理水平,我们特邀请从事护理工作多年的专家共同编写了《护理操作实践与疾病护理》一书,以便为广大临床护理人员提供科学参考。

本书针对临床护理需要,秉承理论与实际相结合的基本原则进行编写。首先简述了临床护理技术与门诊护理的内容,然后针对临床各科室常见疾病的护理进行了详细叙述,内容涵盖疾病的介绍、护理目标、护理评估、护理要点、护理措施、注意事项及对患者的健康教育等。本书条理清晰、内容精练,语言通俗易懂,既有理论性指导,又有临床实际操作,集科学性、实用性于一体,可以作为临床护理人员科学、规范、合理地进行临床护理的参考用书。

由于本书编者均身负一线护理临床工作,故编写时间有限、编写风格不统一。书中难免存在疏漏与不足之处,恳请广大读者予以批评指正,以期再版时修正完善。

《护理操作实践与疾病护理》编委会

2024 年 1 月

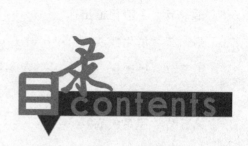

第一章　临床护理技术

第一节　无菌技术

无菌技术是医疗护理操作中防止发生感染和交叉感染的一项重要的基本操作,执行无菌技术可以减少和杜绝患者因诊断、治疗和护理所引起的意外感染。因此,医务人员必须加强无菌操作的观念,正确熟练地掌握无菌技术,严密遵守操作规程,以保证患者的安全,防止医源性感染。

一、相关概念

(一)无菌技术

无菌技术是指在医疗、护理操作过程中防止一切微生物侵入人体和防止无菌物品、无菌区域被污染的操作技术。

(二)无菌物品

无菌物品是指经过物理或化学方法灭菌后保持无菌状态的物品。

(三)非无菌区

非无菌区是指未经过灭菌处理或虽经过灭菌处理但又被污染的区域。

二、无菌技术操作原则

(一)环境清洁

操作区域要宽敞,无菌操作前30分钟应通风,停止清扫工作,减少走动,防止尘埃飞扬。

(二)工作人员准备

修剪指甲,洗手,戴好帽子、口罩(4~8小时更换,一次性的少于4小时更换),必要时穿无菌衣,戴无菌手套。

(三)物品妥善保管

(1)无菌物品与非无菌物品应分别放置。

(2)无菌物品须存放在无菌容器或无菌包内。

(3)无菌包外注明物名、时间,按有效期先后安放。

(4)未被污染下保存期为7~14天。

(5)过期或受潮均应重新灭菌。

(四)取无菌物注意事项

(1)面向无菌区域,用无菌钳钳取,手臂须保持在腰部水平以上,注意不可跨越无菌区。

(2)无菌物品一经取出,即使未使用,也不可放回。

(3)未经消毒的用物不可触及无菌物品。

(五)操作时要保持无菌

不可面对无菌区讲话、咳嗽、打喷嚏;若疑有无菌物品被污染,不可使用。

(六)一人一物

一套无菌物品仅供一人使用,防止交叉感染。

三、无菌技术基本操作

无菌技术及操作规程是根据科学原则制定的,任何一个环节都不可违反,每个医务人员都必须遵守,以保证患者的安全。

(一)取用无菌持物钳法

使用无菌持物钳取用和传递无菌物品,以维持无菌物品及无菌区的无菌状态。

1.类别

(1)三叉钳:夹取较重物品,如盆、盒、瓶、罐等,不能夹取细的物品。

(2)卵圆钳:夹取镊、剪、刀、治疗碗及盘等,不能夹取较重物品。

(3)镊子:夹取棉球、棉签、针、注射器等。

2.无菌持物钳(镊)的使用法

(1)无菌持物钳(镊)应浸泡在盛有消毒溶液的无菌广口容器内,液面须超过轴节以上 2~3 cm 或镊子 1/2 处。容器底部应垫无菌纱布,容器口上加盖。每个容器内只能放一把无菌持物钳(图 1-1)。

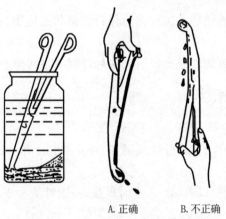

A.正确　　B.不正确

图 1-1　无菌持物钳(镊)的使用

(2)取放无菌持物钳(镊)时,尖端闭合,不可触及容器口缘及溶液面以上的容器内壁。手指不可触摸浸泡部位。使用时保持尖端向下,不可倒转向上,以免消毒液倒流污染尖端。用后立即放回容器内,并将轴节打开。如取远处无菌物品时,无菌持物钳(镊)应连同容器移至无菌物品旁使用。

(3)无菌持物钳(镊)不能触碰未经灭菌的物品,也不可用于换药或消毒皮肤。如被污染或有可疑污染时,应重新消毒灭菌。

(4)无菌持物钳(镊)及其浸泡容器,每周消毒灭菌 1 次,并更换消毒溶液及纱布。外科病室每周消毒灭菌 2 次,手术室、门诊换药室或其他使用较多的部门,应每天消毒灭菌 1 次。

(5)不能用无菌持物钳夹取油纱布,因黏于钳端的油污可形成保护层,影响消毒液渗透而降低消毒效果。

(二)无菌容器的使用法

无菌容器用以保存无菌物品,使其处于无菌状态以备使用(图 1-2)。

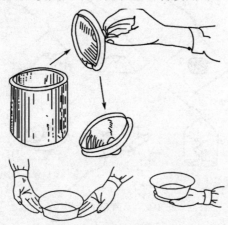

图 1-2　无菌容器的使用

(1)取无菌容器内的物品,打开时将盖内面(无菌面)向上置于稳妥处或内面向下拿在手中,手不可触及容器壁的内面,取后即将容器盖盖严,避免容器内无菌物品在空气中暴露过久。

(2)取无菌容器应托住容器底部,手指不可触及容器边缘及内面。

(三)取用无菌溶液法

目的是维持无菌溶液在无菌状态下使用。

1.核对

药名、剂量、浓度、有效期。

2.检查

有无裂缝、瓶盖有无松动、溶液的澄清度和质量。

3.倒用密封瓶溶液法

擦净瓶外灰尘,用启瓶器撬开铝盖,用双手拇指将橡胶塞边缘向上翻起,再用示指和中指套住橡胶塞拉出;先倒出少量溶液冲洗瓶口,倒液时标签朝上,倒后立即将橡胶塞塞好,常规消毒后将塞翻下,记录开瓶日期、时间,有效期 24 小时。不可将无菌物品或非无菌物品伸入无菌溶液内蘸取或直接接触瓶口倒液,以免污染瓶内的溶液,已倒出的溶液不可再倒回瓶内。

4.倒用烧瓶液法

先检查后解系带,倒液同密封法。

(四)无菌包使用法

目的是保持无菌包内无菌物品处于无菌状态,以备使用。

1.包扎法

将物品放在包布中央,最后一角折盖后用化学指示胶带粘贴,封包胶带上可书写记录,或用

3

带包扎"十"。

2.开包法

(1)三查:名称、日期、化学指示胶带。

(2)撕开粘贴或解开系带,系带卷放在包布边下,先外角再两角,后内角,注意手不可触及内面,放在事先备好的无菌区域内,将包布按原折痕包起,将带以一字形包扎,记录,24小时有效(图1-3)。

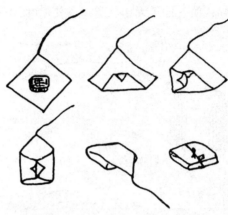

图1-3 无菌包的使用

3.小包打开法

托在手上打开,另一手将包布四角抓住,稳妥地将包内物品放入无菌区域内。

4.一次性无菌物品

注射器或输液条,敷料或导管。

(五)铺无菌盘法

目的是维持无菌物品处于无菌状态,以备使用。

将无菌治疗巾铺在清洁、干燥的治疗盘内,使其内面为无菌区,可放置无菌物品,以供治疗和护理操作使用。有效期限不超过4小时。

(1)无菌治疗巾的折叠法:将双层棉布治疗巾横折2次,再向内对折,将开口边分别向外翻折对齐。

(2)无菌治疗巾的铺法:手持治疗巾两开口外角呈双层展开,由远端向近端铺于治疗盘内。两手捏住治疗巾上层下边两外角向上呈扇形折叠三层,内面向外。

(3)取所需无菌物品放入无菌区内,覆盖上层无菌巾,使上、下层边缘对齐,多余部分向上反折。

(六)戴、脱无菌手套法

目的是防止患者在手术与治疗过程中受到感染,处理无菌物品过程中确保物品无菌(图1-4)。

(1)洗净擦干双手,核对号码及日期。

(2)打开手套袋,取出滑石粉擦双手。

(3)掀起手套袋开口处,取出手套,对准戴上。

(4)双手调手套位置,扣套在工作衣袖外面。

(5)脱手套,外面翻转脱下。

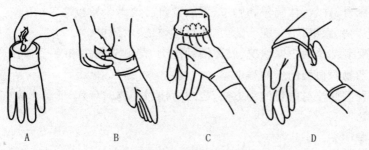

A　　　　B　　　　C　　　　D

图 1-4　戴脱无菌手套

(6)注意：①未戴手套的手不可触及手套的外面；②已戴手套的手不可触及未戴手套的手或另一手套内面；③发现手套有破洞立即更换。

(七)取用消毒棉签法

目的是保持无菌棉签处于无菌状态下使用。

1.无菌棉签使用法

(1)检查棉签有效期及包装的完整程度，有破损时不能使用。

(2)左手握棉签棍端，右手捏住塑料包装袋上部，依靠棉棍的支撑向后稍用力撕开前面的包装袋。

(3)将包装袋抽后折盖左手示指，用中指压住。

(4)右手拇指顶出所用棉签并取出。

2.复合碘医用消毒棉签使用法

(1)取复合碘医用消毒棉签1包，检查有效期，注明开启时间。

(2)将包内消毒棉签推至包的右下端，并分离1根留置于包内左侧。

(3)左手拇、示指持复合碘医用消毒棉签包的窗口缘，右手拇、示指捏住窗翼，揭开窗口。

(4)将窗翼拉向右下方，以左手拇指按压窗翼，固定窗盖。

(5)右手从包的后方将包左上角向后反折，夹于左手示指与中指之间，露出棉签手柄部。

(6)以右手取出棉签。

(7)松开左手拇指和示指，拇指顺势将窗口封好，放回盘内备用。

(邵春霞)

第二节　静脉注射

一、目的

(1)所选用药物不宜口服、皮下注射、肌内注射，又需迅速发挥药效时。

(2)注入药物做某些诊断性检查，如对肝、肾、胆囊等造影时需静脉注入造影剂。

二、评估

(一)评估患者

(1)双人核对医嘱。

（2）核对患者床号、姓名、住院号和腕带（请患者自己说出床号和姓名）。

（3）了解患者病情、意识状态、配合能力、药物过敏史、用药史。

（4）评估患者穿刺部位的皮肤状况、肢体活动能力、静脉充盈度和管壁弹性。选择合适静脉注射的部位，评估药物对血管的影响程度。

（5）向患者解释静脉注射的目的和方法，告之所注射药物的名称，取得患者配合。

（二）评估环境

安静整洁，宽敞明亮。

三、操作前准备

（一）人员准备

仪表整洁，符合要求。洗手，戴口罩。

（二）物品准备

1.操作台

治疗单、静脉注射所用药物、注射器。

2.按要求检查所需用物，符合要求方可使用

（1）双人核对药物名称、浓度、剂量、有效期、给药途径。

（2）检查药物的质量、标签，液体有无沉淀和变色，有无渗漏、混浊和破损。

（3）检查注射器和无菌棉签的有效期、包装是否紧密无漏气，安尔碘的使用日期是否在有效期内。

3.配制药液

（1）安尔碘棉签消毒药物瓶口，掰开安瓿，瓿帽弃于锐器盒内。

（2）打开注射器，将外包装袋置于生活垃圾桶内，固定针头，回抽针栓，检查注射器，取下针帽置于生活垃圾桶内，抽取安瓿内药液，排气，置于无菌盘内。在注射器上贴上患者床号、姓名、药物名称、用药方法的标签。

（3）再次核对空安瓿和药物的名称、浓度、剂量、用药方法和时间。

4.备用物品

治疗车上层治疗盘内放置备用注射器1支、安尔碘、无菌棉签，无菌盘内放置配好的药液、垫巾。以上物品符合要求，均在有效期内。治疗车下层放置生活垃圾桶、医疗废物桶、锐器盒，含有效氯500 mg/L消毒液桶。

四、操作程序

（1）携用物推车至患者床旁，核对床号、姓名、住院号和腕带（请患者自己说出床号和姓名）。

（2）向患者说明静脉注射的方法、配合要点、注射药物的作用和不良反应。

（3）协助患者取舒适体位，充分暴露穿刺部位，放垫巾于穿刺部位下方。

（4）在穿刺部位上方5～6 cm处扎压脉带，末端向上，以防污染无菌区。

（5）安尔碘棉签消毒穿刺部位皮肤，以穿刺点为中心向外螺旋式旋转擦拭，直径>5 cm。

（6）再次核对患者床号、姓名和药名。

（7）嘱患者握拳，使静脉充盈，左手拇指固定静脉下端皮肤，右手持注射器与皮肤呈15°～30°自静脉上方或侧方刺入，见回血可再沿静脉进针少许。

(8)保留静脉通路者安尔碘棉签消毒静脉注射部位三通接口,以接口处为中心向外螺旋式旋转擦拭。

(9)静脉注射过程中,观察局部组织有无肿胀,严防药液渗漏,如出现渗漏立即拔出针头,按压局部,另行穿刺。

(10)拔针后,指导患者按压穿刺点 3 分钟,勿揉,凝血功能差的患者适当延长按压时间。

(11)再次核对患者床号、姓名和药名。

(12)将压脉带与输液垫巾对折取出,输液垫巾置于生活垃圾桶内,压脉带放于含有效氯 500 mg/L 消毒液桶中。整理患者衣物和床单位,观察有无不良反应,并向患者讲明注射后注意事项。快速手消毒剂消毒双手,推车回治疗室,按医疗废物处理原则整理用物。

(13)洗手,在治疗单上签名并记录时间。按护理级别书写护理记录单。

五、注意事项

(1)严格执行查对制度,需两人核对医嘱。

(2)严格遵守无菌操作原则。

(3)了解注射目的、药物对血管的影响程度、给药途径、给药时间和药物过敏史。

(4)选择粗直、弹性好、易固定的静脉,避开关节和静脉瓣。常用的穿刺静脉为肘部浅静脉:贵要静脉、肘正中静脉、头静脉。小儿多采用头皮静脉。

(5)根据患者年龄、病情和药物性质掌握注入药物的速度,并随时听取患者主诉,观察病情变化。必要时使用微量注射泵。

(6)对需要长期注射者,应有计划地由细到粗、由远心端到近心端选择静脉。

(7)根据药物特性和患者肝、肾或心脏功能,采用合适的注射速度。随时听取患者主诉,观察体征和其病情变化。

(杨　丽)

第三节　肌　内　注　射

一、目的

注入药物,用于不宜或不能口服或静脉注射,且要求比皮下注射更快发生疗效时。

二、评估

(一)评估患者

(1)双人核对医嘱。

(2)核对患者床号、姓名、住院号和腕带(请患者自己说出床号和姓名)。

(3)评估患者病情、治疗情况、意识状态、用药史、药物过敏史、不良反应史、肢体活动能力和合作程度。

(4)向患者解释操作目的和过程,取得患者配合。

(5)查看注射部位皮肤情况(皮肤颜色,有无皮疹、感染和皮肤划痕阳性)。

(6)协助患者取舒适坐位或卧位。

(二)评估环境

安静整洁,宽敞明亮,必要时遮挡。

三、操作前准备

(一)人员准备

仪表整洁,符合要求。洗手,戴口罩。

(二)按医嘱配制药液

(1)操作台:注射盘、无菌盘、2 mL 注射器、5 mL 注射器、医嘱所用药液、安尔碘、无菌棉签。如注射用药为油剂或混悬液,需备较粗针头。

(2)双人核对药物标签,药名、浓度、剂量、有效期、给药途径。

(3)检查瓶口有无松动;瓶身有无破裂;药液有无混浊、变质。

(4)检查无菌注射器、安尔碘、无菌棉签等,包装有无破裂,是否在有效期内。

(5)按正规操作抽吸药液,并贴好标识,置于无菌盘内。

(6)再次核对药液,记录时间并签名。

(三)物品准备

治疗车上层放置无菌盘(内置抽吸好药液)、安尔碘、注射单、无菌棉签、快速手消毒剂,以上物品符合要求,均在有效期内。治疗车下层放置生活垃圾桶、医疗废物桶、锐器盒。

四、操作程序

(1)携用物推车至患者床旁,核对床号、姓名、住院号和腕带(请患者自己说出床号和姓名)。

(2)协助患者取舒适体位,暴露注射部位,注意保暖,保护患者隐私,必要时可遮挡。

(3)选择注射部位(臀大肌、臀中肌、臀小肌、股外侧和上臂三角肌)。

(4)常规消毒皮肤,待干。

(5)再次核对患者床号、姓名和药名。

(6)拿取药液并排尽空气,取干棉签,夹于左手示指与中指之间,以一手拇指和示指绷紧局部皮肤,另一手持注射器,中指固定针栓,将针头迅速垂直刺入,深度约为针梗的 2/3。

(7)松开紧绷皮肤的手,抽动活塞。如无回血,缓慢注入药液,同时观察反应。

(8)注射毕,用无菌干棉签轻按进针处,快速拔针,按压片刻。

(9)再次核对患者床号、姓名和药名。

(10)协助患者取舒适体位,整理床单位,注射后观察用药反应。

(11)快速手消毒剂消毒双手,记录时间并签名。

(12)推车回治疗室,按医疗废物处理原则处理用物。

(13)洗手,根据病情书写护理记录单。

五、常用肌内注射定位方法

(一)臀大肌肌内注射定位法

注射时应避免损伤坐骨神经。

1.十字法

从臀裂顶点向左或右侧画一水平线,然后从髂嵴最高点做一垂线,将一侧臀部被划分为 4 个象限,其外上象限并避开内角为注射区。

2.连线法

从髂前上棘至尾骨做一连线,其外 1/3 处为注射部位。

(二)臀中肌、臀小肌肌内注射定位法

(1)以示指尖和中指尖分别置于髂前上棘和髂嵴下缘处,在髂嵴、示指、中指之间构成一个三角形区域,示指与中指构成的内角为注射部位。

(2)髂前上棘外侧三横指处(以患者手指的宽度为标准)。

(三)股外侧肌肌内注射定位法

在股中段外侧,一般成人可取髋关节下 10 cm 至膝关节的范围。此处大血管、神经干很少通过,且注射范围广,可供多次注射,尤适用于 2 岁以下的幼儿。

(四)上臂三角肌肌内注射定位法

取上臂外侧,肩峰下 2～3 横指处。此处肌肉较薄,只可做小剂量注射。

(五)体位准备

1.卧位

臀部肌内注射时,为使局部肌肉放松,减轻疼痛与不适,可采用以下姿势。

(1)侧卧位:上腿伸直,放松,下腿稍弯曲。

(2)俯卧位:足尖相对,足跟分开,头偏向一侧。

(3)仰卧位:常用于危重和不能翻身的患者,采用臀中肌、臀小肌肌内注射法较为方便。

2.坐位

为门诊患者接受注射时常用体位。可供上臂三角肌或臀部肌肉肌内注射时采用。

六、注意事项

(1)遵医嘱和药品说明书使用药品。

(2)药液要现用现配,在有效期内,剂量要准确。选择两种药物同时注射时,应注意配伍禁忌。

(3)注射时应做到"两快一慢"(进针、拔针快,推注药液慢)。

(4)选择合适的注射部位,避免刺伤神经和血管,无回血时方可注射。

(5)注射时切勿将针梗全部刺入,以防针梗从根部衔接处折断。若针头折断,应先稳定患者情绪,并嘱患者保持原位不动,固定局部组织,以防断针移位,同时尽快用无菌血管钳夹住断端取出;如断端全部埋入肌肉,应速请外科医师处理。

(6)对需长期注射者,应交替更换注射部位,并选择细长针头,以避免减少硬结的发生。如因长期多次注射出现局部硬结时,可采用热敷、理疗等方法予以处理。

(7)2 岁以下婴幼儿不宜选用臀大肌肌内注射,因其臀大肌尚未发育好,注射时有损伤坐骨神经的危险,最好选择臀中肌和臀小肌肌内注射。

(谭月兰)

第四节 铺 床 法

病床是病室的主要设备,是患者睡眠与休息的必须用具。患者,尤其是卧床患者与病床朝夕相伴,因此,床铺的清洁、平整和舒适,可使患者心情舒畅,增强治愈疾病的自信心,并可预防并发症的发生。

铺床总的要求为舒适、平整、安全、实用、节时、节力。常用的病床:①钢丝床。有的可通过支起床头、床尾(二截或三截摇床)而调节体位,有的床脚下装有小轮,便于移动。②木板床。为骨科患者所用。③电动控制多功能床。患者可自己控制升降或改变体位。

病床及被服类规格要求:①一般病床。高 60 cm,长 200 cm,宽 90 cm。②床垫。长宽与床规格同,厚 9 cm。以棕丝制作垫芯为好,也可用橡胶泡沫,塑料泡沫作垫芯,垫面选帆布制作。③床褥。长宽同床垫,一般以棉花作褥芯,棉布作褥面。④棉胎。长 210 cm,宽 160 cm。⑤大单。长 250 cm,宽 180 cm。⑥被套。长 230 cm,宽 170 cm,尾端开口缝四对带。⑦枕芯。长 60 cm,宽 40 cm,内装木棉或高弹棉、锦纶丝棉,以棉布作枕面。⑧枕套。长 65 cm,宽 45 cm。⑨橡胶单。长 85 cm,宽 65 cm,两端各加白布40 cm。⑩中单。长 85 cm,宽 170 cm。以上各类被服均以棉布制作。

一、备用床

(一)目的
铺备用床为准备接受新患者和保持病室整洁美观。

(二)用物准备
床、床垫、床褥、枕芯、棉胎或毛毯、大单、被套或衬单及罩单、枕套。

(三)操作方法
1.被套法

(1)将上述物品置于护理车上,推至床前。

(2)移开床旁桌,距床 20 cm,并移开床旁椅置床尾正中,距床 15 cm。

(3)将用物按铺床操作的顺序放于椅上。

(4)翻床垫,自床尾翻向床头或反之,上缘紧靠床头。床褥铺于床垫上。

(5)铺大单,取折叠好的大单放于床褥上,使中线与床的中线对齐,并展开拉平,先铺床头后铺床尾。①铺床头:一手托起床头的床垫,一手伸过床的中线将大单塞于床垫下,将大单边缘向上提起呈等边三角形,下半三角平整塞于床垫下,再将上半三角翻下塞于床垫下。②铺床尾:至床尾拉紧大单,一手托起床垫,一手握住大单,同法铺好床角。③铺中段:沿床沿边拉紧大单中部边沿,然后,双手掌心向上,将大单塞于床垫下。④至对侧:同法铺大单。

(6)套被套:①S形式套被套法(图 1-5)。被套正面向外使被套中线与床中线对齐,平铺于床上,开口端的被套上层倒转向上约 1/3。棉胎或毛毯竖向三折,再按 S 形横向三折。将折好的棉胎置于被套开口处,底边与被套开口边平齐。拉棉胎上边至被套封口处,并将竖折的棉胎两边展开与被套平齐(先近侧后对侧)。盖被上缘距床头 15 cm,至床尾逐层拉平盖被,系好带子。边缘向内折叠与床沿平齐,尾端掖于床垫下。同上法将另一侧盖被理好。②卷筒式套被套法(图1-6)。被套正面向内平铺于床上,开口端向床尾,棉胎或毛毯平铺在被套上,上缘与被套封口边齐,将棉胎与被套上层一并由床尾卷至床头(也可由床头卷向床尾),自开口处翻转,拉平各层,系带,余同S形式。

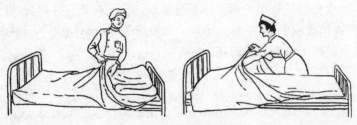

图1-5 S形式套被套法

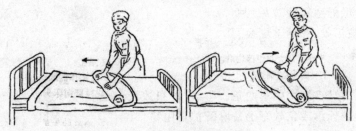

图1-6 卷筒式套被套法

(7)套枕套,于椅上套枕套,使四角充实,系带子,平放于床头,开口背门。

(8)移回桌椅,检查床单,保持整洁。

2.被单法

(1)移开床旁桌、椅,翻转床垫、铺大单,同被套法。

(2)将反折的大单(衬单)铺于床上,上端反折10 cm,与床头平齐,床尾按铺大单法铺好床尾。

(3)棉胎或毛毯平铺于衬单上,上端距床头15 cm,将床头衬单反折于棉胎或毛毯上,床尾同大单铺法。

(4)铺罩单,正面向上对准床中线,上端与床头齐,床尾处则折成斜45°,沿床边垂下。转至对侧,先后将衬单、棉胎及罩单同上法铺好。

(5)余同被套法。

(四)注意事项

(1)铺床前先了解病室情况,若患者进餐或做无菌治疗时暂不铺床。

(2)铺床前要检查床各部分有无损坏,若有则修理后再用。

(3)操作中要使身体靠近床边,上身保持直立,两腿前后分开稍屈膝以扩大支持面增加身体稳定性,既省力又能适应不同方向操作。同时手和臂的动作要协调配合,尽量用连续动作,以节省体力消耗,并缩短铺床时间。

(4)铺床后应整理床单及周围环境,以保持病室整齐。

二、暂空床

(一)目的

铺暂空床供新入院的患者或暂离床活动的患者使用,保持病室整洁美观。

(二)用物准备

同备用床,必要时备橡胶中单、中单。

(三)操作方法

(1)将备用床的盖被四折叠于床尾。若被单式,在床头将罩单向下包过棉胎上端,再翻上衬单作25 cm的反折,包在棉胎及罩单外面。然后将罩单、棉胎、衬单一并四折,叠于床尾。

(2)根据病情需要铺橡胶中单、中单。中单上缘距床头 50 cm,中线与床中线对齐,床缘的下垂部分一并塞床垫下。按上法将对侧铺好。

三、麻醉床

(一)目的

(1)铺麻醉床便于接受和护理手术后患者。

(2)使患者安全、舒适和预防并发症。

(3)防止被褥被污染,并便于更换。

(二)用物准备

1.被服类

同备用床,另加橡胶中单、中单两条。弯盘、纱布数块、血压计、听诊器、护理记录单、笔。根据手术情况备麻醉护理盘或急救车上备麻醉护理用物。

2.麻醉护理盘用物

治疗巾内置张口器、压舌板、舌钳、牙垫、通气导管、治疗碗、镊子、输氧导管、吸痰导管及纱布数块。治疗巾外放电筒、胶布等。必要时备输液架、吸痰器、氧气筒及胃肠减压器等。天冷时无空调设备应备热水袋及布套各 2 只、毯子。

(三)操作方法

(1)拆去原有枕套、被套、大单等。

(2)按使用顺序备齐用物至床边,放于床尾。

(3)移开床旁桌椅等同备用床。

(4)同暂空床铺好一侧大单、中段橡胶中单、中单及上段橡胶中单、中单,上段中单与床头齐。转至对侧,按上法铺大单、橡胶中单、中单。

(5)铺盖被。①被套式:盖被头端两侧同备用床,尾端系带后向内或向上折叠与床尾齐,将向门口一侧的盖被三折叠于对侧床边。②被单式:头端铺法同暂空床,下端向上反折和床尾齐,两侧边缘向上反折同床沿齐,然后将盖被折叠于一侧床边。

(6)套枕套后将枕头横立于床头,以防患者躁动时头部碰撞床栏而受伤(图1-7)。

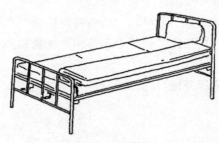

图 1-7　麻醉床

(7)移回床旁桌,椅子放于接受患者对侧床尾。

(8)麻醉护理盘置于床旁桌上,其他用物放于妥善处。

(四)注意事项

(1)铺麻醉床时,必须更换各类清洁被服。

(2)床头一块橡胶中单、中单可根据病情和手术部位需要铺于床头或床尾。若下肢手术者将单铺于床尾,头胸部手术者铺于床头。全麻手术者为防止呕吐物污染床单则铺于床头。而一般手术者,可只铺床中部中单即可。

(3)患者的盖被根据医院条件增减。冬季必要时可置热水袋两只加布套,分别放于床中部及床尾的盖被内。

(4)输液架、胃肠减压器等物放于妥善处。

四、卧有患者床

(一)扫床法

1.目的

(1)使病床平整无皱褶,患者睡卧舒适,保持病室整洁美观。

(2)随扫床操作协助患者变换卧位,又可预防压疮及坠积性肺炎。

2.用物准备

护理车上置浸有消毒液的半湿扫床巾的盆,扫床巾每床一块。

3.操作方法

(1)备齐用物,推护理车至患者床旁,向患者解释,以取得合作。

(2)移开床旁桌椅,半卧位患者,若病情许可,暂将床头、床尾支架放平,以便操作。若床垫已下滑,须上移与床头齐。

(3)松开床尾盖被,助患者翻身侧卧背向护士,枕头随患者翻身移向对侧。松开近侧各层被单,取扫床巾分别扫净中单、橡胶中单后搭在患者身上。然后自床头至床尾扫净大单上碎屑,注意枕下及患者身下部分各层应彻底扫净,最后将各单逐层拉平铺好。

(4)助患者翻身侧卧于扫净一侧,枕头也随之移向近侧。转至对侧,以上法逐层扫净拉平铺好。

(5)助患者平卧,整理盖被,将棉胎与被套拉平,掖成被筒,为患者盖好。

(6)取出枕头,揉松,放于患者头下,支起床上支架。

(7)移回床旁桌椅,整理床单位,保持病室整洁美观,向患者致谢意。

(8)清理用物,归回原处。

(二)更换床单法

1.目的

(1)使病床平整无皱褶,患者睡卧舒适,保持病室整洁美观。

(2)随扫床操作协助患者变换卧位,又可预防压疮及坠积性肺炎。

2.用物准备

清洁的大单、中单、被套、枕套,需要时备患者衣裤。护理车上置浸有消毒液的半湿扫床巾的盆,扫床巾每床一块。

3.操作方法

(1)适用于卧床不起、病情允许翻身者(图1-8):①备齐用物推护理车至患者床旁,向患者解释,以取得合作。移开床旁桌椅,半卧位患者,若病情许可,暂将床头、床尾支架放平,以便操作。若床垫已下滑,须上移与床头齐。清洁的被服按更换顺序放于床尾椅上。②松开床尾盖被,助患者侧卧,背向护士,枕头随之移向对侧。③松开近侧各单,将中单卷入患者身下,用扫床巾扫净橡胶中单上的碎屑,搭在患者身上再将大单卷入患者身下,扫净床上碎屑。④取清洁大单,使中线与床中线对齐。将对侧半幅卷紧塞于患者近侧,半幅自床头、床尾、中部先后展平拉紧铺好,放下橡胶中单,铺上中单(另一半卷紧塞于患者身下),两层一并塞入床垫下铺平。移枕头并助患者翻身面向护士。转至对侧,松开各单,将中单卷至床尾大单上,扫净橡胶中单上的碎屑后搭于患者身上,然后将污大单从床头卷至床尾与污中单一并丢入护理车污衣袋或护理车下层。⑤扫净床上碎屑,依次将清洁大单、橡胶中单、中单逐层拉平,同上法铺好。助患者平卧。⑥解开污被套尾端带子,取出棉胎盖在污被套上,并展平。将清洁被套铺于棉胎上(反面在外),两手伸入清洁被套内,抓住棉胎上端两角,翻转清洁被套,整理床头棉被,一手抓棉被下端,一手将清洁被套往下拉平,同时顺手将污棉套撤出放入护理车污衣袋或护理车下层。棉被上端可压在枕下或请患者抓住,然后至床尾逐层拉平后系好带子,掖成被筒为患者盖好。⑦一手托起头颈部,一手迅速取出枕头,更换枕套,助患者枕好枕头。⑧清理用物,归回原处。

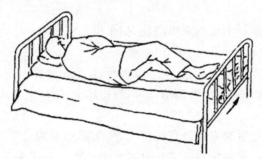

图1-8　卧有允许翻身患者床换单法

(2)适用于病情不允许翻身的侧卧患者(图1-9):①备齐用物推护理车至患者床旁,向患者解释,以取得合作。移开床旁桌椅,半卧位患者,若病情许可,暂将床头、床尾支架放平,以便操作。若床垫已下滑,需上移与床头齐。清洁的被服按更换顺序放于床尾椅上。②两人操作。一人一手托起患者头颈部,另一人一手迅速取出枕头,放于床尾椅上。松开床尾盖被,大单、中单及橡胶中单。从床头将大单横卷成筒式至肩部。③将清洁大单横卷成筒式铺于床头,大单中线与床中线对齐,铺好床头大单。一人抬起患者上半身(骨科患者可利用牵引架上拉手,自己抬起身躯),将污大单、橡胶中单、中单一起从床头卷至患者臀下,同时另一人将清洁大单也随着污单拉至臀部。④放下上半身,一人托起臀部,一人迅速撤出污单,同时将清洁大单拉至床尾,橡胶中单放在床尾椅背上,污单丢入护理车污衣袋或护理车下层,展平大单铺好。⑤一人套枕套为患者枕好。一人备橡胶中单、中单,并先铺好一侧,余半幅塞患者身下至对侧,另一人展平铺好。⑥更换被套、枕套同方法一,两人合作更换。

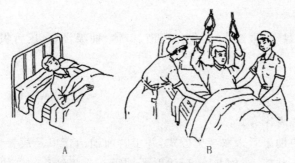

图 1-9 卧有不允许翻身患者床换单法

（3）盖被为被单式更换衬单和罩单的方法：①将床头污衬单反折部分翻至被下，取下污罩单丢入污衣袋或护理车下层。②铺大单（衬单）于棉胎上，反面向上，上端反折 10 cm，与床头齐。③将棉胎在衬单下由床尾退出，铺于衬单上，上端距床头 15 cm。④铺罩单，正面向上，对准中线，上端和床头齐。⑤在床头将罩单向下包过棉胎上端，再翻上衬单作 25 cm 的反折，包在棉胎和罩单的外面。⑥盖被上缘压于枕下或请患者抓住，在床尾撒出衬单，并逐层拉平铺好床尾，注意松紧，以防压迫足趾。

4.注意事项

（1）更换床单或扫床前，应先评估患者及病室环境是否适宜操作。需要时应关闭门窗。

（2）更换床单时注意保暖，动作敏捷，勿过多翻动和暴露患者，以免患者过劳和受凉。

（3）操作时要随时注意观察病情。

（4）患者若有输液管或引流管，更换床单时可从无管一侧开始，操作较为方便。

（5）撤下的污单切勿丢在地上或他人床上。

（蒋俊瑶）

第五节 清 洁 护 理

清洁是患者的基本需求之一，是维持和获得健康的重要保证，清洁可以清除微生物及污垢，防止细菌繁殖，促进血液循环，有利于体内废物排泄。同时，清洁使人感到愉快、舒适。

一、口腔护理

口腔护理的目的有以下几方面：①保持口腔的清洁、湿润，使患者舒适，预防口腔感染等并发症。②防止口臭、口垢，促进食欲，保持口腔的正常功能。③观察口腔黏膜和舌苔的变化、特殊的口腔气味，可提供病情的动态信息，如肝功能不全患者，出现肝臭，常是肝性脑病的先兆。

常用的漱口液有生理盐水、朵贝尔溶液（复方硼酸溶液）、1％～3％过氧化氢溶液、2％～3％硼酸溶液、1％～4％碳酸氢钠溶液、0.02％呋喃西林溶液、0.1％醋酸溶液。

（一）协助口腔冲洗

1.目的

协助口腔手术后使用固定器，或对有口腔病变的患者清洁口腔。

2.用物准备

治疗碗、治疗巾、弯盘、生理盐水、朵贝尔溶液、口镜、抽吸设备、压舌板、手电筒、20 mL 空针及冲洗针头。

3.操作步骤

(1)洗手。

(2)准备用物携至患者床旁。

(3)向患者解释。协助患者采取半坐位式,并于胸前铺治疗巾及放置弯盘:①装生理盐水及朵贝尔溶液于溶液盘内,并接上,用 20 mL 注射器抽吸并连接针头。②协助医师冲洗。③冲洗毕,擦干患者嘴巴。④整理用物后洗手。⑤记录。

4.注意事项

为了避免冲洗中弄湿患者,必要时给予手电筒照光,冲洗时需特别注意齿缝、前庭外,若有舌苔,可用压舌板外包纱布予以机械性刮除,冲洗中予以持续性的低压抽吸,必要时协助更换湿衣服。

(二)特殊口腔冲洗

1.用物准备

(1)治疗盘:治疗碗(内盛含有漱口液的棉球 12～16 个,棉球湿度以不能挤出液体为宜;弯血管钳、镊子)、压舌板、弯盘、吸水管、杯子、治疗巾、手电筒,需要时备张口器。

(2)外用药:按需准备,如液状石蜡、冰硼散、西瓜霜、金霉素甘油、制霉菌素甘油等,酌情使用。

2.操作步骤

(1)将用物携至床旁,向患者解释以取得合作。

(2)协助患者侧卧,面向护士,取治疗巾,围于颌下,置弯盘于口角边。

(3)先湿润口唇、口角,观察口腔黏膜有无出血、溃疡等现象。对长期应用抗生素、激素者应注意观察有无真菌感染。有活动义齿者,应取下。一般先取上面义齿,后取下面义齿,并放置容器内,用冷开水冲洗刷净,待患者漱口后戴上或浸入清水中备用(昏迷的患者的义齿应浸于清水中保存)。浸义齿的清水应每天更换。义齿不可浸在乙醇或热水中,以免变色、变形和老化。

(4)协助患者用温开水漱口后,嘱患者咬合上下齿,用压舌板轻轻撑开一侧颊部,以弯血管钳夹有漱口液的棉球由内向门齿纵向擦洗。同法擦洗对侧。

(5)嘱患者张口,依次擦洗一侧牙齿上内侧面、上颌面、下内侧面、下颌面,再弧形擦洗一侧颊部。同法擦洗另一侧。洗舌面及硬腭部(勿触及咽部,以免引起恶心)。

(6)擦洗完毕,帮助患者用洗水管以漱口水漱口,漱口后用治疗巾拭去患者口角处水。

(7)口腔黏膜如有溃疡,酌情涂药于溃疡处。口唇干裂可涂擦液状石蜡。

(8)撤去治疗巾,清理用物,整理床单。

3.注意事项

(1)擦洗时动作要轻,特别是对凝血功能差的患者要防止碰伤黏膜及牙龈。

(2)昏迷患者禁忌漱口,须用张口器时,应从白齿放入(牙关紧闭者不可用暴力张口),擦洗时须用血管钳夹紧棉球,每次一个,防止棉球遗留在口腔内,棉球蘸漱口水不可过湿,以防患者将溶液吸入呼吸道。

(3)传染病患者的用物按隔离消毒原则处理。

二、头发护理

(一)床上梳发

1.目的

梳发、按摩头皮,可促进血液循环,除去污垢和脱落的头发、头屑,使患者清洁舒适和美观。

2.用物准备

治疗巾、梳子、30％乙醇溶液、纸袋(放脱落头发)。

3.操作步骤

(1)铺治疗巾于枕头上,协助患者把头转向一侧。

(2)将头发从中间梳向两边,左手握住一股头发,由发梢逐渐梳到发根。长发或遇有打结时,可将头发绕在示指上慢慢梳理。避免强行梳拉,造成患者疼痛。如头发纠集成团,可用30％乙醇溶液湿润后,再小心梳理,同法梳理另一边。

(3)长发酌情编辫或扎成束,发型尽可能符合患者所好。

(4)将脱落头发置于纸袋中,撤下治疗巾。

(5)整理床单,清理用物。

(二)床上洗发(橡胶马蹄形垫法)

1.目的

同床上梳发、预防头虱及头皮感染。

2.用物准备

治疗车上备一只橡胶马蹄形垫,治疗盘内放小橡胶单,大、中毛巾各一条,眼罩或纱布,别针,棉球两只(以不吸水棉花为宜),纸袋,洗发液或肥皂,梳子,小镜子,护肤霜,水壶内盛40～45 ℃热水,水桶(接污水)。必要时备电吹风。

3.操作步骤

(1)备齐用物携至床旁,向患者解释,以取得合作,根据季节关窗或开窗,室温以24 ℃为宜。按需要给予便盆。移开床旁桌椅。

(2)垫小橡胶单及大毛巾于枕上,松开患者衣领向内反折,将中毛巾围于颈部,以别针固定。

(3)协助患者斜角仰卧,移枕于肩下,患者屈膝,可垫膝枕于两膝下,使患者体位安全舒适。

(4)置马蹄形垫垫于患者后颈部,使患者颈部枕于突起处,头在槽中,槽形下部接污水桶。

(5)用棉球塞两耳,用眼罩或纱布遮盖双眼或嘱患者闭上眼。

(6)洗发时先用两手掬少许水于患者头部试温,询问患者感觉,以确定水温是否合适;然后用水壶倒热水充分湿润头发,倒洗发液于手掌上,涂遍头发,用指尖揉搓头皮和头发,用力要适中,揉搓方向由发际向头顶部;使用梳子除去落发,置于纸袋中,用热水冲洗头发,直到冲净为止。观察患者的一般情况,注意保暖,洗发完毕,解下颈部毛巾,包住头发,一手托头,一手撤去橡胶马蹄垫。除去耳内棉球及眼罩,用患者自备的毛巾擦干脸部,酌情使用护肤霜。

(7)帮助患者卧于床正中,将枕、橡胶单、浴巾一起自肩下移至头部,用包头的毛巾揉搓头发,再用大毛巾擦干或电风吹干。梳理成患者习惯的发型,撤去上述用物。

(8)整理床单,清理用物。

4.注意事项

(1)要随时观察患者的病情变化,如脉搏、呼吸、血压有异常时应立即停止操作。

（2）注意室温和水温，及时擦干头发，防止患者受凉。

（3）防止水流入眼及耳内，避免沾湿衣服和床单。

（4）衰弱患者不宜洗发。

三、皮肤清洁与护理

（一）床上擦浴

1.用物准备

治疗车上备：面盆两只、水桶两只（一桶盛热水，水温在 50～52 ℃，并按年龄、季节、习惯，增减水温，另一桶接污水）、治疗盘（内置小毛巾两条、大毛巾、浴皂、梳子、小剪刀、50％乙醇溶液、爽身粉）、清洁衣裤、被服。另备便盆、便盆布和屏风。

2.操作步骤

（1）推治疗车至床边，向患者解释，以取得合作。

（2）将用物放在便于操作处，关好门窗调节室温，用屏风或拉布遮挡患者，按需给予便盆。

（3）将脸盆放于床边桌上，倒入热水 2/3 满，测试水温，根据病情放平床头及床尾支架，松开床尾盖被。

（4）将微湿小毛巾包在右手上，为患者洗脸及颈部，左手扶患者头顶部，先擦眼，然后像写"3"字样，依次擦洗一侧额部、颊部、鼻翼部、人中、耳后下颌，直至颈部。同法另一侧。用较干毛巾依次擦洗一遍，注意擦净耳郭，耳后及颈部皮肤。

（5）为患者脱下衣服，在擦洗部位下面铺上浴巾，按顺序擦洗两上肢、胸腹部。协助患者侧卧，背向护士依次擦洗后颈部、背臀部，为患者换上清洁裤子。擦洗中，根据情况更换热水，注意擦净腋窝及腹股沟等处。

（6）擦洗的方法为先用涂肥皂的小毛巾擦洗，再用湿毛巾擦去皂液。清洗毛巾后再擦洗，最后用浴巾边按摩边擦干。动作要敏捷，为取得按摩效果，可适当用力。

（7）擦洗过程中，如患者出现寒战、面色苍白等病情变化时，应立即停止擦浴，给予适当的处理，同时注意观察皮肤有无异常。擦洗毕，可在骨突处用50％乙醇溶液做按摩，扑上爽身粉。

（8）整理床单，必要时梳发、剪指甲及更换床单。

（9）如有特殊情况，需做记录。

3.注意事项

护士操作时，要站在擦浴的一边，擦洗完一边后再转至另一边，站立时两脚要分开，重心应在身体中央或稍低处，拿水盆时，盆要靠近身边，减少体力消耗；操作时要体贴患者，保护患者自尊，动作要敏捷、轻柔，减少翻动和暴露，防止受凉。

（二）压疮的预防及护理

压疮是指机体局部组织由于长期受压，血液循环障碍，造成组织缺氧、缺血、营养不良而致的溃烂和坏死，亦称压疮。导致活动受限的因素一般都会增加压疮的发生。常见的因素有压力、剪力、摩擦力、潮湿等。好发部位为枕部、耳郭、肩胛部、肘部、骶尾部、髋部、膝关节内外侧、外踝、足跟。

1.预防措施

预防压疮在于消除其发生的原因。因此，要求做到勤翻身、勤按摩、勤整理、勤更换。交班时要严格细致的交接局部皮肤情况及护理措施。

（1）避免局部长期受压：①鼓励和协助卧床患者经常更换卧位，使骨骼突出部位交替的受压，翻身间隔时间应根据病情及局部受压情况而定。一般 2 小时翻身 1 次,必要时 1 小时翻身 1 次,建立床头翻身记录卡。②保护骨隆突处和支持身体空隙处,将患者体位安置妥当后,可在身体空隙处垫软枕、海绵垫。需要时可垫海绵垫、气垫褥、水褥等,使支持体重的面积宽而均匀,作用于患者身上的正压及作用力分布在一个较大的面积上,从而降低在隆突部位皮肤上所受的压强。③对使用石膏、夹板、牵引的患者,衬垫应平整、松软适度,尤其要注意骨骼突起部位的衬垫,要仔细观察局部皮肤和肢端皮肤颜色改变的情况,认真听取患者反映,适当给予调节,如发现石膏绷带凹凸不平,应立即报告医师,及时修正。

(2)避免潮湿、摩擦及排泄物的刺激:①保持皮肤清洁干燥。大小便失禁、出汗及分泌物多的患者应及时擦干,以保护皮肤免受刺激。床铺要经常保持清洁干燥,平整无碎屑,被服污染要随时更换。不可让患者直接卧于橡胶单上。小儿要勤换尿布。②不可使用破损的便盆,以防擦伤皮肤。

(3)增进局部血液循环:对易发生压疮的患者,要常检查,用温水擦澡、擦背或用湿毛巾行局部按摩。①全背按摩:协助患者俯卧或侧卧,露出背部,先以热水进行擦洗,再以两手或一手沾上少许 50%乙醇溶液按摩。按摩者斜站在患者右侧,左腿弯曲在前,右腿伸直在后,从患者骶尾部开始,沿脊柱两侧边缘向上按摩(力量要能够刺激肌肉组织)至肩部时用环状动作。按摩后,手再轻轻滑至尾骨处。此时,左腿伸直,右腿弯曲,如此有节奏按摩数次,再用拇指指腹由骶尾部开始沿脊柱按摩至第 7 颈椎。②受压处局部按摩:沾少许 50%乙醇溶液,以手掌大、小鱼际紧贴皮肤,压力均匀向心方向按摩,由轻至重,由重至轻,每次 3~5 分钟。

电动按摩器按摩:电动按摩器是依靠电磁作用,引导治疗器头震动,以代替各种手法按摩,操作者持按摩器根据不同部位选择合适的按摩头,紧贴皮肤,进行按摩。

(4)增进营养的摄入:营养不良是导致压疮的内因之一,又可影响压疮的愈合。蛋白质是身体修补组织所必需的物质,维生素也可促进伤口愈合。因此,在病情允许时可给予高蛋白、高维生素膳食,以增进机体抵抗力和组织修复能力。此外,适当补充矿物质,可促进慢性溃疡的愈合。

2.压疮的分期及护理

(1)可疑深部组织损伤期:皮下软组织受到压力或剪切力的损害,局部皮肤完整但可出现颜色改变,如紫色或褐红色,或导致充血的水泡,与周围组织比较,这些受损区域的软组织可能有疼痛、硬块、有黏糊状的渗出、潮湿、发热或冰冷。

(2)淤血红润期:在骨隆突处皮肤出现压之不褪色的局限红斑,但皮肤完整,深色皮肤可能没有明显的苍白改变,但其颜色可能和周围的皮肤不同。此期应采取积极措施,防止局部继续受压,使之悬空,避免摩擦潮湿等刺激,保持局部干燥,增加翻身次数。由于此时皮肤已受损,故不提倡局部按摩,防止造成进一步的损害。

(3)炎性浸润期:部分真皮厚度的缺失呈现为一个浅的开放性溃疡,并且有一个粉红色的损伤部位,无组织脱落,也可呈现一个完整的或开放或破裂的充血性水疱。此期应保护皮肤,避免感染。除继续加强上述措施外,对未破的小水疱应减少摩擦,防感染,让其自行吸收;大水疱用无菌注射器抽出水疱内液体(不剪表面)后,表面涂以 2%碘酒或用红外线照射,每次 15 分钟,保持创面干燥。

(4)浅度溃疡期:全层伤口失去全层皮肤组织,除了骨肌腱或肌肉尚未暴露处,可见皮下组织,有坏死组织脱落,但坏死组织的深度不太明确,可能有潜行和窦道。此期应清洁疮面,促进愈合。避免局部组织继续受压,保持局部清洁、干燥。可采用物理疗法。无感染的疮面还可采用新鲜鸡蛋内膜、骨胶原膜、纤维蛋白膜等贴于疮面治疗。

(5)坏死溃疡期:失去全层皮肤组织,伴骨头、肌腱或肌肉外露,局部可出现坏死组织脱落或焦痂,有潜行、窦道。此期需要去除坏死组织,保持引流通畅,促进肉芽组织生长。

(6)难以分期的压疮:全层伤口,失去全层皮肤组织,溃疡的底部腐烂(黄色、黄褐色、灰色、绿色、褐色)和(或)痂皮(黄褐色、黄色、黑色)覆盖。只有腐痂或痂皮充分去除,才能确定真正的深度和分期。如果裸部或足跟的焦痂是稳定的(干燥、黏附牢固、完整且无发红或波动),可以作为身体的自然(或生物学)屏障,不应去除。

四、会阴部清洁卫生的实施

(一)目的
保持清洁,清除异味,预防或减轻感染、增进舒适、促进伤口愈合。

(二)用物准备
便盆、屏风、橡胶单、中单、清洁棉球、大量杯、镊子、浴巾、毛巾、水壶(内盛 50～52 ℃的温水)、清洁剂或呋喃西林棉球。

(三)操作方法
1.男患者会阴的护理

(1)携用物至患者床旁,核对后解释。

(2)患者取仰卧位。为遮挡患者可将浴巾折成扇形盖在患者的会阴部及腿部。

(3)带上清洁手套,一手提起阴茎,一手取毛巾或用呋喃西林棉球擦洗阴茎头部、下部和阴囊。擦洗肛门时,患者可取侧卧位,护士一手将臀部分开,一手用浴巾将肛门擦洗干净。

(4)为患者穿好衣裤,根据情况更换衣、裤、床单。整理床单,患者取舒适卧位。

(5)整理用物,清洁整齐,记录。

2.女患者会阴部护理

(1)用物至患者床旁,核对后解释。

(2)患者取仰卧位。为遮挡患者可将浴巾折成扇形盖在患者的会阴部及腿部。

(3)先将橡胶单及中单置于患者臀下,再置便盆于患者臀下。

(4)护士一手持装有温水的大量杯,另一手持夹有棉球的大镊子,边冲水边用棉球擦洗。

(5)冲洗后擦干各部位。撤去便盆及橡胶单和中单。

(6)为患者穿好衣裤,根据情况更换衣、裤、床单。整理床单,患者取舒适卧位。

(7)整理用物,清洁整齐,记录。

(四)注意事项
(1)操作前应向患者说明目的,以取得患者的合作。

(2)在执行操作的原则上,尽可能尊重患者习惯。

(3)注意遮挡患者,保护患者隐私。

(4)冲洗时从上至下。

(5)操作完毕后应及时记录所观察到的情况。

(钦　静)

第六节　休息与睡眠护理

休息与睡眠是人类最基本的生理需要。良好的休息和睡眠如同充分的营养和适度的运动一样,对保持和促进健康起着重要作用。作为护士,必须了解睡眠的分期、影响睡眠的因素及患者的睡眠习惯,切实解决患者的睡眠问题,帮助患者达到可能的最佳睡眠状态。

一、休息

休息是指在一段时间内,通过相对地减少机体活动,使身心放松,处于一种没有紧张和焦虑的松弛状态。休息包括身体和心理两方面的放松,通过休息,可以减轻疲劳和缓解精神紧张。

(一)休息的意义和方式

1.休息的意义

对健康人来说,充足的休息是维持机体身心健康的必要条件;对患者来说,充足的休息是促进疾病康复的重要措施。休息对维护健康具有重要的意义,具体表现:①休息可以减轻或消除疲劳,缓解精神紧张和压力。②休息可以维持机体生理调节的规律性。③休息可以促进机体正常的生长发育。④休息可以减少能量的消耗。⑤休息可以促进蛋白质的合成及组织修复。

2.休息的方式

休息的方式是因人而异的,取决于个体的年龄、健康状况、工作性质和生活方式等因素。对不同的人而言,休息有着不同的含义。例如对从事脑力劳动的人而言,他的休息方式可以是散步、打球、游泳等;而对于从事这些活动的运动员来讲,他的休息反而是读书、看报、听音乐。无论采取何种方式,只要达到缓解疲劳、减轻压力、促进身心舒适和精力恢复的目的,就是有效的休息。在休息的各种形式中,睡眠是最常见也是最重要的一种。

(二)休息的条件

要想得到充足的休息,应满足以下三个条件,即充足的睡眠、生理上的舒适和心理上的放松。

1.充足的睡眠

休息的最基本的先决条件是充足的睡眠。充足的睡眠可以促进个体精力和体力的恢复。虽然每个人所需要的睡眠时间有较大的区别,但都有最低限度的睡眠时数,满足了一定的睡眠时数,才能得到充足的休息。护理人员要尽量使患者有足够的睡眠时间和建立良好的睡眠习惯。

2.生理上的舒适

生理上的舒适也就是身体放松,是保证有效休息的前提。因此,在休息之前必须将患者身体上的不适降至最低程度。护理人员应为患者提供各种舒适服务,包括去除或控制疼痛、提供舒适的体位或姿势、协助患者搞好个人卫生、保持适宜的温湿度、调节睡眠时所需要的光线等。

3.心理上的放松

要得到良好的休息,必须有效地控制和减少紧张和焦虑,心理上才能得到放松。患者由于生病、住院时个体无法满足社会上、职业上或个人角色在义务上的需要,加之住院时对医院环境及医务人员感到陌生、对自身疾病的担忧等,患者常常会出现紧张和焦虑。因此,护理人员应耐心与患者沟通,恰当地运用其知识和技能,提供及时、准确的服务,尽量满足患者的各种需要,才能帮助患者减少紧张和焦虑。

二、睡眠

睡眠是各种休息中最自然、最重要的方式。人的一生中有 1/3 的时间要用在睡眠上。任何人都需要睡眠,通过睡眠可以使人的精力和体力得到恢复,可以保持良好的觉醒状态,这样人才能精力充沛地从事劳动或其他活动。睡眠对于维持人的健康,尤其是促进疾病的康复,具有重要的意义。

(一)睡眠的定义

现代医学界普遍认为睡眠是一种主动过程,是一种知觉的特殊状态。睡眠时,人脑并没有停止工作,只是换了模式,虽然对周围环境的反应能力降低,但并未完全消失。通过睡眠,人的精力和体力得到恢复,睡眠后可保持良好的觉醒状态。

由此,可将睡眠定义为周期性发生的持续一定时间的知觉的特殊状态,具有不同的时相,睡眠时可相对地不做出反应。

(二)睡眠原理

睡眠是与较长时间的觉醒交替循环的生理过程。目前认为,睡眠由睡眠中枢控制。睡眠中枢位于脑干尾端,它向上传导冲动,作用于大脑皮质(也称上行抑制系统),与控制觉醒状态的脑干网状结构上行激动系统的作用相拮抗,引起睡眠和脑电波同步化,从而调节睡眠与觉醒的相互转化。

(三)睡眠分期

通过脑电图(EEG)测量大脑皮质的电活动,眼电图(EOG)测量眼睛的运动,肌电图(EMG)测量肌肉的状况,发现睡眠的不同阶段脑、眼睛、肌肉的活动处于不同的水平。正常的睡眠周期可分为两个相互交替的不同时相状态,即慢波睡眠和快波睡眠。成人进入睡眠后,首先是慢波睡眠,持续 80~120 分钟后转入快波睡眠,维持 20~30 分钟后,又转入慢波睡眠。整个睡眠过程中有四或五次交替,越近睡眠的后期,快波睡眠持续时间越长。两种睡眠时相状态均可直接转为觉醒状态,但在觉醒状态下,一般只能进入慢波睡眠,而不能进入快波睡眠。

1.慢波睡眠(SWS)

脑电波呈现同步化慢波时相,伴有慢眼球运动,肌肉松弛但仍有一定张力,亦称正相睡眠(OS)或非快速眼球运动睡眠(NREM sleep)。在这段睡眠期间,大脑的活动下降到最低,使得人体能够得到完全的舒缓。此阶段又可分为四期。

(1)第Ⅰ期:入睡期,是所有睡眠时相中睡得最浅的一期,常被认为是清醒与睡眠的过渡阶段,仅维持几分钟,很容易被唤醒。此期眼球有着缓慢的运动,生理活动开始减少,同时生命体征和新陈代谢逐渐减缓,在此阶段的人们仍然认为自己是清醒的。

(2)第Ⅱ期:浅睡期。此阶段的人们已经进入无意识阶段,不过仍可听到声音,仍然容易被唤醒。此期持续 10~20 分钟,眼球不再运动,机体功能继续变慢,肌肉逐渐放松,脑电图偶尔会产生较快的宽大的梭状波。

(3)第Ⅲ期:中度睡眠期,持续 15~30 分钟。此期肌肉完全放松,心搏缓慢,血压下降,但仍保持正常,难以唤醒并且身体很少移动,脑电图显示梭状波与 δ 波(大而低频的慢波)交替出现。

(4)第Ⅳ期:深度睡眠期,持续 15~30 分钟。全身松弛,无任何活动,极难唤醒,生命体征比觉醒时明显下降,体内生长激素大量分泌,人体组织愈合加快,遗尿和梦游可能发生,脑电波为慢

而高的 δ 波。

2.快波睡眠(FWS)

快波睡眠亦称异相睡眠(PS)或快速眼球运动睡眠(REM sleep)。此期的睡眠特点是眼球转动很快,脑电波活跃,与觉醒时很难区分。其表现与慢波睡眠相比,是各种感觉功能进一步减退,唤醒阈值提高,极难唤醒,同时骨骼肌张力消失,肌肉几乎完全松弛。此外,这一阶段还会有间断的阵发性表现,如眼球快速运动、部分躯体抽动,同时有心排血量增加、血压上升、心率加快、呼吸加快而不规则等交感神经兴奋的表现。多数在醒来后能够回忆的生动、逼真的梦境都是在此期发生的。

睡眠中的一些时相对人体具有特殊的意义。如在 NREM 第Ⅳ期的睡眠中,机体会释放大量的生长激素来修复和更新上皮细胞和某些特殊细胞,如脑细胞,故慢波睡眠有利于促进生长和体力的恢复。而 REM 睡眠则对于学习记忆和精力恢复似乎很重要。因为在快波睡眠中,脑耗氧量增加,脑血流量增多,且脑内蛋白质合成加快,有利于建立新的突触联系,可加快幼儿神经系统成熟。同时,快波睡眠对保持精神和情绪上的平衡最为重要。因为这一时期的梦境都是生动的、充满感情色彩的,此梦境可减轻、缓解精神压力,使人将忧虑的事情从记忆中消除。非快速眼球运动睡眠与快速眼球运动睡眠的比较见表 1-1。

表 1-1　非快速眼球运动睡眠与快速眼球运动睡眠的比较

项目	非快速眼球运动睡眠	快速眼球运动睡眠
脑电图	第Ⅰ期:低电压 α 节律 8～12 次/秒 第Ⅱ期:宽大的梭状波 14～16 次/秒 第Ⅲ期:梭状波与 δ 波交替 第Ⅳ期:慢而高的 δ 波 1～2 次/秒	去同步化快波
眼球运动	慢的眼球转动或没有	阵发性的眼球快速运动
生理变化	呼吸、心率减慢且规则 血压、体温下降 肌肉渐松弛 感觉功能减退	感觉功能进一步减退 肌张力进一步减弱 有间断的阵发性表现:心排血量增加、血压升高、呼吸加快且不规则、心率加快
合成代谢	人体组织愈合加快	脑内蛋白质合成加快
生长激素	分泌增加	分泌减少
其他	第Ⅳ期发生夜尿和梦游	做梦且为充满感情色彩、稀奇古怪的梦
给你	有利于个体体力的恢复	有利于个体精力的恢复

(四)睡眠周期

对大多数成人而言,睡眠是每 24 小时循环一次的周期性程序。一旦入睡,成人平均每晚经历 4～6 个完整的睡眠周期,每个睡眠周期由不同的睡眠时相构成,分别是 NREM 睡眠的四个时相和 REM 睡眠,持续 60～120 分钟,平均为 90 分钟。睡眠周期各时相按一定的顺序重复出现。这一模式总是从 NREM 第Ⅰ期开始,依次经过第Ⅱ期、第Ⅲ期、第Ⅳ期之后,返回 NREM 的第Ⅲ期然后到第Ⅱ期,再进入 REM 期,当 REM 期完成后,再回到 NREM 的第Ⅱ期(图 1-10),如此周而复始。在睡眠时相周期的任一阶段醒而复睡时,都需要从头开始依次经过各期。

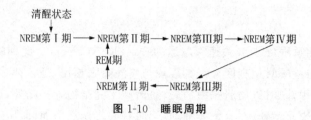

图 1-10　睡眠周期

在睡眠周期中,每一时相所占的时间比例随睡眠的进行而有所改变。一般刚入睡时,个体进入睡眠周期约 90 分钟后才进入 REM 睡眠,随睡眠周期的进展,NREM 第Ⅲ、Ⅳ时相缩短,REM 阶段时间延长。在最后一个睡眠周期中,REM 睡眠可达到 60 分钟。因此,大部分 NREM 睡眠发生在上半夜,REM 睡眠则多在下半夜。

(五)影响睡眠的因素

1.生理因素

(1)年龄:通常人睡眠的需要量与其年龄成反比,但有个体差异。新生儿期每天睡眠时间最长,可达 16～20 小时,成人 7～8 小时。

(2)疲劳:适度的疲劳,有助于入睡,但过度的精力耗竭反而会使入睡发生困难。

(3)昼夜节律:"睡眠-觉醒"周期具有生物钟式的节律性,如果长时间频繁地夜间工作或航空时差,就会造成该节律失调,从而影响入睡及睡眠质量。

(4)内分泌变化:妇女月经前期和月经期常出现嗜睡现象,绝经期妇女常失眠,与内分泌变化有关。

(5)寝前习惯:睡前的一些行为习惯,如看报纸杂志、听音乐、喝牛奶、洗热水澡或泡脚等,当这些习惯突然改变或被阻碍进行时,可能使睡眠发生障碍。

(6)食物因素:含有较多 L-色氨酸的食物,如肉类、乳制品和豆类都能促进入睡,缩短入睡时间,是天然的催眠剂;少量饮酒能促进放松和睡眠,但大量饮酒会干扰睡眠,使睡眠变浅;含有咖啡因的浓茶、咖啡及可乐饮用后使人兴奋,即使入睡也容易中途醒来,且总睡眠时间缩短。

2.病理因素

(1)疾病影响:几乎所有疾病都会影响睡眠。例如各种原因引起的疼痛未能及时缓解时严重影响睡眠,精神分裂症、强迫性神经症等患者常处于过度觉醒状态。生病的人需要更多时间的睡眠来促进机体康复,却往往因为多种症状困扰或特殊的治疗限制而无法获得正常的睡眠。

(2)身体不适:身体的舒适是获得休息与安睡的先决条件,饥饿、腹胀、呼吸困难、憋闷、身体不洁、皮肤瘙痒、体位不适等都是常见的影响睡眠的原因。

3.环境因素

睡眠环境影响睡眠状况,适宜的温湿度、安静、整洁、舒适、空气清新的环境常可增进睡眠,反之则会对睡眠产生干扰。

4.心理因素

焦虑不安、强烈的情绪反应(如恐惧、悲哀、激动、喜悦)、家庭或人际关系紧张等常常影响患者的睡眠。

5.其他

食物摄入多少、体育锻炼情况、某些药物等也会影响睡眠形态。

(六)促进睡眠的护理措施

1.增进舒适

人们在感觉舒适和放松时才能入睡。为了使患者放松,对于一些遭受病痛折磨的患者采用有效镇痛的方法;做好就寝前的晚间护理,如协助患者洗漱、排便;帮助患者处于正确的睡眠姿势,妥善安置身体各部位的导管、引流管,以及牵引、固定等特殊治疗措施。

2.环境控制

人们睡眠时需要的环境条件包括适宜的室温和通风、最低限度的声音、舒适的床和适当的照明。一般冬季室温 18 ~22 ℃、夏季 25 ℃左右,湿度以 50％~60％为宜;根据患者需要,睡前开窗通风,清除病房内异味,使空气清新;保持病区尽可能地安静,尽量减少晚间交谈;提供清洁、干燥的卧具和舒适的枕头、被服;夜间调节住院单元的灯光。

3.重视心理护理

多与患者沟通交流,找出影响患者休息与睡眠的心理社会因素,通过鼓励倾诉、正确指导,消除患者紧张和焦虑情绪,恢复平静、稳定的状态,提高休息和睡眠质量。

4.建立休息和睡眠周期

针对患者的不同情况,帮助患者建立适宜的休息和睡眠周期。患者入院后,原有的休息和睡眠规律被打乱,护士应在患者醒时进行评估、治疗和常规护理工作,避免因一些非必需任务而唤醒患者,同时鼓励患者合理安排日间活动,适当锻炼。

5.尊重患者的睡眠习惯

病情允许的情况下,护理人员应尽可能根据患者就寝前的一些个人习惯,选择如提供温热饮料,允许短时间的阅读、听音乐,协助沐浴或泡脚等方式促进睡眠。

6.健康教育

使患者了解睡眠对健康与康复的重要作用,心、身放松的重要意义和一些促进睡眠的常用技巧。与患者一起讨论有关休息和睡眠的知识,分析困扰患者睡眠的因素,针对具体情况给予相应指导,帮助患者建立有规律的生活方式,养成良好的睡眠习惯。

(刘晓晶)

第二章　门诊护理

第一节　门诊就诊管理

近年来随着国际医院管理标准(JCI)标准的不断普及应用,医院门诊护理经验的不断累积,标准所涉及的范围更加完善。就诊管理是门诊管理的重要环节,护理部针对医疗及护理过程的各个重要环节,依据 ACC(可及和连贯的患者医疗服务)给予患者连贯性的优质护理及医疗服务,针对来院就诊的门诊患者进行信息的搜集及处理,确保患者得到及时有效的医疗服务,以保证患者的就诊安全,提高患者就诊满意度;同时规定相同诊断的患者在医疗机构内得到相同质量的优质服务,不因为患者经济、性别、职业的不同,而有区别对待。护理管理者在门诊护理工作中要重视护士资质及培训工作、门诊服务质量、公共设施及其安全性管理、信息管理等多个方面。

一、门诊预检分诊

门诊是医院对外的一个窗口,也是直接对患者进行诊疗、咨询、预防保健的场所,作为一个医患关系的重要纽带,患者就诊时对医院的第一印象非常重要。由于门诊的患者流动性大,护理工作内容繁多,护理压力大,门诊也是容易发生纠纷的部门,因此就要求分诊的护士对来就诊的患者进行快速的资料收集,根据患者的个体化的需求和患者的病情轻重缓急及所属的专科合理安排分科就诊。

(一)分科就诊

根据可及和连贯的患者医疗服务 ACC 标准,进一步建立健全了医院的诊疗门诊分诊制度,对分诊目标、标准、流程和护士的职责都做了新的调整:对于初次就诊的患者,护士在接诊的过程中应该根据所属的病种指引患者分科就诊,帮助患者选择合适的科室;为病情急或变化快的患者提供绿色通道以积极争取治疗时机,挽救患者的生命;告知患者就诊地点,辅助检查的作用和注意事项等。

(二)预检评估

护士预检分诊增加了几个重要的环节,包括对安全性评估,对生命指征的一般测评和对跌倒的评估。门诊的预检人员可根据患者的基本情况(如面色、呼吸是否急促、有无疼痛及疼痛的剧烈程度等)决定患者的就诊科室。每一个来院就诊的患者都必须通过生理、心理等全方面评估后方可就诊。通过分诊护士的动态分诊,根据患者的个体化病情调整就诊顺序,体现了高效、快捷的分诊模式,减少了患者和家属与医护人员的纠纷,明显提高了患者的满意度。

护理工作从门诊分诊流程上加大改进力度,做到了及时、准确分诊,提高了护士的分诊效率,减少了患者的就诊时间,保证了就诊的有序性,确保了急危重症患者的及时有效抢救,增加患者就医安全性。

二、实施实名制就诊

门诊工作包含患者在医疗机构内通过预约、预检分诊、挂号、候诊、就诊流程,得到适合的门诊医疗服务的过程。按照 ACC 标准,规范门诊就诊流程,使就诊患者获得安全、规范、高效、满意的医疗服务。

(一)核对确认注册

为使患者就诊安全,医院采用门诊实名制就诊。完成预约挂号的患者,应于就诊当天,持就诊卡到自助机或窗口进行确认注册。如无就诊卡的患者可凭有效身份证明到自助机或窗口办理就诊。就诊前,导诊台护士需核对患者信息,使患者按挂号的序号进行候诊和评估。就诊时,医师再次核对患者信息,核对无误方可就诊。

(二)患者隐私保护

按照患者的权利与义务 PFR 标准,整个就诊过程中要对患者的隐私进行保护。保护患者的隐私不会被其他无关的医护人员及患者的家属所知,医院需保证医患之间的诊疗活动在相对独立的环境中进行,使患者的信息受到保护。门诊医务人员真正落实一医一患一诊室,保证患者信息不被其他人"旁听""旁观";科室所有计算机设置为自动屏保状态;病例系统使用医护人员个人用户名、密码登录;对涉及患者隐私的废弃病历文书资料不能当废纸复用,全部使用粉碎机处理,保证患者隐私的资料不外泄;门诊候诊呼叫系统改装为不能显示患者的全名,名字为三个字的患者隐去中间的一字,名字为两个字的患者隐去后面的一字,以保证门诊患者姓名隐私不泄露;患者的化验单等检查资料也只能是患者本人或者是患者授权的人才能查看;在所有自助机前设置1米等候线,切实保护患者的就医隐私的权利。

三、门诊患者身份识别

身份识别是指确认某个个体是否符合指定对象身份的过程,以保证指定对象的合法权益及群体系统的安全和秩序。目的是为防止因识别错误而导致患者受到损害的事件发生。患者身份识别制度,要求在实施任何医疗措施之前必须同时核对至少2种个体独有的、能标识患者的特征信息。应规范患者身份识别方法和程序,并提供更安全的治疗,以确保患者医疗安全。

(一)门诊患者身份识别的标识

医院根据本院实际情况选择能识别门诊患者身份的2个首要标识符,分别是患者姓名、门诊患者病案号或患者姓名和患者出生年月日。如选择患者姓名和门诊病案号,门诊患者应实行唯一的门诊病案号,即无论患者第几次来院就诊,统一使用第一次来院就诊时建立的门诊病案号。因此患者在第一次就诊时需到收费窗口打印带有病案号的条码贴在病历本上。对于预约的患者,医院可通过短信发送病案号到患者手机上。

(二)门诊患者身份识别的方法

面对可交流沟通的患者,工作人员以主动问答的方式,与患者或其家属共同进行患者身份识别的核对,同时用识别工具辅助核对。就诊时医师询问患者:"请问你叫什么名字?"患者报自己的姓名,医师插医保卡或就诊卡查看信息系统,核对患者姓名、病案号等患者身份信息。

(三)患者的交流沟通

面对无法交流沟通的患者,有患者代理人在场时,请代理人陈述患者姓名等患者身份信息,并用患者病历卡上的条码核对病案号。无患者代理人在场时,医护人员至少用2种识别工具核对以确保患者姓名、病案号的一致性。

四、门诊患者评估

在门诊护理工作中按照患者评估标准(AOP)实施护理服务并进行评估,对门诊工作的护理质量提升有着重要的价值。门诊患者评估是由具有资质的护士通过病史询问、体格检查、辅助检查等途径,对患者的生理、心理-社会状况、健康史、经济因素及疾病严重程度等情况做出综合评价,以指导诊断和治疗。

(一)门诊患者评估目的

门诊患者评估的目的在于规范医护人员采集、分析患者在生理、心理-社会状况、经济因素及其健康史等方面信息和数据的行为,确保及时、准确、全面地了解患者病情的基本现状和其对诊疗服务的需求,为制订适合于患者的诊疗护理方案及后续的医疗和护理提供依据和支持。

(二)门诊患者评估内容

护士在患者就诊前需对每一个门诊就诊的患者进行护理评估,评估内容包括生理、心理、社会、经济等方面。评估患者体温、脉搏、呼吸、血压等生命体征,身高、体重等指标,是否为特殊人群(如孕产妇、65岁以上的老人、长期疼痛或疾病患者、儿童、青少年、吸毒人员、受虐待者等),有无生理、心理康复需求,疾病严重程度及跌倒风险、营养风险等,AOP标准要求对每一个患者,包括门诊就诊的患者都要进行主动的疼痛评估,通过疼痛评估,可及早发现患者潜在的疾病风险。

(三)门诊患者评估方法

接诊护理工作者需对每一位患者都按照医院规定的评估流程进行评估,以确定其医疗需求并记录在相关记录单上。同时,护士需提供初步的评估资料,该评估资料将伴随整个诊疗过程。医师评估患者的自理功能、营养状态等指标,并在整合其基本情况、护理评估、体格检查、辅助检查结果的基础上做出初步诊断,制订诊疗方案。门诊患者每次就诊都要进行评估,一天内多科室就诊可只评估一次。

(四)护士的资质

为了能够正确地对门诊患者进行预检分诊,门诊预检分诊的护士要具有一定的资质。因此就需要对门诊护士进行严格筛选,使其在接受正规考核后上岗,以确保患者的诊疗安全。要求门诊的护士具有护士执业证书,熟悉医院的工作流程和医院可提供的医疗服务范围,并对突发事件具有良好的应变能力。每一个在护理专业进行的评估,应在其执业、执照、法律法规范围内进行。不仅要求门诊的分诊护士具有过硬的临床护理知识,能够快速地识别出患者的疾病严重程度并给予及时分诊,而且要求护士也具有良好的心理素质,对于形形色色的患者进行观察,能够正确判断出患者的心理需求。

五、门诊患者危急值报告程序

国际患者安全目标危急值管理是六大患者安全目标管理之一,规范了临床检验危急值的流程，根据上报的危急值采取重要的安全措施，将危急值报告及时传达给临床医师，使其对患者病情做出正确判断并给予适当的医疗处置，是提高医疗质量和确保医疗安全的关键因素之一。因此，构建一个完善、及时的危急值通报机制，将信息系统整合应用，使其成为医护人员沟通的重要途径，也是医院通过 JCI 评审的重点项目。危急值是指某项或某类检验或检查结果显著超出正常范围，而当这种异常结果出现时，表明患者可能正处于高风险或存在生命危险状态。临床医师需要及时得到这种异常结果信息，迅速给予患者有效的干预治疗措施或治疗，否则患者就有可能出现严重后果。

(一)确定危急值的项目和范围

医院根据规模、专科特色、患者的人群特点、标本量等实际情况，征求专家意见后，制定符合实验室和临床要求的危急值项目和范围，包括各类临床检验危急值项目。

(二)制定危急值通报标准程序

构建启用危急值通报和应答信息系统，制定危急值通报标准操作程序。一旦出现危急值，检验者在确认检测系统正常情况下，立即复核，确认结果属于危急值后，在 10 分钟内电话通知医师，并在《危急值报告登记本》中做好已通知的记录。报告者在通知时，按《危急值接受登记本》中记录的项目逐一读报。医师做好记录并向报告者逐一回读然后确认。医师接到通知后 30 分钟内联系患者并做出对患者处置的诊疗意见。医师及护士在门诊病历中详细记录报告结果、分析处理情况、处理时间。

明确医务人员间危急值传达方式及信息的记录方式，促进临床、医技科室之间的有效沟通与合作，可以更好地为患者提供安全、及时、有效的诊疗服务。

（刘晓晶）

第二节　门诊患者跌倒防范管理

跌倒是指突发、不自主、非故意的体位改变，倒在地面或比初始位置更低的平面，是患者生理、心理、病理、药物、环境、文化等多种因素综合作用的结果。国际医院评审（JCI）已将患者跌倒作为患者安全管理六大目标之一，我国卫生管理部门也将患者跌倒列入护理质量监测指标之一。国际患者安全目标管理中要求医院制定并实施流程，对所有患者及病情、诊断、情境或位置表明面临跌倒高风险的患者进行评估，以降低患者由于跌倒受到伤害的风险。

一、评估易跌倒的风险人群

加强预防患者跌倒的措施，主动识别跌倒高风险人群，及时为跌倒高风险人群提供宣教及帮助，能够更好地完成对跌倒高风险人群门诊就诊的护理工作。

门诊易跌倒的人群：年龄≥65 岁老年人及年龄≤14 岁的儿童及婴幼儿；肢体残障或行动不便人员；有跌倒史、服用易致跌倒药物的人员；康复科、血透室、眼科、保健病房等科室就诊患者，以及接受中深度镇静的患者。

分诊护士按易跌倒风险因素初步判断门诊患者是否具有跌倒风险，然后对初筛出的具有跌倒风险的患者按《门诊患者跌倒危险因子评估表》进行评估，明确是否为高风险跌倒患者。

二、患者跌倒防范措施

门诊是医院护患纠纷较多的部门,预防患者跌倒是护理工作中需要重视的一个环节。创造一个舒适、整洁、安静、空气新鲜的门诊环境,能够更好地完成对跌倒高风险人群的门诊就诊护理工作,并保证护理质量安全。

(一)制定防跌倒制度

在门诊接诊的时候要求做好警示工作,建立跌倒的报告和有效的防跌倒制度,告知患者注意事项,更要加强对员工的安全教育,努力改善医疗机构内部的建设,对医院的公共设施进行定期的整改,消除风险隐患。

(二)张贴宣传材料

医院应在候诊区张贴预防跌倒的宣传材料,向患者及家属进行预防跌倒的安全教育。诊室应布局合理,光线充足,走廊设有扶手。卫生间设防滑垫、扶手、呼叫铃,开水间放置防滑垫。易跌倒区域有醒目的提醒标识。医院可制作一些提示标识,在征得跌倒高风险患者同意后,护士在患者上臂等明显位置粘贴"小心跌倒"标识。将跌倒高风险患者安排在距离分诊台较近的区域,集中管理。根据需要提供轮椅等辅助用具,并指导使用,必要时提供平车。

三、患者不慎发生跌倒时的应急处理

首位发现跌倒患者的人员应立即通知就近医护人员,由医护人员评估患者的神志、瞳孔、生命体征及受伤情况,妥善处置,并做好交接工作。若发现跌倒患者病情危重,则按《全院急救紧急呼叫及处理作业标准规范》执行基本生命支持(BLS)或高级生命支持(ACLS)程序。及时报告护士长及科主任,门诊护士长接到报告后,首先应评估与分析患者跌倒的危险因素,加强防范。同时向患者及家属做好耐心细致的解释与安慰,避免医患冲突。

加强医务人员培训,提高人员素质,并对出现问题进行分析,做出相关防范措施,才能更好地预防和减少患者跌倒的发生。

(刘晓晶)

第三节 门诊医疗设备管理

一、普通医疗设备管理

设施管理和安全(FMS)标准对医疗设备管理的目标要求是保证患者用到安全可靠的医疗设备。按照FMS要求,医院对所有的医疗设备进行规范管理,其中的基础工作就是确定管理对象。

(一)设备清单的建立

医院列出所有的医疗设备清单。首先对医疗设备的范围进行界定,无论这个设备是否属于固定资产,无论以前由哪个部门管理,统一进行梳理,整理出门诊医疗设备清单。建立设备清单后,根据每台设备的用途、使用年限、维修情况等综合评估,按照使用风险大小分为一类、二类和三类。不同风险级别的设备制定不同的使用和维护方案。

(二)设备的维护管理

很多医院将医疗设备管理分为三种,第一是日常管理,第二是定期巡检,第三是预防性维护。日常管理工作包括设备是否正常开机、外观是否破损、连接线是否完整、是否清洁等简单检查,以及填写医疗设备日常使用保养记录。定期巡检由设备工程师负责,主要检查设备是否能正常使用、各种配件是否完整、是否存在使用风险等。定期巡检常规每个季度进行一次,及时发现和排除医疗设备潜在的安全隐患。预防性维护工作由专业工程师负责,按照医疗设备的风险等级不同分为每季度、每半年或每年进行一次,要对医疗设备进行全面体检,保证设备各种参数准确、性能符合产品使用要求,并对易损件进行更换。通过这种管理方式,医院改变了以前以设备损坏后修复为主的运行模式,转变为以设备损坏前维护保养为主,保证医务人员使用的每台设备都是准确完好的,从而保证患者和医务人员自身的安全。

(三)规范性的记录

为了使门诊医疗设备管理工作符合 JCI 标准,按照 FMS 标准要求医疗设备管理应有完整的制度、周密的计划、规范的执行、详细的记录、准确的评估及持续的改进。门诊设备数量基数多,每天都会产生各种使用维护记录,为了保证政策执行的一致性,必须进行全层面的规划,设计统一的表格,制定规范的记录要求及标准的归档方式,使各种不同的医疗设备记录单分类保存,方便快速检索,这也解决了 JCI 评审过程中的难点问题之一。

二、门诊抢救车管理

抢救车管理是医疗设备管理中特殊的一类,需要更高的标准。抢救车是存放抢救药品、物品、器械的专用车,能在危重患者的抢救中迅速、及时、准确的发挥作用。因此,抢救车内的急救药品、物品、器械必须做到全院统一标准配置并定位存放。同时,所有物品应性能良好,随时处于备用状态,从而提高护士的抢救效率。所以,医务人员不但要有娴熟的急救技术,也要有熟练使用高标配抢救车的能力。

(一)医院抢救车管理中常见的问题

1.抢救车物品摆放位置差异

各科抢救车上的药品、物品、器械的放置位置差异性大;除颤仪摆放位置不合理。

2.急救物品种类多

抢救车内备有各类急救物品和急救药品。急救物品有通气用物、各类无菌包、各种注射用物、其他专科物品等,各科的急救物品种类差异非常大,最多时有40余种。急救药品有呼吸兴奋剂、强心剂、止血药等,种类多达 30 余种;急救药品种类多,护理管理耗时耗力。

3.门诊部抢救车数量少

门诊部抢救车数量相对较少,部分医院仅有一至两台,不能满足抢救时对急救药品、物品、器械的需求。

4.药品维护不规范

抢救车管理只由病区护士执行,药学部人员并没有参与,从而导致药品的维护不符合规范。

(二)门诊抢救车管理规范措施

统一配置抢救车,最大限度地确保患者安全,确保抢救车在突发事件中能及时到达现场,挽回患者的生命,保障患者的安全。

1.统一抢救车的型号

规范全院抢救车配置,统一抢救车的型号标准配置抢救车和双相除颤仪,更换门诊区域的老式抢救车,与全院的抢救车一致。按照 FMS 标准,根据医院实际情况,在门诊每层楼都配置1 辆抢救车。

2.统一抢救车配置及外观标识

各自医院根据实际情况规范药品基数,标明药品名称及剂量。高危药品在安瓿上粘贴相应的高危标签,以便护士使用时得到相应的提示。同时增加《抢救药物儿童剂量及换算参考资料》表,方便护士计算药品剂量,更准确地给予用药剂量。

3.绘制抢救车配置示意图

护理部协同医务部根据全院统一的抢救车设置,统一绘制急救药品、物品、器械放置示意图,统一放置在抢救车上,便于使用与清点。

4.抢救车固定位置放置

使用密码锁替代以往经常使用的纸质封条,不仅提高美观度还便于管理。便携式氧气筒放置在抢救车固定支架上。每月检测氧气筒压力。

5.建立抢救车日常管理流程

抢救车 24 小时保持锁闭状态,打开条件仅限抢救患者和每月定期检查。抢救车一旦被打开要做好药品及物品数量的清点,及时补充,并做好登记。抢救车每班交接,交接需检查密码锁是否处于有效锁闭状态,核对密码,并做好记录。

6.除颤仪管理

除颤仪放置在抢救车上的固定位置,特殊科室可根据实际需求另行放置。护士每天需对除颤仪进行日常系统检测,检测纸贴在登记本上并做好记录,确保除颤仪处在备用状态。医院定期对护士进行除颤仪使用的培训,保证护士人人掌握除颤仪的使用和检测方法。

(三)培训与考核

护理部安排组织学习抢救车管理规范,如抢救车结构、使用方法、药品、物品、器械放置、使用方法、不良反应及注意事项等,并将制度挂在院内网上,方便医务人员查询和学习。该培训纳入个人年度学分考核当中,全员培训达标率必须达到100%。

全院抢救车标准配置后,实现了统一化的管理。无论在医院任何地方,医护人员能熟练运用抢救车,更有效、快捷地抢救危重患者,为抢救赢得宝贵的时间。简化了管理流程,节约了护士的时间,减少了工作量。

(刘晓晶)

第四节 发热门诊的护理管理

发热门诊是新冠肺炎患者聚集的重要部门,为最大限度地减少医院内交叉感染,对发热门诊的护理工作必须制订科学、合理的规章制度,进行严格的管理,并加强指导和监督检查。

一、发热门诊的设施与布局

发热门诊在区域建设上要与普通门诊有一定距离(最好在 8 米以上),诊室最好设在医院大门口处,要求通风良好,有明显的标识,设有专职人员负责导医并为就诊者发放防护口罩;就诊要采取全封闭式流程,尽量避免发热患者与普通患者直接接触。

二、发热门诊的组织机构

(一)人员编制

医务处(科)→门诊主任→护士长→各级各类医护(技)人员→各职能部门,配备专职收费员、检验员、药剂师、X光放射检查人员。要求配备的医护人员专业知识扎实,有丰富的临床诊断及鉴别诊断能力。

(二)发热门诊

要设有独立的候诊区、诊室、留观室、治疗室、检验科、放射科(专用X光机)、收费室、药剂室和卫生间;要有配备齐全的专用急救设备(如有创/无创呼吸机、多功能监护仪、心电图机、除颤器等)。

三、严格的管理制度

(一)各级各类人员培训制度

在新冠肺炎流行期间,门诊医、护、技人员流动较大,为确保医护人员的安全,上岗前必须进行严格的防护知识及相关专业知识的培训,其中也包括对保洁员、保安员等人员的培训。

(二)合理的就诊流程

为减少患者在诊区的活动,缩短就诊时间,应尽量简化患者就诊程序,并配备专职导医护士引导患者进行各项检查,检查后患者应在指定候诊区等候,由护士领取检查结果,直接交予医师。

四、消毒隔离制度

基本的消毒隔离制度和普通门诊相同,但要加强监督检查,确保各项措施的落实到位。

(1)工作人员办公室、休息室应设在缓冲区,要求与诊室有一定距离,室内应装有排风设备或空气净化消毒器(人机共存),地面、桌面及门把手每天要分别以0.5%、0.2%含氯消毒液擦拭2次。

(2)留观室和诊室必须安装通风设备(如排风扇、单体空调或电风扇等),保持室内、外空气流通;每天用紫外线照射3次,每次1小时,有条件的医院可安装空气消毒净化器,4～6小时开机1次,每次2小时;在有人的情况下可采用3%过氧化氢喷雾消毒(20～40 mL/m^2),每天上午和下午各1次。

(3)不同的物品应采用不同的消毒方法。体温计采用一用一消毒,可浸泡在0.5%过氧乙酸中,下次使用前用清水冲净并擦干;听诊器、血压计用后应放入电子消毒柜中消毒30分钟;床单、被套及枕套应一次性使用,使用后按照医用垃圾进行处理。

(4)地面及物体表面的消毒 地面采用湿式拖扫,以0.2%～0.5%过氧乙酸浸泡的墩布擦地或喷洒;物体表面如暖瓶、桌、椅、门把手、水龙头、电话、病历夹等,可用0.1%～0.2%过氧乙酸擦拭消毒。

(5)患者结束观察、收住院或转送其他医院后,隔离区应进行终末消毒,可用0.5%过氧乙酸熏蒸(2 mL/L),关闭门窗密闭4小时后再通风15～30分钟。熏蒸期间,地面可喷洒适量清水,保持50%～70%湿度以利于药液的蒸发,室内床头桌抽屉、桌门应打开,贵重仪器要搬出病室以避免腐蚀。

（6）贵重仪器如呼吸机、心电图机、监护仪、除颤器等的消毒，可用0.2%过氧乙酸擦拭。

（7）患者用过的一次性医疗物品及生活垃圾，应装入两层黄色垃圾袋，按医用垃圾焚烧处理。

五、严格的防护措施

医护人员是新冠肺炎流行期间的高危人群，做好医护人员的自身防护极其重要。因此，必须严格进行区域划分，严格掌握清洁区、污染区及患者行走流程，确保清洁区不受污染；医、护、技人员在接触患者前必须在诊室入口处着装整齐，包括穿防护衣、隔离衣、戴防护口罩、帽子、防护镜、手套、鞋套或雨靴；患者就诊时要求佩戴防护口罩。

六、发热门诊的护理工作

（1）根据患者病情及时进行分类、准确分诊，可在测量体温的同时询问有关事宜并认真填写相关登记表；应设专人负责引导、陪同患者就诊，尽量缩短患者的就诊时间。

（2）发热门诊的就诊者不一定都是新冠肺炎患者或疑似病例，必须做好就诊者之间的保护性隔离，确保不发生交叉感染；同时，要密切观察患者病情变化并详细记录，发现异常情况及时汇报。

（3）心理护理：一般情况下，发热门诊的就诊者有较大的心理压力，既害怕最终被诊断为新冠肺炎，又害怕在留观期间被他人感染，因此，相当多的患者存在不同程度的紧张、焦虑或恐惧心理。护士在做好自身防护工作的同时也要关注患者的心理状态，要主动安慰、关心患者，进行新冠肺炎知识的宣传教育，让患者明白与家属的暂时隔离是对家属和社会负责，尽量消除患者的心理压力，积极配合护理和治疗。

（4）就诊者在就诊结束时，护士应将该就诊者的最终诊断及去向准确填写在登记本上，以备查询。

（刘晓晶）

第五节 呼吸内科门诊护理

一、呼吸内科的常用检查方法

（一）肺功能检查

可以协助判断引起呼吸困难的原因，评估病变损害程度和了解肺的功能储备。患者需于术前4小时内戒烟，不要过饱及过量饮水，检查中遵医嘱进行呼吸动作，必要时测动脉血气；有眩晕、胸痛、心悸、恶心、气喘等不适及时通知医师。

（二）胸腔穿刺

可协助诊断，缓解由胸腔积液引起的压迫症状，由医师在病房局麻下进行。患者取坐位或半卧位均可，穿刺时不要动，不要深呼吸或咳嗽，防止损伤肺脏，并尽量放松，保持正常呼吸。出现憋气、气喘、头晕及时通知医师。

(三)支气管造影

支气管造影是用碘油注入支气管拍胸部 X 线片的方法,目的是观察各支气管分支的部位,确定咯血原因。检查前 12 小时患者禁食禁饮;遵医嘱服药;要咳尽呼吸道内的痰液;取下义齿,做好口腔卫生;排空大小便。喷雾式麻醉可能会使患者感到憋气,如有心慌、憋气、烦躁、瘙痒、欣快等症状及时通知医师。术后患者取侧卧位或半卧位,直至咽反射恢复正常,在此之前禁食禁饮。术后有咽喉痛,属于正常反应。

(四)纤维支气管镜

纤维支气管镜是装有照明设备的一种内镜,常用于协助诊断肺癌、肺结核和肺不张,还可观察脓痰来源及有否支气管扩张,明确咯血部位,也可用于吸出掉入呼吸道的异物。患者术前 6 小时内禁食禁饮,检查时取平卧位,支气管镜经鼻或口插入。术后患者取侧卧位或半卧位,勿过早进食和饮水。

(五)CT 检查

对肺、纵隔等组织病变的定位检查。

(六)胸部 X 线片

可诊断肺及纵隔病变。患者术前需除去项链等金属饰物及衣扣,要求憋气时,身体勿动。

(七)MRI 检查

可提供高清晰度的肺组织横断面影像,为无痛无创伤的检查。检查时患者应除去所有金属异物,如手表、义齿、饰物、钥匙等,如体内有起搏器、金属瓣膜等应通知医师。术中患者可自由呼吸但不要说话。

二、呼吸内科常用药物

(一)茶碱类

如氨茶碱、复方茶碱等。①作用:控制喘息和防止呼吸道痉挛,松弛支气管平滑肌。②不良反应:食欲下降、腹泻、头晕、面色潮红、失眠、易怒、恶心、呕吐、心悸、心律失常、烦躁、呼吸急促等。③注意事项:患者要按时服药,不可私自停药。勿私自使用有中枢兴奋性的药物,如麻黄碱、肾上腺素等。服药期间应戒烟,以免引起药物毒性反应。应空腹服用,以便更好发挥药效。如果患有感冒,一定要去看医师,因为感冒可能会影响药效。

(二)祛痰镇咳药

(1)可待因。①作用:控制干咳;②不良反应:头晕、呼吸困难、意识模糊、困倦、便秘、恶心,长期应用可致耐药或成瘾;③注意事项:勿饮酒。应用此药期间,从事驾车、操作机器的职业要格外注意。

(2)美沙醇。①作用:控制咳嗽;②不良反应:异常兴奋、失眠、易怒、神经质;③注意事项:此药通常与抗组胺药、拟交感神经药联用。在使用其他抗感冒药之前,要经医师允许。服药期间勿饮酒。

(三)激素类

如泼尼松龙等。①作用:减轻哮喘症状及其他呼吸道感染症状。②不良反应:腹痛、肋间痛、发热、疲乏、高血压、下肢水肿、呕吐、伤口不愈、头痛、失眠等。③注意事项:服此药时必须遵医嘱,不可私自减量或停药。应食用低盐、高蛋白、高钾食品。此药与饭同服可减少胃肠道刺激症状。勿与阿司匹林同服,以免加重胃溃疡。长期应用可能产生皮质醇增多症。

三、慢性支气管炎、肺气肿的预防及自我护理

(一)病因

慢性支气管炎是指气管、支气管黏膜及其周围组织的慢性非特异性炎症。临床上以咳嗽或伴有喘息及反复发作的慢性过程为特征。

1.外因

(1)吸烟:吸烟时间越长、烟量越大,患病率也越高。戒烟后可使症状减轻或消失,病情缓解甚至痊愈。

(2)感染:主要为病毒和细菌感染。首次发病前有受凉、感冒病史者达56%~80%。

(3)理化因素:如刺激性烟雾、粉尘、大气污染等的慢性刺激。

(4)气候:寒冷常为慢性支气管炎发作的重要原因和诱因。

(5)过敏因素:患者有过敏史者较多。许多抗原性物质,如尘埃、细菌、寄生虫、花粉及化学气体都可成为过敏因素而致病。

2.内因

(1)呼吸道局部防御及免疫功能降低:正常人的呼吸系统具有完善的防御功能,正常情况下,下呼吸道始终保持无菌状态。全身或呼吸道局部的防御及免疫功能减弱,可为慢性支气管炎提供发病的内在条件。

(2)自主神经功能失调:当呼吸道的副交感神经反应增高时,对正常人不起作用的微弱刺激便可引起支气管痉挛,分泌物增多,产生咳、痰、喘等症状。

总之,慢性支气管炎的病因是多方面的,一般认为在抵抗力减弱的基础上,有一种或多种外因存在时,经过长期、反复的相互作用,容易发展成慢性支气管炎。阻塞性肺气肿是由慢性支气管炎或其他原因逐渐引起的细支气管狭窄、终末细支气管远端气腔过度充气,并伴有气腔壁膨胀、破裂的一种病理状态,多为慢性支气管炎最常见的并发症。

(二)临床表现

主要症状为慢性咳嗽、咳痰和呼吸困难。开始时症状轻微,如果吸烟或接触有害气体或受寒感冒后,则可引起急性发作或病情加重,在夏季气候转暖时则可自行缓解。

1.慢性咳嗽、咳痰

痰量以清晨较多,痰液一般为白色黏稠或泡沫痰,急性发作伴有细菌感染时则变为黏液脓痰。

2.呼吸困难

通常在慢性支气管炎阶段就可发生,随着病情发展,在平地活动时也可感觉胸闷、气短,严重时可出现呼吸衰竭的症状,如发绀、头痛、嗜睡、神志恍惚等。

(三)治疗

(1)抗生素药物的使用:单用药物或联合用药,静脉注射后口服。严重感染者用青霉素或头孢菌素类,病情改善后可用口服抗生素药物巩固治疗,感染控制后,要及时停用广谱抗生素,以免长期使用引起菌群失调、二重感染或细菌产生耐药性。

(2)应用祛痰、镇咳药物:对年老体弱、无力咳嗽或痰量较多者,以祛痰为主,协助排痰,不选用强烈镇咳药,以免抑制中枢加重呼吸道阻塞症状。

(3)喘息性患者先用氨茶碱、沙丁胺醇等解痉平喘药物。

(4)定时做雾化吸入,可稀释气管内分泌物,有利于排痰。一般每天2~4次,可选用抗菌、祛

痰平喘药进行吸入治疗。

（四）自我护理

（1）患者若能做到有效咳嗽，则对清理呼吸道分泌物、控制感染非常重要。有效咳嗽法：尽可能取坐位，上身向前倾，行深且慢的呼吸，屏住呼吸 3～5 秒，用胸部短且用力的咳 2 次。

（2）教会患者减轻呼吸道分泌物黏稠度的方法：①增加饮水量，每天液体摄入 2 500～3 000 mL；②保持室内空气湿润；③咳嗽、咳痰后做口腔护理。

（3）教会患者进行有效呼吸的方法，以改善呼吸功能、减轻呼吸困难的症状。①缩唇呼吸法：首先鼓励患者放松，闭口，用鼻子吸气。在一舒适的时间长度里经由缩起的口唇完全的呼出气来，会产生一种吹的效果，如同吹动蜡烛的火焰状。此法可预防呼吸道的塌陷，协助肺脏排气。②腹式呼吸法：当深吸气时腹部鼓起，在呼气时腹部收缩。当坐起或躺卧时，一只手在腹部而另一只手放在胸部可感觉自己的呼吸是否正常。它的作用是有效使用横膈膜，呼吸也比较容易。

（4）活动要适宜：应向患者解释增加耗氧的活动和因素，如吸烟、体温升高、肥胖、压力等，以免增加耗氧量，氧气要放在随时可以取到的地方，给予低流量吸氧 1～3 L/min。

（5）注意营养均衡：多吃含高蛋白、低糖类的食物，少吃高脂肪、高热量的食物。避免喝牛奶、食用巧克力等易导致唾液黏稠的食物。

（6）提供良好的休息环境：过冷或干燥的空气均会引起呼吸道痉挛。室内温度需在 18～20 ℃，湿度在 50%～70%，室内需通风良好，保证充足的睡眠。

（7）教会患者自我照顾：如按时服药、勿急躁、保持心情舒畅；避开烟雾环境，尽量避免去交通拥挤的地方，以减少有害气体的吸入；预防感冒，加强体育锻炼，提高机体免疫力；戒烟等。

（8）防止并发症：有肺气肿的患者，应特别注意观察特发性气胸的症状（即一种急性的并发症），其常发生于肺大疱破裂之后。如果感到突然的尖锐性的疼痛，并随胸部的移动、呼吸或咳嗽而加重，一定要向医师说明。还要注意有无肺心病的发生，如注意观察有无皮肤发紫或出现斑点，有无水肿，有无呼吸困难加重。

（五）预防

首先让患者掌握此病的本质，树立战胜疾病的信心，同时根据病情指导患者进行适当的体育锻炼，如腹式呼吸、缩唇呼吸等，增强呼吸肌肌力。注意生活规律和丰富的饮食营养，以全面增强体质、减少复发及提高生活质量。加强自身耐寒锻炼，感冒流行期不去公共场所，天气变化时及时增减衣服，避免感冒，减轻发病症状，减少入院次数。有条件的家庭可长期应用氧疗，每天吸氧时间应超过 15 小时，低流量吸氧 1～3 L/min，可延长患者生存期。

四、支气管哮喘的预防及自我护理

支气管哮喘简称哮喘病，是因为变应原或其他过敏因素引起的一种支气管反应性过度增高的疾病，通过神经体液而导致气道可逆性痉挛、狭窄。遗传、过敏体质跟本病关系很大，本病的特点是反复发作的暂时性、带哮鸣音的呼气性呼吸困难，能自动或经治疗后缓解。

（一）病因

哮喘的发病及反复发作有诸多复杂的综合因素，大多是在遗传的基础上受到体内外某些因素的激发，主要的激发因素如下。

1.变应原

（1）特异性抗原，包括以下几方面。①花粉：因吸入花粉而引起的哮喘，称为花粉性哮喘。在一定地区及季节内因吸入某些致敏花粉,而引起季节性发作或季节性加重的支气管哮喘,药物治疗效果很差,无并发症者多可随空中花粉的消失而自行缓解。此类患者可选择不同的变应原进行皮肤试验和脱敏治疗。②灰尘:包括有机尘(街道上的灰尘)、家尘(腐烂物质、被褥等产生的细菌、真菌、脱屑等),建议湿式打扫。③尘螨:尘螨孳生于人类居住的环境中,如卧室、床褥、衣服等。尘螨性过敏发病率儿童高于成人,男性高于女性。④表皮变应原:狗、猫、马的皮屑。⑤真菌:潮湿的空气或住室中易产生真菌。⑥昆虫排泄物:甲虫、蚨虫、蟑螂等的排泄物可引起Ⅰ型变态反应而致哮喘发作。

(2)非特异性因素,有工业气体、氨、煤气、氧气、冷空气等。

2.呼吸道感染

在哮喘患者中,可存在有细菌、病毒、支原体等特异性IgE,如果吸入相应的抗原则可激发哮喘。

3.气候因素

当气温、湿度、气压、空气离子等改变时可诱发哮喘,故在寒冷季节或秋冬气候转变时发病较多。

4.药物因素

有药物过敏史,如青霉素、阿司匹林、磺胺类等药物可以引发哮喘的剧烈发作。

5.精神因素

临床上常见到因精神紧张、恐惧、焦虑等诱发哮喘发作的患者。

6.运动因素

运动诱发的哮喘又称运动性哮喘,指经过一定量的运动后,出现的急性、暂时性大小气道阻塞。

(二)临床表现

1.阵发性哮喘

多数患者有明显的变应原接触史或发作与季节有关。发作前多有鼻痒、眼睑痒、喷嚏、流涕或干咳等黏膜过敏现象,继而出现带哮鸣音的呼气性呼吸困难、胸闷、强迫体位,严重时出现发绀,轻度可自行缓解。

2.慢性哮喘

慢性哮喘是阵发性哮喘控制不良的后果,一年四季经常发作,即使不在急性期内,亦常感到胸闷、气急。

3.哮喘持续状态

指严重的哮喘发作持续在4小时以上者,患者出现极度呼吸困难、焦虑不安或意识障碍,大量出汗伴有脱水,明显发绀,心动过速,心率在140次/分以上,严重者可出现呼吸循环衰竭。

哮喘持续状态的原因通常为以下几种:①持续接触大量变应原。②失水严重,痰液黏稠形成痰栓阻塞小支气管。③继发急性感染。④治疗不当,耐药或突然停用激素。⑤心肺功能不全,严重肺气肿等。⑥精神紧张或并发自发性气胸等。

(三)哮喘持续状态的治疗

1.目的

缓解支气管痉挛、水肿所致的气道阻塞,保持黏液的正常分泌。

2.常规治疗

通常先吸入或口服支气管舒张药和激素,减轻支气管痉挛和气道水肿,如使用雾化治疗。在哮喘刚开始发作即予以雾化治疗,可有效缓解病情。雾化治疗步骤如下:①张口,将喷头置于口外 2～4 cm 处,对准口腔。②微抬头把气呼光,然后深吸气,同时按压让喷出的药液随气流一同进入气道深处。由于药液进入气道越深,缓解支气管痉挛的作用越强,所以应尽量使喷出的药液吸入气道深部,而不是喷入口腔。③吸气结束后屏气 5～10 秒。④然后慢慢呼气。⑤雾化治疗完成后应及时进行口腔护理,预防口腔真菌感染。用面罩行雾化治疗后应及时清洁面部,以清除残留在面部的药物。

若对以上常规治疗反应不佳者,则需住院治疗。住院后经用激素、静脉注射氨茶碱和吸入 β_2 受体兴奋药等,大多数可缓解症状。

(四)预防措施

1.避免诱因

找出变应原,避免患者接触。如某些食物(花生油、巧克力、咖啡等),动物(猫、狗、蟑螂等),家居品(羽毛枕、油漆等),不良情绪(恐惧、愤怒、悲伤等),疾病(流感等),药物(普萘洛尔、碘油等),其他还有季节变化,冷热不适等。房间内避免摆设花草、铺设地毯,做卫生清洁时应注意湿法打扫,避免尘土飞扬,使用某些消毒剂时要转移患者。

2.预防感冒

注意随气候变化增减衣物,防止着凉、感冒。

3.控制哮喘发作

当哮喘发作的前兆如胸闷、咳嗽、气促、憋闷等出现时,立即采取措施常常会减轻症状。通常采取的措施有以下几种:①使用常用的气雾喷剂;②放松心情;③使用缩唇呼吸法调整呼吸;④如果先兆为咳嗽,则首先必须清理痰液。如果上述措施均无效,马上通知医师。

4.适度活动

加强锻炼:在缓解期,患者应避开变应原,加强自身体质锻炼,提高御寒能力。适当的活动量有助于促进健康,患者可通过实践去发现哪些活动适合自己,如散步、慢跑等。目前认为哮喘患者最适宜的运动是游泳。

5.合理饮食

平衡饮食能够预防感染。多吃高蛋白、低脂肪、清淡饮食,多吃新鲜蔬菜水果,多饮水以稀释痰液,减少支气管痉挛,补充由于憋喘出汗过多而失去的水分,严禁食用与发病有关的食物,如牛奶、虾、海产品等。

6.药物维持

遵医嘱按时服药,即使自我感觉良好,也不能私自停药,因为停药或改变药量都可能成为哮喘发作的诱因。

7.严格戒烟

组织患者讨论吸烟与哮喘的关系,解释吸烟的不良影响,帮助其制定戒烟计划。

(五)自我护理

(1)有效排痰:当有上呼吸道感染存在时,应每天在家里做胸部物理疗法,采用体位引流、胸壁叩击的方法,有利于痰液的排出。①体位引流:患者准备软枕及手纸或痰杯放在自己可以取到的地方。选择高矮合适的床,俯卧于床边,使上身成倒立状。将软枕放在胸部垫好,保持这一体位10~20分钟。②胸壁叩击:保持第一步体位,家属手心屈曲成凹状轻拍患者背部,自背下部向上,自背两侧向中间进行,这样轻拍3~5分钟。③咳嗽:患者保持第一步体位,用鼻部用力吸气后屏住气,心中默数1、2、3……8然后张开嘴,做短暂有力的咳嗽2~3次,将胸腔深部的痰咳出,咳嗽后做平静缓慢的呼吸并放松。

(2)有效使用氧气:一般氧浓度为30%~40%。

(3)居住环境宜空气清新、流通。

(4)采取舒适的体位,如半卧位。

(5)保持情绪稳定,可减少哮喘发作次数。

五、上呼吸道感染的预防及自我护理

(一)病因

本病大部分是由病毒引起(主要是鼻病毒、副流感病毒),其次是腺病毒,小部分由细菌引起(主要是溶血性链球菌、肺炎双球菌、葡萄球菌、流感杆菌感染所致)。上述病毒和细菌常寄生在人体鼻咽部,病毒的传染性较强,常通过飞沫传播。当受凉、过劳、或年老体弱、身体或呼吸道局部防御功能减弱时,外来的或原已在呼吸道生存的病毒或细菌迅速繁殖引发本病。

(二)临床表现

1.症状

起病较急,往往以流清鼻涕、鼻塞、喷嚏、咽干痒开始,可伴全身不适、头痛、疲乏、肌肉酸痛,一般无发热或有微热,经2~3天鼻涕变稠,呈黏液性,可有咽痛、声嘶、轻度干咳,一般经5~7天即可痊愈。由细菌感染引起者,全身症状较重,咽痛较明显,常无喷嚏和流涕。

2.体征

鼻咽黏膜充血肿胀,鼻腔有分泌物,咽红、咽后壁淋巴结肿大,有压痛。

3.血常规

病毒感染者,白细胞计数偏低或正常,继发细菌感染者则白细胞数常增高。

(三)治疗

中医根据分型不同,分为风寒型、风热型感冒,采取不同的方法辨证施治。西医治疗可用氯化铵合剂或复方甘草合剂镇咳,西地碘片或润喉片润喉,有细菌感染者加用抗生素,病毒感染者使用抗病毒制剂。

(四)护理

1.休息

应相对地减少活动,使生理和心理得到松弛并恢复精力,发热时应卧床休息,避免体力消耗过多,减轻头晕、心慌、全身无力等症状,促进康复。

2.补充营养及水分

呼吸道感染时,一般伴有迷走神经兴奋性降低,胃肠活动减弱,消化吸收能力差。同时,分解代谢增加,水分和营养物质大量消耗,致使入量不足,营养缺乏。因此应供给高热能、易消化的流质饮食或半流质饮食。患病时一般食欲较差,因此饮食还应注意清淡、少油腻,多饮水,每天需补充2 000~4 000 mL的水分。

3.保持空气清新,定时开窗通风

空气流通可降低空气中微生物的数量,即减少再次感染新型病毒的机会,同时还应注意保

暖,避免受凉。

4.保持口腔清洁,用淡盐水漱口

口腔是病原微生物侵入人体的途径之一。口腔内存有大量细菌,其中不少为致病菌,口腔的温度、湿度和食物残渣很适合微生物生长繁殖。在患病时,机体由于抵抗力低,饮水进食减少,细菌在口腔内迅速繁殖,不仅可致口臭、影响食欲及消化功能,而且可引起口腔局部炎症加重或反复促发呼吸道感染。因此,每天多次用淡盐水漱口不仅可降低口腔内细菌的数量,还可保持口腔清洁,促进食欲,增强舒适感。

5.保证按时服药

中、西药均可直接杀灭细菌、病毒,增强机体吞噬细胞的防病抗病能力,抑制细菌、病毒的繁殖,起到最主要、最直接的作用,因此按时服药对于疾病的康复有着重要的意义。

(五)预防

1.积极锻炼

健康人的鼻咽部经常有一些病毒和细菌存在,在机体受凉、疲劳等因素作用下,因机体抗病能力减弱而致病。所以,平时应加强身体锻炼,注意避免发病诱因,增强自身抗病能力。

2.呼吸道隔离

病毒具有高度的传染性,可以通过飞沫在空气中传播,也可借污染的食具和物品传播。在呼吸道感染流行时,应戴口罩,尽量不去公共场所,并将自用的水杯、毛巾、脸盆、碗筷等与他人分开,切断传染途径,尽量勿与患者及其他人接触。

3.家庭消毒

家居室内可用食醋熏或用艾卷燃熏,每次 1 小时,隔天1次;有条件的可用消毒液擦拭桌面、窗台、地面,以达到空气消毒的目的。

4.中药预防

在呼吸道感染流行时,可服用清热、解毒、抗病毒的中药制剂以达到平衡体内阴阳,增强机体抵抗力的作用,如野菊花、薄荷、荆芥、板蓝根(大青叶)等。

(刘晓晶)

第六节　消化内科门诊护理

一、消化性溃疡的检查

(一)胃液分析

胃溃疡患者胃酸分泌正常或稍低,十二指肠溃疡患者则多增高。高峰排量明显减低者,尤其是胃液 pH>7.0 应考虑癌变,十二指肠溃疡高峰排量多>40 mmol/L。

(二)大便隐血实验

素食 3 天后,大便隐血实验阳性者可提示有活动性消化溃疡。治疗后一般 1~2 周转阴。

(三)X 线钡剂检查

患者吞服钡剂后,钡剂充盈在溃疡的隐窝处,X 线检查可显示阴影。这是诊断消化性溃疡的直接手段。

(四)纤维内镜检查

纤维内镜检查具有最直接的优点,通过内镜,不仅能明确溃疡是否存在,而且还可以估计溃疡面的大小,周围炎症轻重,溃疡面有无血管显露及准确评价药物治疗效果。

二、常用药物

(一)西咪替丁

1.作用

抑制胃酸分泌,但不影响胃排空作用。本药对化学刺激引起的腐蚀性胃炎有预防及保护作用,同时对应激性溃疡和上消化道出血都有较好疗效。

2.不良反应

消化系统反应,如腹胀、腹泻、口干等;心血管系统反应可表现为面色潮红、心率减慢等。对骨髓有一定抑制作用,还有一定的神经毒性,可有头痛、头晕、疲乏及嗜睡等。

3.注意事项

不可突然停药,疗程结束后仍需要服用维持量 3 个月或严格遵医嘱服药,因为突然停药会引起酸度回跳性升高;用药期间注意查肝肾功能和血常规;不可与抗酸剂(氢氧化铝、乐得胃等)同时服用,应在餐中或餐后立即服用;不宜与地高辛、奎尼丁及含咖啡因的饮料合用。

(二)雷尼替丁

1.作用

组胺 H_2 受体拮抗药,比西咪替丁作用强 5～8 倍,作用迅速、长效、不良反应小。

2.不良反应

静脉输入后可有头晕、恶心、面部烧灼感及胃肠刺激;可有焦虑、健忘等。对肝有一定毒性,孕妇、婴儿及严重肾功能不全者慎用。

3.注意事项

静脉用药后可出现头晕等不适,约持续 10 分钟消失。不能与利多卡因合用。

(三)奥美拉唑

1.作用

可特异性的作用于胃黏膜细胞,抑制胃酸分泌,对 H_2 受体拮抗药效果不好的患者可产生强而持久的抑酸作用,对十二指肠溃疡有很好的治愈作用,并且复发率低,可减弱胃酸对食管黏膜的损伤,可治疗顽固性溃疡。

2.不良反应

不良反应同雷尼替丁,偶见转氨酶升高、皮疹、嗜睡、失眠等,停药后消失。

3.注意事项

胶囊应于每天晨起吞服,尽量不要嚼,不可擅自停药。一般十二指肠溃疡服用 2～4 周为1 个疗程,胃溃疡服用 4～8 周为 1 个疗程。

三、消化性溃疡的预防及自我护理

消化性溃疡是发生在胃和十二指肠的慢性溃疡,亦可发生于食管下段,胃空肠吻合术后。溃疡的形成与胃酸和胃蛋白酶的消化作用有关,故称消化性溃疡。

(一)病因和发病机制

尚不十分明确,学说甚多,一般认为与多种因素有关。

(1)胃酸和胃蛋白酶:具有强大的消化作用,在本病的发病机制中占有重要位置,尤以胃酸的作用更大

(2)胃黏膜屏障学说:在正常情况下,胃黏膜不受胃内容物的损伤,或在损伤后可迅速地修复。当胃黏膜屏障遭受破坏时,胃液中的氢离子可回流入黏膜层,引起组胺释放,使胃蛋白酶增加而造成胃黏膜腐烂,长期可形成溃疡。

(3)胃泌素在胃窦部潴留。

(4)神经系统和内分泌功能紊乱。

(5)其他因素:物理性及化学性刺激;各种药物可通过各种机制引起消化性溃疡;O型血人群的十二指肠溃疡发病率高于其他血型者;消化性溃疡常与肝硬化、肺气肿、类风湿关节炎、慢性胰腺炎、高钙血症等并存。

(二)临床表现

1.疼痛

溃疡病患者的临床表现主要是上腹部疼痛,这种疼痛与饮食有较明显的关系。胃溃疡的疼痛多于饭后 0.5～2.0 小时,至下餐前消失。十二指肠溃疡的疼痛多出现于午夜或饥饿之时,进食后疼痛可减轻或缓解。疼痛可因饮食不当、情绪波动、气候突变等因素而加重。常服抑酸剂、休息、热敷疼痛部位可使疼痛减轻,穿透性溃疡可放射至胸部和背后。少数溃疡病患者可无疼痛或仅有轻微不适。

2.其他胃肠症状

反酸、嗳气、恶心、呕吐等症状,可单独出现或同时伴有疼痛症状。

3.全身性症状

患者可有失眠等神经症的表现,并伴有自主神经功能不平衡的症状,如脉缓、多汗等。

(三)并发症

1.上消化道出血

上消化道出血是本病常见并发症之一。一部分患者以大量出血为本病的初发症状,临床表现为呕血和黑便,原来的溃疡病症状在出血前可加重,出血后可减轻。

2.穿孔

急性穿孔是消化性溃疡最严重的并发症。当溃疡深达浆膜层时,可发生急性穿孔。胃及十二指肠内容物溢入腹腔,导致急性弥漫性腹膜炎。临床表现为突然发生上腹剧疼,继而出现腹膜炎的症状和体征,部分患者呈现休克状态。

3.幽门梗阻

幽门梗阻是十二指肠球部溃疡常见的并发症,其原因是溃疡活动期周围组织炎性水肿引起痉挛,妨碍幽门通畅,造成暂时性的幽门梗阻。随着炎症的好转,症状即消失。在溃疡愈合时,有少数患者可因瘢痕形成与周围组织粘连而引起持久性的器质性幽门狭窄,临床体征常见上腹部胃蠕动波、振水音,往往有大量呕吐、含酸性发酵宿食,呕吐后上述症状可缓解。

4.癌变

少数溃疡可发生癌变。

(四)治疗与护理

1.生活起居的规律性和饮食的合理性

包括:①精神因素对本病的发生发展有重要影响,过分的紧张、情绪的改变或疲劳过度,均会扰乱生活规律,诱发溃疡的发生或加重。②养成定时进食的良好习惯,忌暴饮暴食,限制酸、辣、生、冷、油炸、浓茶、咖啡等刺激性食物。急性期可服流食,逐步过渡到少渣半流饮食及少渣软饭。适当限制粗纤维,需注意少食多餐。急性期不宜用的食物有粗粮、杂豆、坚果、粗纤维、蔬菜水果及刺激性食物。稳定期选用营养充足的平衡饮食,注意饮食的多样化,按时进餐,细嚼慢咽,不要过饥过饱。

2.应用制酸、解痉和保护黏膜、促进溃疡愈合的药物

包括:①降低胃内酸度即抑酸治疗。目前常用的抑酸剂有 H_2 受体阻断药和质子泵抑制药。前者常用的是西咪替丁,后者为奥美拉唑,其他常用的药物还有雷尼替丁、法莫替丁等。②增加胃黏膜抵抗力。常用的药物有硫糖铝、铋剂。③抗生素类药物。应用抗生素的目的是为了杀灭幽门螺杆菌。单独应用一种药物疗效较差,常用的有阿莫西林、甲硝唑、铋剂等三联治疗。与抗酸药同时应用疗效较好,复发率低,有效率可达 $80\%\sim90\%$。

3.注意观察患者的病情变化

如腹痛、出血征兆及程度,如有病情加重,及时通知医师。

(五)预防

1.保持心情愉快

持续或过度精神紧张、情绪波动,可使大脑皮质功能紊乱,自主神经兴奋性增加,最后导致胃酸分泌增多。减少和防止精神紧张、忧虑、情绪波动、过度劳累等,保持乐观情绪,心情愉快地工作与生活,以使大脑皮质功能稳定。

2.注意休息

不要过度疲劳,生活规律化。有规律地生活,注意劳逸结合,病情轻者可边工作边治疗,较重的活动性溃疡患者应卧床休息,一般应休息4~6周(溃疡愈合一般需4~6周)。

3.睡眠与休息

每天保证充足的睡眠及休息,防止复发。可适当给予镇静药或采用气功疗法。

4.饮食合理

注意饮食方式,要定时定量,细嚼慢咽,避免急食,忌生、冷、热、粗糙、油炸及其他刺激性食物和饮料,以清淡饮食为主。溃疡病活动期宜少量多餐(每天5~6次),症状控制后改为每天3次。

5.戒除烟酒

吸烟可引起血管收缩,抑制胰液、胆汁分泌,使十二指肠中和胃酸的能力减弱;乙醇能使胃黏膜屏障受损加重,延迟愈合。

6.注意观察溃疡病复发症状

疼痛、吐酸水、恶心、呕吐、便血或体重减轻等。

(刘晓晶)

第七节　儿科门诊护理

一、门诊护理工作常规

(一)新生儿访视

定期对新生儿进行健康检查,宣传科学育儿知识,指导家长做好新生儿喂养、护理和疾病预防,并早期发现异常和疾病,及时处理和转诊。降低新生儿患病率和死亡率,促进新生儿健康成长。

1.访视次数

(1)访视次数不少于 4 次(生后 3 天、7 天、14 天、28 天)。

(2)发现异常适当增加访视次数,必要时转诊。

2.访视用物准备

秤、75%乙醇溶液、2%碘酒、体温表、消毒敷料、1%甲紫、访视卡、血压计、软尺、小铃、红色绒球棉签。

3.访视内容

(1)初次访视(生后 3 天内):①询问分娩时情况(有无窒息)、出生体重、生后睡眠、哭声、大小便等情况;有无接种疫苗,是否已做新生儿听力筛查。②检查新生儿面色、皮肤有无黄疸。③全面体格检查。④喂养情况:评估喂养方式、吃奶次数、奶量。⑤指导母乳喂养、保暖、皮肤护理、疾病及意外伤害的预防。

(2)第二次访视(生后第 7 天):①观察新生儿一般情况,黄疸情况,脐带有无脱落,脐窝是否正常,新生儿行为检查(觅食、拥抱、握持、肌张力)。②出现生理特点(假月经、乳腺肿大、生理性体重下降)的健康指导。

(3)第三次访视(生后 14 天):①评估生理性黄疸是否消退、生理性体重下降是否恢复,发现异常帮助寻找原因或指导就医。②测量头围、前后囟、简易测量视力、听力。

(4)第四次访视(生后 28 天):①全面体格检查。②评估体重、身长增长情况。③促进母婴交流的健康指导。

4.注意事项

(1)安排好访视秩序,先访视早产儿和正常新生儿,后访视有感染性疾病的新生儿。

(2)访视人员必须注意清洁卫生,患有感冒、肝炎等急慢性传染病、皮肤感染者等不参与访视。

(3)访视检查时注意保暖、清洁洗手、戴口罩,细心认真、动作轻柔。

(二)一般患儿随访

1.随访时间

原则上出院后第一周进行第一次随访,也可根据病情选择出院后 1 个月内进行第一次随访,之后可按照疾病需要进行定期的随访。

2.随访方式

以电话随访为主,也可使用 QQ 群等网络信息平台。

3.随访内容

(1)评估出院后的治疗效果和恢复情况,确定来院复诊时间。

(2)指导患儿家属出院用药的相关注意事项,以及出现病情变化时的急救处理。

(3)根据患儿情况开展与疾病相关的健康宣传教育。

(4)询问对住院期间的科室环境、医护人员服务、医疗效果等方面的意见和建议。

(5)在随访系统中对随访情况进行详细的记录。

4.随访注意事项

(1)随访前通过随访系统查询随访对象的姓名、性别、年龄、联系方式,并了解患儿的疾病诊断、检验结果和治疗情况。

(2)随访时仔细倾听患儿家属的意见,诚恳地接受批评,采纳合理化建议。

(3)对患儿家属的询问和意见,如不能当面回复应查询清楚后予以反馈。

(三)预诊

(1)在门诊设立一站式服务台,为患儿提供预检分诊服务。门诊预检分诊工作由一站式服务台人员、挂号收费窗口人员,以及导诊员负责。

(2)急诊科设立预检分诊处,急诊预检分诊工作由具有在急诊室工作两年以上经验的护士承担,实施 24 小时预检分诊。

(3)所有预检分诊工作人员应熟悉《本院疾病预检分诊标准》,并每年接受培训一次,确保每个就诊患儿符合医院服务内容。

(4)门诊预检分诊人员应按照病情轻重缓急,将患儿分诊到普通门诊或急诊就诊。应为急重症患儿配戴标识,并及时与急诊科人员联系,必要时护送至急诊科。对于传染病患儿或者疑似传染病者,及时引导到传染病区就诊。常见儿科传染病如下。

(5)患儿一到医院即应对其进行预检分诊,严格按预检分诊程序熟练、准确地进行分诊,坚持先预检、后挂号。

(6)预检分诊人员做到一问、一看、两指导,即问清楚症状、部位;查看患儿,特别是新生儿;指导就诊科室、指导挂号流程。做到仪表端庄,态度和蔼,有问必答。

(7)遇到不符合本院医疗服务范围的患儿,应给患儿家长提供相应医院的信息。

(8)遇有紧急突发公共卫生事件,有大批患儿来院就诊时,预检分诊护士应立即报告上级领导,启动应急预案。

(四)导诊

(1)工作人员必须佩戴胸牌,做到仪表端庄,衣着整洁。

(2)要热情主动接待患儿,执行首问负责制,使用规范服务用语,礼貌待人、有问必答、百问不厌。

(3)熟悉医院概况和布局,掌握预检分诊标准,指引患儿快捷就诊。

(4)导诊过程中,应注意观察区域内患儿的情况,遇到危急重症患儿,应护送至急诊室就诊。

(5)积极主动地巡视各区域,做好各区域的就医秩序的维持,主动热情为患儿提供就诊、检查等指导服务。

(6)积极主动为患儿提供便民服务,或为行动不便者应主动提供帮助。

(7)遇患儿家属需要投诉或情绪激动者,应主动接待,缓解家属不良情绪,必要时带领其到相关部门解决问题。

二、儿科急诊护理常规

(一)急诊一般护理常规

(1)病室环境清洁、舒适、安静,保持室内空气新鲜。保持室温在 18～24 ℃,相对湿度为 55％～65％。

(2)根据病种、病情安排就诊的顺序,危重患儿直接送入抢救室,一般患儿按序等候就诊。

(3)准确、及时地处理医嘱,观察治疗效果及药物的不良反应,及时报告医师。

(4)定时巡视病房,观察并记录患儿生命体征、神志、瞳孔、血氧饱和度等变化。

(5)根据病情,对患儿或家属进行相关健康指导,积极配合治疗。

(6)严格执行消毒隔离制度,预防院内交叉感染;做好病床单位的终末消毒处理。

(7)安全护理:保持各种管道通畅、固定,分别标识注明。对婴幼儿、意识不清、躁动不安的患儿,应避免坠床、擦伤或自伤的发生。

(二)出诊转运

(1)值班护士在接听呼叫电话时,按照转诊情况登记表询问并填写清楚需接诊患儿情况,并通知出诊的医师、护士、司机。

(2)出诊护士按照对方所提供的病情准备好出诊用物,注意检查用物的完好性。

(3)到达本院后及时了解患儿诊治情况,对其进行全面评估,协助稳定患儿病情,并与当地医院护士认真交接患儿情况并记录。保证静脉通路的畅通,做好转运准备。

(4)转运途中患儿应顺车体而卧,根据病情采取相应的体位,注意将患儿身体妥善固定于安全位置。

(5)做好转运患儿的监护与急救:观察意识状态、瞳孔、末梢循环,监测生命体征。保持患儿呼吸道通畅,保证有效给氧。保持各种管道的通畅。心跳呼吸骤停者按心肺复苏程序进行复苏抢救。

(6)做好与家长的沟通,减轻家长的焦虑、恐惧心理。

(7)详细记录患儿转运过程中的病情变化。

(8)转运回医院后协助办理住院手续并将患儿护送入相应的病房,与病房护理人员认真交接。

(9)出诊后要及时补充急救药品、物品,以保证所有用物处于完好的备用状态。

(三)急诊分诊

(1)主动热情接待急诊就诊患儿,按病情轻、重、缓、急分别处理。

(2)病情危重者,立即护送到抢救室或监护室抢救,呼叫值班医师和护士参与抢救,并给予必要的抢救措施。

(3)一般急诊患儿,测量并记录其生命体征,指导家长填写好急诊病历本封面,安排患儿到相应诊室就诊。

(4)详细询问患儿流行病学史,仔细排查是否为传染患儿,如疑为传染病,及时安排到感染科(或隔离诊室)就诊,并做好消毒隔离工作。

(5)维持好就诊秩序,向家长做好解释和宣传,做好分诊后患儿的健康教育。

（6）做好分诊登记。

（四）急诊抢救

（1）对危急重症患儿，立即护送到抢救室或监护室抢救，通知有关医师进行紧急处理。在医师到来之前，护士应酌情予以必要的急救处理，如建立静脉通道、吸痰、给氧、人工呼吸、胸外按压等。

（2）抢救过程中执行口头医嘱时，应严格遵守口头医嘱执行制度，抢救完毕，及时将抢救经过详细记录在急诊留观病历本上。

（3）严密观察患儿生命体征和病情变化，15～30分钟巡视1次，按时做好各项记录。

（4）患儿病情稳定后，通知病房做好接诊准备，指导家长办理住院手续，护送患儿至病房，不能立即住院者按急诊留观护理常规护理。

（5）为患儿及家长提供有针对性的健康教育和心理护理。

（6）抢救药品、器材及时补充检查，保证随时处于备用状态。

（五）急诊输液

（1）病室环境清洁、舒适、安静、安全，保持室内空气新鲜。保持室温在18～24℃，相对湿度为55%～65%。

（2）热情接待输液患儿，根据病情和医嘱合理安排床位和注射顺序。

（3）严格执行查对制度和无菌技术操作规程，核查药物配伍禁忌，根据治疗原则合理安排输液顺序和调节输液速度。

（4）经常巡视病房，及时处理输液故障，观察患儿的病情变化，如有异常，及时报告并处理。

（5）患儿输注重点药物时，做好标识、告知、观察和交接班等各项工作。

（6）门诊病历和输液执行卡按规定做好记录。

（7）做好输液患儿及家长的健康教育和输液指导。

（8）长期输液的患儿，注意保护血管，急诊、危重患儿选用静脉留置针输液，以保证输液的通畅。

（六）急诊留观

（1）按原发病护理常规护理。

（2）热情接待留观患儿，介绍留观须知和病室环境；根据患儿病情、病种合理安排床位。

（3）保持环境安静、整洁，空气新鲜，室内温度18～24℃，相对湿度为55%～65%。

（4）遵医嘱准确及时地完成各项检查、治疗、护理。

（5）密切观察患儿病情变化，按要求书写留观病历。

（6）做好心理护理，主动与患儿家长沟通，减轻紧张、焦虑情绪，以取得配合。

（7）需住院治疗的患儿，指导其办理好住院手续，根据病情护送患儿入病房。

（8）保持床单位整洁，患儿离开留观室后，及时做好终末处置。

（9）做好留观患儿的随访工作。⑩根据患儿病情做好健康教育。

三、儿科急诊常见病护理

（一）发热

发热为儿科疾病中的常见症状，也是儿科急诊最常见的表现。

1.病因

(1)感染性疾病。①全身性感染:败血症、传染性单核细胞增多症、播散性念珠菌病。②局限性感染:咽后壁脓肿、中耳炎、面部蜂窝织炎、眶周蜂窝织炎、骨髓炎、肝脓肿、膈下脓肿、肾周脓肿。③各系统常见感染:上感、肺炎、肺结核、亚急性心内膜炎、感染性腹泻、阑尾炎、尿路感染、化脓性脑膜炎、病毒性脑炎。④急性传染病:麻疹、风疹、水痘、猩红热、手足口病、沙门菌属感染、布氏杆菌病、钩端螺旋体病。

(2)非感染性疾病。①结缔组织病:川崎病、系统性红斑狼疮、风湿热、类风湿病。②肿瘤与血液病:白血病、霍奇金淋巴瘤、组织细胞增生病、恶性肿瘤。③组织破坏或坏死:各种严重损伤如大手术后、大面积烧伤、急性溶血性贫血。④过敏性疾病:药物热、注射疫苗、血清病、输血及输液后热原反应。⑤体温中枢调节失常:暑热症、颅脑损伤、脑瘤、蛛网膜下腔出血。⑥产热散热失衡:癫痫持续状态、甲状腺功能亢进、鱼鳞病、广泛性瘢痕、先天性汗腺缺乏病。

2.临床表现

(1)发热的类型:稽留热、弛张热、间歇热、不规则发热。

(2)注意发病年龄、地区、起病急缓、传染病预防接种史、接触史等。

(3)发热伴随症状与体征:精神萎靡、寒战、咳嗽、腹痛、腹泻、皮疹、淋巴结肿大等。

(4)五官检查及各系统表现。

3.急诊检查

(1)实验室检查:血常规;尿常规;大便常规;红细胞沉降率;免疫学指标;结核菌素试验。

(2)影像学检查:胸、腹部及其他部位 X 线或 CT 检查;超声波检查;放射性核素的扫描;心电图检查。

(3)细菌培养:血液、大便、尿液、脑脊液、胸腔积液、腹水、骨髓、脓液、胆汁、心包液等。

(4)穿刺检查:腰穿、骨穿、胸穿、腹穿;活体组织检查。

4.急诊护理措施

(1)物理降温:室温保持在 20～22 ℃,减少衣物,避免捂盖,促进散热;温水擦浴、冷盐水灌肠(28～32 ℃,≤6 个月 50 mL,6 个月～1 岁 100 mL,1～2 岁 200 mL,2～3 岁 300 mL,年长儿300～500 mL),高热患儿应积极头部物理降温,以降低脑耗氧量,减轻高热对中枢神经系统的损害。

(2)药物降温:无热惊厥史的患儿体温>38.5 ℃可用药物降温,首选对乙酰氨基酚,不良反应较少,其次可用布洛芬、柴胡。持续超高热病情危重的患儿,可用冬眠疗法。

(3)积极补充水分、热量及电解质,给予清淡易消化、富含营养的流质或半流质饮食,不能进食者可经静脉补充。

(4)对局灶性感染进行评估和治疗,积极清创、引流、局部用药。

(5)化验检查:血、尿、大便常规化验及血培养,及早确诊败血症;根据病情行尿培养、脑脊液、骨髓、胸腔穿刺液、关节腔穿刺液、腹水等化验,X 线、超声、CT 等检查。

(6)抗生素治疗:根据病情及化验检查结果选用抗生素。

(7)必要时排查免疫缺陷疾病、结缔组织病、恶性肿瘤。

(二)小儿腹泻

小儿腹泻也称腹泻病,可根据病因的不同分为感染性和非感染性两类,是由多种病原、因素引起的以大便次数增多及大便性状改变为特点的消化道综合征。发病年龄多在 2 岁以下,1 岁以内者约占50％。在我国,小儿腹泻是仅次于呼吸道感染的第二位常见病和多发病。

1.病因

婴幼儿的消化系统发育不成熟,胃酸及消化酶的分泌较少、且消化酶的活性较低,所以对食物质和量的较大变化耐受力差,而且小儿生长发育快,所需营养物质又相对较多,则造成消化道负担较重。在受到不良因素影响时,易发生消化功能紊乱。由于小儿机体防御能力较差,婴儿血清免疫球蛋白和胃肠道 sIgA 及胃内酸度均较低,故易患肠道感染。另外,人工喂养儿不能从母乳中获得免疫物质,并且食物、食具易被污染,所以肠道感染发生率明显高于母乳喂养儿。

小儿腹泻可由非感染和感染性原因引起。①非感染性原因:饮食不当引起的腹泻是主要因素,多由于喂养不定时、量过多或过少,以及食物成分不适宜(如过早喂食大量淀粉或脂肪类食物)、突然改变食物品种等因素而引起。个别小儿对牛奶或某些食物成分过敏或不耐受也可引起腹泻;双糖酶缺乏,使肠道对糖的消化吸收产生障碍也会发生腹泻。另外,气候突然变化,如腹部受凉使肠蠕动增加、天气过热使消化液分泌减少均易诱发腹泻。②感染性原因:肠道内感染:可由病毒、细菌、真菌及寄生虫等引起,以前两者较多见,尤其是病毒。肠道外感染:患中耳炎、上呼吸道感染、肺炎、泌尿系统感染、皮肤感染等或急性传染病时,由于发热及病原体的毒素作用使消化道功能紊乱而伴有腹泻。有时,肠道外感染的病原体也可同时感染肠道(主要是病毒)。

2.急诊检查

(1)基本检查:观察大便性状。大便常规检查:不带黏液和血的水样腹泻多是由病毒性肠炎或细菌外毒素所致;黏液便和血便则提示肠黏膜受损或由细菌内毒素(沙门菌、致病性大肠埃希菌)所致;显微镜下可见黏液斑或每高倍视野超过 5 个白细胞提示细菌感染,如志贺菌、耶尔森菌、沙门菌、分枝杆菌、致病性大肠埃希菌感染等。

(2)实验室检查:脱水时需检查血清电解质,重症患儿应同时测尿素氮。白细胞总数及中性粒细胞增多提示细菌感染,降低提示病毒感染。③特殊检查:必要时做大便细菌培养检出致病菌。

3.急诊护理措施

(1)调整饮食:限制饮食过严或禁食过久常造成营养不良,并发酸中毒,造成病情迁延不愈而影响生长发育,故腹泻脱水患儿除严重呕吐者需暂禁食4～6小时(不禁水)外,均应继续进食,以缓解病情,缩短病程,促进恢复。腹泻停止后,继续给予营养丰富的饮食,且每天加餐1次,共2周。对少数严重病例口服营养物质不能耐受者,应加强支持疗法,必要时予肠外营养。

(2)纠正水、电解质紊乱及酸碱失衡:①口服补液。腹泻时,用口服补液盐(ORS)可以预防脱水并纠正轻、中度脱水。有明显腹胀、休克、心功能不全或其他严重并发症的患者及新生儿不宜口服补液。②静脉补液。用于中、重度脱水或吐泻严重、腹胀的患儿。根据不同的脱水程度和性质,结合年龄、营养、自身调节功能状况,决定溶液的成分、容量和滴注持续时间。

(3)控制感染:约70％的患儿表现出病毒及非侵袭性细菌所致的水样腹泻,一般可不用抗生素,但应合理使用液体疗法,选用微生态制剂和黏膜保护剂;其余约占30％的患儿为侵袭性细菌感染所致的黏液、脓血便患者,遵医嘱根据临床特点,结合大便细菌培养和药敏试验结果,选用针对病原菌的抗生素并随时进行调整。避免应用止泻药,同时还应严格执行消毒隔离措施,包括患儿的排泄物、用物及标本的处置;护理患儿前、后须认真洗手,以避免交叉感染。

(4)维持皮肤完整性:婴幼儿应选用柔软布类尿布,勤更换;每次便后用温水清洗臀部并吸干;局部皮肤发红处可涂以 3％～5％鞣酸软膏或 40％氧化锌油并按摩片刻,以促进局部血液循环;皮肤溃疡局部可增加暴露或用红外线灯照射,以促进愈合;避免使用不透气塑料布或橡皮布,以防止尿布皮炎发生。因为女婴尿道口接近肛门,所以还需注意会阴部的清洁,以预防上行性尿路感染。注意约束多动的患儿。

(5)严密观察病情:观察排便情况,记录大便的次数、颜色、气味、性状及量,并及时送检;采集标本时,应注意采集黏液脓血部分。做好动态比较,为制定输液方案和治疗提供可靠的依据。监测生命体征,对高热者应给予头部冰敷等物理降温措施,汗多时及时擦干汗液,更换湿衣,做好口腔护理及皮肤护理。密切观察代谢性酸中毒、低钾血症等表现,观察循环情况和严格记录24小时液体出入量。

(三)小儿腹痛

腹痛是小儿时期常见病症之一,原因多种多样。因小儿不能准确地表达,给诊断与鉴别诊断带来一定的难度。有一小部分属于外科急腹症,一旦误诊,后果严重。

1.病因

(1)腹腔内器质性疾病。①炎症:如阑尾炎、坏死性小肠炎、胆囊炎、胰腺炎、腹膜炎、肠炎、痢疾、肝炎、肠系膜淋巴结炎、腹腔结核、肝/肾脓肿等。②梗阻:如先天性消化道畸形、肠套叠、嵌顿疝、肠梗阻、尿路结石等。③溃疡穿孔:如应激性溃疡、胃溃疡、十二指肠溃疡、肠穿孔、脾破裂等。

(2)胃肠功能紊乱:胃肠痉挛可导致婴幼儿阵发性腹痛,饮食不当、气候因素、便秘等均可能引起肠蠕动异常。

(3)腹外疾病伴腹痛:如大叶性肺炎、胸膜炎、过敏性紫癜、腹型癫痫、重症心肌炎、脊柱结核、骨折等。

2.临床表现

(1)发病年龄:新生儿期常见先天性消化道畸形、饮食不当;婴儿期多见肠炎、肠套叠;幼儿及儿童以肠炎、消化不良、阑尾炎、肠道寄生虫病、溃疡病多见。

(2)发作情况:起病急、病程短要考虑外科急腹症;起病缓、病程长或呈阵发性腹痛者,多为内科疾病。

(3)腹痛性质:局限而且固定的持续性腹痛,拒按者提示腹腔内炎性疾病;阵发性隐痛且喜按者多为痉挛性疼痛。

(4)腹痛部位:中上腹见于急性胃炎、消化性溃疡;右上腹见于病毒性肝炎、肝脓肿、胆囊炎;左上腹见于急性胰腺炎、脾大;右下腹见于急性阑尾炎;左下腹见于菌痢便秘;脐部周围疼痛以肠痉挛、肠炎、肠蛔虫症多见;全腹持续痛应考虑腹膜炎。

(5)伴随症状:发热提示有炎性疾病;呕吐提示胃炎、梗阻、溃疡病;腹泻依据大便性状判断肠炎、肠套叠等;腹痛伴出血性皮疹考虑过敏性紫癜;腹痛伴尿路刺激征考虑尿路感染或结石。

3.急诊检查

(1)一般检查:血常规、尿常规、大便常规,大便培养。

(2)特殊检查:腹部正侧位、卧位X线平片,腹腔及腹内储器超声检查,胃肠钡餐检查,电子胃肠镜,腹部CT,腹膜穿刺术。

4.急诊护理措施

(1)祛除病因:治疗原发病,根据病原菌选择抗生素或抗结核药物,寄生虫感染应用驱虫药物。

(2)对症治疗:内科功能性腹痛可给予解痉止痛剂。消化性溃疡给予制酸药、胃肠黏膜保护剂。

(3)外科急腹症的处理:①纠正水、电解质紊乱和休克。②止痛剂:诊断明确者可适当应用,诊断不明者慎用,以免掩盖病情。③抗感染:选用强有力的抗生素。④手术治疗。⑤其他疗法:如肠套叠空气灌肠。

(四)急性呼吸衰竭

急性呼吸衰竭是由于各种原因所致的中枢和(或)外周性的呼吸功能障碍使呼吸系统不能完成机体代谢所需的气体交换,引起动脉血氧分压下降,和(或)二氧化碳分压上升,表现为一系列代谢及生理功能紊乱的临床综合征。

1.病因

(1)中枢性呼吸衰竭。如颅内感染、出血、肿瘤、损伤、药物中毒及颅内压增高所致的呼吸中枢受损,即呼吸的驱动障碍,而呼吸器官本身可正常。

(2)周围性呼吸衰竭。呼吸道疾病:急性喉炎、气管和支气管炎、急性会厌炎、急性毛细支气管炎、气管异物、哮喘持续状态、重症肺炎、呼吸窘迫综合征(ARDS)等。胸廓及胸腔疾病:气胸、脓胸、血胸等。

(3)心血管疾病:心肌炎、先天性心脏病、充血性心力衰竭等。

(4)神经-肌肉疾病:多发性神经根炎、脊髓灰质炎等所致的呼吸肌麻痹及重症肌无力等。

小儿以呼吸道疾病多见,其次为神经-肌肉疾病。病因在不同年龄存在较大差异,其中新生儿以肺透明膜病、窒息、缺氧缺血性脑病、吸入性肺炎等多见;2岁以下以支气管肺炎、喉炎、哮喘持续状态、异物吸入等常见;2岁以上以哮喘持续状态、脑炎、多发性神经根炎、溺水等多见。

2.症状与体征

(1)呼吸系统:发生呼吸衰竭的早期,小儿常有呼吸窘迫表现,如呼吸增快、鼻翼翕动等。儿童三凹征明显,新生儿出现呼气性呻吟。中枢性呼衰主要表现为呼吸节律和频率的改变,如快慢、深浅不匀,可呈潮式呼吸、抽泣样呼吸、双吸气等。周围性呼吸衰竭以呼吸困难、呼吸辅助肌呼吸活动为主要表现。

(2)心血管系统:缺氧早期心率加快,心音亢进,心排血量增加,血压上升。晚期出现心率减慢,血压下降,心律失常,脉搏细弱,并可发生心力衰竭、休克。

(3)神经系统:早期兴奋、烦躁,随后转入精神萎靡,反应差,意识障碍,甚至昏迷、惊厥等。

(4)消化系统:严重时可出现消化道出血,肝功能受损可出现转氨酶增高等。

(5)其他:缺氧可出现发绀,尿量减少,肾功能不全及代谢紊乱如酸中毒、低钠、高钾血症。

3.急诊检查

急性呼吸衰竭常用的急诊检查有血气分析。

(1)Ⅰ型呼吸衰竭:即低氧血症,$PaO_2 \leqslant 6.7$ kPa(50 mmHg),$PaCO_2$ 正常,见于呼吸衰竭的早期和轻症。

(2)Ⅱ型呼吸衰竭:即低氧血症、高碳酸血症,儿童 $PaO_2 < 8.0$ kPa(60 mmHg),$PaCO_2 \geqslant 6.7$ kPa(50 mmHg);婴幼儿 $PaO_2 < 6.7$ kPa(50 mmHg),$PaCO_2 \geqslant 6.7$ kPa(50 mmHg)。

4.急诊护理措施

(1)保持呼吸道通畅:清除呼吸道分泌物,翻身、叩背、雾化、吸痰,吸痰一次的时间不超过10秒。遵医嘱应用支气管扩张剂和地塞米松,以解除支气管和黏膜水肿。

(2)给氧:有自主呼吸者采用鼻导管或面罩或头罩给氧,头罩给氧的氧流量>4 L/min。呼吸浅弱、暂停或紧急复苏时可用皮囊加压给氧。呼吸窘迫综合征(ARDS)可用呼吸道持续正压(CPAP)给氧。缺氧的严重程度无改善,应考虑改用呼吸机给氧。给氧原则以能缓解缺氧,而不抑制颈动脉和主动脉体化学感受器对低氧血症的敏感性为宜,即维持 PaO_2 在 8.7～11.3 kPa(65～85 mmHg)。

(3)气管插管的指征:①呼吸困难加重,呼吸频率减慢,婴儿<15 次/分,儿童<10 次/分。②吸入纯氧,PaO_2<6.7 kPa(50 mmHg)。③中枢性呼衰,凡呼吸节律不齐、深浅快慢不等、反复呼吸暂停等即可插管。

(4)建立静脉通路:适当补液,维持水、电解质平衡,补液量控制在 60～80 mL/(kg·d),婴幼儿 40～60 mL/kg。并发脑水肿者 30～60 mL/(kg·d),且边补水边脱水,常用甘露醇 0.25～0.59 mL/kg 静脉滴注,每天 3～4 次。

(5)纠正酸中毒及电解质紊乱:单纯呼吸性酸中毒改善通气即可纠正,合并代谢性酸中毒且 pH<7.2 时,可用碳酸氢钠纠正,并应在有效的通气下使用。

(6)维持心、脑、肺、肾功能:呼吸衰竭伴严重心力衰竭时应给强心剂,如毒毛花苷 K,宜小剂量分次缓慢给予;血管活性药物的应用可改善全身多脏器功能,主要选择酚妥拉明或东莨菪碱;并发脑水肿时,常用 20%甘露醇;利尿剂的应用可防治肺水肿的发生,常用呋塞米;肾上腺皮质激素的应用可增加应激功能,减少炎症渗出,解除支气管痉挛,改善通气;降低颅内压,减轻脑水肿;稳定细胞膜和溶酶体膜。每次 0.5～1.0 g/kg,3～4 次/天,短疗程应用。

(五)感染性休克

感染性休克是由各种致病菌及其毒素侵入人体后引起的以微循环障碍,组织细胞血液灌注不足,导致重要生命器官急性功能不全的临床综合征。常发生在中毒性菌痢、暴发性流脑、出血性坏死性肠炎、败血症、重症肺炎及胆道感染等急性感染性疾病的基础上,临床上以面色苍白、四肢厥冷、皮肤发花、尿量减少、血压下降为主要表现。是儿科常见的危重病症之一。

1.病因

多种病原微生物均可引起,但临床上以革兰阴性杆菌多见,如大肠埃希菌、痢疾杆菌、铜绿假单胞菌、脑膜炎双球菌等。其次为金黄色葡萄球菌、溶血性链球菌、肺炎链球菌等革兰阳性球菌。近年来不少条件致病菌,如克雷伯菌、沙门菌、变形杆菌及一些厌氧菌等所致的感染,也有上升趋势。

2.症状及体征

面色苍白或口唇、指(趾)发绀,皮肤发花;手足发凉,毛细血管再充盈时间延长;脉搏细速,血压下降甚至测不到,脉压缩小;尿量减少;神志模糊,表情淡漠或昏迷;呼吸增快,重型呼吸深长、浅慢,节律不整。

3.实验室检查

(1)血、尿、大便常规及细菌培养:绝大多数感染性休克的外周血白细胞总数显著增高,中性粒细胞占绝对优势,伴核左移,常有中毒颗粒。结合病情送血液、体液细菌培养,以求得病原学诊断。早期尿浓缩,晚期肾衰竭时比重下降,出现尿蛋白,镜检可见管型及红细胞。

(2)血气分析：早期有代谢性酸中毒，pH及碱储备降低，晚期动脉血氧下降，血乳酸值升高。

(3)出现弥散性血管内凝血(DIC)时，血小板计数减少，常降至 $100×10^9/L$ 以下，呈进行性下降；出血时间和凝血时间延长，在高凝状态时，出血时间可缩短；凝血酶原时间(PT)延长 3 秒(出生 4 天内＞20 秒)，纤维蛋白原减少。

4.急诊护理措施

小儿感染性休克病情十分危重，变化迅速，一经诊断，必须就地全力抢救，严禁长途转送。感染性休克的治疗应是综合性的。综合性疗法包括：扩充血容量及纠正酸中毒；使用血管活性药物；强心；控制感染；抗介质治疗；维护重要脏器功能；氧疗；支持营养。

按病情的轻重缓急将以上措施合理安排，有机结合起来。①扩充血容量，纠正酸中毒和使用血管活性药物。②控制感染和使用肾上腺皮质激素。可在扩容和应用血管活性药物之后开始应用。在强有力抗生素的保证下，酌情使用肾上腺皮质激素。⑤病原菌未明，使用广谱抗生素，一般首选头孢三代；病原菌明确，按药敏试验选用。⑥预防和治疗并发症，防治 DIC。

(六)急性颅内压增高

正常情况下颅内压保持相对恒定，当脑脊液压力超过 1.77 kPa(180 mmH$_2$O)为颅内高压。颅内高压分为急性和慢性两类，机体对颅压增高的代偿有限，急性颅内高压常伴脑水肿、颅内血液循环及脑脊液循环障碍，三者相互影响造成恶性循环。当压力极高时可形成脑疝，压迫脑干而危及生命。

1.病因

(1)颅内、颅外感染：使脑组织体积增大，如各种脑膜炎、脑炎、颅内寄生虫、中毒性痢疾、败血症等。

(2)颅内占位性病变：使颅内容物体积增大，如外伤、颅内出血所致硬膜下或硬膜外血肿、神经胶质瘤等。

(3)脑脊液循环障碍：使脑脊液量增加、脑积水，如脑外伤、先天性颅脑畸形等导致脑脊液过多或循环受阻。

(4)脑缺血缺氧：窒息、溺水、CO 中毒、休克和癫痫持续状态等。

2.临床表现

(1)颅内高压症表现。①头痛：为弥漫性，初为阵发性，后为持续性，早起时重，当咳嗽、大便用力或改变头位时可使头痛加重。婴幼儿有尖声啼哭或拍打头部、激惹、烦躁等表现，新生儿表现为睁眼不睡和尖叫。②呕吐：常呈喷射性，无恶心，与饮食无关。开始早起时重，以后可不定时，呕吐可减轻头痛。③意识障碍：表情淡漠、嗜睡或躁动，进一步发生昏迷。④头部体征：婴儿可见前囟紧张隆起，骨缝分离。⑤眼部体征：可有复视、落日眼、视物模糊，甚至失明等。眼底多有双侧视盘水肿，但婴儿期前囟未闭不一定发生。急性颅压增高时，眼底检查仅见视神经边缘模糊、小动脉痉挛及小静脉淤滞。脑疝形成前有瞳孔大小变化及边缘不整现象。肌张力增高及抽搐。⑥生命体征改变：急性颅压增高时，一般血压(收缩压)先升高，继而心率变慢，呼吸节律改变(周期性、潮式呼吸或过度呼吸现象)。生命体征改变乃因脑干受压所致。若不及时治疗，颅内压将继续上升发生脑疝。

(2)脑疝表现。①小脑幕切迹疝(颞叶沟回疝)：表现为意识突然丧失。双侧瞳孔大小不等，患侧瞳孔先缩小后扩大，对光反射消失，眼睑下垂，小脑幕切迹受压迫时可出现颈项强直，晚期可见呼吸节律变慢、不整。②枕骨大孔疝(小脑扁桃体疝)：表现为颈项强直、后枕疼痛，反复出现角弓反张、呕吐、意识不清,瞳孔先对称性缩小后扩大,中枢性呼吸衰竭发展迅速,呼吸慢而不规则,心率先增快后变慢,血压先升高后下降,也可表现为呼吸、心搏骤停。

3.辅助检查

(1)腰椎穿刺脑脊液压力测定及检查有助于出血、感染的诊断,颅内高压者做腰穿时应警惕枕骨大孔疝的发生,操作者必须十分谨慎,用最小号腰穿针进行,腰穿时需有他人观察患者情况。腰穿前先建立静脉通路,必要时可用甘露醇 0.25～0.59 g/kg,静脉推注,半小时后再行腰椎穿刺。

(2)有条件时神经外科医师应做颅骨钻孔,放置螺旋插头做颅内压力监测。

(3)眼底检查。

(4)其他辅助检查:包括头颅 X 线片、CT、B 超、脑电图、磁共振、脑动脉造影等。

4.鉴别诊断

(1)偏头痛:头痛呈周期性,常为跳痛性质,先有闪光暗点、幻视或眼花等,剧烈时可出现呕吐,吐后头痛可缓解,偶然尚可有脑神经麻痹体征。但本病的病期较长,头痛每次持续数小时至数天,不发时无头痛,检查无眼底水肿,腰穿压力正常。

(2)视神经炎:可有头痛、视盘充血、水肿,但早期即有显著视力下降,腰穿压力正常。③神经症:常诉头痛,有时有恶心、呕吐,但一般病史较长,而且尚有头昏、失眠、记忆力下降、注意力不集中等神经症状,且无视盘水肿。

5.急诊护理措施

(1)液体疗法:遵循量出为入,边补边脱,入量应略少于出量的原则,维持正常血压及中心静脉压,维持尿量在 0.5～1.0 mL/(kg·h),维持正常血清电解质及渗透压。

(2)降低颅内压:①首选甘露醇 0.25～1.00 g/kg,静脉滴注,30 分钟内输入,每 4～6 小时 1 次。②呋塞米0.5～1.0 mg/kg,静脉滴注,每 6 小时 1 次,减少总体液量、静脉内容量及脑脊液的产生。③地塞米松 1 mg/kg,静脉滴注,每 6 小时 1 次。主要用于外科性损伤或肿瘤组织周围的脑水肿。

(3)减少脑血流量:在应用肌肉松弛药潘克罗宁或苯巴比妥时行机械通气,通过提高呼吸频率,将 $PaCO_2$ 保持在 3.3～4.0 kPa(25～30 mmHg),通过减少脑血流量降低颅内压,避免 $PaCO_2$<2.7 kPa(20 mmHg)。因为此时颅内灌注可减少 60%,造成脑组织缺氧。对于严重脑水肿、伴有发热、躁动、抽搐者,可采用冬眠低温或冬眠与头颈部局部低温(冰帽或冰袋)合用,以降低颅内压、减轻脑水肿,并提高脑组织对缺氧的耐受性。

(4)维持脑的代谢功能:①吸氧,PaO_2 维持在 12.0 kPa(90 mmHg)以上。②体温>38 ℃,予物理或药物降温。③抽搐者及时止痉。④维持正常血压。

(七)小儿惊厥

惊厥是指神经细胞异常放电,引起全身或局部骨骼肌群发生不自主的强直性或痉挛性收缩,常伴意识障碍。惊厥是儿科常见的急症之一,多见于婴幼儿。

1.病因

(1)感染性疾病。①颅内感染:细菌、病毒、原虫、寄生虫引起的脑膜炎、脑炎、脑脓肿等。②颅外感染:热性惊厥(儿科最常见的急性惊厥);中毒性脑病(中毒性菌痢、伤寒、重症肺炎、败血症等引起);其他,如破伤风。

(2)非感染性疾病。①颅内疾病:原发癫痫;颅内占位性疾病,肿瘤、囊肿、血肿等;颅脑损伤,产伤、缺血缺氧性脑病、颅内出血等;颅脑畸形,脑血管畸形、脑积水、脑发育不良等。②颅外疾病:维生素缺乏,维生素D缺乏性手足抽搐症等;水、电解质紊乱,低血钙、低血钠、低血糖等;脑缺氧缺血,心、肺、肾功能紊乱引起缺氧、缺血、高血压脑病;各种中毒,药物、植物、农药、杀鼠药等;先天性代谢性疾病,苯丙酮尿症、脂质累积症、半乳糖血症等。

2.临床表现

意识突然丧失,同时急骤发生全身性或局部性、强直性或阵挛性面部、四肢肌肉抽搐,多伴有双眼上翻、凝视或斜视。由于喉痉挛、气道不畅,可有屏气甚至发绀。部分小儿大、小便失禁。发作时间可由数秒至数分钟,严重者反复多次发作,甚至呈持续状态。发作停止后多入睡。新生儿可表现为轻微的局限性抽搐,如凝视、眼球偏斜、眼睑颤动、面肌抽搐、呼吸暂停等,由于幅度轻微,易被忽视。

3.辅助检查

根据不同疾病及病情,需做血常规、尿常规、便常规,生化检查及脑脊液检查。必要时可做眼底检查、脑电图、心电图、B超、CT、MRI等检查。

4.急诊护理措施

(1)预防窒息:惊厥发作时,应就地立即抢救,让患儿平卧,解开衣领,头偏向一侧,头下枕柔软的物品。保持呼吸道通畅,清除患儿口鼻腔分泌物和呕吐物。另外,将舌轻轻向外牵拉,防止舌后坠阻塞呼吸道造成呼吸不畅。按医嘱给予抗惊厥药物,观察并记录患儿用药效果。也可针刺人中、合谷等穴位止惊。惊厥较重或时间较长者给予吸氧。

(2)预防外伤:惊厥发作时,将纱布等柔软物品放在患儿手中和腋下,以免皮肤摩擦受损。另外,已出牙患儿上、下臼齿之间应放置牙垫或纱布包裹的压舌板,防止舌咬伤;牙关紧闭时,不可强行用力撬开,防止损伤牙齿。床边放置床挡,防止坠床,同时在栏杆处放置棉垫,并将床上硬物移开,以免造成损伤。勿强力按压或牵拉患儿肢体,避免骨折或脱臼。专人守护,以防惊厥发作时受伤。

(3)密切观察病情、预防脑水肿:保持安静,避免患儿受到声、光等刺激。密切监测生命体征、意识,以及瞳孔变化。出现脑水肿早期症状,应及时通知医师处理。

(刘晓晶)

第三章　心内科护理

第一节　高　血　压

一、疾病概述

(一)概念和特点

高血压是一种常见病、多发病,是心、脑血管病的重要病因和危险因素。根据病因常分为原发性高血压和继续发性高血压,95％以上的高血压患者属于原发性高血压,通常将原发性高血压简称为高血压。原发性高血压是以血压升高为主要临床表现伴或不伴有多种心血管危险因素的综合征。

高血压的标准是根据临床及流行病学资料界定的,目前我国高血压定义为收缩压≥18.7 kPa(140 mmHg)和(或)舒张压≥12.0 kPa(90 mmHg),根据血压升高水平,又进一步将高血压分为1～3 级。

(二)相关病理生理

高血压的发病机制目前尚未形成统一认识,但其血流动力学特征主要是总外周血管阻力相对或绝对增高,从这一点考虑,高血压的发病机制主要存在于五个环节,即交感神经系统活性亢进、肾性水钠潴留、肾素-血管紧张素-醛固酮系统(RAAS)激活、细胞膜离子转运异常以及胰岛素抵抗。

相关病理改变主要集中在对心、脑、肾、视网膜的变化。

1.心

左心室肥厚和扩张。

2.脑

脑血管缺血与变性、粥样硬化,形成微动脉瘤或闭塞性病变,从而引发脑出血、脑血栓、腔隙性脑梗死。

3.肾

肾小球纤维化、萎缩、肾动脉硬化,引起肾实质缺血和肾单位不断减少,导致肾衰竭。

4.视网膜

视网膜小动脉痉挛、硬化,甚至可能引起视网膜渗血和出血。

(三)主要病因与诱因

高血压的病因为多因素,主要包括遗传和环境因素两个方面,两者互为结果。

1.遗传因素

高血压具有明显的家庭聚集性,基因对血压的控制是肯定的,这些与高血压产生有关的基因被称为原发性高血压相关基因。在遗传表型上,不仅血压升高发生率体现遗传性,在血压高度、并发症发生以及其他相关因素方面,如肥胖等也具有遗传性。

2.环境因素

(1)饮食:血压水平和高血压的患病率与钠盐平均摄入量显著相关,摄盐越多,血压水平和患病率越高。摄盐过多导致血压升高主要见于对盐敏感的人群。另外,膳食中充足的钾、钙、镁和优质蛋白可防止血压升高,素食为主者血压常低于肉食者。长期饮咖啡、大量饮酒、饮食中缺钙、饱和脂肪酸过多,不饱和脂肪酸与饱和脂肪酸比值降低等均可引起血压升高。

(2)精神心理:社会因素包括职业、经济、劳动种类、文化程度、人际关系等,对血压的影响主要是通过精神和心理因素起作用。因此脑力劳动者高血压发病率高于体力劳动者,从事精神紧张度高的职业和长期生活在噪声环境者高血压也较多。

3.其他因素

肥胖者高血压患病率是体重正常者2～3倍,超重是血压升高的重要独立危险因素。一般采用体重指数(BMI)来衡量肥胖程度,腰围反映向心性肥胖程度,血压与BMI呈显著正相关,腹型肥胖者容易发生高血压。服用避孕药的妇女血压升高发生率及程度与服用药物时间长短有关,但这种高血压一般较轻主,且停药后可逆转。睡眠呼吸暂停低通气综合征的患者50%有高血压,且血压的高度与睡眠呼吸暂停低通气综合征的病程有关。

(四)临床表现

大多数起病缓慢、渐进,缺乏特殊的临床表现。血压随着季节、昼夜、情绪等因素有较大波动。

1.一般表现

(1)症状:头痛是最常见的症状,较常见的还有头晕、头胀、耳鸣眼花、疲劳、注意力不集中、失眠等。这些症状在紧张或劳累后加重,典型的高血压头痛在血压下降后即可消失。

(2)体征:高血压的体征较少,血压升高时可闻及主动脉瓣区第二心音亢进及收缩期杂音。皮肤黏膜、四肢血压、周围血管搏动、血管杂音检查有助于继续性高血压的病因判断。

2.高血压急症和亚急症

高血压急症是指高血压患者在某些诱因作用下,血压急剧升高[一般超过 24.0/16.0 kPa (180/120 mmHg)],同时伴有进行性心、脑、肾等重要靶器官功能不全的表现。高血压急症的患者如不能及时降低血压,预后很差,常死于肾衰竭、脑卒中或心力衰竭。高血压亚急症是指血压显著升高但不伴靶器官损害,患者常有血压升高引起的症状。

(五)辅助检查

1.常规检查

尿常规、血糖、血脂、肾功能、血清电解质、心电图和 X 线胸片等检查,有助于发现相关危险因素和靶器官损害。必要时行超声心动图、眼底检查等。

2.特殊检查

为进一步了解患者血压节律和靶器官损害情况,可有选择地进行一些特殊检查。如 24 小时动态血压监测(ABPM),踝/臂血压比值,心率变异,颈动脉内膜中层厚度(IMT),动脉弹性功能测定,血浆肾素活性(PRA)等。

(六)治疗原则

1.治疗目标

高血压是一种以动脉血压持续升高为特征的进行性"心血管综合征",常伴有其他危险因素、靶器官损害或临床疾病,需要进行综合干预。常常采用药物治疗与非药物治疗,以及防治各种心血管病危险因素等相结合。因此,高血压的治疗目标是尽可能地降低心血管事件的发生率和死亡率。

2.非药物治疗

(1)合理膳食:低盐饮食,限制钠盐摄入;限制酒精摄入量。

(2)控制体重:体重指数如超过 24 则需要限制热量摄入和增加体力活动。

(3)适宜运动:增加有氧运动。

(4)其他定期测量血压,规范治疗,改善治疗依从性,尽可能实现降压达标,坚持长期平稳有效地控制血压。保持健康心态,减少精神压力,戒烟等。

治疗时根据年龄、病程、血压水平、心血管病危险因素、靶器官损害程度、血流动力学状态以及并发症等来选择合适药物。

3.药物治疗

降压药物的选择一般应从一线药物、单一药物开始,疗效不佳时,才联合用药。若非血压较高,或高血压急症,降压时用药以小剂量开始,逐渐加量,使血压逐渐下降,老年患者更需如此。

(1)利尿剂:通过利钠排水、降低细胞外高血容量、减轻外周血管阻力发挥降压作用。作用较平稳、缓慢,持续时间相对较长,作用持久服药 2~3 周作用达高峰,能增强其他降压的疗效,适用于轻、中度高血压。有噻嗪类、襻利尿剂和保钾利尿剂三类,以噻嗪类使用最多。

(2)β受体阻滞剂:通过抑制过度激活的交感神经活性、抑制心肌收缩力、减轻心率发挥降压作用。降压作用较迅速、强力,适用于不同严重程度的高血压,尤其是心率较快的中、青年患者或合并心绞痛的患者,对老年高血压疗效相对较差。二度、三度房室传导阻滞和哮喘患者禁用,慢性阻塞性肺病、运动员、周围血管病或糖耐量异常者慎用。有选择性(β_1)、非选择性(β_1 和 β_2)和兼有 α 受体阻滞三类,常用的有美托洛尔、阿替洛尔、比索洛尔、普萘洛尔等。

(3)钙通道阻滞剂:通过阻断血管平滑肌细胞上的钙离子通道,扩张血管降低血压。降压效果起效迅速,降压幅度相对较强,剂量和疗效呈正相关,除心力衰竭患者外较少有治疗禁忌证。分为二氢吡啶类和非二氢吡啶类,前者以硝苯地平为代表,后者有维拉帕米和地尔硫䓬。

(4)血管紧张素转换酶抑制剂:通过抑制血管紧张素转换酶阻断肾素血管紧张素系统,从而达到降压作用。降压起效缓慢,逐渐增强,在 3~4 周时达最大作用,限制摄入或联合使用利尿剂可使起效迅速和作用增强。常用的有卡托普利、依那普利、贝那普利等。

(5)血管紧张素 II 受体阻滞剂:通过阻断血管紧张素 II 受体发挥降压作用。起效缓慢,但持久而平稳,一般在 6~8 周达到最大作用,持续时间达 24 小时以上。常用的药物有氯沙坦、缬沙坦、厄贝沙坦、替米沙坦等。

(6)α受体阻滞剂:不作为一般高血压的首选药,适用于高血压伴前列腺增生患者,也用于难治性高血压的治疗。如哌唑嗪。

二、护理评估

(一)一般评估

1.生命体征

体温、脉搏、呼吸可正常,但血压测量值升高。必要时可测量立、卧位血压和四肢血压,监测24 小时血压以判断血压节律变化情况。高血压诊断的主要依据是患者在静息状态下,坐位时上臂肱动脉部位血压的测量值。但必须是在未服用降压药的情况下,非同日 3 次测量血压,若收缩压≥18.7 kPa(140 mmHg)和(或)舒张压≥12.0 kPa(90 mmHg)则诊断为高血压。患者既往有高血压史,目前正在使用降压药,血压虽然低于 18.7/12.0 kPa(140/90 mmHg),也诊断为高血压。

2.病史和病程

询问患者有无高血压、糖尿病、血脂异常、冠心病、脑卒中或肾脏病的家庭史;患高血压的时间,血压最高水平,是否接受过降压治疗及其疗效与不良反应;有无合并其他相关疾病;是否服用引起血压升高的药物,如口服避孕药、甘珀酸、麻黄碱滴鼻药、可卡因、类固醇等。

3.生活方式

膳食脂肪、盐、酒摄入量,吸烟支数,体力活动量以及体重变化等情况。

4.患者的主诉

约 1/5 患者无症状,常见的主诉有头痛、头晕、疲劳、心悸、耳鸣等症状,疲劳、激动或紧张、失眠时可加剧,休息后多可缓解。也可出现视力模糊、鼻出血等较重症状,患者主诉症状严重程度与血压水平有一定关联。有脏器受累的患者还会有胸闷、气短、心绞痛、多尿等主诉。

5.相关记录

身高、体重、腰围、臀围、饮食(摄盐量和饮酒量)、活动量、血压等记录结果。评估超重和肥胖最简便和常用的指标是体重指数(BMI)和腰围。BMI 反映全身肥胖程度,腰围反映中心型肥胖的程度。BMI 的计算公式为:BMI=体重(kg)/身高(m^2),成年人正常 BMI 为 18.5~23.9 kg/m^2,超重者 BMI 为 24~27.9 kg/m^2,肥胖者 BMI≥28 kg/m^2。成年人正常腰围<90/84 cm(男/女),如腰围≥90/85 cm(男/女),提示需要控制体重。

(二)身体评估

1.头颈部

部分患者有甲亢突眼征,颈部可听诊到血管杂音提示颈部血管狭窄、不完全性阻塞或代偿性血流量增多、加快。

2.胸背部

结合 X 线结果综合考虑心界有无扩大,心脏听诊可在主动脉瓣区闻及第二心音亢进、收缩期杂音或收缩早期喀喇音。

3.腹部和腰背部

背部两侧肋脊角、上腹部脐两侧、腰部肋脊处有血管杂音,提示存在血管狭窄。肾动脉狭窄的血管杂音常向腹两侧传导,大多具有舒张期成分。

4.四肢和其他

观察有无神经纤维瘤性皮肤斑,Cushing 综合征时可有向心性肥胖、紫纹与多毛的现象,下肢可见凹陷性水肿,观察四肢动脉搏动情况。

(三)心理-社会评估

评估患者家庭情况、工作环境、文化程度及有无精神创伤史;患者在疾病治疗过程中的心理反应与需求,家庭及社会支持情况,引导患者正确配合疾病的治疗与护理。

(四)辅助检查结果评估

1.常规检查

有无血液生化(钾、空腹血糖、总胆固醇、甘油三酯、高密度脂蛋白胆固醇、低密度脂蛋白胆固醇和尿酸、肌酐)、全血细胞计数、血红蛋白和血细胞比容、尿蛋白、尿糖的异常;心电图检查有无异常;24小时动脉血压监测检查24小时血压情况及其节律变化。

2.推荐检查

超声心动图和颈动脉超声、餐后血糖、尿蛋白定量、眼底、胸部X线检查、脉搏波传导速度以及踝臂血压指数等可帮助判断是否存在脏器受累。

3.选择检查项目

对怀疑继续性高血压患者可根据需要选择进行相应的脑功能、心功能和肾功能检查。

(五)血压水平分类和心血管风险分层评估

1.按血压水平分类

据血压升高水平,可将血压分为正常血压、正常高值、高血压(分为1级、2级和3级)和单纯收缩期高血压(表3-1)。

表3-1 血压水平分类和定义

分类	收缩压(mmHg)		舒张压(mmHg)
正常血压	<120	和	<90
正常高值	120~139	和(或)	80~89
高血压	≥140	和(或)	≥90
1级高血压(轻度)	140~159	和(或)	90~99
2级高血压(中度)	160~179	和(或)	100~109
3级高血压(重度)	≥180	和(或)	≥110
单纯收缩期高血压	≥140	和	<90

2.心血管风险分层评估

虽然高血压及血压水平是影响心血管事件发生和预后的独立危险因素,但是并非唯一决定因素。大部分高血压患者还有血压升高以外的心血管危险因素。因此要准确确定降压治疗的时机和方案,实施危险因素的综合管理就应当对患者进行心血管风险的评估并分层。根据血压水平、心血管危险因素、靶器官损害伴临床疾病,高血压患者的心血管风险分为低危、中危、高危和很高危四个层次(表3-2)。

表3-2 高血压患者心血管风险水平分层

其他危险因素和病史	1级高血压	2级高血压	3级高血压
无	低危	中危	高危
1~2个其他危险因素	中危	中危	很高危
≥3个其他危险因素或靶器官损害	高危	高危	很高危
临床并发症或合并糖尿病	很高危	很高危	很高危

(六)常用药物疗效的评估

1.利尿剂

(1)准确记录患者出入量(尤其是 24 小时尿量):大量利尿可引起血容量过度降低,心排血量下降,血尿素氮增高。患者皮肤弹性减低,出现直立性低血压和少尿。

(2)血生化检查的结果:长期使用噻嗪类利尿剂有可能导致水、电解质紊乱,出现低钠、低氯和低钾血症。

2.β受体阻滞剂

(1)患者自觉症状:疲乏、肢体冷感、激动不安、胃肠不适等症状。

(2)心动过缓或传导阻滞:因药物可抑制心肌收缩力、减慢心率,引起心动过缓或传导阻滞。

(3)反跳现象:长期服用该药患者突然停药可发生反跳现象,即原有的症状加重或出现新的表现,较常见的有血压反跳性升高,伴头痛、焦虑等,称为撤药综合征。

(4)液体潴留:可表现为体重增加、凹陷性水肿。

3.钙通道阻滞剂

(1)监测心率和心律的变化:二氢吡啶类钙通道阻滞剂可反射性激活交感神经,导致心率增加,发生心动过速。而非二氢吡啶类钙通道阻滞剂具有抑制心脏收缩功能和传导功能,有导致传导阻滞的不良反应。

(2)其他体征:可引起面部潮红、脚踝部水肿、牙龈增生等。

4.血管紧张素转换酶抑制剂

(1)患者自觉症状:持续性干咳、头晕、皮疹、味觉障碍及血管神经性水肿等情况。

(2)高血钾:长期应用该类药物可能导致血钾升高,应定期监测血钾和血肌酐的水平。

(3)肾功能的损害:定期监测肾功能。

5.血管紧张素Ⅱ受体阻滞剂

(1)患者自觉症状:有无腹泻等症状。

(2)高血钾:长期应用该类药物可能导致血钾升高,应定期监测血钾和血肌酐的水平。

(3)肾功能的损害:定期监测肾功能。

6.α受体阻滞剂

直立性低血压:服用该类药物的患者可出现直立性晕厥现象,测量坐、立位血压是否差异过大。

三、主要护理诊断

(一)疼痛

头痛与血压升高有关。

(二)有受伤的危险

与头晕、视力模糊、意识改变或发生直立性低血压有关。

(三)营养失调:高于机体需要量

与摄入过多,缺少运动有关。

(四)焦虑

与血压控制不满意、已发生并发症有关。

（五）知识缺乏

缺乏疾病预防、保健知识和高血压用药知识。

（六）潜在并发症

1.高血压急症

与血压突然/显著升高并伴有靶器官损害有关。

2.电解质紊乱

与长期应用降压药有关。

四、护理措施

（一）控制体重

超重和肥胖是导致血压升高的重要原因之一，而以腹部脂肪堆积为典型特征的中心性肥胖还会进一步增加高血压等心血管与代谢性疾病的风险，适当控制体重，减少脂肪含量，可显著降低血压。最有效的减重措施是控制能量摄入和增加运动。减重的速度因人而异，通常以每周减重 0.5～1.0 kg 为宜。

（二）合理饮食

合理饮食是控制体重的重要手段。高血压患者饮食需遵循平衡膳食的原则，控制高热量食物的摄入，如高脂肪食物、含糖饮料和酒类等；适当控制碳水化合物的摄入；减少钠盐的摄入。

钠盐可显著升高血压，增加高血压发病的风险，而钾盐可对抗钠盐升高血压的作用。世界卫生组织推荐每天钠盐摄入量应少于 5 g。高血压患者应尽可能减少钠盐的摄入，增加食物中钾盐的含量。烹调高血压患者的食物尽可能减少用盐、味精和酱油等调味品，可使用定量的盐勺；少食或不食含钠盐高的各类加工食品，如咸菜、火腿和各类炒货等；增加蔬菜、水果的摄入量；肾功能良好者可使用含钾的烹调用盐。

（三）制订康复运动计划

合理的运动计划不但能控制体重，降低血压，还能改善糖代谢。在运动方面应采用有规律的、中等强度的有氧运动。建议每天体力活动 30 分钟左右，每周至少进行 3 次有氧锻炼，如步行、慢跑、骑车、游泳、跳舞和非比赛性划船等。运动强度指标为运动时最大心率达到（170－年龄），运动的强度、时间和频度以不出现不适反应为度。

典型的运动计划包括三个阶段：5～10 分钟的轻度热身活动；20～30 分钟的耐力活动或有氧运动；放松运动 5 分钟，逐渐减少用力，使心脑血管系统的反应和身体产热功能逐渐稳定下来。运动的形式和运动量均应根据个人的兴趣和身体状况而定。

（四）监测血压的变化

血压测量是评估血压水平、诊断高血压和观察降压疗效的主要手段。在临床工作中主要采用诊室血压和动态血压测量，家庭血压测量因为可以测量长期血压变异，避免白大衣效应等作用越来越受到大家的重视。

1.诊室血压监测

由医护人员在诊室按统一规范进行测量，是目前评估血压水平和临床诊断高血压并进行分级的标准方法和主要依据。具体方法和要求如下：①选择符合计量标准的水银柱血压计，或经过验证的电子血压计。②使用大小合适的气囊袖带。③测压前患者至少安静休息 5 分钟，30 分钟内禁止吸烟、饮咖啡、茶，并排空膀胱。④测量时最好裸露上臂，上臂与心脏处于同一水平。怀疑有外周血管病者可测量四肢血压,老年人、糖尿病患者及有直立性低血压情况的应加测立、卧位血压。⑤袖带下缘在肘弯上 2.5 cm,听诊器听件置于肱动脉搏动处。⑥使用水银柱血压计时,应快速充气,当桡动脉搏动消失后将气囊压力再升高 4.0 kPa(30 mmHg),缓慢放气,获得舒张压后快速放气至零。⑦应间隔 1～2 分钟重复测量,取 2 次读数的平均值记录。如果 2 次读数相差 0.7 kPa(5 mmHg)以上,应再次测量,取 3 次读数的平均值。

2.动态血压监测

通过自动的血压测量仪器完成,测量次数较多,无测量者误差,可避免白大衣效应,并可监测夜间睡眠期间的血压。因此,可评估血压短时变异和昼夜节律。

3.家庭血压监测

家庭血压监测又称自测血压或家庭自测血压,是由患者本人或家庭成员协助完成测量,可避免白大衣效应。家庭血压监测还可用于评估数天、数周甚至数月、数年血压的长期变异或降压治疗效应,而且有助于增强患者的参与意识,改善治疗依从性,但不适用于精神高度焦虑的患者。

(五)降压目标的确立

帮助患者确立降压目标。在患者能耐受的情况下,逐步降压达标。一般高血压患者血压控制目标值至少<18.7/12.0 kPa(140/90 mmHg);如合并稳定性冠心病、糖尿病或慢性肾病的患者宜确立个体化降压目标,一般可将血压降至 17.3/10.7 kPa(130/80 mmHg)以下,脑卒中后高血压患者一般血压目标<18.7 kPa(140 mmHg);老年高血压降压目标收缩压<20.0 kPa(150 mmHg);对舒张压低于 8.0 kPa(60 mmHg)的冠心病患者,应在密切监测血压的前提下逐渐实现收缩压达标。

(六)用药护理

需要使用降压药物的患者包括:高血压 2 级或以上患者;高血压合并糖尿病,或已有心、脑、肾靶器官损害和并发症患者;凡血压持续升高,改善生活行为后血压仍未获得有效控制者。从心血管危险分层的角度,高危和极高危患者必须使用降压药物强化治疗。

应严格按医嘱用药,并注意观察常用药的毒副反应,发现问题及时处理,控制输液速度等。

(七)高血压急症的护理

1.避免诱因

安抚患者,避免情绪激动,保持轻松、稳定心态,必要时使用镇静剂。指导其按医嘱服用降压药,不可擅自减量或停服,以免血压急剧升高。另外,避免过度劳累和寒冷刺激。

2.病情监测

监测血压变化,一旦发现有高血压急症的表现,如血压急剧升高、剧烈头痛、呕吐、大汗、视力模糊、面色及神志改变、肢体运动障碍等,应立即通知医师。

3.高血压急症的护理

绝对卧床,抬高床头,避免一切不良刺激和不必要活动,协助生活护理。保持呼吸道通畅,吸氧。进行心电、血压和呼吸监测,建立静脉通道并遵医嘱用药,用药过程中监测血压变化,避免血压骤降。应用硝普钠、硝酸甘油时采用静脉泵入方式,密切观察药物不良反应。

(八)心理护理

长期、过度的心理应激会显著增加心血管风险。应向患者阐述不良情绪可诱发血压升高,帮助患者预防和缓解精神压力以及纠正和治疗病态心理,必要时可寻求专业心理辅导或治疗。

（九）健康教育

1.疾病知识指导

让患者了解自身病情,包括血压水平、危险因素及合并疾病等。告知患者高血压的风险和有效治疗的益处。对患者及家属进行高血压相关知识指导,提高护患配合度。

2.饮食指导

宜清淡饮食,控制能量摄入。营养均衡,减少脂肪摄入,少吃或不吃肥肉和动物内脏。控制钠盐的摄入,增加钾盐的摄入,学会正确烹调食物的要领,并选用定量盐勺。

3.戒烟限酒

吸烟是心血管病的主要危险因素之一,可导致血管内皮损害,显著增加高血压患者发生动脉粥样硬化性疾病的风险。应强烈建议并督促高血压患者戒烟,并指导患者寻求药物辅助戒烟。长期大量饮酒可导致血压升,限制饮酒量可显著降低高血压的发病风险。所有高血压患者均应控制饮酒量,每天饮酒量白酒、葡萄酒、啤酒的量分别应少于 50 mL、100 mL 和 300 mL。

4.适当运动计划

学会制订适当的运动计划,并能自我监测最大运动心率,控制运动强度,按运动计划的三个阶段实施运动。

5.用药原则

按时、正确服用相关药物,让患者了解常用药物不良反应及自我观察要点。

6.家庭血压监测

教会患者出院后进行血压的自我监测,提倡进行家庭血压监测,每次就诊携带监测记录。家庭血压监测适用于:一般高血压患者的血压监测,白大衣高血压识别,难治性高血压的鉴别,评价长期血压变异,辅助降压疗效评价,以及预测心血管风险及评估预后等。

对患者进行家庭血压监测的相关知识和技能培训:①使用经过验证的上臂式全自动或半自动电子血压计。②测量方案:每天早晚各测 1 次,每次 2~3 遍,取平均值;血压控制平稳者可每周只测 1 天,初诊高血压或血压不稳定的高血压患者,建立连续测血压 7 天,取后 6 天血压平均值作为参考值。③详细记录每次测量血压的日期、时间及所有血压读数,尽可能向医师提供完整的血压记录。

7.及时就诊的指标

（1）血压过高或过低。

（2）出现弥漫性严重头痛、呕吐、意识障碍、精神错乱,甚至昏迷、局灶性或全身性抽搐。

（3）高血压急症和亚急症。

（4）出现脑血管病、心力衰竭、肾衰竭的表现。

（5）突发剧烈而持续且不能耐受的胸痛,两侧肢体血压及脉搏明显不对称,严重怀疑主动脉夹层动脉瘤。

（6）随访时间:依据心血管风险分层,低危或仅服 1 种药物治疗者每 1~3 个月随诊 1 次;新发现的高危或较复杂病例、高危者至少每 2 周随诊 1 次;血压达标且稳定者每个月随诊 1 次。

五、护理效果评估

（1）患者头痛减轻或消失,食欲增加。

（2）患者情绪稳定,了解自身疾病,并能积极配合治疗。服药依从性好,血压控制在降压目标范围内。

(3)患者能主动养成良好生活方式。

(4)患者掌握家庭血压监测的方法,有效记录监测数据并提供给医护人员。

(5)患者未受伤。

(6)患者未发生相关并发症,或并发症发生后能得到及时治疗与护理。

(何雪华)

第二节 心律失常

正常心律起源于窦房结,并沿正常房室传导系统顺序激动心房和心室,频率为60~100 次/分(成人),节律基本规则。心律失常是指心脏冲动的起源、频率、节律、传导速度和传导顺序等异常。

一、分类

心律失常按其发生机制分为冲动形成异常和冲动传导异常两大类。

(一)冲动形成异常

1.窦性心律失常

(1)窦性心动过速。

(2)窦性心动过缓。

(3)窦性心律不齐。

(4)窦性停搏等。

2.异位心律

(1)主动性异位心律:①期前收缩(房性、房室交界性、室性)。②阵发性心动过速(房性、房室交界性、室性)。③心房扑动、心房颤动。④心室扑动、心室颤动。

(2)被动性异位心律:①逸搏(房性、房室交界性、室性)。②逸搏心律(房性、房室交界性、室性)。

(二)冲动传导异常

1.生理性

干扰及房室分离。

2.病理性

(1)窦房传导阻滞。

(2)房内传导阻滞。

(3)房室传导阻滞。

(4)室内传导阻滞(左、右束支及左束支分支传导阻滞)。

3.房室间传导途径异常

预激综合征。

此外,临床上依据心律失常发作时心率的快慢,将心律失常分为快速性心律失常和缓慢性心律失常。

二、病因及发病机制

(一)生理因素

健康人均可发生心律失常,特别是窦性心律失常和期前收缩等。情绪激动、精神紧张、过度疲劳、大量吸烟、饮酒、喝浓茶或咖啡等常为诱发因素。

(二)器质性心脏病

各种器质性心脏病是引发心律失常的最常见原因,以冠心病、心肌病、心肌炎、风湿性心脏病多见,尤其发生心力衰竭或心肌梗死时。

(三)非心源性疾病

除了心脏病外,其他系统的严重疾病,均可引发心律失常,如急性脑血管病、甲状腺功能亢进、慢性阻塞性肺疾病等。

(四)其他

电解质紊乱(低钾血症、低钙血症、高钾血症等)、药物作用(洋地黄、肾上腺素等)、心脏手术或心导管检查、中暑、电击伤等均可引发心律失常。

心律失常发生的基本原理是由于多种原因引起心肌细胞的自律性、兴奋性、传导性改变,导致心脏冲动形成异常、冲动传导异常,或两者兼而有之。

三、诊断要点

通过病史、体征可以作出初步判定。确定心律失常的类型主要依靠心电图,某些心律失常尚需做心电生理检查。

(一)病史

心律失常的诊断应从详尽采集病史入手,让患者客观描述发生心悸等症状时的感受。症状的严重程度取决于心律失常对血流动力学的影响,轻者可无症状或出现心悸、头晕;严重者可诱发心绞痛、心力衰竭、晕厥甚至猝死,增加心血管病死亡的危险性。

(二)体格检查

体格检查包括心脏视诊、触诊、叩诊、听诊的全面检查,并注意检查患者的神志、血压、脉搏频率及节律。

(三)辅助检查

心电图是诊断心律失常最重要的一项无创性检查技术。应记录多导联心电图,并记录能清楚显示P波导联的心电图长条以备分析,通常选择Ⅱ或V_1导联。其他辅助诊断的检查还有动态心电图、运动试验和食管心电图等。临床心电生理检查,如食管心房调搏检查、心室内心电生理检查对明确心律失常的发病机制、治疗、预后均有很大帮助。

四、各种心律失常的概念、临床意义及心电图特点

(一)窦性心律失常

正常心脏起搏点位于窦房结,由窦房结发出冲动引起的心律称窦性心律,成人频率为60~100次/分。正常窦性心律的心电图特点(图3-1)为:①P波在Ⅰ、Ⅱ、aVF导联直立,aVR导联倒置。②PR间期0.12~0.20秒。③PP间期之差<0.12秒。窦性心律的频率可因年龄、性别、体力活动等不同有显著差异。

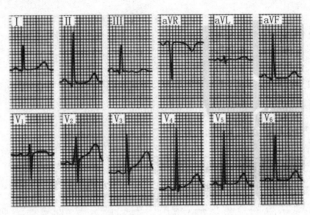

图 3-1　正常心电图

1.窦性心动过速

(1)成人窦性心律的频率超过 100 次/分,称为窦性心动过速,其心率的增快和减慢是逐渐改变的。

(2)心电图特点(图 3-2)为窦性心律,PP 间期<0.60 秒,成人频率大多在 100～180 次/分。

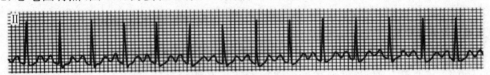

图 3-2　窦性心动过速

(3)窦性心动过速一般不需特殊治疗。治疗主要针对原发病和去除诱因,必要时可应用 β 受体阻滞剂(如普萘洛尔)或镇静剂(如地西泮)。

2.窦性心动过缓

(1)成人窦性心律的频率低于 60 次/分,称为窦性心动过缓。

(2)心电图特点(图 3-3)为窦性心律,PP 间期>1.0 秒。常伴窦性心律不齐,即 PP 间期之差>0.12 秒。

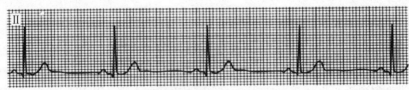

图 3-3　窦性心动过缓

(3)无症状的窦性心动过缓通常无须治疗。因心率过慢出现头晕、乏力等心排血量不足症状时,可用阿托品、异丙肾上腺素等药物,必要时需行心脏起搏治疗。

3.窦性停搏

(1)窦性停搏是指窦房结冲动形成暂停或中断,导致心房及心室活动相应暂停的现象,又称窦性静止。

(2)心电图特点(图 3-4)为一个或多个 PP 间期显著延长,而长 PP 间期与窦性心律的基本 PP 间期之间无倍数关系,其后可出现交界性或室性逸搏,或逸搏心律。

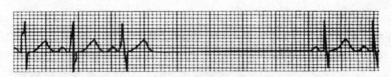

图 3-4 窦性停搏

(3)窦性停搏可由迷走神经张力增高或洋地黄、胺碘酮、钾盐、乙酰胆碱等药物,高钾血症、心肌炎、心肌病、冠心病等引起。临床症状轻重不一,轻者无症状或偶尔出现心搏暂停,重者可发生阿-斯综合征甚至死亡。

4.病态窦房结综合征

(1)病态窦房结综合征简称病窦综合征。由窦房结及其邻近组织病变引起的窦房结起搏功能和(或)窦房结传导功能障碍,从而产生多种心律失常的综合表现。

(2)病窦综合征常见病因为冠心病、心肌病、心肌炎,亦可见于结缔组织病、代谢性疾病及家族性遗传性疾病等,少数病因不明。主要临床表现为心动过缓所致脑、心、肾等脏器供血不足症状,尤以脑供血不足症状为主。轻者表现为头晕、心悸、乏力、记忆力减退等,重者可发生短暂晕厥或阿-斯综合征。部分患者合并短阵室上性快速性心律失常发作(慢-快综合征),进而可出现心悸、心绞痛或心力衰竭。

(3)心电图特点(图 3-5):①持续而显著的窦性心动过缓(<50 次/分)。②窦性停搏和(或)窦房传导阻滞。③窦房传导阻滞与房室传导阻滞并存。④心动过缓-心动过速综合征,又称慢-快综合征,是指心动过缓与房性快速性心律失常(如房性心动过速、心房扑动、心房颤动)交替发作,房室交界性逸搏心律。

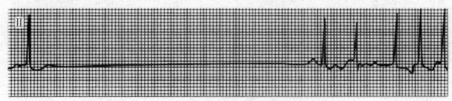

图 3-5 病态窦房结综合征(慢-快综合征)

(4)积极治疗原发疾病。无症状者,不必给予治疗,仅定期随访观察;反复出现严重症状及心电图>3 秒长间歇者宜首选安装人工心脏起搏器。慢-快综合征应用起搏器治疗后,患者仍有心动过速发作,则可同时用药物控制快速性心律失常发作。

(二)期前收缩

期前收缩是指窦房结以外的异位起搏点发出的过早冲动引起的心脏搏动。根据异位起搏点的部位不同可分为房性、房室交界性和室性。期前收缩可偶发或频发,如每个窦性搏动后出现一个期前收缩,称为二联律;每两个窦性搏动后出现一个期前收缩,称三联律。在同一导联上如室性期前收缩的形态不同,称为多源性室性期前收缩。

期前收缩可见于健康人,其发生与情绪激动、过度疲劳、过量饮酒或吸烟、饮浓茶、咖啡等有关。冠心病急性心肌梗死、风湿性心瓣膜病、心肌病、心肌炎等各种心脏病常可引起。此外,药物毒性作用,电解质紊乱,心脏手术或心导管检查均可引起期前收缩。

1.临床意义

偶发的期前收缩一般无症状,部分患者可有漏跳的感觉。频发的期前收缩由于影响心排血量,可引起头痛、乏力、晕厥等;原有心脏病者可诱发或加重心绞痛或心力衰竭。听诊心律不规则,期前收缩的第一心音增强,第二心音减弱或消失。脉搏触诊可发现脉搏脱落。

2.心电图特点

(1)房性期前收缩(图3-6):提前出现的房性异位P波,其形态与同导联窦性P波不同;PR间期>0.12秒;P波后的QRS波群有三种可能:①与窦性心律的QRS波群相同。②因室内差异性传导出现宽大畸形的QRS波群。③提前出现的P波后无QRS波群,称为未下传的房性期前收缩;多数为不完全性代偿间歇(即期前收缩前后窦性P波之间的时限常短于2个窦性PP间期)。

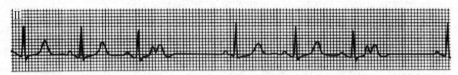

图3-6 房性期前收缩

(2)房室交界性期前收缩(图3-7):提前出现的QRS波群,其形态与同导联窦性心律QRS波群相同,或因室内差异性传导而变形;逆行P波(Ⅰ、Ⅱ、aVF导联倒置,aVR导联直立)有三种可能:①P波位于QRS波群之前,PR间期<0.12秒。②P波位于QRS波群之后,PR间期<0.20秒。③P波埋于QRS波群中,QRS波群之前后均看不见P波;多数为完全性代偿间期(即期前收缩前后窦性P波之间的时限等于2个窦性PP间期)。

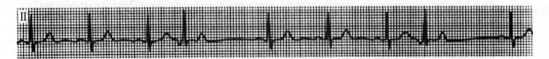

图3-7 房室交界性期前收缩

(3)室性期前收缩(图3-8):①提前出现的QRS波群宽大畸形,时限>0.12秒。②QRS波群前无相关的P波。③T波方向与QRS波群主波方向相反。④多数为完全性代偿间歇。

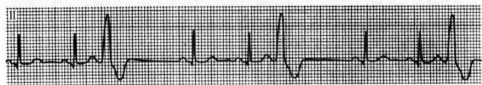

图3-8 室性期前收缩

3.治疗要点

(1)病因治疗:积极治疗原发病,解除诱因。如改善心肌供血,控制心肌炎症,纠正电解质紊乱,避免情绪激动或过度疲劳等。

(2)药物治疗:无明显自觉症状或偶发的期前收缩者,一般无须抗心律失常药物治疗,可酌情使用镇静剂,如地西泮等。如频繁发作,症状明显或有器质性心脏病者,必须积极治疗。根据期前收缩的类型选用不同的药物。房性期前收缩、交界性期前收缩可选用维拉帕米、普罗帕酮、莫雷帕酮或β受体阻滞剂等药物。室性期前收缩选用β受体阻滞剂、美西律、普罗帕酮、莫雷帕酮等药物。

（3）其他：急性心肌梗死早期发生的室性期前收缩可选用利多卡因；洋地黄中毒引起的室性期前收缩者首选苯妥英钠。

（三）阵发性心动过速

阵发性心动过速是一种阵发性快速而规律的异位心律，是由3个或3个以上连续发生的期前收缩形成，根据异位起搏点的部位不同可分为房性、房室交界性和室性阵发性心动过速。由于房性、房室交界性阵发性心动过速在临床上难以区别，故统称为阵发性室上性心动过速。阵发性室上性心动过速常见于无器质性心脏病者，其发作与体位改变、情绪激动、过度疲劳、烟酒过量等有关。阵发性室性心动过速多见于心肌病变广泛而严重的患者，如冠心病发生急性心肌梗死时；其次是心肌病、心肌炎、二尖瓣脱垂、心瓣膜病等。

1.临床意义

（1）阵发性室上性心动过速突然发作、突然终止，持续时间长短不一。发作时患者常有心悸、焦虑、紧张、乏力，甚至诱发心绞痛、心功能不全、晕厥或休克。症状轻重取决于发作时的心率、持续时间和有无心脏病变等。听诊，心律规则，心率150～250次/分，心尖部第一心音强度不变。

（2）阵发性室性心动过速症状轻重取决于室速发作的频率、持续时间、有无器质性心脏病及心功能状况。非持续性室速（发作时间＜30秒）患者通常无症状或仅有心悸；持续性室速患者常伴明显血流动力学障碍与心肌缺血，可出现低血压、晕厥、心绞痛、休克或急性肺水肿。听诊心律略不规则，心率常在100～250次/分。如发生完全性房室分离，则第一心音强度不一致。

2.心电图特点

（1）阵发性室上性心动过速（图3-9）：①3个或3个以上连续而迅速的室上性期前收缩，频率范围达150～250次/秒，节律规则。②P波不易分辨。③绝大多数患者QRS波群形态与时限正常。

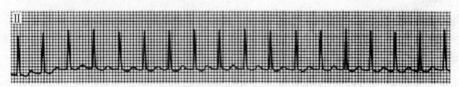

图3-9　阵发性室上性心动过速

（2）阵发性室性心动过速（图3-10）：①3个或3个以上连续而迅速的室性期前收缩，频率范围达100～250次/分，节律较规则或稍有不齐。②QRS波群形态畸形，时限＞0.12秒，有继发ST-T改变。③如有P波，则P波与QRS波无关，且其频率比QRS频率缓慢。④常可见心室夺获与室性融合波。

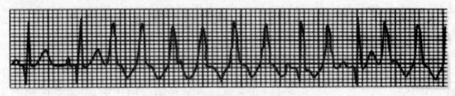

图3-10　阵发性室性心动过速

3.治疗要点

（1）阵发性室上性心动过速。

急性发作时治疗:①刺激迷走神经。可起到减慢心率、终止发作的作用。方法包括刺激悬雍垂诱发恶心、呕吐;深吸气后屏气,再用力做呼气动作(Valsalva 动作);颈动脉窦按摩等。上述方法可重复多次使用。②药物终止发作。当刺激迷走神经无效时,可采用维拉帕米或三磷酸腺苷静脉注射。

预防复发:除避免诱因外,发作频繁者可选用地高辛、长效钙通道阻滞剂、长效普萘洛尔等药物。

对于反复发作或药物治疗无效者,可考虑施行射频消融术。该方法具有安全、迅速、有效且能治愈心动过速的优点,可作为预防发作的首选方法。

(2)阵发性室性心动过速:由于室速多发生于器质性心脏病者,往往导致血流动力学障碍,甚至发展为心室颤动,应严密观察予以紧急处理,终止其发作。

一般遵循的原则:无器质性心脏病者发生的非持续性室速,如无症状,无须进行治疗;持续性室速发作,无论有无器质性心脏病,均应给予治疗;有器质性心脏病的非持续性室速亦应考虑治疗。药物首选利多卡因,静脉注射 100 mg,有效后可予以静脉滴注维持。其他药物如普罗帕酮、胺碘酮也有疗效。如使用上述药物无法终止发作,且患者已出现低血压、休克、脑血流灌注不足等危险表现,应立即给予同步直流电复律。

(四)扑动与颤动

当自发性异位搏动的频率超过阵发性心动过速的范围时,形成扑动或颤动。根据异位起搏点的部位不同可分为心房扑动与心房颤动;心室扑动与心室颤动。心房颤动是成人最常见的心律失常之一,远较心房扑动多见,二者发病率之比为(10～20)∶1,绝大多数见于各种器质性心脏病,其中以风湿性心瓣膜病最为常见。心室扑动与心室颤动是最严重的致命性心律失常,心室扑动多为心室颤动的前奏,而心室颤动则是导致心源性猝死的常见心律失常,也是心脏病或其他疾病临终前的表现。

1.临床意义

(1)心房扑动与心房颤动:心房扑动和心房颤动的症状取决于有无器质性心脏病、基础心功能及心室率的快慢。如心室率不快且无器质性心脏病者可无症状;心室率快者可有心悸、胸闷、头晕、乏力等。心房颤动时心房有效收缩消失,心排血量减少 25%～30%,加之心室率增快,对血流动力学影响较大,导致心排血量、冠状循环及脑部供血明显减少,引起心力衰竭、心绞痛或晕厥;还易引起心房内附壁血栓的形成,部分血栓脱落可引起体循环动脉栓塞,以脑栓塞最常见。体检时心房扑动的心室律可规则或不规则。心房颤动时,听诊第一心音强弱不等,心室律绝对不规则;心室律较快时,脉搏短绌(脉率慢于心率)明显。

(2)心室扑动与心室颤动:心室扑动和心室颤动对血流动力学的影响均等于心室停搏,其临床表现无差别,二者具有下列特点:意识突然丧失,常伴有全身抽搐,持续时间长短不一;心音消失,脉搏触不到,血压测不出;呼吸不规则或停止;瞳孔散大,对光反射消失。

2.心电图特点

(1)心房扑动心电图特征(图 3-11):①P 波消失,代之以 250～350 次/分,间隔均匀,形状相似的锯齿状心房扑动波(F 波)。②F 波与 QRS 波群成某种固定的比例,最常见的比例为2∶1 房室传导,有时比例关系不固定,则引起心室律不规则。③QRS 波群形态一般正常,伴有室内差异性传导者 QRS 波群可增宽、变形。

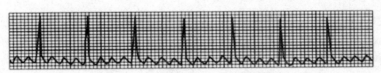

图 3-11 心房扑动(2:1房室传导)

(2)心房颤动心电图特征(图3-12):①P波消失,代之以大小不等、形态不一、间期不等的心房颤动波(f波),频率为350～600次/分。②RR间期绝对不等。③QRS波群形态通常正常,当心室率过快,发生室内差异性传导时,QRS波群增宽、变形。

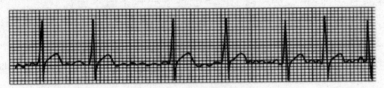

图 3-12 心房颤动

(3)心室扑动的心电图特点(图3-13):P-QRS-T波群消失,代之以150～300次/分波幅大而较规则的正弦波(心室扑动波)图形。

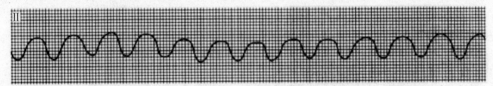

图 3-13 心室扑动

(4)心室颤动的心电图特点(图3-14):P-QRS-T波群消失,代之以形态、振幅与间隔绝对不规则的颤动波(心室颤动波),频率为150～500次/分。

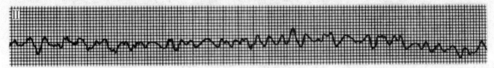

图 3-14 心室颤动

3.治疗要点

(1)心房扑动和颤动:心房扑动或心房颤动伴有较快心室率时,可使用洋地黄类药物减慢心室率,以保持血流动力学的稳定,此法可以使有些心房扑动或心房颤动转为窦性心律。其他药物如维拉帕米、地尔硫䓬等也能起到终止心房扑动、心房颤动的作用。对于持续性心房颤动的患者,符合条件者可采用药物如奎尼丁、胺碘酮等进行复律。无效时可使用电复律。

(2)心室扑动和颤动:心室扑动或心室颤动发生后,如果不迅速采取抢救措施,患者一般在3～5分钟内死亡,因此必须争分夺秒、尽快恢复有效心律。一旦心电监测确定为心室扑动或颤动时,立即采用除颤器进行非同步直流电除颤,同时配合胸部按压及人工呼吸等心肺复苏术,并经静脉注射利多卡因和其他复苏药物如肾上腺素等。

(五)房室传导阻滞

房室传导阻滞是指冲动从心房传到心室的过程中,冲动传导的延迟或中断。根据病因不同,其阻滞部位可发生在房室结、房室束及束支系统内,按阻滞程度可分为3类。常见于器质性心脏病,偶尔一度和二度Ⅰ型房室传导阻滞可见于健康人,与迷走神经张力过高有关。

1.临床意义

(1)一度房室传导阻滞:指传导时间延长(PR间期延长);患者多无自觉症状,听诊时第一心音可略为减弱。

(2)二度房室传导阻滞:指心房冲动部分不能传入心室(心搏脱漏);心搏脱漏仅偶尔出现时,患者多无症状或偶有心悸,如心搏脱漏频繁心室率缓慢时,可有乏力、头晕甚至短暂晕厥;听诊有心音脱漏,触诊脉搏脱落,若为2∶1传导阻滞,则可听到慢而规则的心室率。

(3)三度房室传导阻滞:指心房冲动全部不能传入心室。患者症状取决于心室率的快慢,如心室率过慢,心排血量减少,导致心脑供血不足,可出现头晕、疲乏、心绞痛、心力衰竭等,如心室搏动停顿超过15秒可引起晕厥、抽搐,即阿-斯综合征发生,严重者可猝死;听诊心律慢而规则,心室率多为35～50次/分,第一心音强弱不等,间或闻及心房音及响亮清晰的第一心音(大炮音)。

2.心电图特点

(1)一度房室传导阻滞心电图特征(图3-15):①PR间期延长,成人>0.20秒(老年人>0.21秒);②每个P波后均有QRS波群。

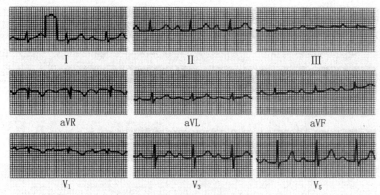

图3-15　一度房室传导阻滞

(2)二度房室传导阻滞:按心电图表现可分为Ⅰ型和Ⅱ型。

二度Ⅰ型房室传导阻滞心电图特征(图3-16):①PR间期在相继的心搏中逐渐延长,直至发生心室脱漏,脱漏后的第一个PR间期缩短,如此周而复始。②相邻的RR间期进行性缩短,直至P波后QRS波群脱漏。③心室脱漏造成的长RR间期小于两个PP间期之和。

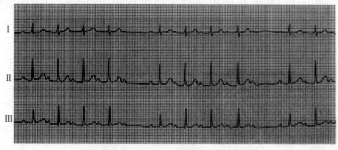

图3-16　二度Ⅰ型房室传导阻滞

二度Ⅱ型房室传导阻滞心电图特征(图 3-17):①PR 间期固定不变(可正常或延长);②数个 P 波之后有一个 QRS 波群脱漏,形成 2∶1、3∶1、3∶2 等不同比例房室传导阻滞;③QRS波群形态一般正常,亦可有异常。

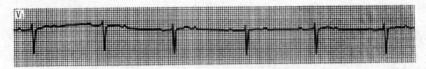

图 3-17 二度Ⅱ型房室传导阻滞

如果二度Ⅱ型房室传导阻滞下传比例≥3∶1时,称为高度房室传导阻滞。

(3)三度房室传导阻滞心电图特征(图 3-18):①P 波与 QRS 波群各有自己的规律,互不相关,呈完全性房室分离。②心房率>心室率。③QRS 波群形态和时限取决于阻滞部位,如阻滞位于希氏束及其附近,心室率为 40～60 次/分,QRS 波群正常。④如阻滞部位在希氏束分叉以下,心室率可在 40 次/分以下,QRS 波群宽大畸形。

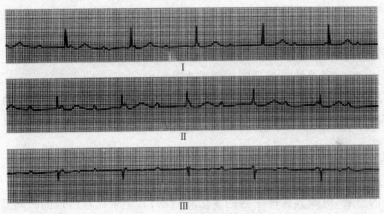

图 3-18 三度房室传导阻滞

3.治疗要点

(1)病因治疗:积极治疗引起房室传导阻滞的各种心脏病,纠正电解质紊乱,停用有关药物,解除迷走神经过高张力等。一度或二度Ⅰ型房室传导阻滞,心室率不太慢(>50 次/分)且无症状者,仅需病因治疗,心律失常本身无须进行治疗。

(2)药物治疗:二度Ⅱ型或三度房室传导阻滞,心室率慢并影响血流动力学,应及时提高心室率以改善症状,防止发生阿-斯综合征。常用药物:①异丙肾上腺素持续静脉滴注,使心室率维持在60～70 次/分,对急性心肌梗死患者要慎用。②阿托品静脉注射,适用于阻滞部位位于房室结的患者。

(3)人工心脏起搏治疗:对心室率低于 40 次/分,症状严重者,特别是曾发生过阿-斯综合征者,应首选安装人工心脏起搏器。

五、常见护理诊断

(一)活动无耐力
与心律失常导致心排血量减少有关。

（二）焦虑

与心律失常致心跳不规则、停跳及反复发作、治疗效果不佳有关。

（三）潜在并发症

心力衰竭、猝死。

六、护理措施

（一）一般护理

1.体位与休息

当心律失常发作患者出现胸闷、心悸、头晕等不适时，应采取高枕卧位、半卧位或其他舒适体位，尽量避免左侧卧位。有头晕、晕厥发作或曾有跌倒病史者应卧床休息，加强生活护理。

2.饮食护理

给予清淡易消化、低脂和富于营养的饮食，且少量多餐，避免刺激性饮料。有心力衰竭患者应限制钠盐摄入，对服用利尿剂者应鼓励多进食富含钾盐的食物，避免出现低钾血症而诱发心律失常。

（二）病情观察

（1）评估心律失常可能引起的临床症状，如心悸、乏力、胸闷、头晕、晕厥等，注意观察和询问这些症状的程度、持续时间及给患者日常生活带来的影响。

（2）定期测量心率和心律，判断有无心动过速、心动过缓、期前收缩、心房颤动等心律失常发生。对于心房颤动患者，两名护士应同时测量患者心率和脉率1分钟，并记录，以观察脉短绌的变化发生情况。

（3）心电图检查是判断心律失常类型及检测心律失常病情变化的最重要的手段，护士应掌握心电图机的使用方法，在患者心律失常突然发作时及时描记心电图并表明日期和时间。行24小时动态心电图检查的患者，应嘱其保持平素的生活和活动，并记录症状出现的时间及当时所从事的活动，以利于发现病情及查找病因。

（4）对持续心电监测的患者，应注意观察是否出现心律失常及心律失常的类型、发作次数、持续时间、治疗效果等情况。当患者出现频发、多源性室性期前收缩、R-on-T现象、阵发性室性心动过速、二度Ⅱ型及三度房室传导阻滞时，应及时通知医师。

（三）用药护理

严格遵医嘱按时按量应用抗心律失常药物，静脉注射抗心律失常药物时速度应缓慢，静脉滴注速度严格按医嘱执行。用药期间严密监测脉率、心律、心率、血压及患者的反应，及时发现因用药而引起的新的心律失常和药物中毒，做好相应的护理。

1.奎尼丁

毒性反应较重，可致心力衰竭、窦性停搏、房室传导阻滞、室性心动过速等心脏毒性反应，故在给药前要测量血压、心率、心律，如有血压低于12.0/8.0 kPa（90/60 mmHg），心率慢于60次/分，或心律不规则时需告知医师。

2.普罗帕酮

可引起恶心、呕吐、眩晕、视物模糊、房室传导阻滞，诱发和加重心力衰竭等。餐时或餐后服用可减少胃肠道刺激。

3.利多卡因

有中枢抑制作用和心血管系统不良反应,剂量过大可引起震颤、抽搐,甚至呼吸抑制和心脏停搏等,应注意给药的剂量和速度。对心力衰竭、肝肾功能不全、酸中毒患者和老年人应减少剂量。

4.普萘洛尔

可引起低血压、心动过缓、心力衰竭等,并可加重哮喘与慢性阻塞性肺疾病。在给药前应测量患者的心率,当心率低于 50 次/分时应及时停药。糖尿病患者可能引起低血糖、乏力。

5.胺碘酮

可致胃肠道反应、肝功能损害、心动过缓、房室传导阻滞,久服可影响甲状腺功能和引起角膜碘沉着,少数患者可出现肺纤维化,是其最严重的不良反应。

6.维拉帕米

可出现低血压、心动过缓、房室传导阻滞等。严重心力衰竭、高度房室传导阻滞及低血压者禁用。

7.腺苷

可出现面部潮红、胸闷、呼吸困难,通常持续时间<1 分钟。

(四)特殊护理

当患者发生较严重心律失常时应采取如下护理措施。

(1)嘱患者卧床休息,保持情绪稳定,以减少心肌耗氧量和对交感神经的刺激。

(2)给予鼻导管吸氧,改善因心律失常造成血流动力学改变而引起的机体缺氧。立即建立静脉通道,为用药、抢救做好准备。

(3)准备好纠正心律失常的药物、其他抢救药品及除颤器、临时起搏器等。对突然发生心室扑动或心室颤动的患者,应立即施行非同步直流电除颤。

(4)遵医嘱给予抗心律失常药物,注意药物的给药途径、剂量、给药速度,观察药物的作用效果和不良反应。用药期间严密监测心电图、血压,及时发现因用药而引起的新的心律失常。

(五)健康教育

1.疾病知识指导

向患者及家属讲解心律失常的常见病因、诱因及防治知识,使患者和家属能充分了解该疾病,而与医护人员配合共同控制疾病。

2.生活指导

快速心律失常患者应改变不良的生活习惯,如吸烟、饮酒、喝咖啡、浓茶等;避开造成精神紧张激动的环境,保持乐观稳定的情绪,分散注意力,不要过分注意心悸的感受。使患者和亲属明确无器质性心脏病的良性心律失常对人的影响主要是心理因素。帮助患者协调好活动与休息,根据心功能情况合理安排,注意劳逸结合。运动有诱发心律失常的危险,建议做较轻微的运动或最好在有家人陪同的条件下运动。心动过缓者应避免屏气用力的动作,以免兴奋迷走神经而加重心动过缓。

3.用药指导

让患者认识服药的重要性,按医嘱继续服用抗心律失常药物,不可自行减量或撤换药物。教会患者观察药物疗效和不良反应,必要时提供书面材料,嘱有异常时及时就医。对室上性阵发性心动过速的患者和家属,教会采用刺激迷走神经的方法,如刺激咽后壁诱发恶心;深吸气后屏气再用力呼气,上述方法可终止或缓解室上速。教会患者家属徒手心肺复苏的方法,以备紧急需要时应用。

4.自我监测指导

教会患者及家属测量脉搏的方法,每天至少 1 次,每次应在 1 分钟以上并做好记录。告诉患者和家属何时应来医院就诊:①脉搏过缓,少于 60 次/分,并有头晕、目眩或黑矇。②脉搏过快,超过100 次/分,休息及放松后仍不减慢。③脉搏节律不齐,出现漏搏、期前收缩超过5次/分。④原本整齐的脉搏出现脉搏忽强忽弱、忽快忽慢的现象。⑤应用抗心律失常药物后出现不良反应。出现上述情形应及时就诊,并能按时随诊复查。

(何雪华)

第三节 心 肌 炎

心肌炎常是全身性疾病在心肌上的炎症性表现,由于心肌病变范围大小及病变程度的不同,轻者可无临床症状,严重可致猝死,诊断及时并经适当治疗者,可完全治愈,迁延不愈者,可形成慢性心肌炎或导致心肌病。

一、病因病机

(一)病因

细菌性白喉杆菌、溶血性链球菌、肺炎双球菌、伤寒杆菌等。病毒如柯萨奇病毒、艾柯病毒、肝炎病毒、流行性出血热病毒、流感病毒、腺病毒等,其他如真菌、原虫等均可致心肌炎。但目前以病毒性心肌炎较常见。

致病条件因素如下。①过度运动:运动可致病毒在心肌内繁殖复制加剧,加重心肌炎症和坏死。②细菌感染:细菌和病毒混合感染时,可能起协同致病作用。③妊娠:妊娠可以增强病毒在心肌内的繁殖,所谓围产期心肌病可能是病毒感染所致。④其他:营养不良、高热寒冷、缺氧、过度饮酒等,均可诱发病毒性心肌炎。

(二)发病机制

从动物实验、临床与病毒学、病理观察,发现有以下 2 种机制。

1.病毒直接作用

实验中将病毒注入血液循环后可致心肌炎。以在急性期,主要在起病 9 天以内,患者或动物的心肌中可分离出病毒,病毒荧光抗体检查结果阳性,或在电镜检查时发现病毒颗粒。病毒感染心肌细胞后产生溶细胞物质,使细胞溶解。

2.免疫反应

病毒性心肌炎起病 9 天后心肌内已不能再找到病毒,但心肌炎病变仍继续;有些患者病毒感染的其他症状轻微而心肌炎表现颇为严重;还有些患者心肌炎的症状在病毒感染其他症状开始一段时间以后方出现;有些患者的心肌中可能发现抗原抗体复合体。以上都提示免疫机制的存在。

(三)病理改变

病变范围大小不一,可为弥漫性或局限性。随病程发展可为急性或慢性。病变较重者肉眼见心肌非常松弛,呈灰色或黄色,心腔扩大。病变较轻者在大体检查时无发现,仅在显微镜下有所发现而赖以诊断,而病理学检查必须在多个部位切片,方使病变免于遗漏。在显微镜下,心肌纤维之间与血管四周的结缔组织中可发现细胞浸润,以单核细胞为主。心肌细胞可有变性、溶解或坏死。病变如在心包下区则可合并心包炎,成为病毒性心包心肌炎。病变可涉及心肌与间质,也可涉及心脏的起搏与传导系统如窦房结、房室结、房室束和束支,成为心律失常的发病基础。病毒的毒力越强,病变范围越广。在实验性心肌炎中,可见到心肌坏死之后由纤维组织替代。

二、临床表现

取决于病变的广泛程度与部位。重者可致猝死,轻者几无症状。老幼均可发病,但以年轻人较易发病。男多于女。

(一)症状

心肌炎的症状可能出现于原发的症状期或恢复期。如在原发病的症状期出现,其表现可被原发病掩盖。多数患者在发病前有发热、全身酸痛、咽痛、腹泻等症状,反映全身性病毒感染,但也有部分患者原发病症状轻而不显著,须仔细追问方被注意到,而心肌炎症状则比较显著。心肌炎患者常诉胸闷、心前区隐痛、心悸、乏力、恶心、头晕。临床上诊断的心肌炎中,90％左右以心律失常为主诉或首见症状,其中少数患者可由此而发生昏厥或阿-斯综合征。极少数患者起病后发展迅速,出现心力衰竭或心源性休克。

(二)体征

1.心脏扩大

轻者心脏不扩大,一般有暂时性扩大,不久即恢复。心脏扩大显著反映心肌炎广泛而严重。

2.心率改变

心率增速与体温不相称,或心率异常缓慢,均为心肌炎的可疑征象。

3.心音改变

心尖区第一音可减低或分裂。心音可呈胎心样。心包摩擦音的出现反映有心包炎存在。

4.杂音

心尖区可能有收缩期吹风样杂音或舒张期杂音,前者为发热、贫血、心腔扩大所致,后者因左心室扩大造成的相对性左房室瓣狭窄。杂音响度都不超过三级。心肌炎好转后即消失。

5.心律失常

极常见,各种心律失常都可出现,以房性与室性期前收缩最常见,其次为房室传导阻滞,此外,心房颤动、病态窦房结综合征均可出现。心律失常是造成猝死的原因之一。

6.心力衰竭

重症弥漫性心肌炎患者可出现急性心力衰竭,属于心肌泵血功能衰竭,左右心同时发生衰竭,引起心排血量过低,故除一般心力衰竭表现外,易合并心源性休克。

三、辅助检查

(一)心电图

心电图异常的阳性率高,且为诊断的重要依据,起病后心电图由正常可突然变为异常,随感染的消退而消失。主要表现有 ST 段下移,T 波低平或倒置。

(二)X线检查

由于病变范围及病变严重程度不同,放射线检查亦有较大差别,1/3～1/2心脏扩大,多为轻中度扩大,明显扩大者多伴有心包积液,心影呈球形或烧瓶状,心搏动减弱,局限性心肌炎或病变较轻者,心界可完全正常。

(三)血液检查

白细胞计数在病毒性心肌炎可正常,偏高或降低,红细胞沉降率大多正常,亦可稍增快,C反应蛋白大多正常,GOT、GPT、LDH、CPK正常或升高,慢性心肌炎多在正常范围。有条件者可做病毒分离或抗体测定。

四、诊断

病毒性心肌炎的诊断必须建立在有心肌炎的证据和病毒感染的证据基础上。胸闷、心悸常可提示心脏波及,心脏扩大、心律失常或心力衰竭为心脏明显受损的表现,心电图上ST-T改变与异位心律或传导障碍反映心肌病变的存在。病毒感染的证据有以下几点:①有发热、腹泻或流感症状,发生后不久出现心脏症状或心电图变化。②血清病毒中和抗体测定阳性结果,由于柯萨奇B病毒最为常见,通常检测此组病毒的中和抗体,在起病早期和2～4周各取血标本1次,如2次抗体效价显示4倍上升或其中1次≥1∶640,可作为近期感染该病毒的依据。③咽、肛拭病毒分离,如阳性有辅助意义,有些正常人也可阳性,其意义须与阳性中和抗体测定结果相结合。④用聚合酶链反应法从粪便、血清或心肌组织中检出病毒RNA。⑤心肌活检,从取得的活组织做病毒检测,病毒学检查对心肌炎的诊断有帮助。

五、治疗

应卧床休息,以减轻组织损伤,病变加速恢复。伴有心律失常,应卧床休息2～4周,然后逐渐增加活动量,严重心肌炎伴有心脏扩大者,应休息6个月～1年,直到临床症状完全消失,心脏大小恢复正常。应用免疫抑制剂,激素的应用尚有争论,但重症心肌炎伴有房室传导阻滞,心源性休克心功能不全者均可应用激素。常用泼尼松,40～60 mg/d,病情好转后逐渐减量,6周1个疗程。必要时亦可用氢化可的松或地塞米松,静脉给药。心力衰竭者可用强心、利尿、血管扩张剂。心律失常者同一般心律失常的治疗。

六、病情观察

(1)定时测量体温、脉搏,其体温与脉率增速不成正比。

(2)密切观察患者呼吸频率、节律的变化,及早发现是否心功能不全。

(3)定时测量血压,观察记录尿量,以及早判断有无心源性休克的发生。

(4)密切观察心率与心律,及早发现有无心律失常,如室性期前收缩、不同程度的房室传导阻滞等,严重者可出现急性心力衰竭、心律失常等。

七、对症护理

(一)心悸、胸闷

保证患者休息,急性期卧床。按医嘱及时使用改善心肌营养与代谢的药物。

(二)心律失常

当急性病毒性心肌炎患者引起四度房室传导阻滞或窦房结病变引起窦房传导阻滞、窦房停搏而致阿-斯综合征者,应就地进行心肺复苏,并积极配合医师进行药物治疗或紧急做临时心脏起搏处理。

(三)心力衰竭

按心力衰竭护理常规。

八、护理措施

(1)遵医嘱给予氧气吸入,给予药物治疗。注意心肌炎时心肌细胞对洋地黄的耐受性较差,应用洋地黄时应特别注意其毒性反应。

(2)休息与活动:反复向患者解释急性期卧床休息可减轻心脏负荷,减少心肌耗氧量,有利于心功能的恢复,防止病情恶化或转为慢性病程。患者常需卧床2~3周,待症状、体征和实验室检查恢复后,方可逐渐增加活动量。

(3)心理护理:告诉患者体力恢复需要一段时间,不要急于求成。当活动耐力有所增加时,应及时给予鼓励。对不愿意活动或害怕活动的患者,应给予心理疏导,督促患者完成范围内的活动量。

(4)病情观察:急性期严密监测患者的体温、心率、心律、血压的变化,发现心率突然变慢、血压偏低、频发期前收缩、房室传导阻滞及时报告。观察患者有无脉速、易疲劳、呼吸困难、烦躁及肺水肿的表现。

(5)活动中监测:病情稳定后,与患者及家属一起制订并实施每天活动计划,严密监测活动时心率、心律、血压变化,若活动后出现胸闷、心悸、呼吸困难、心律失常等,应停止活动,以此作为限制最大活动量的指征。

九、健康教育

(1)讲解充分休息的必要性及心肌营养药物的作用。指导患者进食高蛋白、高维生素、易消化饮食,尤其是补充富含维生素C的食物如新鲜蔬菜、水果,以促进心肌代谢与修复,戒烟酒。

(2)告诉患者经积极治疗后多数可以痊愈,少数可留有心律失常后遗症,极少数患者在急性期因严重心律失常、急性心力衰竭和心源性休克而死亡,有部分患者演变成慢性心肌炎。

(3)积极预防感冒,避免受凉及接触传染源,恢复期每天有一定时间的户外活动,以适应环境,增强体质。

(4)积极治疗和消除细菌感染灶,如慢性扁桃体炎、慢性鼻窦炎、中耳炎等。

(5)遵医嘱按时服药,定期复查。

(6)教会患者及家属测脉搏、节律,发现异常或有胸闷、心悸等不适应及时复诊。

(何雪华)

第四节　心　绞　痛

一、稳定型心绞痛

(一)概念和特点

稳定型心绞痛也称劳力性心绞痛,是在冠状动脉固定性严重狭窄基础上,由于心肌负荷的增加引起心肌急剧的、暂时的缺血缺氧的临床综合征。其特点为阵发性的前胸压榨性疼痛或憋闷感觉,主要位于胸骨后部,可放射至心前区和左上肢尺侧,常发生于劳力负荷增加时,持续数分钟,休息或用硝酸酯制剂后疼痛消失。疼痛发作的程度、频度、性质及诱发因素在数周至数月内无明显变化。

(二)相关病理生理

患者在心绞痛发作之前,常有血压增高、心律增快、肺动脉压和肺毛细血管压增高的变化,反映心脏和肺的顺应性减低。发作时可有左心室收缩力和收缩速度降低、射血速度减慢、左心室收缩压下降、每搏输出量和心排血量降低、左心室舒张末期压和血容量增加等左心室收缩和舒张功能障碍的病理生理变化。左心室壁可呈收缩不协调或部分心室壁有收缩减弱的现象。

(三)主要病因及诱因

本病的基本病因是冠脉粥样硬化。正常情况下,冠脉循环血流量具有很大的储备力量,其血流量可随身体的生理情况有显著的变化,休息时无症状。当劳累、激动、心力衰竭等使心脏负荷增加,心肌耗氧量增加时,对血液的需求增加,而冠脉的供血已不能相应增加,即可引起心绞痛。

(四)临床表现

1.症状

心绞痛以发作性胸痛为主要临床表现,典型疼痛的特点如下。

(1)部位:主要在胸骨体中、上段之后,可波及心前区,界限不很清楚。常放射至左肩、左臂尺侧达无名指和小指,偶有至颈、咽或下颌部。

(2)性质:胸痛常有压迫、憋闷或紧缩感,也可有烧灼感,偶尔伴有濒死感。

(3)持续时间:疼痛出现后常逐步加重,持续3分钟,休息或含服硝酸甘油可迅速缓解,很少超过半小时。可数天或数周发作1次,也可1天内发作数次。

2.体征

心绞痛发作时,患者面色苍白、出冷汗、心率增快、血压升高、表情焦虑。心尖部听诊有时出现"奔马律",可有暂时性心尖部收缩期杂音,是乳头肌缺血以致功能失调引起二尖瓣关闭不全所致。

3.诱因

发作常由体力劳动、情绪激动、饱餐、寒冷、吸烟、心动过速、休克等所致。

(五)辅助检查

1.心电图

(1)静息时心电图:约有半数患者在正常范围,也可有陈旧性心肌梗死的改变或非特异性ST

段和T波异常。有时出现心律失常。

（2）心绞痛发作时心电图：绝大多数患者可出现暂时性心肌缺血引起的 ST 段压低（≥0.1 mV），有时出现 T 波倒置，在平时有 T 波持续倒置的患者，发作时可变为直立（假性正常化）。

（3）心电图负荷试验：运动负荷试验及 24 小时动态心电图可显著提高缺血性心电图的检出率。

2.X 线检查

心脏检查可无异常，若已伴发缺血性心肌病可见心影增大、肺充血等。

3.放射性核素

利用放射性铊心肌显像所示灌注缺损，提示心肌供血不足或血供消失，对心肌缺血诊断较有价值。

4.超声心动图

多数稳定型心绞痛患者静息时超声心动图检查无异常，有陈旧性心肌梗死者或严重心肌缺血者二维超声心动图可探测到坏死区或缺血区心室壁的运动异常，运动或药物负荷超声心动图检查可以评价心肌灌注和存活性。

5.冠状动脉造影

冠状动脉造影可使左、右冠状动脉及主要分支得到清楚的显影，具有确诊价值。

(六)治疗原则

治疗原则是改善冠脉血供和降低心肌耗氧量以改善患者症状，提高生活质量，同时治疗冠脉粥样硬化，预防心肌梗死和死亡，以延长生存期。

1.发作时的治疗

（1）休息：发作时立即休息，一般患者停止活动后症状即可消失。

（2）药物治疗：宜选用作用快的硝酸酯制剂，这类药物除可扩张冠脉增加冠脉血流量外，还可扩张外周血管，减轻心脏负荷，从而缓解心绞痛。如硝酸甘油 0.3～0.6 mg 或硝酸异山梨酯 3～10 mg 舌下含化。

2.缓解期的治疗

缓解期一般不需卧床休息，应避免各种已知的诱因。

（1）药物治疗：以改善预后的药物和减轻症状、改善缺血的药物为主，如阿司匹林、氯吡格雷、β受体阻滞剂、他汀类药物、血管紧张素转换酶抑制剂、硝酸酯制剂，其他如代谢性药物、中医中药。

（2）非药物治疗：包括运动锻炼疗法、血管重建治疗、增强型体外反搏等。

二、不稳定型心绞痛

(一)概念和特点

目前已趋向将典型的稳定型劳力性心绞痛以外的缺血性胸痛统称为不稳定型心绞痛。不稳定型心绞痛根据临床表现可分为静息型心绞痛、初发型心绞痛、恶化型心绞痛 3 种类型。

(二)相关病理生理

与稳定型心绞痛的差别主要在于冠脉内不稳定的粥样斑块继发的病理改变，使局部的心肌血流量明显下降，如斑块内出血、斑块纤维帽出现裂隙、表面有血小板聚集和(或)刺激冠脉痉挛，导致缺血性心绞痛，虽然也可因劳力负荷诱发，但劳力负荷终止后胸痛并不能缓解。

（三）主要病因及诱因

少部分不稳定型心绞痛患者心绞痛发作有明显的诱因。

1.增加心肌氧耗

感染、甲状腺功能亢进症或心律失常。

2.冠脉血流减少

低血压。

3.血液携氧能力下降

贫血和低氧血症。

（四）临床表现

1.症状

不稳定型心绞痛患者胸部不适的性质与典型的稳定型心绞痛相似，通常程度更重，持续时间更长，可达数十分钟，胸痛在休息时也可发生。

2.体征

体检可发现一过性第三心音或第四心音，以及由于二尖瓣反流引起的一过性收缩期杂音，这些非特异性体征也可出现在稳定型心绞痛和心肌梗死患者，但详细的体格检查可发现潜在的加重心肌缺血的因素，并成为判断预后非常重要的依据。

（五）辅助检查

1.心电图

（1）大多数患者胸痛发作时有一过性 ST 段（抬高或压低）和 T 波（低平或倒置）改变，其中 ST 段的动态改变（≥ 0.1 mV 的抬高或压低）是严重冠脉疾病的表现，可能会发生急性心肌梗死或猝死。

（2）连续心电监护：连续 24 小时心电监测发现，85%～90%的心肌缺血可不伴有心绞痛症状。

2.冠脉造影剂其他侵入性检查

在长期稳定型心绞痛基础上出现的不稳定型心绞痛患者，常有多支冠脉病变，而新发作静息心绞痛患者，可能只有单支冠脉病变。在所有的不稳定型心绞痛患者中，3 支血管病变占 40%，2 支血管病变占 20%，左冠脉主干病变约占 20%，单支血管病变约占 10%，没有明显血管狭窄者占 10%。

3.心脏标志物检查

心脏肌 cTnT 及 cTnI 较传统的 CK 和 CK-MB 更为敏感、更可靠。

4.其他

胸部 X 线、心脏超声和放射性核素检查的结果与稳定型心绞痛患者的结果相似，但阳性发现率会更高。

（六）治疗原则

不稳定型心绞痛是严重、具有潜在危险的疾病，病情发展难以预料，应使患者处于监控之下，疼痛发作频繁或持续不缓解及高危组的患者应立即住院。其治疗包括抗缺血治疗、抗血栓治疗和根据危险度分层进行优创治疗。

1.一般治疗

发作时立即卧床休息，床边 24 小时心电监护，严密观察血压、脉搏、呼吸、心率、心律变化，有呼吸困难、发绀者应给氧吸入，维持血氧饱和度达到 95%以上。如有必要，重测心肌坏死标志物。

2.止痛

烦躁不安、疼痛剧烈者，可考虑应用镇静剂如吗啡 5～10 mg 皮下注射；硝酸甘油或硝酸异山梨酯持续静脉滴注或微量泵输注,以 10 $\mu g/min$ 开始,每 3～5 分钟增加 10 $\mu g/min$,直至症状缓解或出现血压下降。

3.抗凝(栓)

抗血小板和抗凝治疗是不稳定型心绞痛治疗至关重要的措施,应尽早应用阿司匹林、氯吡格雷和肝素或低分子肝素,以有效防止血栓形成,阻止病情进展为心肌梗死。

4.其他

对于个别病情极严重患者,保守治疗效果不佳,心绞痛发作时 ST 段≥0.1 mV,持续时间＞20 分钟,或血肌钙蛋白升高者,在有条件的医院可行急诊冠脉造影,考虑经皮冠脉成形术。

三、护理评估

(一)一般评估

(1)患者有无面色苍白、出冷汗、心率加快、血压升高。

(2)患者主诉有无心绞痛发作症状。

(二)身体评估

(1)有无表情焦虑、皮肤湿冷、出冷汗。

(2)有无心律增快、血压升高。

(3)心尖区听诊是否闻及收缩期杂音,或听到第三心音或第四心音。

(三)心理-社会评估

患者能否控制情绪,避免激动或愤怒,以减少心悸耗氧量;家属能否做到给予患者安慰及细心的照顾,并督促定期复查。

(四)辅助检查结果的评估

(1)心电图有无 ST 段及 T 波异常改变。

(2)24 小时连续心电监测有无心肌缺血的改变。

(3)冠脉造影检查结果有无显示单支或多支病变。

(4)心脏标志物 cTnT 的峰值是否超过正常对照值的百分位数。

(五)常用药物治疗效果的评估

1.硝酸酯类药物

心绞痛发作时,能及时舌下含化,迅速缓解疼痛。

2.他汀类药物

长期服用可以维持 LDL-C 的目标值＜70 mg/dL,且不出现转氨酶和肌酶升高等不良反应。

四、主要护理诊断

(一)胸痛

胸痛与心肌缺血、缺氧有关。

(二)活动无耐力

活动无耐力与心肌氧的供需失调有关。

(三)知识缺乏

缺乏控制诱发因素及预防心绞痛发作的知识。

(四)潜在并发症

心肌梗死。

五、护理措施

(一)休息与活动

1.适量运动

运动应以有氧运动为主,运动的强度和时间因病情和个体差异而不同,必要时在监测下进行。

2.心绞痛发作时

心绞痛发作时立即停止活动,就地休息。不稳定型心绞痛患者,应卧床休息,并密切观察。

(二)用药的指导

1.心绞痛发作时

立即舌下含化硝酸甘油,用药后注意观察患者胸痛变化情况,如 3 分钟后仍不缓解,隔 3 分钟后可重复使用。对于心绞痛发作频繁者,静脉滴注硝酸甘油时,患者及家属不要擅自调整滴速,以防低血压发生。部分患者用药后出现面部潮红、头部胀痛、头晕、心动过速、心悸等不适,应告知患者是药物的扩血管作用所致,不必有顾虑。

2.应用他汀类药物时

应严密监测转氨酶及肌酸激酶等生化指标,以及时发现药物可能引起的肝脏损害和肌病。采用强化降脂治疗时,应注意监测药物的安全性。

(三)心理护理

安慰患者,消除紧张、不安情绪,改变急躁易怒性格,保持心理平衡。告知患者及家属过劳、情绪激动、饱餐、用力排便、寒冷刺激等都是心绞痛发作的诱因,应注意避免。

(四)健康教育

1.疾病知识指导

(1)合理膳食:宜摄入低热量、低脂、低胆固醇、低盐饮食,多食蔬菜、水果和粗纤维食物如芹菜、糙米等,避免暴饮暴食,应少食多餐。

(2)戒烟、限酒。

(3)适量运动:应以有氧运动为主,运动的强度和时间因病情和个体差异而不同,必要时在监测下进行。

(4)心理调适:保持心理平衡,可采取放松技术或与他人交流的方式缓解压力,避免心绞痛发作的诱因。

2.用药指导

指导患者出院后遵医嘱用药,不擅自增减药量,自我检测药物的不良反应。外出时随身携带硝酸甘油以备急用。硝酸甘油遇光易分解,应放在棕色瓶内存放于干燥处,以免潮解失效。药瓶开封后每 6 个月更换 1 次,以确保疗效。

3.病情检测指导

教会患者及家属心绞痛发作时的缓解方法,胸痛发作时应立即停止活动或舌下含服硝酸甘油。如连续含服 3 次仍不缓解,或心绞痛发作比以往频繁、程度加重、疼痛时间延长,应及时就医,警惕心肌梗死的发生。不典型心绞痛发作时,可能表现为牙痛、肩周炎、上腹痛等,为防治误诊,应尽快到医院做相关检查。

4.及时就诊的指标

(1)心绞痛发作时,舌下含化硝酸酯类药物无效或重复用药仍未缓解。

(2)心绞痛发作比以往频繁、程度加重、疼痛时间延长。

六、护理效果评估

(1)患者能坚持长期遵医嘱用药物治疗。

(2)心绞痛发作时,患者能立即停止活动,并舌下含服硝酸甘油。

(3)患者能预防和控制缺血症状,减低心肌梗死的发生。

(4)患者能戒烟、控制饮食和糖尿病治疗。

(5)患者能坚持定期门诊复查。

(何雪华)

第四章　消化内科护理

第一节　上消化道出血

一、疾病概述

(一)概念和特点

上消化道出血是指屈氏韧带以上的消化道,包括食管、胃、十二指肠、胰腺、胆管等病变引起的出血,以及胃空肠吻合术的空肠病变引起的出血。上消化道大出血是指数小时内失血量超过1 000 mL 或循环血容量的 20%,主要表现为呕血和(或)黑便,常伴有血容量减少而引起急性周围循环衰竭,是临床的急症,严重者可导致失血性休克而危及生命。

近年来,本病的诊断和治疗水平有很大的提高,临床资料统计显示,80%～85%急性上消化道大出血患者短期内能自行停止,仅 15%～20%患者出血不止或反复出血,最终死于出血并发症,其中急性非静脉曲张性上消化道出血的发病率在我国仍居高不下,严重威胁人民的生命健康。

(二)相关病理生理

上消化道出血多起因于消化性溃疡侵蚀胃基底血管导致其破裂而引发出血。出血后逐渐影响周围血液循环量,如因出血量多引起有效循环血量减少,进而引发血液循环系统代偿,以致血压降低,心悸、出汗,这急需即刻处理。出血处可能因血块形成而自动止血,但也可能再次出血。

(三)病因

上消化道出血的病因包括溃疡性疾病、炎症、门脉高压、肿瘤、全身性疾病等。临床上最常见的病因是消化性溃疡,其他依次为急性糜烂出血性胃炎、食管胃底静脉曲张破裂和胃癌。现将病因归纳列述如下。

1.上消化道疾病

(1)食管疾病、食管物理性损伤、食管化学性损伤。

(2)胃十二指肠疾病:消化性溃疡、Zollinger-Ellison 综合征、胃癌等。

(3)空肠疾病:胃肠吻合术后空肠溃疡、空肠克罗恩病。

2.门静脉高压引起的食管胃底静脉曲张破裂出血

(1)各种病因引起的肝硬化。

(2)门静脉阻塞:门静脉炎、门静脉血栓形成、门静脉受邻近肿块压迫。

(3)肝静脉阻塞:如 Budd-Chiari 综合征。

3.上消化道邻近器官或组织的疾病

(1)胆管出血:胆囊或胆管结石、胆管蛔虫、胆管癌、肝癌、肝脓肿或肝血管瘤破入胆管等。

(2)胰腺疾病:急慢性胰腺炎、胰腺癌、胰腺假性囊肿、胰腺脓肿等。

(3)其他:纵隔肿瘤或囊肿破入食管、主动脉瘤、肝或脾动脉瘤破入食管等。

4.全身性疾病

(1)血液病:白血病、血友病、再生障碍性贫血、DIC 等。

(2)急性感染:脓毒症、肾综合征出血热、钩端螺旋体病、重症肝炎等。

(3)脏器衰竭:尿毒症、呼吸衰竭、肝衰竭等。

(4)结缔组织病:系统性红斑狼疮、结节性多动脉炎、皮肌炎等。

5.诱因

(1)服用水杨酸类或其他非甾体抗炎药物或大量饮酒。

(2)应激相关胃黏膜损伤:严重感染、休克、大面积烧伤、大手术、脑血管意外等应激状态下,会引起应激相关胃黏膜损伤。应激性溃疡可引起大出血。

(四)临床表现

上消化道大量出血的临床表现主要取决于出血量及出血速度。

1.呕血与黑便

呕血与黑便是上消化道出血的特征性表现。上消化道出血之后,均有黑便。出血部位在幽门以上者常有呕血。若出血量较少、速度慢亦可无呕血。反之,幽门以下出血如出血量大,速度快,可因血反流入胃腔引起恶心、呕吐而表现为呕血。

呕血多棕褐色呈咖啡渣样,如出血量大,未经胃酸充分混合即呕出,则为鲜红色或有血块。黑便呈柏油样,黏稠而发亮,当出血量大,血液在肠内推进快,粪便可呈暗红甚至鲜红色。

2.失血性周围循环衰竭

急性大量失血由于循环血容量迅速减少而导致周围循环衰竭。一般表现为头昏、心慌、乏力,突然起立发生晕厥、肢体冷感、心率加快、血压偏低等。严重者呈休克状态。

3.发热

大量出血后,多数患者在 24 小时内出现低热,持续 3～5 天后降至正常。发热原因可能与循环血量减少和周围循环衰竭导致体温调节中枢功能紊乱等因素有关。

4.氮质血症

上消化道大量出血后,由于大量血液蛋白质的消化产物在肠道被吸收,血中尿素氮浓度可暂时增高,称为肠源性氮质血症。一般于一次出血后数小时血尿素氮开始上升,24～48 小时达到高峰,一般不超过 14.3 mmol/L(40 mg/dL),3～4 天后降至正常。

5.贫血和血常规

急性大量出血后均有失血性贫血。但在出血的早期,血红蛋白浓度、红细胞计数与血细胞比容可无明显变化。在出血后,组织液渗入血管内,使血液稀释,一般经 3～4 小时才出现贫血,出血后 24～72 小时血液稀释到最大限度。贫血程度取决于失血量外,还和出血前有无贫血、出血后液体平衡状态等因素相关。

急性出血患者为正细胞正色素性贫血,在出血后骨髓有明显代偿性增生,可暂时出现大细胞性贫血,慢性失血则呈小细胞低色素性贫血。出血 24 小时内网织红细胞即见增高,出血停止后逐渐降至正常。白细胞计数在出血后 2～5 小时轻至中度升高,血止后 2～3 天才恢复正常。但在肝硬化患者中,如同时有脾功能亢进,则白细胞计数可不升高。

（五）辅助检查

1.实验室检查

测定红细胞、白细胞和血小板计数，血红蛋白浓度、血细胞比容、肝肾功能、大便隐血检查等（以了解其病因、诱因及潜在的护理问题）。

2.内镜检查

出血后 24～48 小时行急诊内镜检查，可以直接观察出血部位，明确出血的病因，同时对出血灶进行止血治疗是上消化道出血病因诊断的首选检查方法。

3.X 线钡餐检查

对明确病因亦有价值。主要适用于不宜或不愿进行内镜检查者或胃镜检查未能发现出血原因，需排除十二指肠降段以下的小肠段有无出血病灶者。

4.其他

放射性核素扫描或选择性动脉造影如腹腔动脉、肠系膜上动脉造影帮助确定出血部位，适用于内镜及 X 线钡剂造影未能确诊而又反复出血者。不能耐受 X 线、内镜或动脉造影检查的患者，可作吞线试验，根据棉线有无沾染血迹及其部位，可以估计活动性出血部位。

（六）治疗原则

上消化道大量出血为临床急症，应采取积极措施进行抢救。迅速补充血容量，纠正水电解质失衡，预防和治疗失血性休克，给予止血治疗，同时积极进行病因诊断和治疗。

药物治疗：包括局部用药和全身用药两部分。

1.局部用药

经口或胃管注入消化道内，对病灶局部进行止血，主要如下。

（1）8～16 mg 去甲肾上腺素溶于 100～200 mL 冰盐水口服，强烈收缩出血的小动脉而止血，适用于胃、十二指肠出血。

（2）口服凝血酶，经接触性止血，促使纤维蛋白原转变为纤维蛋白，加速血液凝固，近年来被广泛应用于局部止血。

2.全身用药

经静脉进入体内，发挥止血作用。

（1）抑制胃酸分泌药：对消化性溃疡和急性胃黏膜损伤引起的出血，常规给予 H_2 受体拮抗剂或质子泵抑制剂，以提高和保持胃内较高的 pH，有利于血小板聚集及血浆凝血功能所诱导的止血过程。常用药物有西咪替丁 200～400 mg，每 6 小时 1 次；雷尼替丁 50 mg，每 6 小时 1 次；法莫替丁 20 mg，12 小时 1 次；奥美拉唑 40 mg，每 12 小时 1 次。急性出血期均为静脉用药。

（2）降低门静脉压力药。①血管升压素及其拟似物：为常用药物，其机制是收缩内脏血管，从而减少门静脉血流量，降低门静脉及其侧支循环的压力。用法为血管升压素 0.2 U/min 持续静脉滴注，视治疗反应，可逐渐加至 0.4 U/min。同时用硝酸甘油静脉滴注或含服，以减轻大剂量用血管升压素的不良反应，并且硝酸甘油有协同降低门静脉压力的作用。②生长抑素及其拟似物：止血效果好，可明显减少内脏血流量，并减少奇静脉血流量，而奇静脉血流量是食管静脉血流量的标志。14 肽天然生长抑素，用法为首剂 250 μg 缓慢静脉注射，继以 250 μg/h 持续静脉滴注。人工合成剂奥曲肽，常用首剂 100 μg 缓慢静脉注射，继以 25～50 μg/h 持续静脉滴注。

（3）促进凝血和抗纤溶药物：补充凝血因子如静脉注入纤维蛋白原和凝血酶原复合物对凝血功能异常引起出血者有明显疗效。抗血纤溶芳酸和 6-氨基己酸有对抗或抑制纤维蛋白溶解的作用。

二、护理评估

(一)一般评估

1.生命体征

大量出血患者因血容量不足,外周血管收缩,体温可能偏低,出血后2天内多有发热,一般不超过38.5 ℃,持续3～5天;脉搏增快(>120次/分)或细速;呼吸急促、浅快;血压降低,收缩压降至10.7 kPa(80 mmHg)以下,甚至可持续下降至测不出,脉压减少,小于3.3～4.0 kPa(25～30 mmHg)。

2.患者主诉

有无头晕、乏力、心慌、气促、冷、口干口渴等症状。

3.相关记录

呕血颜色、量,皮肤、尿量、出入量、黑便颜色和量等记录结果。

(二)身体评估

1.头颈部

上消化道大量出血,有效循环血容量急剧减少,患者可出现精神萎靡、嗜睡、表情淡漠、烦躁不安、意识模糊甚至昏迷。

2.腹部

(1)有无肝脾大,如果脾大、蜘蛛痣、腹壁静脉曲张或有腹水者,提示肝硬化门脉高压食管静脉破裂出血;肝大、质地硬、表面凹凸不平或有结节,提示肝癌。

(2)腹部肿块的质地软硬度,如果质地硬、表面凹凸不平或有结节应考虑胃、胰腺、肝胆肿瘤。

(3)中等量以上的腹水可有移动性浊音。

(4)肠鸣音活跃,肠蠕动增强,肠鸣音达10次/分以上,但音调不特别高调,提示有活动性出血。

(5)直肠和肛门有无结节、触痛和肿块、狭窄等异常情况。

3.其他

(1)出血部位与出血性质的评估:上消化道出血不包括口、鼻、咽喉等部位出血及咯血,应注意鉴别。出血部位在幽门以上,呕血及黑便可同时发生,而幽门以下部位出血,多以黑便为主。下消化道出血较少时,易被误认为是上消化道出血。下消化道出血仅有便血,无呕血,粪便鲜红、暗红或有血块,患者常感下腹部疼痛等不适感。进食动物血、肝,服用骨炭、铁剂、铋剂或中药也可使粪便发黑,但黑而无光泽。

(2)出血量的评估:粪便隐血试验阳性,表示每天出血量>5 mL;出现黑便时表示每天出血量在50～70 mL,胃内积血量达250～300 mL,可引起呕血;急性出血量<400 mL时,组织液及脾脏贮血补充失血量,可无临床表现,若大量出血数小时内失血量超过1 000 mL或循环血容量的20%,引起急性周围循环衰竭,导致急性失血性休克而危及患者生命。

(3)失血程度的评估:失血程度除按出血量评估外,还应根据全身状况来判断。失血的表现多伴有全身症状,表现:①轻度失血,失血量达全身总血量10%～15%,患者表现为皮肤苍白、头晕、怕冷,血压可正常但有波动,脉搏稍快,尿量减少。②中度失血,失血量达全身总血量20%以上,患者表现为口干、眩晕、心悸,血压波动、脉压变小,脉搏细数,尿量减少。③重度失血,失血量达全身总血量30%以上,患者表现为烦躁不安、意识模糊、出冷汗、四肢厥冷、血压显著下降、脉搏细数超过120次/分,尿少或尿闭,重者失血性休克。

(4)出血是否停止的评估:①反复呕血,呕吐物由咖啡色转为鲜红色,黑便次数增多且粪便稀薄色泽转为暗红色,伴肠鸣音亢进。②周围循环衰竭的表现,经充分补液、输血仍未见明显改善,或暂时好转后又恶化,血压不稳,中心静脉压不稳定。③红细胞计数、血细胞比容、血红蛋白测定不断下降,网织红细胞计数持续增高。④在补液足够、尿量正常时,血尿素氮升高。⑤门脉高压患者的脾大,因出血而暂时缩小,如不见脾脏恢复肿大,提示出血未止。

(三)心理-社会评估

患者发生呕血与黑便时都可导致患者紧张、烦躁不安、恐惧、焦虑等反应。病情危重者,可出现濒死感,而此时其家属表现伤心状态,使患者出现较强烈的紧张及恐惧感。慢性疾病或全身性疾病致反复呕血与黑便者,易使患者对治疗和护理失去信心,表现为护理工作上不合作。患者及其家庭对疾病的认识态度影响患者的生活质量,影响其工作、学习、社交等活动。

(四)辅助检查结果评估

1.血常规

上消化道出血后均有急性失血性贫血;出血后 6～12 小时红细胞计数、血红蛋白浓度及血细胞比容下降;在出血后 2～5 小时白细胞数开始增高,血止后 2～3 天降至正常。

2.血尿素氮测定

呕血的同时因部分血液进入肠道,血红蛋白的分解产物在肠道被吸收,故在出血数小时后尿素氮开始不升,24～48 小时可达高峰,持续时间不等,与出血时间长短有关。

3.粪便检查

隐血试验(OBT)阳性,但检查前需禁止食动物血、肝、绿色蔬菜等 3～4 天。

4.内镜检查

直接观察出血的原因和部位,黏膜皱襞迂曲可提示胃底静脉曲张。

(五)常用药物治疗效果的评估

1.输血

输血前评估患者的肝功能,肝功能受损宜输新鲜血,因库存血含氨量高易诱发肝性脑病。同时要评估患者年龄、病情、周围循环动力学及贫血状况,注意因输液、输血过快、过多导致肺水肿,原有心脏病或老年患者必要时可根据中心静脉压调节输液量。

2.血管升压素

滴注速度应准确,并严密观察有无出现腹痛、血压升高、心律失常、心肌缺血,甚至发生心肌梗死等不良反应。评估是否药液外溢,一旦外溢用 50％硫酸镁湿敷,因该药有抗利尿作用,突然停用血管升压素会引起反射性尿液增多,故应观察尿量并向家属做好解释工作。同时,孕妇、冠心病、高血压禁用血管升压素。

3.凝血酶

口服凝血酶时评估有无有恶心、头昏等不良反应,并指导患者更换体位。此药不能与酸碱及重金属等药物配伍,应现用现配,若出现过敏现象应立即停药。

4.镇静剂

评估患者的肝功能,肝病患者忌用吗啡、巴比妥类等强镇静药物。

三、护理诊断

(一)体液不足

体液不足与上消化道大量出血有关。

(二)活动无耐力

活动无耐力与上消化道出血所致周围循环衰竭有关。

(三)营养失调

低于机体需要量与急性期禁食及贫血有关。

(四)恐惧

恐惧与急性上消化道大量出血有关。

(五)知识缺乏

缺乏有关出血的知识及防治的知识。

(六)潜在并发症

休克、急性肾衰竭。

四、护理目标

(1)患者无继续出血的征象,组织灌注恢复正常。

(2)没有脱水征,生命体征稳定。

(3)因出血引起的恐惧感减轻。

(4)能够获得足够休息,活动耐力逐渐增加,能叙述活动时保证安全的要点。

(5)患者呼吸道通畅,无窒息、误吸,食管胃底黏膜未因受气囊压迫而损伤。

五、护理措施

(一)一般护理

1.休息与体位

少量出血者应卧床休息,大出血时绝对卧床休息,取平卧位并将下肢略抬高,以保证脑部供血。呕吐时头偏向一侧,防止窒息或误吸。指导患者坐起、站起时动作要缓慢,出现头晕、心慌、出汗时立即卧床休息并告知护士。病情稳定后,逐渐增加活动量。

2.饮食护理

急性大出血伴恶心、呕吐者应禁食。少量出血无呕吐者,可进食温凉、清淡流质食物。出血停止后改为营养丰富、易消化、无刺激性半流质、软食,少量多餐逐渐过渡到正常饮食。食管胃底静脉曲张破裂出血者避免粗糙、坚硬、刺激性食物,且应细嚼慢咽。防止损伤曲张静脉而再次出血。

3.安全护理

轻症患者可起身稍做活动,可上厕所大小便。但应注意有活动性出血时,患者常因有便意而至厕所,在排便时或便后起立时晕厥,因此必要时由护士陪同如厕或暂时改为在床上排泄。重症患者应多巡视,用床栏加以保护。

(二)病情观察

上消化道大量出血时,有效循环血容量急剧减少,可导致休克或死亡,所以要严密监测。

(1)精神和意识状态:是否精神萎靡、嗜睡、表情淡漠、烦躁不安、意识模糊甚至昏迷。

(2)生命体征:体温不升或发热,呼吸急促,脉搏细弱、血压降低、脉压变小、必要时行心电监护。

(3)周围循环状况:观察皮肤和甲床色泽,肢体温暖或是湿冷,周围静脉特别是颈静脉充盈情况。

(4)准确记录24小时出入量,测每小时尿量,应保持尿量大于每小时 30 mL,并记录呕吐物和粪便的性质、颜色及量。

(5)定期复查红细胞计数、血细胞比容、血红蛋白、网织红细胞计数、血尿素氮、粪潜血,以了解贫血程度、出血是否停止。

(三)用药护理

立即建立静脉通道,遵医嘱迅速、准确地实施输血、输液、各种止血治疗及用药等抢救措施,并观察治疗效果及不良反应。血管升压素可引起腹痛、血压升高、心律失常、心肌缺血,甚至发生心肌梗死,故滴注速度应准确,并严密观察不良反应。同时,孕妇、冠心病、高血压禁用血管升压素。肝病患者忌用吗啡、巴比妥类药物,宜输新鲜血,因库存血含氨量高,易诱发肝性脑病。

(四)三腔两囊管护理

插管前应仔细检查,确保三腔气囊管通畅,无漏气,并分别做好标记,以防混淆,备用。插管后检查管道是否在胃内,抽取胃液,确定管道在胃内分别向胃囊和食管囊注气,将食管引流管、胃管连接负压吸引器,定时抽吸,观察出血是否停止,并记录引流液的性状及量。并做好留置于腔气囊管期间的护理和拔管出血停止后的观察及拔管。

(五)心理护理

护理人员应关心、安慰患者尤其是反复出血者。解释各项检查、治疗措施,耐心细致地解答患者或家属的提问,消除他们的疑虑。同时,经常巡视,大出血时陪伴患者,以减轻患者的紧张情绪。抢救工作应迅速而不忙乱,使其产生安全感、信任,保持稳定情绪,帮助患者消除紧张恐惧心理,更好地配合治疗及护理。

六、健康教育

(一)疾病知识指导

应帮助患者和家属掌握有关疾病的病因和诱因,以及预防、治疗和护理知识,以减少再度出血的危险。并且指导患者及家属学会早期识别出血征象及应急措施。

(二)饮食指导

合理饮食是避免诱发上消化道出血的重要措施。注意饮食卫生和规律饮食;进食营养丰富、易消化的食物,避免粗糙、刺激性食物,或过冷、过热、产气多的食物、饮料,禁烟、浓茶、咖啡等对胃有刺激的食物。

(三)生活指导

生活起居要有规律,劳逸结合,情绪乐观,保证身心愉悦,避免长期精神紧张。应在医师指导下用药,同时慢性病者应定期门诊随访。

(四)自我观察

教会患者出院后早期识别出血征象及应急措施:出现头晕、心悸等不适,或呕血、黑便时,立即卧床休息,保持安静,减少身体活动;呕吐时取侧卧位以免误吸;立即送医院治疗。

(五)及时就诊的指标

(1)有呕血和黑便。

(2)出现血压降低、头晕、心悸等不适。

七、护理效果评价

(1)患者出血停止,组织灌注恢复正常。

(2)患者活动耐受力增加,活动时无晕厥、跌倒危险。

(3)恐惧感减轻。

(4)休息和睡眠充足,活动耐力增加或恢复至出血前的水平。

(5)患者活动时无晕厥,跌倒等意外发生。

(6)无窒息或误吸,食管胃底黏膜无糜烂、坏死。

(李　芸)

第二节　消化性溃疡

消化性溃疡主要指发生于胃和十二指肠的慢性溃疡,即胃溃疡(GU)和十二指肠溃疡(DU),因溃疡的形成与胃酸/胃蛋白酶的消化作用有关而得名。临床以慢性病程、周期性发作和节律性上腹部疼痛为主要特点。消化性溃疡是消化系统的常见病,我国总发病率为10%～12%,秋冬和冬春之交好发。临床上十二指肠溃疡较胃溃疡多见,两者之比约为3∶1。男性患病较女性多见,男女之比为(3～4)∶1。十二指肠溃疡好发于青壮年,胃溃疡的发病年龄高峰比十二指肠溃疡约晚10年。

一、致病因素

(一)幽门螺杆菌感染

大量研究表明幽门螺杆菌感染是消化性溃疡的主要病因,尤其是十二指肠溃疡。其机制尚未完全阐明,可能是幽门螺杆菌感染通过直接或间接作用于胃、十二指肠黏膜,使黏膜屏障作用削弱,胃酸分泌增加,引起局部炎症和免疫反应,导致胃、十二指肠黏膜损害和溃疡形成。

(二)胃酸和胃蛋白酶

消化性溃疡的最终形成是由于胃酸/胃蛋白酶对黏膜的自身消化所致。胃酸分泌增多不仅破坏胃黏膜屏障,还能激活胃蛋白酶,从而降解蛋白质分子,损伤黏膜,故胃酸在溃疡的形成过程中起关键作用,是溃疡形成的直接原因。

(三)非甾体抗炎药

如阿司匹林、吲哚美辛、糖皮质激素等可直接作用于胃、十二指肠黏膜,损害黏膜屏障,还可抑制前列腺素合成,削弱其对黏膜的保护作用。

(四)其他因素

1.遗传

O型血人群的十二指肠溃疡发病率高于其他血型。

2.吸烟

烟草中的尼古丁成分可引起胃酸分泌增加、幽门括约肌张力降低、胆汁及胰液反流增多,从而削弱胃肠黏膜屏障。

3.胃十二指肠运动异常

胃排空增快可使十二指肠壶腹部酸负荷增大;胃排空延缓可引起十二指肠液反流入胃,增加胃黏膜侵袭因素。

总之,胃酸/胃蛋白酶的损害作用增强和(或)胃、十二指肠黏膜防御/修复机制减弱是本病发生的根本环节。但胃和十二指肠溃疡发病机制也有所不同,胃溃疡的发病主要是防御/修复机制减弱,十二指肠溃疡的发病主要是损害作用增强。

二、护理评估

(一)健康史

患者吸烟、酗酒史、病程时间、有无服用非甾体抗炎药、遗传及家族史。

(二)身体状况

临床表现轻重不一,部分患者可无症状或症状较轻,或以出血、穿孔等并发症为首发表现。典型的消化性溃疡有如下临床特点。①慢性病程:病史可达数年至数十年。②周期性发作:发作与缓解交替出现,发作常有季节性,多在秋冬和冬春之交好发。③节律性上腹部疼痛:腹痛与进食之间有明显的相关性和节律性。

1.症状

(1)上腹部疼痛:为本病的主要症状,疼痛部位多位于中上腹,可偏右或偏左。疼痛性质可为钝痛、胀痛、灼痛、剧痛或饥饿不适感。多数患者疼痛有典型的节律性,胃溃疡疼痛常在餐后 1 小时内发生,至下次餐前消失,即进食-疼痛-缓解,故又称饱食痛;十二指肠溃疡疼痛常在两餐之间发生,至下次进餐后缓解,即疼痛-进食-缓解,故又称空腹痛或饥饿痛,部分患者也可出现午夜痛。

(2)其他:可有反酸、嗳气、恶心、呕吐、腹胀、食欲缺乏等消化不良的症状,或有失眠、多汗等自主神经功能失调的表现,病程长者可出现消瘦、体重下降和贫血。

2.体征

溃疡发作期上腹部可有局限性轻压痛,胃溃疡压痛点常位于剑突下稍偏左,十二指肠溃疡压痛点多在剑突下稍偏右。缓解期无明显体征。

3.并发症

(1)出血:是最常见的并发症。出血引起的临床表现取决于出血的量和速度,轻者仅表现为呕血与黑便,重者可出现休克征象。

(2)穿孔:急性穿孔是最严重的并发症,常见诱因有饮食过饱、饮酒、劳累、服用甾体抗炎药等。表现为突发的剧烈腹痛,迅速蔓延至全腹,并出现腹肌紧张、弥漫性腹部压痛、反跳痛,肝浊音界缩小或消失,肠鸣音减弱或消失等体征,部分患者出现休克。慢性穿孔的症状不如急性穿孔剧烈,往往表现为腹痛节律的改变,常放射至背部。

(3)幽门梗阻:多由十二指肠溃疡或幽门管溃疡引起。溃疡急性发作时炎症水肿可引起暂时性梗阻,慢性溃疡愈合后形成瘢痕可致永久性梗阻。主要表现为上腹胀痛,餐后明显,频繁大量呕吐,呕吐物含酸性发酵宿食。严重呕吐可致脱水和低氯低钾性碱中毒,常继发营养不良和体重减轻。上腹部空腹振水音、胃蠕动波及插胃管抽液量超过 200 mL 是幽门梗阻的特征性表现。

(4)癌变:少数胃溃疡可发生癌变。对有长期胃溃疡病史、年龄在 45 岁以上、胃溃疡上腹痛的节律性消失、症状顽固且经严格内科治疗无效、粪便隐血试验持续阳性者,应考虑癌变,需进一步检查和定期随访。

(三)心理-社会状况

由于本病病程长、周期性发作和节律性腹痛,会使患者产生紧张、焦虑或抑郁等情绪,当并发出血、穿孔或癌变时,易产生恐惧心理。

(四)实验室及其他检查

1.胃镜及胃黏膜活组织检查

胃镜及胃黏膜活组织检查是确诊消化性溃疡首选的检查方法。胃镜检查可直接观察溃疡部位、病变大小和性质,还可在直视下取活组织做病理学检查及幽门螺杆菌检测。

2.X 线钡剂检查

龛影是溃疡的 X 线检查直接征象,对溃疡有确诊价值;激惹和变形等间接征象,提示可能有溃疡的发生。

3.幽门螺杆菌检测

幽门螺杆菌检测是消化性溃疡诊断的常规检查项目,因为有无幽门螺杆菌感染决定治疗方案的选择。

4.粪便隐血试验

隐血试验阳性提示溃疡活动期,胃溃疡患者如隐血试验持续阳性,提示癌变的可能。

三、护理诊断

(一)疼痛

腹痛与胃酸刺激溃疡面、引起化学性炎症或并发穿孔等有关。

(二)营养失调

低于机体需要量与疼痛所致摄食减少或频繁呕吐有关。

(三)焦虑

焦虑与溃疡反复发作、迁延不愈或出现并发症使病情加重有关。

(四)潜在并发症

出血、穿孔、幽门梗阻、癌变。

(五)知识缺乏

缺乏溃疡病防治知识。

四、护理目标

(1)患者能够了解并避免发病诱因,能够描述正确的溃疡防治知识,主动参与、积极配合防治。

(2)未出现上消化道出血、穿孔、幽门梗阻、溃疡癌变等并发症或出现能被及时发现和处理。

(3)焦虑程度减轻或消失。

五、护理措施

(一)病情观察

密切观察患者腹痛的规律和特点,与进食、服药的关系,呕吐物及粪便的颜色和性状;监测生命体征及腹部体征的变化。观察患者有无出血、穿孔、幽门梗阻和癌变征象,一旦发现及时通知医师,并配合做好各项护理工作。

(二)生活护理

1.适当休息

溃疡活动期且症状较重或有并发症者,应适当休息。

2.饮食护理

基本要求同慢性胃炎。指导患者进餐定时定量、少食多餐、细嚼慢咽。选择营养丰富、易消化,低脂、适量蛋白质的食物,如脱脂牛奶、鸡蛋和鱼等;主食以面食为主,因其柔软、含碱且易消化,不习惯于面食则以软米饭或米粥代替;避免辛辣、油炸、过酸、过咸食物及浓茶、咖啡等刺激食物和饮料,以减少胃酸分泌。

(三)药物治疗的护理

严格遵医嘱用药,注意观察药物的疗效及不良反应,并告知患者用药的注意事项。

1.碱性抗酸药

应在饭后 1 小时和睡前服用,避免与奶制品、酸性食物及饮料同服。氢氧化铝凝胶能阻碍磷的吸收,引起磷缺乏症,长期大量服用还可引起严重便秘;服用镁制剂可引起腹泻。

2.H_2 受体拮抗药

应在餐中或餐后即刻服用,也可将一天的剂量在睡前顿服,若与抗酸药联用时,两药间隔 1 小时以上。静脉给药时要注意控制速度,避免低血压和心律失常的发生。长期大量应用西咪替丁可出现男性乳房肿胀、性欲减退、腹泻、眩晕、头痛、肌肉痉挛或肌痛、皮疹、脱发,偶见粒细胞减少、精神错乱等。

3.质子泵抑制药

奥美拉唑可引起头晕,告知患者服药期间避免从事注意力高度集中的工作;兰索拉唑的主要不良反应有荨麻疹、皮疹、瘙痒、头痛、口干、肝功能异常等,不良反应严重时应及时停药;泮托拉唑的不良反应较少,偶有头痛和腹泻。

4.保护胃黏膜药物

硫糖铝片应在餐前 1 小时服用,可有便秘、口干、皮疹、眩晕、嗜睡等不良反应;米索前列醇可引起子宫收缩,孕妇禁用。

5.根除幽门螺杆菌药物

应在餐后服用抗生素,尽量减少对胃黏膜的刺激,服药要定时定量,以达到根除幽门螺杆菌的目的。

(四)并发症的护理

1.穿孔

急性穿孔时,禁食并胃肠减压,做好术前准备工作;慢性穿孔时,密切观察疼痛的性质,指导患者遵医嘱用药。

2.幽门梗阻

观察患者呕吐物的性状,准确记录出入液量,重者禁食禁水、胃肠减压,及时纠正水、电解质、酸碱平衡紊乱。

3.出血

出血患者按出血护理常规护理。

(五)心理护理

正确评估患者及家属的心理反应,告知患者及家属,经过正规治疗和积极预防,溃疡是可以痊愈的,并说明不良情绪会诱发和加重病情,使患者树立信心,消除紧张、恐惧心理。指导患者心理放松,转移注意力,保持乐观的情绪。

六、健康教育

(一)疾病知识指导

向患者及家属介绍导致溃疡发生及加重的相关因素;指导患者生活规律,保持乐观的心态,保证充足的睡眠和休息,适当锻炼,提高机体抵抗力;建立合理的饮食习惯和结构,戒除烟酒,避免摄入刺激性食物。

(二)用药指导

指导患者严格遵医嘱正确服药,学会观察药物疗效和不良反应,不可自行停药和减量,以避免溃疡复发;忌用或慎用对胃黏膜有损害的药物,如阿司匹林、咖啡因、糖皮质激素等;若用药后腹痛节律改变或出现并发症应及时就医。

七、护理效果评价

(1)患者能说出引起疼痛的原因、诱因,戒除烟酒,饮食规律,能选择适宜的食物,未因饮食不当诱发疼痛。

(2)能正确服药,上腹部疼痛减轻并渐消失,无恶心、呕吐、呕血、黑便。

(3)情绪稳定,无焦虑或恐惧,生活态度积极乐观。

(李 芸)

第三节 肝 硬 化

肝硬化是一种常见的由一种或多种病因长期或反复作用引起的肝脏慢性、进行性、弥漫性病变。其特点是在肝细胞坏死基础上发生纤维化,并形成异常的再生结节和假小叶。临床早期可无症状,晚期可累及多系统,以肝功能损害和门静脉高压为主要表现,常出现消化道出血、肝性脑病和继发感染等严重并发症。

一、疾病概述

(一)病因

引起肝硬化的病因很多,且具有地区差异性。亚洲和非洲以乙肝后肝硬化为多见,而美国、欧洲以酒精性肝硬化多见。部分肝硬化可能是多种致病因素共同作用的结果。

1.病毒性肝炎

在我国,病毒性肝炎是导致肝硬化的主要原因,可以由乙型、丙型、丁型肝炎病毒重叠感染后演变而来,甲型和戊型肝炎不发展成肝硬化。多数表现为大结节或大小结节混合性肝硬化。

2.慢性酒精中毒

慢性酒精中毒为西方国家及地区肝硬化的常见病因,我国近年来有上升趋势。其发病机制主要是长期大量饮酒时,乙醇及其中间代谢产物乙醛对肝脏直接损害,形成脂肪肝、酒精性肝炎,严重时发展为酒精性肝硬化。乙醇量换算公式:乙醇量(g)=饮酒量(mL)×乙醇含量(%)×0.8。

3.长期胆汁淤积

长期胆汁淤积是由于胆酸及胆红素的作用引起肝细胞变性、坏死及纤维组织增生,最终可以发展为胆汁性肝硬化。与自身免疫有关者称为原发性胆汁性肝硬化;继发于肝外胆管阻塞者称为继发性胆汁性肝硬化。

4.遗传和代谢疾病

由遗传性和代谢性疾病导致某些物质因代谢障碍而沉积于肝脏,引起肝细胞变性坏死、结缔组织增生而逐渐发展成的肝硬化称为代谢性肝硬化。主要有以下几种。

(1)血色病:铁代谢障碍,肝组织中铁沉积过多引起的肝硬化。

(2)肝豆状核变:由于先天性铜代谢异常,导致铜过量沉积于肝脏、脑基底节及角膜,临床上表现为肝硬化、铜蓝蛋白降低、精神障碍等。

(3)半乳糖血症:半乳糖代谢缺陷以致大量半乳糖和半乳糖-1-磷酸堆积在肝细胞,在数月和数年后可发展为肝硬化。

(4)α_1 抗胰蛋白酶缺乏症:α_1 抗胰蛋白酶基因异常导致 α_1 抗胰蛋白酶缺乏引起的先天性代谢病。婴幼儿 15%~20% 的肝脏疾病可由 α_1 抗胰蛋白酶缺乏所致,成人 α_1 抗胰蛋白酶缺乏常表现为无症状性肝硬化,可伴肝癌。

(5)糖原贮积症Ⅳ型:因分支酶缺陷导致糖原在肝细胞内聚集引起进行性肝大,肝功能损害逐渐加重引起肝硬化。

(6)肝脏淀粉样变性:由于淀粉样物质浸润于肝细胞之间或沉积于网状纤维支架所致,常伴其他脏器淀粉样变。临床表现多样,最突出表现为巨肝,肝功能轻度异常。

(7)遗传性果糖不耐受症:由于缺乏磷酸果糖醛缩酶,使机体不能使用果糖,果糖的副产物果糖-1-磷酸半乳糖在体内累积,可引起肝硬化。

(8)其他:如纤维性囊肿病、先天性酪氨酸血症,也可引起肝硬化。

5.肝静脉回流受阻

长期肝静脉回流受阻导致肝脏被动充血。病理特点为肝细胞肿胀、肝大、肝小叶中心性坏死及纤维化;外观为槟榔肝。常见病因有以下 3 种。

(1)慢性充血性心力衰竭和慢性缩窄性心包炎:病程较长,往往>10 年,肝大且质地中等硬度,也称为心源性肝硬化。

(2)Budd-Chiari 综合征:原发性肝静脉狭窄,多见于日本女性,其病理特点为肝静脉内膜下微血栓形成、血管壁增厚。目前认为其可能与口服避孕药及抗肿瘤药、X 线放射治疗(简称放疗)有关。另外,本症有先天性的痕迹,如血管蹼、膜状闭锁、狭窄两端对位不良等。但由于本病发病多在 20~40 岁,所以推测多由先天性的胚胎遗迹,在生长发育过程中不断增长所致。

(3)肝静脉或下腔静脉血栓:临床多见。常见病因有骨髓增生异常疾病,如真性红细胞增多症、镰状细胞贫血、阵发性血红蛋白尿症、正常凝血抑制物(如抗血栓素、蛋白 C、蛋白 S 等)的遗传缺陷、腹部外伤、化脓性肝内病灶、肝静脉内肿瘤特别是原发性肝癌和肾细胞癌等。

6.化学毒物或药物

由于吸入、摄入或静脉给予许多药物及化学制剂,如甲基多巴、双醋酚酊、四环素、磷、砷、四氯化碳等引起的中毒性肝炎,最后可演变为肝硬化。

7.免疫紊乱

自身免疫性肝炎可进展为肝硬化。其病因和发病机制仍不十分清楚,临床上以女性多见,肝功能损害较轻。伴有其他系统自身免疫性疾病如系统性红斑狼疮,可出现多种自身抗体及异常免疫球蛋白血症等。

8.隐源性肝硬化

隐源性肝硬化并不是一种特殊类型的肝硬化,而是限于诊断技术一时难以确定发病原因的肝硬化。病毒性肝炎和儿童脂肪性肝炎可能是隐源性肝硬化的重要原因。随着诊断技术的进步,隐源性肝硬化所占的比例将逐渐减少。

9.其他

长期食物中缺乏蛋白质、维生素等可降低肝细胞对其他致病因素的抵抗力,成为肝硬化的间接病因。长期或反复感染血吸虫病者,虫卵在门静脉分支中沉积引起纤维组织增生,导致窦前性门静脉高压,在此基础上发展为血吸虫性肝硬化。有的患者可同时具有以上几种病因,由混合病因引起者病程进展较快。

(二)病理

在大体形态上,由于肝脏硬化失去原有的形态,体积变小,重量减轻,边缘变薄、变锐,外观由暗红色变为棕黄或灰褐色,肝左、右叶间裂原增大,表面有大小不等的结节形成,肝包膜变厚。切面可见肝正常小叶被散在的圆形或不规则状大小不等的岛屿状再生结节取代,结节周围有灰白色结缔组织包绕。

病理特点是在肝细胞炎症坏死的基础上,小叶结构塌陷,发生弥漫性纤维化,再生肝细胞结节形成,由纤维组织包绕形成假小叶。以肝再生结节形态和大小作为分类标准,可分为 3 类。

1.小结节性肝硬化

酒精性肝硬化常属此型。结节大小均匀,直径<3 mm,结节间有纤细的灰白色纤维组织间隔。中央静脉位置和数目不规则,可有 2~3 个中央静脉或一个偏在一边的中央静脉,或无中央静脉。

2.大结节性肝硬化

病毒性肝炎导致的肝硬化常属此型。结节粗大,大小不均,直径>3 mm,也可达 5 cm 甚至更大,结节间的纤维组织间隔一般较宽。结缔组织增生导致汇管区显著增宽,常见程度不等的炎症细胞浸润和假胆管增生。

3.大小结节混合性肝硬化

以上两型的混合,肝内同时存在大、小结节两种病理形态。肝炎后肝硬化也可属此型。

值得注意的是,肝硬化再生结节的大小与病因并非绝对相关。慢性持续的少量肝细胞坏死,其再生结节往往是小结节;而较大范围的肝细胞大量坏死,其再生结节一般是大结节。即一种病因可导致不同病理类型的肝硬化,不同的病因也可发展为同一种类型的肝硬化。

二、护理评估

(一)健康史

1.肝炎后肝硬化

由乙型、丙型或乙型与丁型重叠感染,经过慢性肝炎阶段演变而来。

2.血吸虫性肝硬化

日本血吸虫长期或反复感染后。

3.酒精性肝硬化

长期大量饮酒(每天摄入乙醇 80 g 达 10 年以上)。

4.胆汁性肝硬化

持续肝内淤胆或肝外胆管阻塞。

5.心源性肝硬化

慢性充血性心力衰竭,缩窄性心包膜炎,肝静脉和(或)下腔静脉阻塞。

6.工业毒物或药物

长期接触四氯化碳、磷、砷等,或服用双醋酚丁、甲基多巴、四环素等。

7.代谢障碍

肝豆状核变性,血色病。

8.营养障碍

慢性炎症性肠病,食物中长期缺乏蛋白质、维生素、抗脂肪物质等。

(二)身心状况

大多数肝硬化起因隐匿,病程发展缓慢,可经历多年或 10 年以上才出现肝功能障碍等表现,临床上将肝硬化分为肝功能代偿期和失代偿期。

1.代偿期

患者易疲乏,食欲缺乏,性欲降低,可伴有腹胀、恶心、上腹隐痛、轻微腹泻等,也有不少人无症状。

2.失代偿期

症状显著,表现为肝功能减退、门脉高压症和全身多系统症状。

(1)肝功能减退的临床表现:①全身症状包括面色晦暗,精神不振,消瘦乏力,皮肤干燥,低热,水肿。②消化道症状包括上腹饱胀不适,恶心,呕吐,腹泻,腹胀,黄疸等。③出血倾向和贫血包括常有鼻出血、牙龈出血、皮肤紫癜、胃肠出血倾向及不同程度的贫血。④内分泌紊乱包括男性患者性欲减退、睾丸萎缩、毛发脱落及乳房发育;女性患者月经失调、闭经、不孕。患者面、颈、上胸、肩背处出现蜘蛛痣,肝掌。

(2)门脉高压症:①腹水是肝硬化最突出的临床表现。②侧支循环建立和开放,食管静脉曲张易致上消化道大出血;腹壁静脉曲张在脐周和腹壁可见迂曲的静脉;痔静脉曲张易形成痔核。③脾大,晚期脾功能亢进而呈全血细胞减少。

(3)肝触诊:质地坚硬,早期表面光滑,晚期可触及结节或颗粒状,常无压痛。

(三)实验室和其他检查

1.血、尿常规

在失代偿期有轻重不等的贫血,脾亢时全血细胞计数减少。黄疸时尿中有胆红素,尿胆原增加。

2.肝功能试验

失代偿期患者的肝功能多有全面损害。

(1)转氨酶:轻、中度增高,以 ALT(GPT)显著,但肝细胞严重坏死时 AST(GOT)活力大于 GPT。

(2)血清蛋白、总蛋白正常或有变化,但清蛋白降低而球蛋白却增高,A/G 比值降低甚至倒置。

(3)凝血酶原时间:有不同程度的延长。

(4)肝储备功能试验:如磺溴酞钠(BSP)试验、靛青绿(ICG)试验明显异常。

(5)血清蛋白电泳:γ-球蛋白增加。

3.免疫功能检查

肝硬化时出现免疫功能的改变。

(1)细胞免疫:CD3$^+$、CD4$^+$ 和 CD8$^+$ T 细胞减少。

(2)体液免疫:免疫球蛋白 IgG、IgA、IgM 增高,以 IgG 最明显。

(3)自身抗体:部分患者可检出抗核抗体、抗平滑肌抗体、抗线粒体抗体等。

(4)病毒性肝炎患者血清乙、丙、丁型肝炎病毒标记呈阳性。

4.肝脏超声显像

能看出肝的形状、大小、有无肿胀等,门脉高压症时可见门静脉直径增宽,检查前禁食 6～8 小时。

5.食管吞钡 X 线检查

食管静脉曲张时,X 线下显示虫蚀样或蚯蚓状充盈缺损,胃底静脉曲张时呈菊花样充盈缺损。

6.胃镜检查

纤维胃镜检查能直接看见静脉曲张及其部位和程度,在并发上消化道出血时能查清出血的部位和病因,同时可行食管静脉结扎等止血治疗。

7.放射性核素检查

可显示肝脏的大小、形状、密度,用以探查肝脏是否有病变或肿瘤。肝硬化者整个扫描像粗糙,肝右叶萎缩,左叶肥大,整个肝内吸收核素少,脾脏有核素浓集。

8.肝穿刺活组织检查

有假小叶形成,可确诊为肝硬化。

9.腹腔镜检查

可直接观察肝脏的外形、表面、色泽、边缘及腹腔内其他脏器,直视下对病变明显处作穿刺活检查,对诊断和鉴别诊断有帮助。

三、护理诊断

(一)营养失调

食欲缺乏,恶心,呕吐,消瘦,乏力,皮肤干燥,水肿与肝功能减退、胆汁分泌不足有关。

(二)体液过多

腹水,腹胀与门静脉压力增高、血浆清蛋白低等因素有关。

(三)有体液不足的危险

口渴,尿量减少,皮肤及黏膜干燥与利尿、大量放腹水、主动摄水量不足等有关。

(四)有皮肤完整性受损的危险

严重衰弱卧床不起,受压处皮肤易发生压疮,皮肤瘙痒与营养不良、低蛋白血症引起的全身水肿及黄疸和长期卧床等有关。

(五)气体交换受损

呼吸费力,气促,端坐呼吸与大量腹水、肺部感染有关。

四、护理目标

(1)能遵循休息和活动计划,活动耐力有所增加。

(2)患者能描述营养不良的原因,遵循饮食计划,保证各种营养物质的摄入。

(3)腹水和水肿有所减轻,身体舒适度增加。

(4)焦虑恐惧情绪得到缓解。

(5)无皮肤破损或感染,瘙痒等不适感减轻或消失。

(6)无并发症发生。

五、护理措施

(一)一般护理

(1)失代偿期应卧床休息,尽量取平卧位,以增加肝肾血流量。卧床期间注意保护皮肤。

(2)给予高热量、高维生素、易消化、无刺激的软食,选用优质蛋白。适量脂肪,限制动物脂肪的摄入。有肝性脑病先兆时应暂禁蛋白质摄入,有腹水者应给低盐或无盐饮食。必要时遵医嘱给予静脉补充营养。

(3)黄疸可致皮肤瘙痒,应避免搔抓皮肤,定时翻身,使用温水或性质柔和的护肤品清洁皮肤。

(4)指导患者遵医嘱按时、按量服药,片剂口服药应研碎服用。肝功能不全或肝性脑病前期症状出现时不能随意应用镇静剂、麻醉剂。便秘者给予缓泻剂,保持大便通畅。

(5)观察患者生命体征、意识及尿量变化,定期监测生化指标。

(6)肝硬化病程漫长,患者常有消极悲观情绪,应给予精神上安慰和支持,保持愉快心情,安心休养,有助于病情缓解。

(二)症状护理

腹水及水肿的护理。

(1)大量腹水时取半卧位,以利呼吸。抬高下肢,以减轻下肢水肿。男性患者出现阴囊水肿时可用吊带将阴囊托起。

(2)根据病情给予低盐或无盐饮食,每天液体摄入量不超过 1 000 mL。

(3)保持床铺干燥平整,经常更换体位,避免局部长期受压。

(4)观察患者腹水消退情况注意有无呼吸困难和心悸表现,准确记录每天出入量,定期测量腹和体重,协助医师做好腹腔穿刺的护理。

六、健康教育

(1)合理安排作息时间,保证充足睡眠;防止便秘,减少有害物质的产生。

（2）禁止饮酒、吸烟；指导正确饮食。

（3）注意保暖，保持居住环境卫生，防止感染。

（4）避免食管静脉曲张破裂的诱发因素，如粗糙食物、剧烈咳嗽、腹压增高等。

（5）教会患者正确记录尿量、腹围、体重的方法。

（6）严格遵医嘱服药，尽量避免使用对肝脏有损害的药物，学会识别药物的不良反应及肝性脑病的前期症状，定期门诊随访。

七、护理效果评价

（1）患者能按计划进行活动和休息，活动耐力增加。

（2）患者能选择符合饮食计划的食物，保证营养的摄入。

（3）腹水和水肿引起的不适减轻。

（4）情绪稳定，紧张、恐惧感消失。

（5）皮肤无破损及感染，瘙痒症状减轻。

（6）无并发症发生。

（李　芸）

第四节　肝　性　脑　病

一、疾病概述

（一）概念

肝性脑病（HE）是由于严重急性或慢性肝功能严重障碍，使大量毒性代谢产物在体内聚集，经血液循环入脑，引起的中枢神经系统功能障碍（排除其他已知脑病的神经心理异常综合征），临床上出现以意识障碍为主的一系列神经精神症状，最终出现昏迷。这种继发于严重肝病的神经精神综合征，称为肝性脑病。

（二）分类

按肝脏功能失调或障碍的性质将肝性脑病分为 3 种类型：A 型为急性肝衰竭相关肝性脑病，常于起病 2 周内出现肝性脑病。B 型为单纯门体旁路所引起肝性脑病，无明确的肝细胞损害，临床表现与肝硬化伴肝性脑病的患者相同，见于先天性血管畸形和在肝内或肝外水平门静脉血管的部分阻塞，包括外伤、类癌、骨髓增殖性疾病等引起的高凝状态所致的门静脉及其分支栓塞或血栓形成，以及淋巴瘤、转移性肿瘤、胆管细胞癌造成的压迫产生的门静脉高压，而造成门体旁路。C 型为肝性脑病伴肝硬化和门脉高压和（或）门体分流，是肝性脑病中最为常见的类型。这些患者通常已进展至肝硬化期，并已建立了较为完备的门体侧支循环。C 型肝性脑病又可分为 3 个亚型：发作性肝性脑病（又分为诱因、自发性和复发性 3 个亚类）、持续性肝性脑病（又分为轻度、重度和治疗依赖 3 类）和轻微肝性脑病（又称为亚临床肝性脑病）。

（三）分期

肝性脑病（HE）是一种复杂的神经精神异常的综合征，以严重的认知功能下降、精神障碍和运动失调为特征。随着病程的进展,患者还表现出睡眠障碍、性格改变、焦虑和抑郁等精神症状。

临床上根据肝性脑病的主要症状,即意识障碍程度、神经系统症状和脑电图的变化,将肝性脑病分为四期,各期的主要特点见表4-1。

表 4-1 肝性脑病各期特点

各期名称	精神症状	神经症状	脑电图
一期(前驱期)	性格改变:抑郁或欣快;行为改变;无意识动作;睡眠时间:昼夜颠倒	扑翼样震颤($\pm$);病理反射(一);生理反射(+)	对称性θ慢波(每秒4~7次)
二期(昏迷前期)	一期症状加重,对时、地、人的概念混乱,语言、书写障碍	扑翼样震颤(+);病理反射(一);生理反射(+);肌张力增强	同上
三期(昏睡期)	昏睡可被唤醒,语无伦次,明显精神错乱	扑翼样震颤(+);病理反射(一);生理反射(+);肌张力明显增强	同上
四期(昏迷期)	完全昏迷,一切反应消失,可有阵发性抽搐	扑翼样震颤(一);生理反射(一);病理反射($\pm$)	极慢δ波(每秒1.5~3次)

二、诱因

凡能增加血-脑屏障通透性、提高脑对毒性物质的敏感性及增加体内毒性物质生成和(或)加重脑代谢、功能障碍的因素,都可成为肝性脑病的诱发因素。另外,地西泮及巴比妥类镇静药是突出后神经膜表面上受体超分子复合物的配基,应用此类药能增强GABA的抑制效应,促进或加重肝性脑病的发生。

(一)血-脑屏障通透性增加

TNF-α、IL-6等细胞因子的作用可增强血-脑屏障通透性。肝功能不全合并的高碳酸血症、脂肪酸以及饮酒等都可使血-脑屏障通透性增强。

(二)脑敏感性增高

脑对药物或氨等毒性物质的敏感性增强。因此使用止痛、镇静、麻醉以及氯化铵等药物时,易诱发肝性脑病。感染、缺氧、电解质紊乱也可以增高脑对毒性物质的敏感性。

(三)氨负荷增加

1.消化道出血

肝硬化患者由于食管和胃底静脉曲张,最易发生食管曲张静脉破裂,引起上消化道出血,是肝性脑病的重要诱因。上消化道大出血时除有大量血液吐出外,会有很多血液流入胃肠道。每100 mL血含有15~20 g蛋白质,故消化道出血可导致血氨及其他有毒物质明显增高;加之出血造成低血容量、低血压、低血氧,可加重肝脏损害和脑功能障碍,从而诱发肝性脑病。

2.碱中毒

肝功能不全时,体内易发生呼吸性和代谢性碱中毒,碱中毒可促进氨的生成与吸收,引起血氨增高,诱发肝性脑病。

3.感染

肝功能不全时,由于肝脏巨噬细胞功能减弱,常常伴发严重感染及内毒素血症,如自发性细菌性腹膜炎、败血症以及各系统细菌感染等。严重感染诱发肝性脑病的主要原因:细菌及其毒素加重肝实质损伤;体内分解代谢增强导致产氨增多及血浆氨基酸失衡。

4.肾功能障碍

肝功能不全晚期常伴发肝肾综合征,一旦发生,则使经肾脏排出的尿素等毒性物质减少,导致血中有毒物质增多,诱发肝性脑病。

5.高蛋白饮食

肝功能不全时,尤其是伴有门体分流的慢性肝病患者,肠道对蛋白质的消化吸收功能降低,若一次摄入较多蛋白质食物,蛋白被肠道细菌分解,产生大量氨及有毒物质,吸收入血增多,从而诱发肝性脑病。

三、发病机制

发病机制迄今尚未明确,目前认为肝性脑病的发生与严重肝脏疾病时的物质代谢障碍和肝脏解毒功能障碍有关,即由于物质代谢障碍和毒性物质侵入神经系统导致脑细胞的代谢和功能发生障碍,从而引起肝性脑病的发生。肝性脑病发病机制的学说主要有氨中毒学说、假性神经递质学说、血浆氨基酸失衡学说和γ-氨基丁酸学说。

(一)氨中毒学说

肝硬化患者或有门体分流的患者,在进食大量高蛋白或口服较多含氮物质后血氨水平升高,并可出现肝性脑病的各种临床表现。而限制蛋白摄入可缓解病情。临床上,肝性脑病发作时,多数患者血液及脑脊液中氨水平升高至正常的2～3倍,约占80%。这表明肝性脑病的发生与血氨升高密切相关。

正常情况下,血氨浓度稳定,一般不超过59 μmol/L(100 μg/dL),这依赖于血氨来源和去路之间的动态平衡。血氨主要来源于肠道内含氮物质的分解,小部分来自肾、肌肉及脑。在肠腔内,食物蛋白质的消化终产物氨基酸以及由血液弥散入结肠的尿素,可分别在肠道细菌释放的氨基酸氧化酶和尿素酶作用下水解生成氨而被吸收入血。正常人每天肠内产生的氨约为4 g,经门静脉入肝后,主要通过鸟氨酸循环生成尿素而被解毒,合成的尿素再由肾排出体外。在尿素的合成过程中,通常每生成1 mol的尿素能清除2 mol的氨,同时也消耗了3 mol的ATP。此外,还需多种酶参与完成尿素的合成。肝脏通过鸟氨酸循环将氨转化为尿素是维持血氨来源与去路之间平衡的关键。因此当肝脏功能严重受损时,尿素合成发生障碍,致使血氨水平升高;增高的血氨通过血-脑屏障进入脑组织,主要干扰脑细胞的功能和代谢,从而引起脑功能障碍,这就是氨中毒学说的基本论点。

氨影响脑组织的生理功能并导致肝性脑病发生的机制可能与下列作用环节有关:①干扰脑的能量代谢(由于血氨升高干扰了脑细胞葡萄糖生物氧化的正常进行,使脑中的ATP量减少,脑组织生理活动因而受到影响并出现肝性脑病);②影响神经递质的产生和神经递质间的相互平衡(导致兴奋性递质减少、抑制性递质增多,加深对中枢的抑制作用);③干扰神经细胞的功能及其电活动(主要是干扰神经细胞膜上Na^+-K^+-ATP酶的活性,影响复极后细胞膜对离子的转运,以及Na^+、K^+在神经细胞膜内外的分布,导致静息电位和动作电位的产生异常,干扰神经的兴奋和传导过程)。

(二)假性神经递质学说

蛋白质在肠道分解后,其中的芳香族氨基酸(即带有苯环的氨基酸,如苯丙氨酸和酪氨酸)经肠道中细菌脱羧酶的作用可生成苯乙胺和酪胺,这些生物胺被吸收后经门静脉入肝。在肝功能正常时,苯乙胺和酪胺可经单胺氧化酶作用被分解清除。在肝硬化伴有门脉高压时,由于胃肠道淤血、水肿,食物的消化和吸收发生异常,蛋白质类食物在肠道下端使细菌作用产胺增加;同时由于肝功能严重受损,经肠道吸收进入门脉血中的生物胺在通过肝时不能被充分解毒或者由于门体分流而使大量生物胺直接进入体循环中。酪胺与苯乙胺由血液进入脑组织,再经脑细胞内非特异性 β-羟化酶作用而形成羟苯乙醇胺和苯乙醇胺,这些生物胺的化学结构与去甲肾上腺素和多巴胺等正常神经递质结构相似,但其生理效应远较正常神经递质为弱,故称为假性神经递质。

假性神经递质学说认为,肝性脑病的发生是由于假性神经递质在网状结构的神经突触部位堆积,使神经突触部位冲动的传递发生障碍,因假性神经递质作用效能远不及正常神经递质,使网状结构上行激动系统功能失常,因而到达大脑皮质的兴奋冲动受阻,大脑功能发生抑制,出现意识障碍和昏迷。

(三)血浆氨基酸失衡学说

血浆支链氨基酸/芳香族氨基酸之比值在正常人、狗和大鼠接近 3.0~3.5,而肝性脑病患者血中氨基酸含量有明显的改变,表现为支链氨基酸(亮氨酸、异亮氨酸、缬氨酸)减少,而芳香族氨基酸(苯丙氨酸、酪氨酸、色氨酸)增多,两者比值为 0.60~1.20。造成两类氨基酸代谢异常的机制十分复杂。血中支链氨基酸的减少主要与血胰岛素增多有关。胰岛素具有促进肌肉和脂肪组织摄取、利用支链氨基酸的功能,在肝脏灭活。当肝功能障碍时,肝对胰岛素的灭活明显减弱,因而导致血浆胰岛素含量升高。因此,支链氨基酸在胰岛素含量增加后其摄取和利用增加,血中的含量减少。血中芳香族氨基酸增加除与肝功能障碍时芳香族氨基酸在肝内转化为糖的能力减弱有关外,尚与胰岛素/胰高血糖素的比值下降有关。支链氨基酸和芳香族氨基酸在生理 pH 情况下呈电中性、由同一载体转运通过血-脑屏障,被脑细胞所摄取。在肝功能严重障碍时,血浆中高浓度的芳香族氨基酸将抑制脑细胞对支链氨基酸的摄取,本身则大量进入脑细胞。脑内酪氨酸、苯丙氨酸和色氨酸增多时,或通过抑制酪氨酸羟化酶,或通过抑制多巴脱羧酶使多巴胺和去甲肾上腺素合成减少,同时在芳香族氨基酸脱羧酶作用下,分别生成酪胺和苯乙胺,并经羟化酶作用,最终生成假神经递质。

(四)γ-氨基丁酸学说

Schafer 等首先在家兔实验性肝性脑病中发现外周血清 GABA 水平升高。在发生肝性脑病的动物和患者均发现 GABA 受体数量增多。GABA 被认为是哺乳动物最主要的抑制性神经递质。在正常情况下,脑内 GABA 由突触前神经元利用谷氨酸合成,并在中枢神经系统内分解。中枢神经系统以外的 GABA 为肠道细菌分解的产物,GABA 被吸收入肝脏,将在肝内进行代谢。血液中的 GABA 通常是不能穿过血-脑脊液屏障的,因而也不参与神经系统的神经生理过程。肝衰竭时,GABA 将会过多地通过肝脏或绕过肝脏进入体循环,使血中 GABA 浓度增高,通过通透性增强的血-脑屏障进入中枢神经系统,导致神经元突触后膜上的 GABA 受体增加并与之结合,使细胞外氯离子内流,神经元即呈超极化状态,造成中枢神经系统功能抑制。

四、防治原则

(一)消除诱因

慢性肝性脑病的发生多有诱发因素,清除和预防诱因是防治肝性脑病的易行而有效措施。

1.预防上消化道出血

避免进食粗糙、坚锐或刺激性食物,预防上消化道出血,一旦出血应及时止血,同时给以泻药或清洁灌肠,使积血迅速全部排出。

2.控制蛋白质的摄入

控制与调整饮食中的蛋白质含量,是减少肠源性毒性物质产生的重要措施,昏迷时须进无蛋白流质饮食。

3.纠正碱中毒

由于碱中毒可促进氨的生成与吸收,因此,临床上对肝功能不全患者要经常检测体内酸碱度的变化,一旦出现碱中毒,应及时纠正,避免诱发肝性脑病。

4.防治便秘

防治便秘,以减少肠道有毒物质吸收入血。

(二)针对肝性脑病发病机制的治疗

1.降低血氨

应用肠道不吸收或很少吸收的抗生素,以抑制肠道菌群繁殖;应用生理盐水或弱酸性溶液灌肠,或口服硫酸镁导泻的方法快速清理肠道;采用口服乳果糖来酸化肠道,从而减少肠道产氨和有利于铵盐随粪便排出体外;应用谷氨酸和精氨酸降低血氨浓度。

2.应用左旋多巴

左旋多巴能透过血-脑屏障进入脑内,经脱羧酶作用生成多巴胺,取代假性神经递质,使神经系统功能恢复正常。

3.支链氨基酸

口服或注射以支链氨基酸为主的氨基酸混合液,纠正氨基酸失衡。

4.应用苯二氮䓬受体拮抗剂

在提出内源性苯二氮䓬类参与肝性脑病的发病后,随即出现了中枢苯二氮䓬类受体拮抗药氟马西尼。在临床试验和实验模型中,氟马西尼的唤醒效果明显。对慢性肝功能不全伴有肝性脑病的患者可应用氟马西尼进行醒脑治疗,但不推荐临床常规使用。

五、主要护理问题

(1)潜在并发症:肝性脑病,与氨中毒有关。

(2)潜在并发症:消化道出血,与食管胃底静脉曲张有关。

(3)潜在并发症:水电解质紊乱,与肝性脑病代谢失调有关。

(4)有受伤的危险:与肝性脑病致精神异常,烦躁不安有关。

(5)生活自理能力缺陷:与肝性脑病神志不清有关。

(6)有皮肤完整性受损的危险:与黄疸致皮肤瘙痒有关。

(7)知识缺乏:与缺乏预防肝性脑病发生的知识有关。

六、护理措施

(1)对怀疑有肝性脑病的患者,定时检测患者的定向力、记忆力、计算力,发现有回答文不对题或意识状态改变等症状时,及时通知医师。

(2)加强安全防护,做好患者的安全管理,去除病房内一切不安全因素,如床头柜上的热水瓶、玻璃杯、刀子、剪子、皮带等,以防伤人;给患者加好床档,对于烦躁不安的患者应约束四肢;及时和患者家属联系,说明病情,让家属有心理准备,并请家属来院 24 小时陪伴,以免发生意外。

（3）保持患者的病室环境安静整洁,避免一切不良刺激。

（4）加强饮食护理:向患者及家属讲解蛋白质饮食与肝硬化恢复及肝性脑病发生之间的关系,患者根据病情和自身消化能力自觉控制饮食中蛋白质的量。严格控制蛋白质摄入,以高糖补充热能,待病情改善,逐步增加蛋白质供给。嘱患者多食植物蛋白,少食动物蛋白。同时密切观察患者神志,监测血氨、电解质、血气等结果。

（5）保持静脉补液通畅,供给足够的热量,以减少组织蛋白分解。遵医嘱给予降血氨药、静脉氨基酸及抗生素治疗。

（6）肝性脑病并发脑水肿甚至脑疝者要密切观察其神志、双侧瞳孔及生命体征的变化,并保证在一定时间内给予高渗液降颅内压,并注意用药后的反应。

（7）详细记录患者的护理记录及 24 小时液体出入量,注意监测患者的水、电解质及酸碱平衡情况。

（8）保持患者大便通畅,每天了解患者的排便情况,保持每天 1 次,有便秘时采取乳果糖口服,遵医嘱给予导泻或灌肠治疗,以便及时排除肠道内毒素和有害细菌;灌肠时不要使用碱性液体,可用盐水或白醋稀释灌肠通便,保持肠道内 pH<6,以利于铵盐的排出,以便预防肝性脑病的发生。

（9）肝性脑病处于四期——昏迷期时,按照昏迷护理常规处理。

（10）肝性脑病患者若需输血时,尽量用新鲜血液,因为库存血含氨量随库存时间增加而上升。

（11）慎用镇静药,禁用含硫、含氨药物,严禁大量放腹水,减少手术、创伤及利尿过多等,祛除医源性诱发因素。

（李　芸）

第五节　胆系疾病

一、胆囊炎

胆囊炎是发生在胆囊的细菌性和(或)化学性炎症,根据发病的缓急和病程可分为急性胆囊炎和慢性胆囊炎。

(一)病因

1.胆囊梗阻

由于结石阻塞或嵌顿于胆囊管或胆囊颈,导致胆汁排出受阻,胆汁淤积,胆汁中的胆汁酸刺激胆囊黏膜而引起水肿、炎症,甚至坏死。另外,结石亦可直接损伤受压部位的胆囊黏膜而引起炎症。

2.细菌感染

细菌多来源于胃肠道,致细菌通过胆道逆行、直接蔓延或经血液循环和淋巴途径入侵胆囊。

3.多种因素相互作用

如严重创伤、化学刺激、肿瘤压迫等,亦可由结石以外的梗阻原因引起,如蛔虫、胆囊管扭曲等。

4.情绪失调

情绪失调可导致胆汁的排泄受阻引发胆囊炎。

5.饮食

暴饮暴食或进食高脂肪饮食。

(二)临床表现

不少急性胆囊炎患者在进油腻晚餐后半夜发病,因高脂饮食能使胆囊加强收缩,而平卧又易于小胆石滑入并嵌顿胆囊管。主要表现为右上腹持续性疼痛、阵发性加剧,可向右肩背放射,常伴发热、恶心、呕吐,但寒战少见,黄疸轻。腹部检查发现右上腹饱满,胆囊区腹肌紧张、明显压痛、反跳痛。

慢性胆囊炎症状、体征不典型。多数表现为胆源性消化不良,厌油腻食物、上腹部闷胀、嗳气、胃部灼热等,与溃疡病或慢性阑尾炎近似;有时因结石梗阻胆囊管,可呈急性发作,但当结石移动、梗阻解除,即迅速好转。体查,胆囊区可有轻度压痛或叩击痛;若胆囊积水,常能扪及圆形、光滑的囊性肿块。

慢性胆囊炎治疗原则:①无症状的胆囊结石根据结石大小、数目,胆囊壁病变确定是否手术及手术时机。应择期行胆囊切除术,有条件医院应用腹腔镜行胆囊切除术。②有症状的胆囊结石用开放法或腹腔镜方法。③胆囊结石伴有并发症时,如急性胆囊炎、胆囊积液或积脓,急性胆石性胰腺炎、胆管结石或胆管炎,应即刻行胆囊切除术。

(三)护理诊断

1.急性疼痛

急性疼痛与结石嵌顿、胆汁排空受阻致胆囊或胆总管平滑肌强烈收缩有关。

2.体温过高

体温过高与结石梗阻继发胆囊感染或胆管炎有关。

3.体液不足

体液不足与呕吐、禁食、胃肠减压及感染性休克有关。

4.潜在并发症

出血、胆瘘、感染性休克等。

(四)护理措施

1.病情观察

观察患者生命体征、腹部体征及皮肤黏膜情况。若出现寒战、高热、腹痛加重等提示病情加重;若出现神志淡漠、黄疸加深、少尿或无尿、PaO_2降低、凝血酶原时间延长等提示患者发生多器官功能障碍综合征。

(1)急性梗阻性化脓性胆管炎发病急,病情进展迅速,有发生感染性休克的危险,应注意观察患者意识、生命体征、面唇色泽、肢端皮肤颜色及温度。

(2)感染严重或年老体弱者,腹痛、发热、黄疸等急性感染症状可不明显,应严密观察生命体征,以免病情延误。

2.缓解疼痛

协助患者取舒适体位,指导患者有节律地深呼吸,放松腹肌,缓解疼痛;对诊断明确且疼痛剧烈者,可遵医嘱给予消炎利胆、解痉镇痛药物。

3.维持正常体温

严密监测体温动态变化,高热者根据体温升高程度,选择温水擦浴、冰敷等物理降温方法,或遵医嘱药物降温。使用足量有效的抗菌药物抗感染。

4.维持体液平衡

(1)监测指标:严密监测患者体温、血压、脉搏、呼吸的变化;准确记录 24 小时出入液量,必要时监测中心静脉压及每小时尿量,为补液提供依据。

(2)补液:迅速建立静脉通路,遵医嘱使用晶体液和胶体液扩容,尽快恢复有效循环血量;必要时使用肾上腺皮质激素或血管活性药物,改善组织器官血流灌注和氧供;纠正水、电解质及酸碱平衡失调。

5.维持有效气体交换

(1)监测呼吸功能:若患者出现呼吸急促、PaO_2下降、血氧饱和度降低,常提示患者呼吸功能受损,及时报告医师并协助处理。

(2)改善缺氧:休克患者取中凹卧位,非休克患者取半卧位;根据患者呼吸形态及血气分析结果选择给氧方式、氧流量及浓度。

6.健康教育

(1)休息与活动指导:胆囊炎发作期应注意卧床休息,减少活动,避免劳累、熬夜。恢复期,进行一些简单、轻松的工作或活动量小的体育活动,如太极拳、太极剑、散步、做广播体操等。

(2)饮食指导:急性腹痛发作,应暂禁食。症状缓解后可给清淡的流质或半流质易消化的食物。慢性胆囊炎可以进食高维生素、富含碳水化合物、低脂肪、低胆固醇饮食,脂肪每天供给量应<40 g,胆固醇每天供给量应<300 mg。多饮水,促进胆汁排出。注意饮食规律、有节制,少量多餐,避免暴饮暴食,少吃高脂肪和富含胆固醇的食物,禁烟禁酒。

(3)用药指导:遵医嘱按时按量服用药物,告知患者不得随意停药或换药。

(4)心理指导:就医时,医务人员会告知疾病的发展。情绪失调可导致胆汁的排泄受阻引发胆囊炎,应避免精神高度紧张。

(5)复诊指导:患者如果出现腹痛、腹胀、黄疸等异常情况,应及时就诊,以免延误病情。

二、胆总管结石

胆总管结石是指位于胆总管内的结石,大多数为胆色素结石或以胆色素为主的混合结石,好发于胆总管下端。胆总管结石是外科的常见病、多发病,据统计,约占胆石症的20.1%,因产生原因的不同,可分为原发性和继发性两大类型。在胆管内形成的结石称为原发性胆囊结石,其形成与胆道感染、胆汁淤积、胆道蛔虫密切有关。胆管内结石来自胆囊者称为继发性胆管结石,以胆固醇结石多见。

(一)病因

胆总管结石病因和形成机制尚未完全明了。研究认为,这种结石的生成与胆道感染、胆汁淤滞、胆道寄生虫病有密切关系。

(二)临床表现

胆总管结石的典型表现为反复发作的腹痛、寒战、高热和黄疸,称为夏柯三联征,是结石阻塞继发胆道感染的典型表现。

1.腹痛

腹痛性质为绞痛,呈持续性,疼痛部位多局限于剑突下和右上腹,常向右肩部放射,伴恶心、呕吐。

2.寒战、高热

寒战、高热是胆结石阻塞胆总管并合并感染时的表现。由于胆道梗阻,胆管内压升高,使胆道感染逆行扩散,致使细菌和毒素通过肝窦入肝静脉内引起菌血症或毒血症。

3.黄疸

间歇性黄疸是肝外胆管结石的特点,如梗阻性黄疸长期未得到解决,将会导致严重的肝功能损害。

4.其他

严重者还会出现休克、意识障碍等。

(三)治疗原则

治疗原则为解除结石,解除梗阻和感染,去除感染灶。胆总管结石是外科的常见病、多发病。胆总管结石传统的治疗方法有溶石、排石、开腹胆总管取石等。除保守治疗外,随着内镜和腹腔镜技术的日趋成熟,微创治疗胆总管结石的理念逐渐被外科医师所接受。目前,三镜(腹腔镜、胆道镜、十二指肠镜)联合胆总管探查、取石、一期缝合已成为国内外一种治疗胆总管结石的先进技术。

(四)护理评估

1.健康史

(1)个人情况:患者的年龄、性别、居住地、劳动强度、饮食习惯等。

(2)既往史:既往有无胆绞痛、上腹隐痛;有无急性或慢性胆囊炎、胆囊结石;有无肥胖、高脂肪饮食、糖尿病、高脂血症等;有无反酸、嗳气、餐后饱胀等消化道症状。

2.身体状况

(1)腹痛的发作情况,有无右肩背部放射痛。

(2)有无饱胀不适、嗳气、呃逆等消化道症状。

(3)是否有寒战、发热及热型。

(4)黄疸的程度,是否有尿色变黄、大便颜色变浅、皮肤瘙痒等症状。

(5)B超和其他影像学检查是否提示有胆囊、胆道结石;实验室检查白细胞计数和中性粒细胞比例是否升高。

3.心理社会状况

(1)患者及家属对胆石症和治疗措施的了解程度。

(2)是否担心胆石症的预后。

(3)患者的社会支持情况、家庭经济状况如何等。

(4)患者是否知晓胆石症的预防方法。

(五)护理诊断

1.急性疼痛

急性疼痛与胆囊强烈收缩、胆总管平滑肌或Oddi括约肌痉挛有关。

2.体温过高

体温过高与胆管梗阻继发感染导致胆管炎有关。

3.有皮肤完整性受损的危险

有皮肤完整性受损的危险与胆汁酸盐淤积于皮下,刺激感觉神经末梢导致皮肤瘙痒有关。

4.潜在并发症

出血、胆瘘、高碳酸血症等。

(六)护理措施

1.病情观察

观察患者生命体征,是否出现恶心、呕吐、寒战、腹痛、黄疸等急性胆囊炎或胆管炎症状。

2.合理饮食

急性期暂禁食;少食多餐,进食低脂、高蛋白、高碳水化合物、高维生素、富含膳食纤维的饮食,如绿色蔬菜、胡萝卜、西红柿、白菜、水果、瘦肉、鱼等;少食富含胆固醇和脂肪的食物,如动物内脏、肥肉、花生、核桃、芝麻等。

3.缓解疼痛

嘱患者卧床休息,指导患者做深呼吸、放松以减轻疼痛。对诊断明确且剧烈疼痛者,可遵医嘱给予消炎利胆、解痉镇痛药物。需注意,胆管结石患者禁用吗啡,以免引起 Oddi 括约肌痉挛。

4.保护皮肤完整性

黄疸患者应着柔软的棉质衣裤;温水擦浴,保持皮肤清洁;修剪指甲,不可用手抓挠皮肤;剧烈瘙痒者,遵医嘱给予药物治疗。

5.健康教育

(1)休息与活动指导:发作期间,患者应绝对卧床;协助患者采取舒适体位,指导其进行有节律的深呼吸,达到放松和减轻疼痛的目的。在缓解期,患者应适当活动,避免劳累。

(2)饮食指导:遵循高维生素、低脂肪饮食原则,多吃水果及纤维类蔬菜,少吃肥肉、蛋黄、动物内脏等高脂类食物;宜多食各种新鲜水果、蔬菜,及低脂肪、低胆固醇食品,如香菇、木耳、芹菜、豆芽、海带、藕、鱼肉、兔肉、鸡肉、鲜豆类等。脂肪每天供给量应<40 g,胆固醇每天供给量应低于 300 mg。少吃刺激性调料、碳酸饮料、乙醇等促进胃液分泌的食品,胃液会刺激胆囊收缩,增加结石的发生。限制高脂肪饮食,如蛋、奶油、牛油、肝、鱼卵类等食物。禁食易产生气体的食物,如马铃薯、甘薯、豆类、洋葱、萝卜、汽水饮料,以及酸性的果汁、咖啡、可可等。

(3)用药指导:疼痛难忍者可适当选用药物止痛,合理应用抗菌药以控制感染。

(4)心理指导:心情不畅可引发或加重此病,因此患者要做到心胸宽阔、心情舒畅,切忌忧郁、恼怒。

(5)日常生活指导:研究表明,健康状况和行为生活方式与胆结石的形成有着十分密切的关系,因此改善不健康的生活方式和行为可预防胆石症的发生。①饮食要有规律,不能暴饮暴食或饥一顿饱一顿。食物以清淡为宜,少食油腻和炸、烤食物。②少食高脂食品,防止肥胖。每晚喝一杯牛奶或早餐进食一个煎鸡蛋,使胆囊定时收缩、排空,减少胆汁在胆囊中的停留时间。③注意饮食卫生,预防胆道蛔虫症。避免餐后吃零食。④要改变静坐生活方式,多走动,多运动。科学运动,控制体重,但切忌过快减肥,体重下降过快者胆结石的发病率也会增加。⑤早餐不可不吃,胆囊定时收缩、排空,可减少胆汁在胆囊中的停留时间。⑥尽量避免穿束紧胸腹的紧身衣物。

三、胆道蛔虫症

(一)病因

胆道蛔虫症是由于饥饿、胃酸降低、驱虫不当等因素致肠道内环境改变,肠道蛔虫上行钻入胆道所致的一系列临床症状,是常见的外科急腹症之一。多见于农村儿童和青少年。随着生活环境、卫生条件、饮食习惯的改善及防治工作的开展,本病的发病率已明显下降,但不发达地区仍是常见病。

(二)临床表现

胆道蛔虫症的发病特点为突发性剑突下钻顶样剧烈绞痛与较轻的腹部体征不相称,所谓"症征不符"。首选 B 超检查,可见平行强光带或蛔虫影。

(三)处理原则

处理原则以非手术治疗为主,主要包括解痉镇痛、利胆驱虫、控制胆道感染、纤维十二指肠镜(ERCP)驱虫;在非手术治疗无效或合并胆管结石或有急性重症胆管炎、肝脓肿、重症胰腺炎等并发症者,可行胆总管切开探查、T 管引流术。

(四)护理诊断

1.急性疼痛

急性疼痛与蛔虫进入胆管引起 Oddis 括约肌痉挛有关。

2.知识缺乏

缺乏预防胆道蛔虫症、饮食卫生保健知识。

(五)护理措施

1.缓解疼痛

(1)卧床休息:将患者安置于安静、整洁的病室,协助患者采取舒适体位;指导患者做深呼吸、放松以减轻疼痛。

(2)解痉止痛:疼痛发作时,给予床档保护,专人床旁守护,保证患者安全;遵医嘱给予阿托品、山莨菪碱等药物;疼痛剧烈时可用哌替啶。

(3)心理护理:主动关心、体贴患者,尤其在疼痛发作时,帮助其缓解紧张、恐惧心理。

2.对症处理

患者呕吐时应及时清除口腔呕吐物,防止误吸,保持皮肤清洁;大量出汗时应及时协助患者更衣,并保持床单元清洁干燥。疼痛间歇期指导患者进食清淡、易消化饮食,保证足量水分摄入,忌油腻食物。

3.健康教育

(1)胆道蛔虫症的预防:①养成良好饮食卫生习惯。饭前便后洗手,不饮生水,不食生冷不洁食物;蔬菜应洗净煮熟,水果应洗净或削皮后食用;切生食、熟食的刀、板应分开。②注意个人卫生。勤剪指甲,不吮手指,防止病从口入。

(2)饮食指导:给予低脂、易消化的流质或半流质饮食,如面条、菜粥等;驱虫期间不宜进食过多油腻食物,避免进食甜、冷、生、辣食物,以免激惹蛔虫。

(3)用药指导:遵医嘱正确服用驱虫药。应选择清晨空腹或晚上临睡前服用,服药后注意观察大便中是否有蛔虫排出,并复查大便是否有蛔虫卵。

(4)复查:指导患者定期来院复查,必要时定期行驱虫治疗。当出现恶心、呕吐、腹痛等症状时,及时就诊。

(李　芸)

第六节　炎症性肠病

炎症性肠病是一种病因不明的肠道慢性非特异性炎症性疾病,包括溃疡性结肠炎(UC)和克罗恩病(CD)。一般认为,UC和CD是同一疾病的不同亚类,组织损伤的基本病理过程相似,但可能由于致病因素不同,发病的具体环节不同,最终导致组织损害的表现不同。

一、溃疡性结肠炎

UC是一种病因不明的直肠和结肠慢性非特异性炎症性疾病。病变主要位于大肠的黏膜与黏膜下层。主要症状有腹泻、黏液脓血便和腹痛,病程漫长,病情轻重不一,常反复发作。本病多见于20~40岁,男女发病率无明显差别。

(一)疾病概述

1.病理

病变主要位于直肠和乙状结肠,可延伸到降结肠,甚至整个结肠。病变一般仅限于黏膜和黏膜下层,少数重症者可累及肌层。活动期黏膜呈弥漫性炎症反应,可见水肿、充血与灶性出血,黏膜脆弱,触之易出血。由于黏膜与黏膜下层有炎性细胞浸润,大量中性粒细胞在肠腺隐窝底部聚集,形成小的隐窝脓肿。当隐窝脓肿融合破溃,黏膜即出现广泛的浅小溃疡,并可逐渐融合成不规则的大片溃疡。结肠炎症在反复发作的慢性过程中,大量新生肉芽组织增生,常出现炎性息肉。黏膜因不断破坏和修复,丧失其正常结构,并且由于溃疡愈合形成瘢痕,黏膜肌层与肌层增厚,使结肠变形缩短,结肠袋消失,甚至出现肠腔狭窄。少数患者有结肠癌变,以恶性程度较高的未分化型多见。

2.临床分型

临床上根据本病的病程、程度、范围和病期进行综合分型。

(1)根据病程经过分型:①初发型,无既往史的首次发作。②慢性复发型,最多见,发作期与缓解期交替。③慢性持续型,病变范围广,症状持续半年以上。④急性暴发型,少见,病情严重,全身毒血症状明显,易发生大出血和其他并发症。上述后3型可相互转化。

(2)根据病情程度分型:①轻型,多见,腹泻每天4次以下,便血轻或无,无发热、脉速,贫血轻或无,红细胞沉降率正常。②重型,腹泻频繁并有明显黏液脓血便,有发热、脉速等全身症状,红细胞沉降率加快、血红蛋白下降。③中型,介于轻型和重型之间。

(3)根据病变范围分型:可分为直肠炎、直肠乙状结肠炎、左半结肠炎、全结肠炎以及区域性结肠炎。

(4)根据病期分型:可分为活动期和缓解期。

(二)护理评估

起病多数缓慢,少数急性起病,偶见急性暴发起病。病程长,呈慢性经过,常有发作期与缓解期交替,少数症状持续并逐渐加重。

1.健康史

(1)患者排便次数是否增加,是否伴有血便,有无里急后重感。

（2）腹痛是否频繁以及腹痛部位及性质有无突然改变。

（3）是否间断发热，有无低热、高热。

（4）近阶段体重下降幅度是否较大。

（5）饮食习惯是否规律，有无大量摄入寒凉食物。

（6）老年人是否既往病史较多，如糖尿病、心脏病、高血压、骨质疏松症等，是否与其服用较多常用药有关。

（7）家族是否有此遗传病史。

2.身体状况

（1）症状：主要有消化系统表现、全身表现和肠外表现。

消化系统表现：主要表现为腹泻与腹痛。①腹泻为最主要的症状，黏液脓血便是本病活动期的重要表现。腹泻主要与炎症导致大肠黏膜对水钠吸收障碍以及结肠运动功能失常有关。粪便中的黏液或黏液脓血，为炎症渗出和黏膜糜烂及溃疡所致。排便次数和便血程度可反映病情程度，轻者每天排便 2～4 次，粪便呈糊状，可混有黏液、脓血，便血轻或无，重者腹泻每天可达10 次以上，大量脓血，甚至呈血水样粪便。病变限于直肠和乙状结肠的患者，偶有腹泻与便秘交替的现象，此与病变直肠排空功能障碍有关。②腹痛轻者或缓解期患者多无腹痛或仅有腹部不适，活动期有轻或中度腹痛，为左下腹的阵痛，亦可涉及全腹。有疼痛-便意-便后缓解的规律，大多伴有里急后重，为直肠炎症刺激所致。若并发中毒性巨结肠或腹膜炎，则腹痛持续且剧烈。③其他症状可有腹胀、食欲缺乏、恶心、呕吐等。

全身表现：中、重型患者活动期有低热或中等度发热，高热多提示有并发症或急性暴发型。重症患者可出现衰弱、消瘦、贫血、低清蛋白血症、水和电解质平衡紊乱等表现。

肠外表现：本病可伴有一系列肠外表现，包括口腔黏膜溃疡、结节性红斑、外周关节炎、坏疽性脓皮病、虹膜睫状体炎等。

（2）体征：患者呈慢性病容，精神状态差，重者呈消瘦贫血貌。轻者仅有左下腹轻压痛，有时可触及痉挛的降结肠和乙状结肠。重症者常有明显腹部压痛和鼓肠。若有反跳痛、腹肌紧张、肠鸣音减弱等应注意中毒性巨结肠和肠穿孔等并发症。

3.实验室及其他检查

（1）血液检查：血常规、凝血、肝肾功、红细胞沉降率、C反应蛋白、自身抗体等。

（2）粪便检查：显微镜镜检可见红细胞和脓细胞，急性发作期可见巨噬细胞。

（3）X线钡剂灌肠检查：可见黏膜粗乱或有细颗粒改变，也可呈多发性小龛影或小的充盈缺损，有时病变肠管缩短，结肠袋消失，肠壁变硬，可呈铅管状。重型或爆发型一般不宜做此检查，以免加重病情或诱发中毒性巨结肠。

（4）结肠镜检查：内镜下可见病变黏膜充血和水肿，粗糙呈颗粒状，质脆易出血。黏膜上有多发性浅溃疡，散在分布，表面附有脓性分泌物。

4.心理-社会状况

患者是否因频繁腹泻、便血等产生焦虑心理；患者是否因病程迁延、治疗效果缓慢等产生抑郁心理，人际沟通交往能力下降；家属在患者治疗过程中是否给予支持和帮助。

（三）护理诊断

1.腹泻

腹泻与肠道炎性刺激致肠蠕动增加及肠内水、钠吸收障碍有关。

2.腹痛

腹痛与肠道黏膜的炎性浸润有关。

3.营养失调

低于机体需要量与频繁腹泻,吸收不良有关。

4.焦虑

焦虑与频繁腹泻、疾病迁延不愈有关。

(四)护理目标

患者大便次数减少,粪质正常;腹痛缓解,营养改善,体重恢复,未发生并发症;焦虑减轻。

(五)护理措施

1.一般护理

(1)休息与活动:在急性发作期或病情严重时均应卧床休息,缓解期适当休息,注意劳逸结合

(2)合理饮食:指导患者食用质软、易消化、少纤维素又富含营养、有足够热量的食物,以利于吸收、减轻对肠黏膜的刺激并供给足够的热量,以维持机体代谢的需要。避免食用冷饮、水果、多纤维的蔬菜及其他刺激性食物,忌食牛乳和乳制品。急性发作期患者,应进流质或半流质饮食,病情严重者应禁食,按医嘱给予静脉高营养,以改善全身状况。应注意给患者提供良好的进餐环境,避免不良刺激,以增进患者食欲。

2.病情观察

观察患者腹泻的次数、性质,腹泻伴随症状,如发热、腹痛等,监测粪便检查结果。严密观察腹痛的性质、部位以及生命体征的变化,以了解病情的进展情况,如腹痛性质突然改变,应注意是否发生大出血、肠梗阻、中毒性巨结肠、肠穿孔等并发症。观察患者进食情况,定期测量患者的体重,监测血红蛋白、血清电解质和清蛋白的变化,了解营养状况的变化。

3.用药护理

遵医嘱给予柳氮磺吡啶(SASP)、糖皮质激素、免疫抑制剂等治疗,以控制病情,使腹痛缓解。注意药物的疗效及不良反应,如应用 SASP 时,患者可出现恶心、呕吐、皮疹、粒细胞减少及再生障碍性贫血等。应嘱患者餐后服药,服药期间定期复查血常规,应用糖皮质激素者,要注意激素不良反应,不可随意停药,防止反跳现象,应用硫唑嘌呤或巯嘌呤时患者可出现骨髓抑制的表现,应注意监测白细胞计数。

4.心理护理

安慰鼓励患者,向患者解释病情,使患者以平和的心态应对疾病,自觉地配合治疗。

(六)健康教育

1.心理指导

由于病情反复发作,迁延不愈,常给患者带来痛苦,尤其是排便次数的增加,给患者的精神和日常生活带来很多困扰,易产生自卑、忧虑,甚至恐惧心理。应鼓励患者以平和的心态应对疾病,积极配合治疗。

2.指导患者合理饮食及活动

指导患者食用质软、易消化、少纤维素又富含营养、有足够热量的食物,避免食用冷饮、水果、多纤维的蔬菜及其他刺激性食物,忌食牛乳和乳制品。在急性发作期或病情严重时均应卧床休息,缓解期适当休息,注意劳逸结合。

3.用药指导

嘱患者坚持治疗,不要随意更换药物或停药。教会患者识别药物的不良反应,出现异常症状要及时就诊,以免耽搁病情。

(七)护理效果评价

患者腹泻、腹痛缓解,营养改善,体重恢复。

二、克罗恩病

CD是一种病因尚不十分清楚的胃肠道慢性炎性肉芽肿性疾病。病变多见于末段回肠和邻近结肠,但从口腔至肛门各段消化道均可受累,呈节段性或跳跃式分布。临床上以腹痛、腹泻、体重下降、腹块、瘘管形成和肠梗阻为特点,可伴有发热等全身表现以及关节、皮肤、眼、口腔黏膜等肠外损害。本病有终身复发倾向,重症患者迁延不愈,预后不良。

(一)疾病概述

1.病理

病变表现为同时累及回肠末段与邻近右侧结肠者,只涉及小肠者,局限在结肠者。病变可涉及口腔、食管、胃、十二指肠,但少见。

大体形态上,克罗恩病特点:①病变呈节段性或跳跃性,而不呈连续性。②黏膜溃疡早期呈鹅口疮样溃疡,随后溃疡增大、融合,形成纵行溃疡和裂隙溃疡,将黏膜分割呈鹅卵石样外观。③病变累及肠壁全层,肠壁增厚变硬,肠腔狭窄。

组织学上,克罗恩病的特点:①非干酪性肉芽肿,由类上皮细胞和多核巨细胞构成,可发生在肠壁各层和局部淋巴结。②裂隙溃疡,呈缝隙状,可深达黏膜下层甚至肌层。③肠壁各层炎症,伴固有膜底部和黏膜下层淋巴细胞聚集、黏膜下层增宽、淋巴管扩张及神经节炎等。肠壁全层病变致肠腔狭窄,可发生肠梗阻。溃疡穿孔引起局部脓肿,或穿透至其他肠段、器官、腹壁,形成内瘘或外瘘。肠壁浆膜纤维素渗出、慢性穿孔均可引起肠粘连。

2.临床分型

区别本病不同临床情况,有助全面估计病情和预后,制订治疗方案。

(1)临床类型:依疾病行为分型,可分为狭窄型(以肠腔狭窄所致的临床表现为主)、穿通型(有瘘管形成)和非狭窄非穿通型(炎症型)。各型可有交叉或互相转化。

(2)病变部位:参考影像和内镜结果确定,可分为小肠型、结肠型、回结肠型。如消化道其他部分受累亦应注明。

(3)严重程度:根据主要临床表现的程度及并发症计算CD活动指数(CDAI),用于疾病活动期与缓解期区分、病情严重程度估计(轻、中、重度)和疗效评定。

(二)护理评估

本病起病大多隐匿,缓慢渐进,从发病至确诊往往需数月至数年,病程呈慢性,长短不等的活动期与缓解期交替,有终身复发倾向。少数急性起病,可表现为急腹症,酷似急性阑尾炎或急性肠梗阻。本病在不同病例临床表现差异较大,多与病变部位、病期及并发症有关。

1.健康史

询问患者腹痛、腹泻症状是否与饮食有关,有无间歇期;病程中有无关节的红肿;是否伴有发热;有无口腔及其他部位黏膜的溃疡;肛周皮肤是否完好。

2.身体状况

(1)症状:主要有消化系统表现、全身表现和肠外表现。

消化系统表现:①腹痛为最常见症状。多位于右下腹或脐周,间歇性发作,常为痉挛性阵痛或腹鸣。常于进餐后加重,排便或肛门排气后缓解。腹痛的发生可能与肠内容物通过炎症、狭窄肠段,引起局部肠痉挛有关。亦可由部分或完全性肠梗阻引起。出现持续性腹痛和明显压痛,提示炎症波及腹膜或腔内脓肿形成。全腹剧痛和腹肌紧张可能系病变肠段急性穿孔所致。②腹泻为本病常见症状之一,主要由病变肠段炎症渗出、蠕动增加及继发性吸收不良引起。病程早期间歇发作,病程后期可转为持续性。粪便多为糊状,一般无肉眼脓血。病变涉及下段结肠或肛门直肠者,可有黏液脓血便及里急后重。③腹部包块见于10%~20%患者,由于肠粘连、肠壁增厚、肠系膜淋巴结肿大、内瘘或局部脓肿形成所致。多位于右下腹与脐周。固定的腹块提示有粘连,多已有内瘘形成。④瘘管形成因炎性病变穿透肠壁全层至肠外组织或器官而形成。瘘管形成是克罗恩病的临床特征之一,往往作为与溃疡性结肠炎鉴别的依据。⑤肛门周围病变包括肛门直肠周围瘘管、脓肿形成及肛裂等病变,见于部分患者,有结肠受累者较多见。有时这些病变可为本病的首发或突出的临床表现。

全身表现:①发热为常见的全身表现之一,与肠道炎症活动及继发感染有关。间歇性低热或中度热常见,少数呈弛张高热伴毒血症。少数患者以发热为主要症状,甚至较长时间不明原因发热之后才出现消化道症状。②营养障碍由慢性腹泻、食欲减退及慢性消耗等因素所致。主要表现为体重下降,可有贫血、低蛋白血症和维生素缺乏等表现。青春期前患者常有生长发育迟滞。

肠外表现:本病肠外表现与溃疡性结肠炎的肠外表现相似,但发生率较高,据我国统计报道以口腔黏膜溃疡、皮肤结节性红斑、关节炎及眼病为常见。

(2)体征:可出现全身多个系统损害,因而伴有一系列肠外表现,包括杵状指(趾)、关节炎、结节性红斑、坏疽性脓皮病、口腔黏膜溃疡、虹膜睫状体炎、葡萄膜炎、小胆管周围炎、硬化性胆管炎、慢性活动性肝炎等,淀粉样变性或血栓栓塞性疾病亦偶有所见。

(3)并发症:肠梗阻最常见,其次是腹腔内脓肿,偶可并发急性穿孔或大量便血。直肠或结肠黏膜受累者可发生癌变。肠外并发症有胆结石症、尿路结石、脂肪肝等。

(4)辅助检查:主要包括实验室检查、X线检查、结肠镜检查和胶囊内镜与小肠镜。

实验室检查:①贫血常见;②活动期周围血白细胞增高,红细胞沉降率加快,C反应蛋白增高;③人血清蛋白常有降低;④粪便隐血试验常呈阳性;⑤有吸收不良综合征者粪脂排出量增加并可有相应吸收功能改变。血清自身抗体亦有改变。

X线检查:小肠病变行肠钡餐检查,结肠病变行钡剂灌肠检查。X线表现为肠道炎性病变,可见黏膜皱襞粗乱、鹅卵石征、多发性狭窄瘘管形成等,病变呈节段性分布。由于病变肠段激惹及痉挛,钡剂很快通过而不停留该处,称为"跳跃征";钡剂通过迅速而遗留一细线条状影,称为"线样征",该征亦可能由肠腔严重狭窄所致。由于肠壁深层水肿,可见填充钡剂的肠袢分离。CT及B超检查对腹腔脓肿诊断有重要价值。小肠CT成像对了解小肠病变分布,肠腔的狭窄程度以及通过肠壁增厚、强化等改变有利于对于克罗恩病的诊断以及鉴别诊断。

结肠镜检查:结肠镜行全结肠及回肠末段检查。病变呈节段性(非连续性)分布,见纵行溃疡,溃疡周围黏膜正常或增生呈鹅卵石样,病变之间黏膜外观正常,可见肠腔狭窄,炎性息肉。病变处多部位活检有时可发现非干酪坏死性肉芽肿或大量淋巴细胞聚集。

胶囊内镜与小肠镜:胶囊内镜是无创、安全的小肠检查方法,它可以观察传统 X 线不能发现的早期小肠黏膜病变和小肠节段性多发性小肠糜烂溃疡以及小肠狭窄病变。双气囊小肠镜为有创的检查方法,其优点是可进行活检,并适用于不宜进行胶囊内镜的小肠明显狭窄患者。

(三)护理诊断

1.腹泻

腹泻与病变肠段炎症渗出、肠蠕动增加及继发吸收不良有关。

2.腹痛

腹痛与食物通过炎症、狭窄肠腔,引起肠痉挛或发生肠梗阻有关。

3.体温过高

体温过高与肠道炎症、继发感染有关。

4.焦虑

与疾病反复发作、迁延不愈、生活质量下降有关。

5.营养失调

低于机体需要量与慢性腹泻、食欲减退、慢性消耗等因素有关。

(四)护理目标

患者腹泻、腹痛缓解,营养改善,体重恢复,无并发症。

(五)护理措施

1.一般护理

(1)休息与活动:在急性发作期或病情严重时均应卧床休息,缓解期适当休息,注意劳逸结合。必须戒烟。

(2)合理饮食:一般给高营养低渣饮食,适当给予叶酸、维生素 B_{12} 等多种维生素。重症患者酌用要素饮食或全胃肠外营养,除营养支持外还有助诱导缓解。

2.病情观察

观察患者腹泻的次数、性质,腹泻伴随症状,如发热、腹痛等,监测粪便检查结果。严密观察腹痛的性质、部位以及生命体征的变化,测量患者的体重,监测血红蛋白、血清电解质和清蛋白的变化,了解营养状况的变化。

3.用药护理

遵医嘱腹痛、腹泻可使用抗胆碱能药物或止泻药,合并感染者静脉途径给予广谱抗生素。给予柳氮磺吡啶(SASP)、糖皮质激素、免疫抑制剂等治疗,以控制病情,使腹痛缓解。注意避免药物的不良反应,如应嘱患者餐后服药,服药期间定期复查血常规,不可随意停药,防止反跳现象等。

4.心理护理

向患者解释病情,使患者树立战胜疾病信心,自觉地配合治疗。

(六)健康教育

1.疾病知识指导

指导患者合理休息与活动,戒烟,食用质软、易消化、少纤维素又富含营养、有足够热量的食物,避免食用冷饮、水果、多纤维的蔬菜及其他刺激性食物,忌食牛乳和乳制品。

2.安慰鼓励患者

使患者树立信心,积极地配合治疗。

3.用药指导

嘱患者坚持服药并了解药物的不良反应,病情有异常变化要及时就诊。

(七)护理效果评价

患者腹泻、腹痛缓解,无发热、营养不良,体重增加。

(李 芸)

第五章 外科护理

第一节 普外科疾病护理

一、腹部外科疾病护理

由于腹部手术对胃肠道的干扰,大部分腹部手术后患者的胃肠功能都会受到影响,肠蠕动会有所减慢,因此应加强术后胃肠功能评估,同时注意鼓励患者进行床上抬臀等促进肠蠕动恢复的功能锻炼;另外,在肠蠕动未完全恢复前,一般遵医嘱禁食,一旦肠蠕动恢复,肛门出现排气排便则宜尽快恢复进食。

二、甲状腺疾病外科护理

(一)术前与术后护理

1.术前准备

(1)口服复方碘溶液,从 3 滴开始,每天增加 1~16 滴,然后维持此剂量每天 3 次;服药 2~3 周后甲亢症状得到基本控制。

(2)口服普萘洛尔 10~20 mg,每天 3 次,脉搏＜60 次/分者停服一次。

(3)测定基础代谢率,控制在正常范围。

(4)保护突眼,白天用墨镜,睡眠时涂眼药膏。

(5)给予高热量、高维生素饮食。

(6)术前禁用阿托品。

(7)鼻喉科会诊,必要时喉镜检查,测定声带功能;教会术中体位及术后固定颈部。

(8)准备气管切开包、吸引器、吸痰管、无菌手套、氧气、小沙袋置床旁。

2.术后护理

(1)颈旁两侧置沙袋制动,床旁备气管切开包,避免长时间讲话。

(2)手术当天禁食,术后第一天流质,第一口饮凉开水并取半坐位以防呛咳,而后可进半流与普食。

(3)甲亢患者术后继续服复方碘溶液 7 天,服 16 滴者每天减 1 滴直至停止。

(二)并发症观察及护理

1.出血

(1)好发时间:术后 24 小时之内。

(2)观察:敷料红染或外流至颈后部、颈部迅速增大、呼吸进行性困难、烦躁、面色青紫严重者窒息。

(3)处理:立即呼叫报告医师、打开气管切开包、拆除缝线、敞开伤口、负压吸引渗血、必要时送手术室彻底止血。

2.呼吸困难和窒息

(1)原因:血肿压迫气管、喉头水肿、气管塌陷、痰液阻塞、双侧喉返神经损伤。

(2)观察:颈部紧压感、呼吸费力、气急、心跳加速、烦躁、发绀等。

(3)处理:吸氧、半卧位、吸痰、鼓励坐位呼吸及深呼吸、雾化吸入,症状无缓解,行环甲膜穿刺及气管切开。

3.音调降低、声音嘶哑或失声

(1)原因:损伤喉上神经外支与双侧喉返神经。

(2)观察:手术返室后询问患者,让患者讲话。

(3)处理:音调降低一般三个月后可逐渐恢复,配合理疗、针灸可促进恢复。

4.呛咳

(1)原因:损伤喉上神经的内支。

(2)观察:术后 2 小时后第一次给患者坐起喝凉开水,观察有无呛咳。

(3)处理:暂时禁食,24 小时后可进半流或干性食物可减少呛咳。

5.手足抽搐

(1)好发时间:术后 1～2 天。

(2)原因:术中损伤甲状旁腺出现功能低下。

(3)观察:面部、口唇周围和手足针刺感和麻木甚至抽搐。

(4)处理:静脉推注 10％葡萄糖酸钙或氯化钙 10～20 mL,轻者口服钙剂并在饮食上控制含磷较高的食物,如牛奶、蛋黄、鱼等,抽血查钙、磷以明确诊断。

6.甲亢患者术后可能出现甲状腺危象

(1)好发时间:术后 12～36 小时。

(2)原因:术前准备不充分、术中挤压甲状腺使甲状腺素释放入血过多、手术应激。

(3)观察:高热(体温＞39 ℃)、脉搏细速(脉率＞120 次/分)、大汗、烦躁、谵妄甚至昏迷,还常伴有呕吐、水样泻,若不及时,可迅速发展至虚脱、休克、昏迷甚至死亡。

(4)处理:立即给予镇静、降温、吸氧、补液,同时使用复方碘溶液及普萘洛尔口服,紧急情况下使用静脉制剂滴注。

三、乳腺疾病外科护理

(一)乳房肿块切除术

术后应加压包扎伤口,防止切口积血;同时减少患侧肢体活动。

(二)乳腺切除假体植入术

(1)术前备皮范围包括患侧腋毛准备;应注意测量乳房大小以与假体匹配。

(2)术后一般创口会放置引流管行负压引流,宜保持引流管通畅,选择适宜负压;应注意限制患肢活动;如局部感染者,及时应用抗生素治疗。

(3)适当托起假体,尤其是在行走、活动时,防止伤口愈合后乳房下垂;避免突然碰击胸部造成假体破裂。

(三)乳腺癌根治术

1.术前准备

应注意加强心理护理,告知并使患者接受乳房切除准备,增强对愈后的信心,提高生活质量;对于妊娠及哺乳期乳癌患者,应终止妊娠和哺乳。备皮范围包括患侧腋窝、胸毛,如需植皮则取患侧乳房上的皮肤,应注意乳头及乳晕部的清洁;取患乳对侧大腿皮肤,应包括会阴部阴毛、腿毛至膝关节。

2.术后护理

(1)体位:全麻清醒后半卧位,患肢内收抬高。

(2)胸带包扎注意患肢的血液情况,防止过紧引起肢体供血不良,过松不利皮瓣或皮片与胸壁紧贴愈合。

(3)观察患者有无胸闷、呼吸窘迫,乳腺癌行扩大根治术者防止术中损伤胸膜而出现气胸。

(4)加强胸壁负压引流管或 Y 型负压引流管护理:①保持持续负压吸引,负压为 0.026～0.040 MPa,引流后期可适当减小。倾倒引流液时应用双道止血钳夹闭,防止打开瓶盖空气突然进入导管,冲击皮瓣导致皮瓣愈合不良。②保持引流管呈吸瘪状态:足够负压、定时挤捏引流管,防止血块堵塞。③如有血性液超过 100 mL/h,应立即报告医师及时处理。④引流管一般放置 3～5 天,引流液颜色变淡,量<10 mL/h,局部无积血、积液可考虑拔管。⑤术后第 1 天即可进半流,第 2～3 天可进普食。⑥术后第 1～2 天床上活动,第 3 天即可床边活动,活动期间要注意保护引流管,防止脱出,患肢使用绷带悬吊胸前,以抬高患肢及限制患肢运动。⑦加强上肢功能锻炼:早期做握拳动作或使用健身圈,促进肢体血液回流,防止手指肿胀。3～5 天肘部做前后运动,6～10 天肩部做旋转活动,拆线后加大肩部活动范围,上臂可外展,指导患者爬墙上举运动,梳理头发等以恢复肢体功能。⑧化学治疗(简称化疗)者按化疗常规护理。

四、血管外科疾病护理

(一)一般护理

(1)按手术前、后常规护理。

(2)加强饮食护理:无特殊情况,局麻患者术后即可进食;腰麻或硬膜外麻醉术后 6 小时内禁食,后改为半流或普食;全麻患者当天禁食,第 2 天可进流质,后视情况逐渐半流或普食。

(二)胸、腹主动脉瘤手术特殊护理

1.术前护理

(1)预防动脉瘤破裂:①指导患者保持心情舒畅,避免紧张情绪。②高血压患者需控制好血压,给予降压药物,并观察用药效果。③告知患者避免做腰腹过屈、长时间深蹲等动作、剧烈运动和咳嗽。④加强巡视,防止摔倒、碰撞;各项检查专人护送,预防感冒。⑤多食蔬菜水果,保持大便通畅,避免用力屏气等。

(2)加强疼痛评估,必要时遵医嘱镇静止痛。

(3)遵医嘱给予心电监护,加强血压、脉搏等生命体征监测与病情观察,一旦患者感到疼痛加

剧、面色苍白、出冷汗、血压下降等症状,疑为动脉瘤破裂,应立即报告医师,并迅速急救。

(4)术晨备皮包括会阴部及双侧腹股沟。

2.术后护理

(1)腔内隔绝术患者应给予吸氧,心电监护,严格控制血压,必要时静脉使用降压药物;观察肢体末梢血运情况,包括皮温、色泽、足背动脉搏动等。

(2)人造血管移植术后应指导患者正确翻身、床上活动,促进胃肠蠕动。

(三)下肢动脉闭塞性疾病

1.术前护理

(1)严格戒烟;观察患肢皮肤温度、颜色、足背动脉搏动情况。

(2)评估患肢疼痛情况,遵医嘱给予有效的镇痛药物,观察用药效果。

(3)预防足部外伤,自主活动受限者应双小腿垫枕,防止脚踝或脚后跟皮肤压疮;足部溃疡者行创面护理。

2.术后护理

(1)腔内治疗患者。①体位:平卧位或侧卧位,保证置管下肢呈伸直状态。②观察患者生命体征、穿刺点出血和患肢血运情况。③如拔除导管,患者应卧床休息 24 小时,肢体制动 12 小时。动脉穿刺处伤口给予无菌敷料加压包扎,并观察伤口有无渗血渗液。

(2)置管溶栓者,妥善固定导管,遵医嘱正确给予溶栓等药物动脉加压注射。

(四)静脉曲张疾病

1.术前护理

(1)尽量卧床休息,避免久站久坐,抬高患肢约 20 cm,以促进下肢静脉回流;如果下肢有皮肤破损和溃疡等改变,应于术前尽量促进溃疡愈合。

(2)术晨备皮:上至脐平,下至足趾,包括整个患侧下肢。

(3)落实术中带药及带物:备好术中带药(抗生素)及物品(弹力绷带或弹力袜)。

(4)指导患者练习足高头低位。

2.术后护理

(1)去枕 6 小时,双下肢保持抬高约 20 cm;观察术侧肢体足背动脉搏动和足趾颜色与皮温。

(2)鼓励患者早期活动(床上踝关节及趾关节的活动)。

(五)下肢深静脉血栓形成

1.非手术治疗

(1)急性期绝对卧床两周,避免剧烈运动或患肢按摩,以免血栓脱落引起肺栓塞。

(2)用长海痛尺正确评估患者肿胀下肢的疼痛感。

(3)戒烟,多饮水,进食低脂低胆固醇饮食。

(4)遵医嘱正确使用抗凝溶栓药物,并注意观察有无出血倾向。

(5)警惕肺动脉栓塞可能:密切观察病情,如患者出现呼吸困难、胸痛、咯血、血压下降、脉搏快等症状时应考虑肺栓塞的可能,立即将患者平卧,避免翻动及深呼吸、咳嗽等剧烈活动,给予高浓度吸氧,立即通知医师,积极配合抢救。

(6)恢复期应鼓励下床活动,以促进下肢深静脉再通,避免久站久坐并坚持弹力袜使用。

(7)定期随访,定期查血浆凝血酶原时间值。

2.手术治疗

(1)按手术前常规护理,其他同非手术治疗常规护理。

(2)术后护理:①深静脉血栓形成取栓术后,观察患肢周径的变化以了解治疗效果。②在使用溶栓抗凝剂治疗期间需观察药物的变态反应及不良反应,对胃黏膜有刺激性的药物饭后服。

(六)颈动脉内膜剥脱术

1.术前护理

(1)观察患者颈部包块有无疼痛等不适主诉。

(2)术前 2 小时内备皮,包括下颌以下,锁骨以上的颈部。

2.术后护理

(1)按手术后常规护理,给予吸氧、心电监护。

(2)床旁备气管切开包一个,无菌手套 2 副。

(3)术后麻醉清醒后可取半卧位或坐位,以减少脑灌注损伤,有利于伤口引流。

(4)观察气管有无偏移,以免血肿压迫呼吸道造成窒息。若有异常及时报告医师,必要时配合医师行床旁气管切开造口置管。

(5)观察患者声音有无嘶哑、伸舌有无偏斜,以判断有无喉返神经和舌下神经的损伤。

(6)术后予抗凝溶栓治疗,用药期间观察患者有无消化道、皮肤及黏膜出血等不良反应。

(7)由于术后可能导致相对脑再灌注损伤,患者如有不同程度躁动,应加强安全护理。

(七)腹膜后肿瘤切除术

1.术前护理

(1)观察患者有无腹部疼痛等不适主诉。

(2)遵医嘱术前一天晚灌肠或口服通便药物;术晨做好腹部与会阴部备皮。

2.术后护理

(1)按手术后常规护理,给予吸氧与心电监护。

(2)体位:麻醉清醒后可取半卧位,以减轻伤口张力,缓解疼痛,有利于引流。

(3)观察患者排气情况,未通气时不能进食,通气后遵医嘱予流质后再过渡到半流饮食。

(4)伤口护理:术后伤口无菌敷料覆盖,腹带包扎,注意观察伤口有无出血、渗血渗液。

(5)术后 24 小时,生命体征平稳,鼓励患者床上抬臀及自主翻身。术后 3 天鼓励患者早期下床活动,防止肠粘连,有利于疾病的恢复。

(郑 伟)

第二节 神经外科疾病护理

一、脑外科专科护理常规

(一)颅内压增高护理

颅内压是指颅腔内容物对颅腔壁产生的压力,颅内压增高是指成人颅内压力持续高于2.0 kPa时,是许多颅脑疾病所共有的综合征。

(1)体位:床头抬高 15°～30°。

(2)充分给氧改善脑缺氧。

(3)遵医嘱使用脱水剂,并观察疗效。

(4)观察生命体征、意识、瞳孔、头痛程度及呕吐物的性质,发现异常及时通知医师。

生命体征的观察:①血压上升,脉搏缓慢而有力,呼吸深慢,提示颅内压增高。应警惕为颅内血肿或脑疝早期;②血压降低,脉搏增快,心跳减弱,呼吸减慢不规则,提示脑干功能衰竭;③颅后窝占位患者突然呼吸变慢或出现停止现象,提示可能枕骨大孔疝;④高热,深昏迷表示下丘脑受损;⑤中枢性高热或体温不升者,提示有严重颅脑损伤;⑥体温正常后又升高,提示继发感染。

意识的观察:意识障碍是颅脑损伤患者最常见的症状之一,反映损伤的程度与大脑皮质和脑干网状结构的功能状态。护理人员要会观察患者的表情与姿势,并通过语言刺激、压迫眶上神经、针刺、或手捏胸大肌外侧缘等方法,仔细观察患者对疼痛的反应,同时注意有无吞咽反射、咳嗽反射、角膜反射,大小便失禁等。格拉斯哥昏迷记分法(GCS):从睁眼反应、语言反应和运动反应三个方面分别定出评分标准,表示意识障碍程度。最高分为 15 分,表示意识清楚正常,患者表现为自发睁眼、回答正确和按吩咐动作;而 8 分以下为昏迷,最低分为 3 分。

瞳孔的观察:瞳孔的变化可以提示脑损伤的情况。正常瞳孔等大等圆,在自然光线下直径2～5 mm,对光反射灵敏。观察中应注意:①伤后一侧瞳孔扩大伴意识障碍大多为颅内血肿;②双侧瞳孔大小多变,不等圆,对光反射差,多为脑干受损;③伤后一侧瞳孔进行性散大,并伴有对侧肢体瘫痪、意识障碍,提示脑疝;④双侧瞳孔散大,光反应消失,眼球固定并伴有深昏迷,提示临终状态;⑤眼球震颤为小脑或脑干损伤。

(二)脑疝处理流程

患者出现颅内压增高症状如剧烈头痛、血压增高、鼾样呼吸、意识加深、患侧瞳孔散大、对光反射消失→打铃通知医师→迅速建立静脉通道,准备急救药物(20%甘露醇、呋塞米)→遵医嘱用药,开放气道,吸氧,必要时面罩加压给氧→备吸引器,吸痰,必要时将抢救车推至患者床尾,打开备用→床边准备心电监护仪,留置导尿→电话通知麻醉科插管→如需紧急手术,备皮、备血等术前准备→配合医师抢救,做好记录。

(三)兴奋、激动、狂躁护理

(1)兴奋、激动、狂躁患者应告知家属 24 小时陪护并以签字为证。

(2)针对不同的对象要正面耐心劝导,安定情绪。生硬和粗暴会使患者更加兴奋不满而发生意外。鼓励患者参加自护活动,稳定其兴奋激动情绪。

(3)对极度兴奋、躁动的患者应安置于重病室内予以约束带保护,遵医嘱用药。

(4)患者出现口干唇裂,喉音嘶哑,发热或轻、中度脱水等情况时应做好口腔护理,多饮水,给足量饮食,必要时按医嘱行静脉补液。

(四)脑脊液漏护理

(1)禁止耳道填塞、外耳道和鼻腔冲洗、药液滴入。

(2)鼻漏患者卧床休息,不擤鼻涕、不打喷嚏、不剧烈咳嗽。

(3)给予患侧卧位,头下垫治疗巾。

(4)使用抗生素,观察药效,预防感染。

(五)尿崩症护理

下丘脑损伤后,不论是 ADH 分泌减少,或输送 ADH 的通路受到影响,均可发生尿崩症。

(1)观察尿量、饮水量、体重、尿色、尿比重及电解质血渗透压并正确记录。

(2)观察有无头痛、恶心、呕吐、胸闷、虚脱、昏迷等脱水症状,一旦发现遵医嘱及早补液。

(3)如有食欲缺乏、发热、皮肤干燥、倦怠、睡眠不佳症状等,及时通知医师。

(4)对于多尿、多饮者,根据患者的需要供应水,并及时通知医师。

(5)保持皮肤、黏膜清洁,有便秘者,嘱患者多吃水果和粗纤维的蔬菜。

(6)药物治疗时注意观察疗效及不良反应,嘱患者准确用药。

(六)脑室外引流术的护理

(1)引流瓶的高度:术后将引流瓶悬挂于床头,高度应适当(高于脑室 15~20 cm 为宜),以维持正常颅内压。

(2)注意引流液的速度:禁忌流速过快,骤然降压有发生出血和脑疝的危险。

(3)控制引流液的量:每天脑脊液正常分泌 400~500 mL,每天引流量以不超过 500 mL 为宜。

(4)在引流过程中认真观察神志及瞳孔变化,有无头痛加剧,有无引流管受压,扭曲,造成引流受阻并记录 24 小时脑脊液的引流量。

(5)观察脑脊液的颜色和性质:正常脑脊液无色透明,无沉淀。脑脊液混浊呈毛玻璃状或有絮状物提示颅内感染。

(6)严格无菌操作:保持敷料清洁干燥,每周更换引流袋 2 次,整个装置应保证无菌。

(7)拔管:开颅手术后脑室引流管一般不超过 4 天,因此时脑水肿期已过,颅内压开始降低,拔管前一日可试行抬高或夹闭引流管 24 小时,以了解脑脊液循环是否通畅,拔管时先夹闭引流管,防止引流液逆流入脑室引起感染。

二、颅脑外伤手术护理常规

(一)术前护理

(1)按外科手术前常规护理,一般患者为急诊,立即通知医师并实施术前准备。

(2)评估患者的情况(意识、瞳孔、生命体征及皮肤情况等)。

(3)根据医嘱完善皮试、查血常规、出凝血时间、备血、备皮、佩戴手腕识别带等。

(二)术后护理

(1)按外科手术与麻醉后常规护理。

(2)卧位:全麻未醒患者平卧,头转向健侧,清醒后床头抬高 15°~30°,躁动患者给予约束。去骨瓣减压者,避免切口受压。

(3)加强气道管理:固定好气管导管,防止导管的脱落或者移位。定时、及时有效的翻身、叩背、吸痰,观察痰液的性质,做好气道湿化,予以氧气吸入。

(4)严密观察意识、瞳孔、生命体征及肌力的变化,做好记录。如发现意识加深、患侧瞳孔散大、剧烈头痛、喷射性呕吐、肢体瘫痪及"二慢一高"等颅内压增高的症状,汇报医师及时处理。

(5)落实脑室引流管等管道常规护理。

(6)手术当天禁食,第 2 天根据医嘱给予适当饮食。必要时留置胃管,给予肠内营养,做好鼻饲护理。

(7)早期根据医嘱预防性应用抗癫痫药物,发生癫痫时按照癫痫常规护理。

(8)肢体瘫痪患者给予康复训练。

三、垂体瘤手术护理常规

(一)术前护理(经蝶窦)

(1)按外科手术前常规护理。

(2)落实常规检查,内分泌功能的检验,MRI、视力、视野检查。

(3)评估患者有无视力减退和视野缺损,防止意外损伤。

(4)口服激素类药物(如泼尼松)进行激素替补,预防术后垂体功能低下。

(5)术前3天棉球塞鼻孔锻炼张口呼吸;0.25%氯霉素眼药水滴鼻2滴/次,每天4次。

(6)术前2小时内备皮,不需剃头,剪清双侧鼻毛。

(二)术后护理(经蝶窦)

(1)按外科手术与麻醉后常规护理。

(2)全麻未醒患者平卧,头转向健侧,清醒后床头抬高30°。

(3)加强病情观察:观察意识、瞳孔、脉搏、呼吸、血压,观察有无视力模糊、头痛等情况。

(4)观察鼻部纱布渗血渗液情况,保持伤口敷料清洁干燥,观察有无脑脊液鼻漏。

(5)注意保暖,防止感冒引起剧烈咳嗽,禁止用力擤鼻涕引起脑脊液鼻漏。

(6)监测尿量、尿比重并正确记录,定时抽血监测电解质以便早期发现尿崩症。

(7)落实管道护理,妥善固定,防扭曲、打折、脱出,观察记录引流液色、质、量。

(8)手术当天禁食,第2天根据医嘱给予流质,以后逐渐改为半流、普食。

四、椎管内肿瘤手术护理常规

(一)术前护理

(1)按外科手术前常规护理。

(2)观察肢体运动、感觉、肌力、呼吸、排便排尿情况,防止意外损伤。

(3)术前MRI定位,告知患者不要擦拭标记。

(4)术前2小时内备皮范围以病变中心上下五个椎体的皮肤。

(二)术后护理

(1)按外科手术与麻醉后常规护理。

(2)卧硬板床,全麻未清醒患者平卧,头偏向一侧,高颈位手术除外,高颈位手术应注意颈部不能过伸过屈,颈部两侧放沙袋固定。6小时后按时轴线翻身。

(3)观察意识、瞳孔、脉搏、呼吸、血压;肢体运动、感觉、肌力、呼吸等情况。高颈位手术重点观察呼吸情况,四肢肌力活动;胸椎手术后观察下肢肌力活动,常会出现腹胀,排泄困难;马尾部手术观察肌力活动度及肛周皮肤感觉及是否有便意,在观察过程中如发现感觉平面上升或四肢活动度有减退,应考虑脊髓内出血或水肿,应立即通知医师采取紧急措施。

(4)保持两便通畅,便秘者遵医嘱使用缓泻剂,术后禁止下床如厕。

(5)严密观察伤口有无渗血渗液,保持伤口敷料清洁。

(6)加强管道护理,妥善固定,防止扭曲、打折、脱出,观察记录引流液色、质、量。

(7)手术当天禁食,第2天根据医嘱给予适当饮食。

(8)康复护理:指导患者及时进行功能锻炼。瘫痪肢体保持功能位,预防关节畸形,足下垂等。

五、帕金森病手术护理常规

（一）术前护理

(1)按外科手术前常规护理。

(2)评估患者跌倒、坠床危险因素，做好安全防护措施。

(3)长期卧床，翻身困难者，定期协助翻身，满足各种生活需要。

(4)术晨禁食、水，禁药，高血压患者降压药根据医嘱仍需口服，美多巴等改善症状药物根据医嘱口服。

(5)配合医师完成立体定向头架固定。

（二）术后护理

(1)按外科手术及麻醉后常规护理。

(2)全麻未醒患者平卧，头转向健侧，清醒后床头抬高30°。

(3)观察意识、瞳孔、生命体征变化并准确记录。

(4)观察头部、胸部伤口渗出情况，保持伤口敷料清洁干燥。

(5)加强管道护理，妥善固定，防止扭曲、打折、脱出，观察记录引流液色、质、量。

(6)手术当天禁食，第二天可进流质或半流、2～3天后改普食。

(7)调试后观察比较震颤、肌强直症状改善情况及患者有无其他不适症状。

(8)加强功能康复护理：肢体僵硬者给予康复训练。

六、三叉神经痛手术护理常规

（一）术前护理

(1)按外科手术前常规护理。

(2)全面评估疼痛情况，根据医嘱给予止痛药物。

（二）术后护理

(1)按外科手术及麻醉后常规护理。

(2)全麻未醒患者平卧，头转向健侧，清醒后床头抬高30°，躁动患者给予保护性约束，床栏防护。

(3)观察意识、瞳孔、脉搏、呼吸、血压，评估面部疼痛有无改善，有无面瘫。

(4)严密观察伤口有无渗血渗液，保持伤口敷料清洁干燥。

(5)加强管道护理，妥善固定，防止扭曲、打折、脱出，观察记录引流液色、质、量。

(6)手术当天禁食，第2天根据医嘱给予流质，以后逐渐改为半流、普食。

七、颅内动脉瘤、动静脉畸形介入手术护理常规

（一）术前护理

(1)按外科手术前常规护理。

(2)注意患者情绪，予以心理疏导、稳定情绪，保持大便通畅。如病情许可，可予以适量镇静或安眠药让患者安静入睡，便秘者可口服缓泻剂或外用开塞露通便。

(3)有高血压病史的患者遵医嘱予以口服降压药，术晨服药不间断。

(4)术前2小时内备皮，包括会阴、腹股沟区域。

(5)遵医嘱进行碘过敏试验及抗生素皮试。

(二)术后护理

(1)按外科手术与麻醉后常规护理。

(2)密切观察意识、瞳孔、生命体征的变化;根据医嘱控制血压在正常范围内。

(3)手术当天禁食水,术后 1 天改半流或普食。

(4)加强穿刺点护理:①平卧、清醒后垫枕;术侧下肢伸直不可弯曲,制动 24 小时。②观察足背动脉搏动及远端血液循环;注意穿刺点有无渗血、皮下血肿等。③制动期间协助患者翻身方法是:术侧下肢伸直,健侧屈曲,轴线翻身。④拔除导管鞘后,局部沙袋压迫 12 小时,使用封堵器可以提高舒适度。

八、脑血管狭窄支架成形术护理常规

(一)术前护理

(1)按外科手术前常规护理。

(2)注意测量体温、双上肢血压和脉搏;术前行必要的彩超及影像学检查等。

(3)控制基础疾病,稳定血压、血糖,术晨按常规服药不间断。

(4)术前 2 小时内备皮,包括会阴、腹股沟区域。

(5)遵医嘱进行碘过敏试验及抗生素皮试。

(6)评估双下肢足背动脉搏动情况。

(7)特殊药品准备:拟行支架成形术者,术前 3～6 天服用阿司匹林 300 mg/d,氯吡格雷 75 mg/d(急诊手术除外);另外,遵医嘱酌情给予钙通道阻滞剂 24 小时静脉持续微泵给药。

(二)术后护理

(1)按外科手术与麻醉后常规护理。

(2)加强生命体征监测,根据医嘱控制血压;观察意识、瞳孔、有无失语和肢体活动情况,警惕过度灌注综合征。

(3)加强穿刺点护理:①平卧、清醒后垫枕;术侧下肢伸直不可弯曲,制动 24 小时。②观察足背动脉搏动及远端血液循环;注意穿刺点有无渗血、皮下血肿等;拔除导管鞘后,局部沙袋压迫 12 小时,使用封堵器可以提高舒适度。③制动期间协助患者翻身方法是:术侧下肢伸直,健侧屈曲,轴线翻身。

(4)加强用药护理:①支架植入术后予以低分子普通肝素 0.4 mL 腹壁皮下注射,每 12 小时 1 次,连续 3 天;抗凝防栓口服用阿司匹林 300 mg/d,氯吡格雷 75 mg/d。②用药期间观察有无皮肤黏膜出血;检测出凝血时间;注意安全、避免外伤;护理上集中注射次数,避免反复穿刺,拔针后适当延长按压时间。

(5)加强饮食护理:①全麻患者当天禁食水,术后 1 天改软食或米饭,局麻术后 6 小时后可进食;②嘱咐多饮水,促进造影剂排出。

(郑 伟)

第三节　心胸外科疾病护理

一、胸外科手术一般护理常规

(一)术前准备

(1)按外科手术前常规护理。

(2)指导呼吸功能训练,防止术后肺部并发症。

(3)术前2小时内根据手术部位备皮。①后外切口:术侧的前胸正中线至后脊柱线,包括腋下,上从锁骨水平线至剑突下。②正中切口:前胸左腋后线至右腋后线,包括双侧腋下。③食管三切口:左颈部、右胸部(同后外切口),腹部(包括脐孔、会阴部)。④胸腹联合切口:左胸部(同后外切口),左上腹部。

(二)术后护理

(1)按外科手术及麻醉后常规护理。

(2)加强呼吸道护理,氧疗并加强雾化,坐起拍背,刺激隆突,鼓励咳痰,必要时行鼻导管吸痰或气管镜吸痰,及时排出呼吸道分泌物,促进肺扩张。

(3)严密观察气管位置,如发生突然呼吸困难,应立即报告医师。

(4)妥善固定引流管并保持引流通畅;观察引流液的颜色、量、性质,并准确记录;胸腔引流管如≥200 mL/h,连续3小时,则提示活动出血,应立即通知医师。

(5)指导患者合理饮食,早期宜清淡,易消化的半流质,逐渐增加高蛋白、高热量、维生素丰富的饮食,增加营养摄入。应注意多进粗纤维饮食,保持大便通畅。

(6)鼓励患者做术侧肩关节及手臂的抬举运动,拔除胸管后应早期下床活动。

(7)加强健康指导:①加强营养,少食多餐、多进高蛋白、高热量、高维生素、易消化饮食,禁烟酒。②逐步增加活动量,注意室内空气调节,预防上呼吸道感染。③保持大便通畅,多食粗纤维饮食,必要时给予缓泻药;食管术后患者,餐后应半卧30分钟,防止食物反流。④门诊随访,及时了解病情变化。

二、自发性气胸胸腔镜治疗护理常规

(一)术前准备

(1)按胸外科手术前常规护理

(2)控制肺部感染:遵照医嘱使用有效抗生素,予雾化吸入,控制支气管炎症,解除支气管痉挛,减少呼吸道分泌物。

(3)完善相关检查:胸部X线摄片以了解肺部病变如肺大疱的大小、部位、数目及肺萎陷情况;CT检查以显示肺大疱与周围组织的关系有助于大疱的分型。

(4)对有张力性气胸或持续漏气患者,或双侧肺大疱同期手术者,术前先行胸腔闭式引流减压,保证手术安全。安置胸腔闭式引流管后,需密切观察排气情况。

(二)术后护理

(1)按胸外科手术后常规护理。

(2)持续心电监测,根据需要给予氧疗,确保各管道通畅并有效引流。

(3)加强呼吸功能锻炼,促进肺复张:胸腔镜术中,术侧肺萎缩,如果肺膨胀不良,易造成术后肺不张和低氧血症;在充分止痛的基础上尽早让患者坐起咳嗽、排痰,每天行4次超声雾化吸入,必要时协助医师行气管镜吸痰,确保呼吸道通畅。并指导患者做深呼吸运动,术后第2天即进行呼吸功能锻炼,以促进肺早日复张。

(4)并发症观察及护理:胸腔镜肺大疱结扎术后主要并发症为肺泡漏气。表现为胸腔闭式引流管内持续排出气体。需嘱患者有痰咯出,但不鼓励咳嗽,同时观察肺部呼吸音的变化及肺膨胀情况。轻微漏气可不必处理,较明显漏气则需汇报医师,给予封闭肺破口的处理。

三、体外循环心内直视术护理常规

(一)术前准备

(1)按心外科术前常规护理。

(2)呼吸道准备:控制呼吸道感染,做好咽拭培养;禁烟至少1个月;术前1天用氯己定漱口;作有效咳嗽和深呼吸训练,以利术后排痰。

(3)评估患者全身情况及主要脏器功能,特别注意有无凝血机制及全身慢性炎症疾病表现,一旦发现及时治疗。

(4)术前2小时内备皮:双侧前胸至腋后线,上起颌下,下止会阴部。

(5)测量身高、体重、基础血压。

(6)发绀型心脏患者,术前3天予以氧气吸入,每天3次,1小时/次,以改善机体缺氧状态。

(二)术后护理

(1)按心外科手术及麻醉后常规护理。

(2)正确使用血管活性药物,确保药物剂量准确、滴速均匀,从中心静脉置管输入,通常采用微量泵控制滴速。严密观察用药后反应。

(3)加强循环监测:①血压及中心静脉压监测,根据静脉压的变化,及时调整补液速度。②心电图监测:标准心电图Ⅱ导联,观察患者的心率、心律及氧饱和度的变化,若发现异常及时协助处理。③观察四肢末梢的颜色、温度、动脉搏动和毛细血管充盈度的变化。

(4)按机械通气与胸腔引流管常规护理。

(5)加强泌尿系统护理:每小时观察尿量及尿色,正常者应大于20 mL/h。当尿量减少为20 mL/h以下持续2小时以上,可用利尿剂;若尿量仍不增加,应警惕急性肾衰的发生;若尿色为血红蛋白尿者,应加强利尿,应用碱性药物,保持尿液呈碱性,防止酸性血红蛋白阻塞肾小管。

(6)观察有无神经系统和精神症状,如烦躁、躁动、嗜睡、淡漠、肢体功能障碍等。

(7)密切观察水、电解质及酸碱平衡,准确记录出入量。

(8)根据病情鼓励患者尽早离床活动,以增强心肺代偿功能。

四、食管手术护理常规

(一)术前准备

(1)按胸外科手术前常规护理。

（2）补充营养,改善全身状况。根据患者的吞咽程度给予饮食指导,有贫血、脱水、营养不良者遵医嘱给予输血、补液、静脉高营养等治疗。

（3）加强口腔护理,对于有明显食管狭窄和炎症患者,术前口服肠道抗生素,减轻炎症和水肿。

（4）术前 1 天进少渣饮食,晚 8 时后禁食,并用开塞露通便。

(二)术后护理

（1）按胸外科手术及麻醉后常规护理。

（2）应重点加强呼吸道护理,清除呼吸道分泌物,促进肺扩张。

（3）禁食期间加强口腔护理,保持口腔清洁。

（4）按胸腔引流管常规护理,特别注意胸液的质和量。若术后血清样胸液过多或粉红色中伴有脂肪滴,应警惕乳糜胸可能,一旦发生汇报医师配合处理。

（5）饮食护理:①禁食期间给予静脉营养支持,保持输液通畅,观察药物反应;遵医嘱进行肠内营养。②食管及贲门术后 5～7 天,根据胃肠功能的恢复及术中吻合口张力、血供情况而决定进食时间。自少量饮水起,流质、半流质饮食,少量多餐。结肠代食管术后进食时间宜适当延迟。进食后注意观察患者有无吻合口漏的表现如发热、疼痛等不适主诉。③胃代食管术后,加强饮食宣教:少量多餐,避免睡前、躺着进食,进食后务必慢走,或端坐半小时,防止反流,裤带不宜系得太紧,进食后避免有低头弯腰的动作。④给予高蛋白、高维生素、低脂、少渣饮食,并观察进食后有无梗阻、疼痛、呕吐、腹泻等提示吻合口狭窄的情况。若发现症状应暂停饮食。

五、肺切除术后护理常规

（1）按胸外科手术前后常规护理。

（2）让患者保持平静,减少躁动,以最大限度减少氧耗。

（3）术后应充分供氧,适当延长吸氧时间或间断吸氧。

（4）加强补液护理:观察出血失液情况,注意纠正水、电解质紊乱;补液速度不宜过快,保持30 滴/分左右,以葡萄糖维持体液平衡为主,限制盐份输入,以免肺水肿的发生。

六、胸腺瘤切除术后护理常规

(一)术前准备

（1）按胸外科手术前常规护理。

（2）评估患者肌无力、眼睑下垂、吞咽困难的症状和程度。

（3）遵医嘱术前给予服用胆碱能药物并严密观察用药后反应。

（4）对于咳嗽无力的患者,术前需帮助训练有效咳嗽及深呼吸。

（5）有吞咽乏力者应给予静脉营养支持以改善营养不足。

（6）根据病情,必要时床边备好气管切开包和人工呼吸机。

(二)术后护理

（1）按胸外科术后常规护理。

（2）密切观察肌无力危象,如手握力、吞咽情况,加强对患者呼吸的监护,若出现呼吸困难症状,应立即行气管插管或气管切开,并以呼吸机辅助呼吸。

（3）根据术前用药量及术后的一般情况,严密观察用药后反应,正确判断用药不足和用药过量的不同症状。

（4）加强呼吸道护理，鼓励患者咳嗽、咳痰，排除呼吸道分泌物，保持气道通畅，气管切开患者按气管切开常规护理。

（5）术后应尽量避免一切加重神经-肌肉传递障碍的药物，如地西泮、吗啡、利多卡因及某些抗生素药物等。

（6）观察患者饮食情况，有食物反流可置鼻饲管。

七、心脏瓣膜置换术后护理常规

（一）术前准备
按体外循环心脏手术前常规护理，并向患者及家属阐明抗凝知识及其重要意义。

（二）术后护理
（1）同体外循环心脏手术术后常规护理。

（2）特别重视术后早期心律失常的预防。

（3）正确、合理地使用抗生素，防止感染性心内膜炎。

（4）抗凝护理：心包、纵隔引流管拔除后开始服用抗凝药，并监测凝血酶原时间，要求凝血酶原时间维持在正常值 1.5～2 倍。置换机械瓣膜患者必须终身服用抗凝药物，需注意以下几点：①住院期间护士应将每次凝血酶原时间及口服华法林剂量记录下来，同时让患者自备记录小本子以利找出用药规律，并让患者试行自服，使其养成习惯并终身记录。②口服华法林要掌握定时定量，药量准确原则。③注意抗凝过量征象：如血尿、鼻出血、皮下淤血、牙龈出血、大便隐血等现象，若出现上述症状，一般要减量或停药 1 天，调整抗凝药剂量。④观察有无血栓形成，注意观察患者有无神志改变、口角歪斜、肢体麻木或偏瘫等，发现异常及时与医师联系，以便调整抗凝药物的剂量。

八、先天性心脏疾病护理常规

（一）室间隔缺损患者围术期护理
1.术前准备

（1）呼吸道准备：较大室间隔缺损易患上呼吸道感染，或是患了上感后不易治愈，此类患者术前控制呼吸道感染对术后顺利恢复非常重要。①注意保暖：体质虚弱的患者极易受凉，加重上呼吸道感染。②药物治疗：采用抗生素和激素治疗，另可用少量抗过敏及止咳利痰药辅助治疗。

（2）心功能准备：心脏储备功能差的重症患者很易出现胸闷、心慌、气促和心率增快，可于术前加强心功能支持。嘱患者充分休息，吸氧每天 2～3 次，1～2 小时/次。扩血管药物治疗，如硝苯地平、硝酸异山梨酯，以降低前后负荷，降低肺动脉压力，改善循环状况。可用小剂量的地高辛口服治疗增强心肌收缩力。

2.术后护理

（1）呼吸道管理：①术后带气管导管回监护室，将患者安置后立即接上备用的呼吸机，调整好各参数，确保运转正常。②按机械通气常规护理。③对于有较重度肺动脉高压者、动脉血氧分压较低者、疑有肺不张、灌注肺者，需用呼气末正压通气治疗，以增加功能性残气量，减轻肺内分流，提高动脉血氧分压。患者无肺不张等肺部并发症，且循环稳定，无二次开胸之可能者，于术后3～5 小时改为间隙指令呼吸，减少呼吸次数，逐步停机，也可逐渐脱机密切观察呼吸等情况。室缺伴有中重度肺动脉高压者,肺功能减退,体外循环后肺水含量增加,加上暂时性的缺氧、酸中毒,需要较长时间使用呼吸机,根据病情6～24小时。④遵医嘱用化痰、利痰药物,对于重症患者适量应用肾上腺素皮质激素,缓解支气管痉挛,减轻气道内炎症。⑤适当镇静,恢复体力,减轻呼吸困难。

(2)循环支持:①补充容量,输血至血红蛋白100 g/L左右。②术后使用硝普钠或前列腺素E1扩张血管,以减轻前后负荷,减轻心脏负担,降低肺动脉压力。使用扩血管药物时应注意监护血压,根据血压值调整剂量。③给予强心利尿治疗。强心药可用多巴胺微量注射2～6 μg/(kg·min),加用毛花苷C静脉注射,其剂量依据体重而定,成人每次0.1～0.2 mg,每天2次;利尿药依据水肿情况适量使用,一般呋塞米的剂量为成人每次5～10 mg,儿童每次3～5 mg,必要时重复应用。④重度肺动脉高压,术毕压力下降不满意,血氧分压低者,吸入一氧化氮,可降低肺动脉压,改善血氧饱和度,改善循环。

(3)抗感染治疗:严格无菌技术操作,按时行抗生素治疗。

(4)保持电解质平衡:体外循环术后水、电解质的变化较快,特别是血钾,随大量尿液排出后常常较低。应遵循见尿补钾的原则,用不同浓度的含钾液静脉点滴,或用微量泵静脉输入,及时复查血钾浓度。在大量输血后应及时补钙,以免发生低钙血症。

(5)并发症观察与监护。

三度房室传导阻滞:①原因。术中低温、缺氧、酸中毒,传导束走行局部创伤、水肿或心内膜下出血,或因术中直接缝合、结扎损伤了传导束所致。②临床表现。心率缓慢,心房与心室的跳动没有固定关系,心电图上P波与QRS波无固定关系,心室率常在60次/分以下。③治疗。异丙肾上腺素微泵输入;使用临时心脏起搏器;辅助进行激素、碳酸氢钠等辅助治疗。

呼吸功能衰竭:①原因。大量左向右分流患者术前近期有呼吸道感染,术后呼吸道分泌物多易致呼吸道阻塞、肺不张或肺部感染;心功能不全;体外循环对肺功能产生损害;手术创伤。②临床表现。自主呼吸时呼吸费力,呼吸浅快,鼻翼翕动,吸气时出现三凹征。缺氧严重时出现神志改变、心率增快、发绀。血气分析提示动脉血氧分压低于8.0 kPa(60 mmHg),二氧化碳分压高于6.7 kPa(50 mmHg)。③治疗。应用呼吸机治疗,提高氧浓度,加用PEEP;给予强心、利尿、激素和抗生素等药物治疗;静脉补充营养,保证热量供应。

低心排综合征及心力衰竭:①原因。肺动脉高压;右室切口损伤心肌;手术阻断升主动脉时间过长;心肌保护差;术后出现三度房室传导阻滞。②临床表现。血压下降,肢端湿冷,尿量减少,面色苍白,心率增快。③治疗。据失血量、每天出入量、生理需要量和生化检验等参数以及临床症状与体征等情况予以综合判断。为减轻心脏的负荷,应适当控制液体入量。一般应将中心静脉压控制在0.1～1.2 kPa。应用血管活性药物,临床常首选多巴胺,根据病情和用药效果还可合用其他血管活性药物,如多巴酚丁胺、肾上腺素或异丙肾上腺素。

肺高压危象:发生于术前重度肺动脉高压患者,多因缺氧吸痰刺激所致,患者肺动脉压力急骤升高,来不及抢救,导致患者突然死亡。关键在于预防其发生,对于重度肺动脉高压的患者应充分镇静,维持正常的血氧浓度,尽量减轻吸痰时的刺激。

(二)法洛四联症的围术期护理

1.术前准备

(1)吸氧,每天2～3次,1～2小时/次。

(2)发绀严重者鼓励患者多饮水,预防缺氧发作。

(3)术前积极治疗注意扁桃体炎、牙龈炎和气管炎等感染病灶。

2.术后护理

(1)循环功能的维护:①术后输血或输血浆,使胶体渗透压达到正常值,血红蛋白为120 g/L左右,出量应略多于入量。术后避免用强效收缩血管药及对肾脏有毒性的抗生素,以免导致肾衰竭。②术后左房压与右房压大致相等,维持在1.2~1.5 kPa。③给予强心治疗。术后常规用多巴胺或多巴酚丁胺微量注射,以增强心肌收缩力,增加心脏兴奋性,一般2~6 μg/(kg·min),剂量依据病情调整。

(2)呼吸功能的支持:①术后带气管导管回监护室,行呼吸机辅助呼吸,按机械通气常规护理。②呼吸机辅助时间应依病情而定,病情较轻、术后全身情况好者,术后6小时内即可改为间隙指令呼吸,减少呼吸次数,逐步停机。若动脉血氧分压在10.7 kPa(80 mmHg)以下者,或需用大量升压药才能维持血压者,应延长辅助呼吸时间。③术后认真检查肺部,查有无气胸、肺不张。肺不张左侧较易出现,往往因气管导管过深至右支气管所致,摄胸片可协助诊断。④拔除气管导管后予雾化吸入,注意呼吸道护理,以防肺不张及肺炎发生。

(3)并发症的观察与监护。

低心排综合征:①原因。病情重,远端肺血管发育不良,升主动脉右移骑跨过多,左室发育不良;心脏畸形矫正不满意;心肌保护不好;术后出现三度房室传导阻滞;血容量补充不足或过量;心脏压塞。②治疗。调整前负荷,术后及时输入全血、血浆,使中心静脉压至少维持在1 kPa以上,有些患者需维持在1.5 kPa以上才满足。减轻后负荷:术后早期,重视患者休息,保证睡眠,充分应用镇静剂,可减少全身用氧,减轻心脏负荷,并降低外周阻力,减轻后负荷。使用扩血管药物亦可减轻心脏后负荷,应用时注意血压的观察。增强心肌收缩力:除了用足洋地黄类药物外,还可应用儿茶酚胺类药物,常用多巴胺,根据病情和用药效果还可使用其他血管活性药物,如多巴酚丁胺、肾上腺素或异丙肾上腺素。延长呼吸机辅助时间:低心排时延长呼吸机辅助时间,提高氧分压减轻心脏及全身缺氧状况,有利于病情的好转。合理应用利尿剂:根据中心静脉压高低、尿量多少,分次给予呋塞米静脉注射。③其他:如维持电解质酸碱平衡,抗感染、营养、保暖,加强心理护理。

灌注肺:①原因。法洛四联症体肺侧支循环丰富,体外循环造成肺内血液灌注淤滞;患者发绀重,血液黏稠度高;左室发育差,心脏收缩无力;肺动脉及右室流出道狭窄疏通后,肺动脉内灌注比术前明显增加;体外循环时间过长,血液破坏重;血浆胶体渗透压低,液体易于进入肺间质,补血补液过多过快,造成肺水肿;有残余左向右分流。②临床表现。呼吸急促、发绀,未脱离呼吸机者表现为自主呼吸增强、增快和鼻翼翕动;血痰或血水痰,血气分析示动脉血氧分压下降,动脉血二氧化碳分压上升;部分患者表现为烦躁不安,哭闹不停;早期呼吸音减低,中晚期出现湿啰音;气道压力升高>2 kPa,有的甚至>4 kPa,肺顺应性下降;胸部X线片肺纹理增多,呈毛玻璃状。③治疗。呼吸机辅助期间,加用呼气末正压通气0.5~1.0 kPa,法洛四联症患者对缺氧耐受性强,尽量不用纯氧长时间通气,以免加重肺损害。积极治疗肺水肿,严格控制液体入量。加强利尿剂,静脉滴注清蛋白或血浆,使血浆胶体渗透压保持在正常范围内。早期使用肾上腺皮质激素,抑制肺血管内血小板聚集,防止微血栓形成,减低毛细血管通透性,提高组织耐缺氧能力。预防和治疗肺部感染,应严格无菌操作,常规应用抗生素,根据痰培养和药敏试验结果选用敏感抗生素。④其他:如维持电解质酸碱平衡,增进营养,加强心理护理和皮肤护理。

三度房室传导阻滞:①原因。法洛四联症多为嵴下型室间隔缺损,心脏传导束通过缺损后缘,修补缺损后缘时容易造成损伤,导致三度房室传导阻滞。②治疗。异丙肾上腺素经微量泵输入;使用心脏起搏器;使用激素、碳酸氢钠等辅助治疗。

残余分流:①原因。常见为撕脱;补片不合适;缝合针距不匀,针距过大者在复跳后张力大,易撕脱。②处理。小的残余分流,无血流动力学意义,且有自行闭合的可能,不需手术。中等量分流根据患者情况在一周以内再次手术。大量分流者,易致肝大、腹水,应积极再次手术。

九、冠状动脉搭桥术护理常规

(一)术前准备
同体外循环心脏手术前常规护理,并做到如下准备。

(1)冠心病患者多伴有其他并发症,需常规检查血糖、肝肾功能等。

(2)大隐静脉将用做旁路,要避免损伤和炎性反应。选用上肢静脉作静脉注射,禁忌下肢静脉注射或滴注。

(3)备皮范围在体外循环备皮基础上,还应包括下肢自膝关节上 1/3 至踝部。术前 1 天用 75% 乙醇擦拭 3 次,手术日晨 1 次。

(二)术后护理
(1)冠心病患者的早期血细胞比容保持 30% 左右,不宜太高,由于搭桥血管早期水肿,血液黏稠度不宜过高。

(2)注意血压情况,血压过高会增加心脏的后负荷,适当应用扩血管药物。

(3)术后早期可适当用硝酸甘油,防止冠脉血管痉挛,改善血供。

(4)凡心脏泵患者,在应用主动脉内囊反搏机时,延长舒张期,使冠状动脉血管得到足够的血供和氧供,应密切观察术侧下肢血供。

(5)冠心病患者的血液黏滞度高,易发生深静脉栓塞,应鼓励患者早期活动。也可轮流抬高下肢,有利于静脉回流。用弹力绷带扎紧术侧肢体,减少下肢水肿。

(6)术后需抗凝治疗 3～6 个月。

十、胸主动脉瘤手术护理常规

(一)发病早期护理
1.加强疼痛护理

(1)加强对患者疼痛知识的健康教育和心理指导,全面评估患者的疼痛部位、持续时间、性质及疼痛伴随症状。

(2)及时遵医嘱给予疼痛药物治疗,达到充分镇静、有效镇痛,治疗后及时评估疼痛治疗效果,监测生命体征变化,观察镇痛的不良反应,并作好记录。

(3)限制患者活动量,入院后要求患者绝对卧床休息,以防止活动引起的血压升高。卧床期间加强巡视,满足患者生活需求。病室内尽可能保持安静,减少不良刺激,促进休息和睡眠。指导并帮助患者转移注意力,为患者提供舒适护理,降低患者对疼痛的感受性。

2.预防动脉瘤破裂或进一步发展

(1)控制血压:遵医嘱使用药物降低血压、缓解夹层段的主动脉壁压力。对中度高血压患者,应积极使用 β-受体阻滞剂如艾司洛尔等;对重度高血压患者,协同应用硝酸盐类药物,控制收缩压于 13.3～16.0 kPa(100～120 mmHg)。

(2)控制心率:心动过速时心脏收缩射血过频对主动脉产生冲击力是主动脉瘤或主动脉夹层破

裂的另一主要原因,因此患者入院后应予心电监护,心率快者使用药物治疗,使心率在 60～80 次/分,减少每分钟心脏射血对病变主动脉壁的冲击次数。

(3)严格限制活动量:为防止血压突然升高,患者应卧床休息,急性胸主动脉夹层患者应严格卧床休息。入院后予持续吸氧,避免缺氧。检查尽量在床边进行,心脏超声明确诊断者不必再行 CT 或 MRI 检查,以免增加患者活动或延误手术时机,必要的检查需有专业医护人员随床护送。保持大便通畅,多进食新鲜的蔬菜和水果,必要时给予缓泻剂如酚酞等。

(4)实施个体化健康教育:通过健康教育,使患者了解疾病发展及转归,认识到维持稳定的血压对其疾病的重要性,配合治疗;向患者宣教疼痛评估的重要性,鼓励患者说出自己的感受;对患者进行饮食宣教,督促进食高蛋白、富含维生素及纤维素的食物,食物以清淡为主,以保持大便通畅。

(5)严密观察生命体征,正确判断病情:观察血压、心率、脉搏、呼吸、疼痛、神志、尿量及四肢末梢循环情况等,出现异常及时处理。

(6)确保血管活性药物药效:所有药物由微量注射泵控制由中心静脉通道输入,保证药物正确、匀速、持续输入;药物反应具有明显的个体差异性,使用时宜从小剂量开始,计算并记录每千克体重每分钟用药量,根据血压和心率调整剂量;用药时密切观察血压变化,防止药物使用不当引起低血压。

(二)术后护理

1.预防肺部并发症

(1)加强氧疗,术后早期呼吸机辅助呼吸,期间按机械通气常规护理。

(2)定期变换体位,行雾化吸入,协助进行有效咳嗽排痰,指导患者进行深呼吸。

(3)做好疼痛评估,根据疼痛程度进行治疗,落实患者自控镇痛常规护理。

(4)每天拍床旁胸片,以了解有无肺不张、肺充血、肺部感染及胸腔积液等,及时处理。

(5)遵医嘱使用抗生素预防肺部感染。

2.神经系统功能观察和维护

(1)术后观察患者双侧瞳孔大小和对光反射,麻醉清醒后观察四肢活动情况,及早发现神经系统并发症。

(2)术后出现短暂精神失常时,进行镇静、脑营养治疗和心理护理,并加强安全防护,避免意外损伤。

(3)术后发生昏迷,予以脱水、使用激素类药物和改善脑微循环等治疗,同时执行昏迷患者常规护理。

3.术后出血的预防和治疗

(1)控制血压于正常范围内,以防吻合口破裂出血。术后持续监测有创动脉压,根据血压调整血管活性药物的使用剂量,使动脉收缩压稳定于 13.3～16.0 kPa(100～120 mmHg)。血压过高时使用硝酸甘油、硝普钠等扩血管药物。为确保药物疗效的正常发挥,应由微量注射泵控制滴速经专用深静脉通道输入。

(2)人工血管移植术后渗血多,注意观察中心静脉压值和胸管引流量。综合判断血压和中心静脉压,考虑是否存在血容量不足,并留置中心静脉置管供快速输血之需。

(3)术后保持心包、纵隔引流管通畅,同时观察引流液的量、性质和颜色,引流液量超过 2 mL/(kg·h)及时通知医师,遵医嘱使用止血药物,并做好再次开胸止血准备。

4.肾功能的维护

(1)观察每小时尿量、尿色,测定尿比重、血生化、非蛋白氮、血 pH、肌酐、尿素值,判断有无肾功能不全。术后应根据血压补充容量,根据血细胞比容补给晶体液、血浆或全血,以防低血压。

(2)应用血管活性药预防低血压,维持血压在正常范围。

(3)每小时记录出入量,维持体液平衡。

(4)使用小剂量多巴胺微量注射泵持续输入,扩张肾血管。

(5)一旦出现肾功能不全症状,及时进行利尿治疗,或进行透析治疗。

5.防治外科感染

(1)术后严格执行无菌操作规程,定时使用抗生素,并适当延长使用时间。

(2)病情许可时尽早拔除各类置管,防止感染。

(3)给予高蛋白和维生素丰富的饮食,以增加血管愈合的能力,促进吻合口愈合。

（郑　伟）

第四节　消化外科疾病护理

一、上消化道大出血

(一)概述

上消化道出血是指屈氏韧带以上的消化道出血,包括食管、胃、十二指肠、胃空肠吻合术的空肠以及胰、胆等,是常见急症之一。上消化道大出血是指在数小时内失血量超过 1 000 mL 或达循环总容量的 20％以上的消化道出血。

(二)病情观察与评估

(1)监测生命体征,观察脉搏及血压变化,常表现为脉搏增快、血压下降。

(2)观察有无头晕、口唇眼睑苍白、脉搏细速、心率加快、血压降低、肢端发凉、意识淡漠、昏迷等休克症状。

(3)观察患者呕血与黑便的次数、量及性状。出现头晕、心悸、乏力等症状,提示出血量>400 mL。

(4)观察有无再出血征兆,如肠鸣音活跃、血压波动等。

(5)评估有无呕血致窒息、误吸的危险。

(6)评估患者有无恐惧、预感性悲哀等不良心理反应。

(三)护理措施

1.卧位与休息

绝对卧床休息,休克者取中凹卧位:抬高患者头胸部 10°～20°,抬高下肢 20°～30°。

2.保持呼吸道通畅

意识不清者头偏向一侧,及时清除气道内呕吐物,防止窒息或误吸。

3.用药护理

(1)立即建立静脉双通道,遵医嘱迅速补液、止血、输血治疗,观察用药效果。

(2)生长抑素类药物首次应用应静脉推注后再持续泵入,使用过程中间断时间不超过5分钟。

(3)血管升压素滴注速度应缓慢,严密观察有无血压升高、心律失常、心肌缺血等不良反应。冠心病患者忌用血管升压素。

(4)肝病患者忌用吗啡、巴比妥类药物以免诱发肝昏迷。

(5)避免使用损伤胃肠黏膜的药物,如阿司匹林,对乙酰氨基酚、吲哚美辛、布洛芬、泼尼松等。必须服用时,须在饭后服用,避免空腹服药,还可在服药前,先服用胃黏膜保护剂,如硫糖铝、枸橼酸铋钾、硝酸铋等。

4.三腔二囊管止血护理

(1)留置管道期间,每2～3小时检查气囊压力一次,气囊充气加压12～24小时后放松牵引,放气15～30分钟,如出血未止,再注气加压。

(2)防止胃囊充气不足或破裂导致气囊脱出,阻塞于喉部引起窒息。一旦发生气囊脱出,应立即抽出囊内气体,拔出管道。

(3)床旁备置三腔二囊管、血管钳及所需用物,以便紧急换管。

(4)做好鼻腔、口腔护理,保持湿润。

(5)饮食护理:活动性出血期禁食;出血停止后,给予无刺激、易消化、温凉流质,逐步过渡为半流质、软食。

(6)心理护理:安慰、体贴患者,消除其紧张恐惧心理。

(四)健康指导

(1)告知患者及家属疾病病因和诱因以及预防知识,减少再次出血的危险。

(2)戒烟、禁酒,避免过度劳累。

(3)规律进食,避免过饥过饱、过冷过热及粗糙、辛辣刺激性食物。

(4)教会患者及家属识别出血先兆并掌握应急措施:如出现头晕、心慌等不适或呕血、黑便时,立即卧床休息,呕吐时取侧卧位或头偏一侧,以免误吸,及时就医。

二、急性肝衰竭

(一)概述

急性肝衰竭是多种原因引起肝细胞缺血或坏死而导致肝功能严重受损,机体代谢功能发生紊乱,短时间内出现的严重临床综合征。常见原因为肝炎及肝硬化,也见于细菌、病毒感染,毒物中毒、药物性肝损伤、乙醇性肝损害、妊娠急性脂肪肝等。

(二)病情观察与评估

(1)监测生命体征,观察有无发热、心率增快、血压降低等表现。

(2)观察有无黄疸、乏力和食欲缺乏等黄疸型肝炎的表现;有无尿色加深,皮肤、黏膜及巩膜黄染。

(3)观察有无因腹水及内毒素导致肠麻痹而引起的腹胀。

(4)观察有无皮下出血、瘀点、瘀斑、鼻出血、黏膜出血等表现。

(5)观察患者有无行为或性格改变、辨向力或计算能力下降、兴奋或嗜睡等。

(6)观察有无少尿或无尿,肌酐或尿素氮升高等氮质血症表现。

(7)评估有无因意识障碍导致跌倒/坠床的危险。

(8)评估有无因活动受限、低蛋白血症、水肿、腹水等导致压疮的危险。

(三)护理措施

1.卧位与休息

卧床休息,取半卧位。

2.饮食护理

低盐、高糖、高维生素、易消化的流食或半流食,禁食蛋白质,以碳水化合物为主。禁食粗糙、干硬食物防止消化道出血。

3.用药护理

(1)治疗中有利尿剂、清蛋白、血浆时,先输清蛋白和血浆提高胶体渗透压,再予以利尿剂提高利尿效果。

(2)凝血因子要及时快速输入。

(3)尽量避免使用镇静药物或大剂量利尿剂。

(4)记录出入量:严重腹水患者限制液体入量,每天测量腹围和体重,记录24小时出入量。

(5)感染监测:监测体温、白细胞、降钙素原(PCT)、肺部X片变化,及早发现并处理感染征象,减少侵入性操作,严格遵循无菌技术原则。

(6)监测重要化验结果:监测出凝血时间、血常规、肝肾功能、电解质,保持水电解质酸碱平衡。

(7)人工肝治疗护理:①治疗前了解患者病史、病程时间、肝肾功能,特别是总胆红素、凝血酶原时间、血型、有无出血史、血小板计数,有无肝昏迷前期表现等,做到心中有数,以利治疗时的观察。②对血浆有过敏史者,治疗前预防性抗过敏治疗,可减少治疗中过敏的危险性,避免因过敏而造成治疗中断。具有高过敏体质患者可选用胆红素吸附治疗。③治疗过程中监测体温、脉搏、呼吸、血压、心率,发现异常及时处理。④治疗结束后复测生化检验指标,观察疗效。⑤妥善固定和维护血管通路,预防导管脱落和感染。

(8)跌倒、坠床预防:①患者出现精神或行为异常时专人守护,使用双侧床栏,必要时实施适当保护性约束,避免跌倒/坠床。②给活动移位困难的患者提供适当辅具,如厕时护理人员全程陪伴,移动时使用移位固定带辅助,避免跌倒、坠床。

(9)压疮预防:①卧床患者保持床褥清洁、平整、干燥。至少每2小时翻身一次,使用高规格弹性泡沫床垫,可延长至每4小时翻身一次,避免推、拖、拉、拽等动作。坐位患者每15~30分钟减压15~30秒。②为低蛋白血症、水肿患者制定营养干预计划,保证其摄入平衡膳食/营养补充制剂,必要时提供肠外肠内营养支持。③保持皮肤清洁、干燥,使用清水或pH为中性的皮肤清洁剂,易受浸渍处使用皮肤保护膜,不可用力擦洗或按摩骨隆突部位皮肤,热装置不直接接触皮肤。

(四)健康指导

(1)告知患者不要用手指挖鼻或用牙签剔牙、不用硬牙刷刷牙,注射后局部至少压迫10~15分钟,避免出血。

(2)告知患者避免劳累、暴饮暴食、饮酒、服用肝损害药物等诱发因素。

(3)指导患者出院后应全休1~3个月,第一个月每半个月复查相关指标1次,以后每1~2个月复查1次,半年后每3~6个月复查1次。病情稳定后可适当工作,避免重体力劳动或剧烈运动,肝功能正常3个月以上可恢复工作,但仍需定期复查。

(4)告知患者若出现胃部不适、呕吐、黑便、皮肤出血点等出血症状,或患者出现异常兴奋、定向力减退、行为异常等肝性脑病先兆时,及时就诊。

(郑　伟)

第五节　泌尿外科疾病护理

一、泌尿外科手术一般护理常规

(一)一般护理

(1)按手术前后常规护理。

(2)部分泌尿系统疾病患者术前晚和(或)术晨应遵医嘱进行清洁灌肠或口服缓泻剂。

(3)观察伤口及引流情况,泌尿外科手术后一般6~7天拆线。

(4)按导尿管常规护理。

(二)膀胱冲洗护理

1.持续膀胱冲洗

(1)适用范围:主要用于前列腺电切、前列腺摘除、血尿等患者,需进行持续膀胱冲洗时,常用液体有生理盐水和无菌注射用水。

(2)操作要点:三腔导尿管的气囊腔注入无菌生理盐水10~15 mL,以固定导尿管,主腔接冲洗液体持续冲洗,侧腔接无菌引流袋。

2.间歇膀胱冲洗

(1)适用范围主要用于尿道手术前和尿道手术后感染的治疗等。

(2)操作要点:①三腔导尿管气囊腔注入无菌生理盐水10~15 mL,以固定导尿管,主腔按医嘱要求接冲洗用液体,侧腔接无菌引流袋。②双腔导尿管气囊腔注入无菌生理盐水10~15 mL,以固定导尿管,主腔按医嘱要求接冲洗用液体,冲洗液在膀胱内保留20~30分钟后,撤除冲洗用液体,接无菌引流袋引流。如此交替,直至冲洗液澄清为止,冲洗液量一般以患者略感腹胀为宜。

3.护理要点

按导尿管一般护理除外,还要观察有无出血,经常挤压引流管道,若血块等堵塞导致引流不畅,连续挤压引流袋与尿管的连接部或通知医师,予以处理。

(三)出院指导

(1)休息与活动生活规律,保持心情愉快,适当活动,避免劳累,保持充足的睡眠。

(2)饮食与营养成良好的饮食习惯,定时定量;加强营养摄入,进食清淡、易消化、富含蛋白质、维生素的食物,如鱼、豆制品等,少食易胀气、油脂类的食物;戒烟、酒,避免进食辛辣等对胃肠道有刺激性的食物。

(3)多饮水,多食高纤维素食物如芹菜、韭菜、香蕉等,以保持大便通畅;注意会阴部清洁卫生,防止泌尿系统感染。

(4)加强留置导尿护理,尿袋放置位置低于插管口,妥善固定,防止管道扭曲、打折;多饮水,注意观察尿量(每天尿量2 000 mL左右),保持会阴部清洁。定期夹管,锻炼膀胱储尿功能。

(5)遵医嘱按时服药,定期门诊复查。

二、肾脏疾病护理常规

(一)肾部分切除术

(1)按照泌尿外科手术前、后常规护理。

(2)术前应完善静脉肾盂造影、腹部B超、CT、ECT等检查。

(3)告知患者术后需制动,解释制动的目的、时间以及卧床期间自我调节方法。

(4)术后护理制动一周,卧气垫床,卧床休息2~4周。

(5)监测生命体征,观察局部伤口情况,注意有无继发性出血;观察尿量,评估肾功能。

(6)保持各管道在位通畅,注意引流液颜色、性质、量的变化。

(7)观察并预防并发症,包括继发性出血、压疮、感染、深静脉血栓、坠积性肺炎、腹腔镜并发症(皮下气肿、肩背部酸痛)等。

(9)加强出院指导:①注意保护伤口,避免突然转身、大幅度扭腰等动作。②术后一个月内以卧床休息为主,防止继发性出血。③注意保护肾脏功能避免使用肾毒性强的药物,减少对肾脏的损伤。定期复查肾功能,肿瘤者检查有无复发及远处转移。

(二)肾全切除术

(1)按泌尿外科疾病手术前后常规护理,完善静脉肾盂造影、腹部B超、CT、ECT等检查,了解对侧肾脏功能。

(2)术后护理:麻醉清醒、生命体征平稳后协助取半卧位;卧床休息1~3天,鼓励患者尽早下床活动。

(3)监测生命体征;观察有无继发性出血;观察尿量变化,了解对侧肾功能。

(4)观察并预防急性肾衰竭、出血、皮下气肿、肩背部酸痛等并发症。

(5)加强出院指导:①注意保护伤口,避免突然转身、大幅度扭腰等动作,防止伤口裂开。②饮食上注意选用优质蛋白,避免过量高蛋白饮食,加重对侧肾脏负担。③禁用肾毒性强的药物,减少对健侧肾脏的损伤。④观察尿量变化,注意有无水肿等症状,定期复查健侧肾脏功能,肿瘤者检查有无复发或远处转移。

三、膀胱疾病护理常规

(一)术前准备

(1)完善各项检验检查,了解膀胱镜检查和组织活检、B超、静脉肾盂造影检查、心脏彩超、肺功能、血常规等结果。

(2)对于拟行全膀胱根治术患者,应协助医师选取合适的造口位置。

(3)术前2小时内备皮,包括腹部、脐部、会阴、腹股沟、肛门及肛周。

(4)做好肠道准备,术前3天进半流质,口服甲硝唑400 mg每天3次;术前1天进流质,口服50%硫酸镁100 mL和5%葡萄糖氯化钠1 500 mL导泻,术前晚及术日晨清洁灌肠。

(二)术后护理

(1)肛门排气后拔除胃管进流质,逐渐过渡至半流、普食。

(2)监测生命体征,电解质与血糖变化,注意患者心肺功能变化,观察伤口渗血情况。

(3)保持各管道引流通畅,妥善固定,明确标志,观察记录各管道引流液量、颜色。

(4)加强造口护理,术后72小时内观察造口血运情况、观察造口乳头有无变紫、变白。每天清洗造口 1 次;保持造口底板与造口袋的密闭性,防止漏尿。

(5)预防深静脉血栓、肠漏、高氯性酸中毒、肠梗阻与感染等并发症。

(三)出院指导

(1)预防复发:膀胱癌容易复发,应定期复查;多饮水,适量服用维生素 C、维生素 B₆ 及酸果汁以酸化尿液,可起到一定预防复发的作用;避免接触外源性致癌物质。

(2)指导患者掌握造口底板更换技术,造口乳头及周围皮肤自我护理方法。

(3)生活指导:①避免穿过紧衣服,防止造口受压。②多饮水,多进食含维生素 C 的食物、饮料,以提高尿液酸度,减少感染机会。③不更换底板沐浴时,造口护理器周围贴上防水胶布,避免水分渗入底板下,缩短使用时间。更换底板沐浴时,可将底板除去,同正常人沐浴。④半年内避免重体力劳动及举重等体育锻炼,减少腹内压增加的活动,防切口疝气的形成。应尽量避免摔跤等运动,以免意外受损。

四、前列腺疾病护理常规

(一)术前准备

(1)完善前列腺特异抗原(PSA)检验、前列腺穿刺检查。

(2)指导患者进行有效的肛提肌锻炼。

(3)做好肠道准备,术前 3 天进半流,减少肠道积粪,必要时口服甲硝唑片抑制肠道菌群。术前 1 天进流质,口服 50%硫酸镁 100 mL 和 5%糖盐水 1 500 mL 导泻,术前晚及术日晨清洁灌肠,防止术中损伤直肠引起感染。

(4)术前 2 小时内备皮,包括腹部、会阴、腹股沟、肛门及肛周。

(二)术后护理

(1)麻醉清醒、生命体征平稳后协助取半卧位。

(2)肛门排气后拔除胃管进流质,逐渐过渡至半流、普食。

(3)保持尿管有效牵引,保护牵引部位皮肤;保持膀胱冲洗通畅,观察尿液引流情况,了解患者有无腹胀等不适主诉,防止尿漏。

(4)监测生命体征,观察伤口渗血情况;注意观察患者心肺功能变化。

(5)妥善固定引流管,保持引流通畅,注意引流液的颜色、量和性质。

(6)根据患者恢复情况适时落实健康宣教内容。①导尿管夹管训练:术后 2 周左右,遵医嘱试行夹管 1～2 天,指导患者记录排尿时间和排尿量,膀胱容量达 200～250 mL 时拔管。②肛提肌训练:征得医师同意后指导患者继续进行有效的肛提肌训练,有利于术后尿失禁的发生。一般在术后 10 天左右,伤口愈合良好时开始。③皮肤护理:导尿管拔除后常出现不同程度的尿失禁,指导患者保持会阴部皮肤干燥清洁,防止湿疹。

(7)预防深静脉血栓、尿漏、性功能障碍、尿失禁、尿道狭窄等并发症。

(三)出院指导

(1)饮食指导,增加豆制品、蔬菜、水果的摄入,多食西红柿,积极控烟。

(2)坚持肛提肌锻炼,观察排尿改善情况。

(3)尿失禁期间合理安排饮水时间,减少晚间如厕,保证充足睡眠。

(4)定期门诊随访,术后定期复查 PSA 指标。

五、肾上腺疾病护理常规

(一)术前准备
(1)完善肾素-血管紧张素、促肾上腺皮质激素、醛固酮(立卧位)、皮质醇等检验,了解异常结果。
(2)了解术前降压药使用情况,监测血压、心率变化。

(二)术后护理
(1)麻醉清醒、生命体征平稳后协助取半卧位,鼓励患者尽早下床活动。
(2)排气后遵医嘱给予相应饮食及指导。
(3)严密监测生命体征,注意患者神志、血压、心率变化。
(4)保持各管道在位通畅,注意观察引流液颜色、性质、量的变化。
(5)根据患者恢复情况适时落实健康宣教内容。
(6)预防急性肾上腺皮质功能不全、肾上腺危象、气血胸、出血、腹腔镜并发症(皮下气肿、肩背部酸痛)等。

(三)出院指导
遵医嘱合理用药,定期测量血压的变化。

六、肾移植护理常规

(一)术前准备
(1)观察生命体征,按泌尿外科一般常规护理。
(2)摄入高热量、高维生素、低钠、适量蛋白饮食。
(3)测量身高和体重。
(4)预防呼吸道感染。

(二)术后护理
(1)准确记录每1小时出入量,根据尿量调整输入量,量出为入;监测电解质、尿常规、血常规变化,保持水电解质平衡。
(2)术后留置肾周引流管、尿管各一根,保持引流通畅;观察引流液的颜色、量、性质,并准确记录;肾周引流量如大于100 mL/h或引流液颜色鲜红、有血块引出时应立即通知医师。
(3)观察伤口敷料有无渗出。
(4)做好保护性隔离,房间通风、空气消毒、控制探视、严格无菌操作、做好口腔护理及皮肤护理等。
(5)保持大便通畅,患者3天未排便遵医嘱给予缓泻剂。
(6)观察有无排斥反应发生,密切观察患者体温、血压、尿量的变化以及肾区有无肿胀,监测肾功能,有异常及时报告医师。
(7)按时准确服用免疫抑制剂,观察药物作用及不良反应。
(8)观察血糖变化,遵医嘱及时处理。

(三)出院指导
(1)自我监测体温、血压、体重变化,预防感染,及时发现排斥反应等并发症。
(2)饮食起居要有规律,避免过度疲劳,保证充足的睡眠和休息。禁止吸烟和酗酒。适当参加健身运动和社会活动,保持良好的心理状态。避免剧烈活动如跳跃、举重,可参加一些舒缓的锻炼如散步、游泳等。

(3)按照医嘱服用免疫抑制剂,不得擅自减药或停药。

(4)预防呼吸道感染,避免到人多拥挤的环境,保持个人卫生、注意饮食卫生。

(5)饮食以低糖、低脂肪、高维生素和适量的优质蛋白为原则,减少发生糖尿病及心脏病的危险性。

(6)移植肾常规放在髂窝,比较表浅,因此要避免移植肾受挤压或撞击。

(7)每天记录 24 小时出入量,保持每天尿量在 2 000~2 500 mL,饮水量比尿量增加 1 000 mL,气温高时饮水需适量增多,保证移植肾的血液灌注。

(8)在服降压药的情况下,收缩压<18.7 kPa(140 mmHg),舒张压<12.0 kPa(90 mmHg)。

(9)终身门诊随访。

(李丽艳)

第六章　儿科护理

第一节　儿科常见症状护理

一、发热

(一)概述

发热是机体在致热源作用下或各种原因引起机体产热增加而散热减少,导致体温升高超出正常范围(腋温 37 ℃,口腔温度 37.3 ℃、肛温 37.7 ℃)。发热可分为感染性发热和非感染性发热。以感染性发热多见,是机体对致病因子的一种全身性防御反应。临床分级:以口腔温度为例,37.3～38 ℃为低热、38.1～39 ℃为中等热、39.1～41 ℃为高热、41 ℃以上为超高热。

(二)病情观察与评估

1.生命体征

监测生命体征,密切观察热型。热型及伴随症状对疾病诊断具有重要作用。不同疾病原因呈现的热型不同,临床常见热型如下。

(1)稽留热:体温维持在 39～40 ℃以上达数天或数周,24 小时内体温波动范围不超过 1 ℃,常见于大叶性肺炎、伤寒、流行性脑脊髓膜炎等。

(2)弛张热:体温常在 39 ℃以上,波动幅度大,24 小时内波动范围超过 2 ℃,常见于化脓性炎症等。

(3)间歇热:体温骤升达高峰后持续数小时,又迅速降至正常水平,高热期与无热期反复交替出现,常见于疟疾、急性肾盂肾炎等。

(4)波状热:体温逐渐上升达 39 ℃或以上,数天后又逐渐下降至正常水平,持续数天后又逐渐升高。常见于布氏杆菌病。

(5)回归热:体温急剧上升至 39 ℃或以上,持续数天后又骤然下降至正常水平。可见于回归热、霍奇金淋巴瘤等。

(6)不规则热:体温曲线无一定规律,常见结核病、风湿热、支气管肺炎等。

2.症状体征

(1)观察有无寒战、面色潮红、四肢发凉、皮肤灼热、头痛、头晕、虚脱等。

(2)观察意识状态、肌张力有无增高等惊厥先兆。

（3）观察有无皮疹、出血点、口腔黏膜改变等。

3.安全评估

评估有无因惊厥导致外伤的危险。

（三）护理措施

1.体位与休息

协助取舒适体位，卧床休息。

2.体温护理

（1）物理降温：根据病情选用冷敷（用冰袋或冷湿毛巾置于额部或枕部大血管部位）或温水浴（颈、胸、背及四肢大血管等处擦洗），降温时注意肢端保暖，避开心前区，降温30分钟后复测体温。

（2）药物降温：体温超过38.5℃，遵医嘱予以解热镇痛药，如口服泰诺林，用药后观察有无皮疹，24小时用药不超过4次。降温30分钟后复测体温，动态监测体温变化，注意有无虚脱现象。

3.饮食护理

嘱多饮水，饮食以流质（牛奶、豆浆、蛋花汤）或半流质（面条、粥、蛋羹）食物为主，以清淡为宜，适当补充新鲜水果及果汁，水果以梨、西瓜、橙等。避免吃油腻、辛辣及生冷食物。

4.口腔护理

每天口腔护理2~3次，进食前、后均应漱口，保持清洁，预防感染，增进食欲。观察口腔黏膜变化。

5.皮肤护理

大量出汗时，及时擦干汗液并更换衣服及床单，保持皮肤清洁干燥，防止受凉感冒。

6.外伤预防

出现躁动不安或惊厥，应专人守护，防止坠床、舌咬伤，必要时采用床档、约束带保护。

（四）健康指导

1.住院期

（1）告知家属物理降温方法及退热药使用注意事项。

（2）指导患者穿着宽松、棉质、透气的衣服，利于汗液排出。

2.居家期

（1）指导家属正确测量体温，便于及早发现不适。

（2）减少到人流密集处，避免交叉感染。

（3）养成良好生活习惯，加强锻炼，增强体质，避免感冒受凉。

二、惊厥

（一）概述

惊厥是指全身或局部骨骼肌群不自主收缩，以强直性或阵挛性抽动为主要表现。常伴有不同程度意识障碍。是小儿常见的急症，尤其多见于婴幼儿，反复发作可引起脑组织缺氧性损害。引起惊厥原因有感染因素及非感染因素。

（二）病情观察与评估

1.生命体征

监测生命体征，观察呼吸频率、节律变化。观察有无呼吸突然急促、不规则、暂停及体温骤升。

2.症状体征

(1)观察有无惊厥发作时的典型表现,如意识丧失、双眼凝视、口吐白沫、牙关紧闭、阵发性苍白或发绀、面部或四肢肌肉呈强直性和(或)阵挛性收缩。婴幼儿惊厥有时表现不典型,仅表现为口角、眼角抽动,一侧肢体抽动或双侧肢体交替抽动。新生儿惊厥常表现为呼吸节律不齐或暂停,阵发性青紫或苍白,双眼凝视,眼球震颤,眨眼动作或吸吮、咀嚼动作等。

(2)观察惊厥持续时间、发作频率。

3.安全评估

(1)评估有无因惊厥导致窒息的危险。

(2)评估有无因惊厥导致外伤(舌咬伤、骨折和(或)脱臼)的危险。

(三)护理措施

1.惊厥的预防与护理

(1)减少惊厥诱因:3岁前儿童易发生惊厥,应减少导致惊厥的诱因;高热者及时给予物理降温、药物降温或人工冬眠配合降温;癫痫患者遵医嘱规范用药,防止惊厥及惊厥持续状态,避免影响智力发育。

(2)止惊护理:①惊厥发作时,保持环境安静,减少对患者刺激。②遵医嘱及时给予止惊药物,如使用地西泮时速度应缓慢,观察有无呼吸抑制,紧急情况下可按压人中、合谷等穴位止惊。

2.预防窒息

专人护理;惊厥发作时就地抢救,取平卧位,头偏向一侧,清除口、鼻,咽喉分泌物及呕吐物,以保持呼吸道通畅,防吸入窒息;将舌轻轻向外牵拉,防舌后坠阻塞呼吸道;备好抢救用品,如开口器、吸痰器、气管插管等用具。

3.预防外伤

(1)舌及牙齿损伤:惊厥发作时在上、下磨牙间安放牙垫;牙关紧闭时,勿用力撬开,预防舌咬伤及牙齿损伤。

(2)皮肤损伤:惊厥发作时将柔软棉质物放于患者手中和腋下,防止皮肤摩擦损伤。

(3)骨折或关节脱位:抽搐时禁强力按压和拖拉肢体,防止骨折或关节脱位;使用床栏时,在床栏处加放棉垫,防止碰伤。

4.防止缺氧性脑损伤

观察患者有无耳聋、肢体活动障碍、智力低下等缺氧性脑损伤。出现皮肤、口唇、甲床苍白或发绀,末梢氧饱和度下降,呼吸急促等缺氧表现时,及时给予氧气吸入,遵医嘱选择吸氧时间和浓度。

(四)健康指导

1.住院期

(1)告知家属惊厥病因、诱因、发作时急救处理及预防外伤措施。

(2)告知有神经系统后遗症患者家属康复训练目的,并指导其进行早期康复训练。

2.居家期

(1)指导孩子适当锻炼、增强体质,尽量减少或避免患急性发热性疾病,避免惊厥发生。

(2)教会家属惊厥发作时的紧急处理措施,发作缓解后迅速将患者送至医院救治。

(3)有后遗症及癫痫患者遵医嘱规范用药,定期门诊随访、复查。

三、急性颅内压增高

(一)概述

急性颅内压增高是多种原因引起脑实质和(或)颅内液体量增加所致的一种临床综合征,重者可迅速发展成脑疝而危及生命。

(二)病情观察与评估

1.生命体征

监测生命体征,观察患者有无呼吸变慢或呼吸暂停。

2.症状体征

(1)观察患者有无头痛,有无晨起咳嗽、用力大便、头部位置改变时头痛加剧的表现。

(2)观察有无喷射状呕吐、前囟膨隆、头围增大、骨缝裂开、四肢肌张力增高、惊厥、复视、视觉模糊、落日眼、偏盲甚至失明等颅内压增高表现。

(3)观察有无烦躁不安、尖叫、性格改变等神经系统症状。

(4)观察有无意识障碍加重、双侧瞳孔大小不等或先缩小后散大、呼吸节律不齐等脑疝表现。

3.安全评估

(1)评估有无因烦躁、谵妄等导致外伤危险。

(2)评估有无因昏迷导致压疮危险。

(3)评估有无因抽搐导致窒息危险。

(三)护理措施

1.体位与休息

绝对卧床休息,保持安静,头部抬高 30°,有利于降低颅内压力。疑有脑疝时取平卧位。

2.预防颅内压增高

(1)避免哭闹、躁动、剧烈咳嗽及便秘。

(2)检查或治疗时不可猛力转头、翻身、按压腹部及肝脏。

3.气道护理

(1)保持呼吸道通畅:及时清除呼吸道分泌物及呕吐物;防止颈部过曲、过伸或扭曲。

(2)氧疗:持续或间断给氧,改善脑部缺氧,若不能维持血氧分压在正常范围,必要时配合医师行气管插管术。

4.用药护理

(1)抗惊厥药物:注意给药速度(如使用地西泮时应缓慢静脉推注,每分钟 2～5 mg,婴儿 3 分钟内按体重不超过 0.25 mg/kg),密切观察有无呼吸抑制。

(2)高渗性药物:选择大血管,避开关节活动处,避免渗漏;20% 甘露醇 0.5～1 g/kg 在 15～30 分钟内静脉推注或快速滴注;准确记录 24 小时出入量。

(四)健康指导

1.住院期

(1)告知患者绝对卧床休息、头部制动的目的,积极配合治疗。

(2)告知家属早期康复干预的知识和方法,鼓励家属参与意识不清患者的唤醒,如呼唤患者乳名,讲故事,播放患者熟悉的音乐等。

2.居家期

(1)有后遗症患者,教会家属居家康复训练的方法,如爬行、骑马、弯腰拾物、上下台阶和跑步等训练,并注意避免患者受伤。

(2)坚持长期到医院行专业康复治疗。

四、弥散性血管内凝血

(一)概述

弥散性血管内凝血是由多种致病因素激活凝血系统,导致机体弥漫性微血栓形成、凝血因子大量消耗并继发纤溶亢进,从而引起全身出血、微循环障碍乃至多器官功能衰竭的一种临床综合征。

(二)病情观察与评估

1.生命体征

监测生命体征,观察心率、血压变化,当弥散性血管内凝血处于微循环障碍时,可表现为一过性或持久性血压下降。

2.症状体征

(1)观察患者有无出血,如皮肤黏膜瘀斑、瘀点、鼻黏膜、牙龈出血;穿刺处渗血与血肿;肺出血、呕血、便血、血尿等内脏出血表现;头痛、意识改变、抽搐等颅内出血的表现。

(2)观察有无皮肤湿冷、苍白或花斑,尿少或无尿等微循环障碍症状。

(3)观察有无血栓栓塞症状,如肺栓塞可有胸痛、呼吸困难、发绀及咯血;脑栓塞可引起头痛、偏瘫、意识障碍及昏迷等;肾栓塞可致腰痛、少尿或无尿;胃肠道受累可有呕血、黑便;皮肤栓塞可出现指、趾、鼻及耳部发绀甚至灶性坏死。

(4)观察有无溶血症状,如有无皮肤、巩膜黄染,进行性贫血,血红蛋白尿等。

3.安全评估

(1)评估有无因呕血导致窒息危险。

(2)评估有无因昏迷、微循环障碍导致压疮危险。

(三)护理措施

1.出血护理

(1)操作时护理:减少有创性操作,提高操作成功率,穿刺部位渗血时可压迫止血。

(2)鼻出血护理:用0.1%肾上腺素棉条或凡士林纱布填塞。

(3)消化道出血护理:禁食,禁止腹部热疗。

(4)颅内出血时护理:头部制动,意识障碍者采取保护性约束。

2.血栓栓塞护理

(1)休息:绝对卧床休息,防止血栓脱落。

(2)吸氧:保持呼吸道通畅,遵医嘱予以吸氧,改善组织缺氧状况。

(3)脑栓塞:清醒患者宜取平卧位,以保证脑部血液供给,意识障碍时应取侧卧位,并抬高头部,禁用冷疗。

(4)肾栓塞:遵医嘱予以镇静止痛及抗凝溶栓治疗。

(5)皮肤栓塞:保暖,禁止冷敷、热敷及按摩。

3.微循环障碍护理

(1)保暖:保持室内环境安静,温湿度适宜,室内温度保持在 24～26 ℃,必要时予以暖箱、棉被等保暖。

(2)提高凝血功能:遵医嘱迅速补充凝血因子、血小板、血浆等治疗,并纠正酸中毒。

4.溶血护理

遵医嘱碱化尿液,封闭或热敷双侧肾区,以保护肾脏,并准确记录 24 小时出入量。

5.用药护理

使用肝素前查看出凝血时间,试管法凝血时间超过 30 分钟且出血加重者,立即停用。使用肝素期间尽量减少有创操作,观察有无出血及发热、过敏、脱发、血小板减少等不良反应,必要时遵医嘱给予鱼精蛋白对抗治疗。

(四)健康指导

1.住院期

(1)告知家属疾病的相关知识及治疗过程,取得家长配合。

(2)告知早期康复的目的及注意事项,指导早期康复训练,促进患者康复。

(3)加强保暖,如加盖棉被、衣着适宜,避免局部热疗。

2.居家期

(1)适当锻炼,增强体质,预防原发病。

(2)遵医嘱定期随访,复查血小板计数、凝血酶原时间、纤维蛋白原含量、3P 试验等。

五、休克

(一)概述

休克是指机体有效循环血容量减少、组织血液灌注不足引起的以微循环障碍、代谢障碍和细胞受损为特征的病理性综合征。按病因分为低血容量性、感染性、心源性、神经性和过敏性休克。

(二)病情观察与评估

1.生命体征

监测生命体征,观察有无体温升高或不升;脉搏细速或减慢;呼吸浅快,呼吸气味和节律改变;有无血压进行性下降等症状。

2.症状体征

(1)观察患者有无表情淡漠、反应迟钝、烦躁不安及嗜睡、昏迷等。

(2)观察有无四肢湿冷、发绀或呈花斑状、皮肤苍白或青灰;毛细血管再充盈时间≥3 秒;少尿(新生儿尿量每小时＜1.0 mL/kg 为少尿,婴幼儿＜200 mL/d 为少尿,学龄前儿童＜300 mL/d 为少尿,学龄儿童＜400 mL/d 为少尿)或无尿(新生儿尿量每小时＜0.5 mL/kg 为无尿,婴幼儿＜50 mL/d 为无尿)等微循环障碍表现。

3.安全评估

(1)评估有无因昏迷导致压疮危险。

(2)评估有无因烦躁及意识障碍导致管道脱落危险。

(三)护理措施

1.体位与休息

平卧位头偏向一侧或中凹卧位(头部和躯干抬高 10°～20°,下肢抬高 20°～30°);保持安静必要时遵医嘱使用镇静止痛药,减少氧耗;注意保暖。

2.气道护理

(1)保持呼吸道通畅:按需吸痰,昏迷患者舌根后坠可放口咽通气管和气管插管。

(2)氧疗:遵医嘱选择不同的吸氧方式,吸入氧浓度不超过50％为宜;必要时予机械通气。

3.维持有效循环

(1)建立多条静脉输液通道,条件允许时建立中心静脉导管(CVC)。

(2)严格掌握输液速度,对心源性休克患者,每分钟不超过40滴,注意心率变化。

(3)准确记录出入量、观察液体复苏效果,组织灌注及脏器功能的改善是评定液体复苏成功的标志。

4.用药护理

使用血管活性药物尽量选择深静脉或外周双静脉通道交替输注,加强巡视,避免渗漏,密切观察血压变化。

5.保暖

(1)体温低于正常的休克患者,可加盖棉被、提高环境温度等措施保暖,但不宜用热水袋加温,以免烫伤和使皮肤血管扩张,加重休克。

(2)对感染性休克的患者可采用冰袋、冰帽等物理降温和药物降温法。

6.安全护理

(1)对躁动患者使用床栏或约束带,防止坠床。

(2)妥善固定气管导管,避免导管脱落。

(3)抽搐频繁者,使用牙垫,防止咬伤舌头;防误吸,预防吸入性肺炎。

(四)健康指导

1.住院期

(1)告知家属休克发生原因、预后及护理措施,取得家属信任及配合。

(2)安慰患者及家属,减轻恐惧感,树立战胜疾病信心,配合治疗。

2.居家期

(1)合理营养,增强体质,提高抗病能力,预防疾病发生。

(2)教会患者或家属意外损伤后的初步处理及自救知识。

六、昏迷

(一)概述

昏迷是各种原因引起大脑高级神经中枢功能损害时而出现的严重意识障碍。按其程度可分为浅昏迷和深昏迷。

1.浅昏迷

随意运动丧失,对疼痛刺激(如压迫眶上缘)有反应。吞咽反射、咳嗽反射、角膜反射及瞳孔对光反射、腱反射存在,生命体征无明显改变。

2.深昏迷

自发性动作完全消失、肌肉松弛、对外界刺激无任何反应,角膜反射、瞳孔反射、咳嗽反射、吞咽反射及腱反射消失,呼吸不规则,血压下降。

(二)病情观察与评估

1.生命体征

监测生命体征,观察有无发热或低体温,有无呼吸频率、节律、动度变化;有无心律失常、血压波动及脉压变化。

2.症状体征

(1)观察患者瞳孔大小、对光反射,以及两侧是否对称。

(2)观察肢体温度,皮肤黏膜颜色,有无出血点、瘀斑和紫癜,如患者口唇呈樱桃红色,提示一氧化碳中毒。

(3)观察有无颅脑外伤,有无耳鼻出血、舌咬伤。

(4)观察有无深、浅反射异常,有无脑膜刺激征、瘫痪等。

3.安全评估

(1)评估患者有无烦躁不安导致坠床及自伤风险。

(2)评估有无因疾病及意识障碍导致压疮危险。

(三)护理措施

1.体位与休息

按原发疾病要求采取适宜卧位,头偏向一侧,防止误吸;肢体保持功能位,肌肉处于松弛状态,防止肌肉挛缩。

2.呼吸道护理

(1)肩下垫高,使颈部伸展,防止舌根后坠。

(2)肺部物理治疗,按需吸痰,预防坠积性肺炎。

(3)张口呼吸者用双层湿纱布盖于口鼻部以湿润空气。

(4)口腔护理每天 2～4 次,以保持口腔清洁。

3.眼部护理

注意保护角膜,眼睑不能闭合者应涂眼药膏或覆盖油性纱布,以防角膜干燥而致溃疡、结膜炎。

4.泌尿道护理

尿失禁者遵医嘱留置尿管,集尿袋应低于患者耻骨联合,每天至少行尿道口清洗 2 次,保持会阴部清洁干燥,防止尿路感染。

5.皮肤护理

保持床褥、皮肤清洁干燥。至少 2 小时翻身一次,骨突出部应给予减压措施,预防压疮发生。

6.管道护理

(1)妥善固定各类管道,防止脱落、扭曲、受压等。

(2)管道标识清楚,护理时操作规范,加强手卫生、无菌技术,防止逆行感染。

7.预防意外损伤

(1)躁动不安者,使用双侧床栏,必要时用保护带约束,以防坠床。

(2)不宜使用热水袋,避免烫伤。

(3)痉挛抽搐者,将牙垫放于牙齿咬合面,防舌咬伤。修剪指甲,防抓伤。

8.康复训练

(1)肢体功能训练:病情允许,尽早由专业人员进行康复训练。帮助患者行肢体及关节被动活动,保持关节活动度,防止深静脉血栓形成及关节强直和失用性肌萎缩。

(2)促醒护理:分别用棉签轻刷、回形针轻触、冷热水交替刺激皮肤敏感处(如手足心、手臂内侧、腋窝、腘窝等),以促进触觉、痛觉、温度觉的恢复。通过与患者交谈、听广播、听音乐、讲故事等观察患者听觉反应。使用小电筒照射眼球,稍作停顿,以刺激视觉。

(四)健康指导

1.住院期

(1)告知家属患者昏迷的原因,积极配合抢救及治疗。

(2)指导家属多与患者沟通,帮助患者改善意识障碍情况。

2.居家期

(1)指导家属做好患者肢体、言语及感觉功能康复训练。

(2)定期门诊随访,了解疾病恢复进展及康复效果。

(刘文臻)

第二节 儿科一般疾病护理

一、化脓性脑膜炎

(一)概述

化脓性脑膜炎简称化脑,是由各种化脓性细菌引起的中枢神经系统急性感染性疾病。临床以急性发热、惊厥、意识障碍、颅内压增高、脑膜刺激征及脑脊液脓性改变为特征。临床以婴幼儿多见。病死率5%~15%。存活者可留有神经系统后遗症。

(二)病情观察与评估

1.生命体征

监测生命体征,观察有无体温升高或降低;呼吸节律是否规则;血压有无升高。

2.症状体征

(1)观察有无发热、寒战、烦躁不安或精神萎靡、面色灰白、皮肤瘀点、瘀斑等感染中毒症状。

(2)观察有无嗜睡、昏睡、昏迷、惊厥等急性脑功能障碍症状。

(3)观察有无颈阻阳性、凯尔尼格征和布鲁津斯基征阳性等脑膜刺激征症状。

(4)观察有无头痛、呕吐,婴儿有前囟饱满与张力增加、头围增大或颅缝分离、易激惹、双眼凝视、惊厥等颅内压增高症状。

(5)观察有无面色青紫或苍白、吸吮力差、拒乳呕吐、黄疸、肌张力弱、皮肤瘀点、瘀斑等非典型表现。

3.安全评估

(1)评估有无因惊厥导致窒息的危险。

(2)评估有无因惊厥导致外伤、坠床的危险。

(3)评估有无因昏迷导致压疮的危险。

(三)护理措施

1.呼吸道护理

采取合适卧位,头偏向一侧,防止呕吐物误入气道。必要时翻身拍背,按需吸痰,保持呼吸道通畅。

2.体温护理

体温≥37.5 ℃给予物理降温,体温≥38.5 ℃给予药物降温,以减低大脑耗氧,警惕惊厥发生,观察并记录降温效果。

3.头痛护理

避免强光刺激,及时、准确给予降颅内压药物,观察头痛性质及干预效果。

4.用药护理

(1)抗生素:根据腰穿细菌培养结果选用易透过血-脑屏障类的药物,如青霉素类、第三代头孢菌素类等,根据医嘱用药,并观察药物作用、不良反应、用药注意事项。严格掌握配药的精准性、静脉输注抗生素的间隔时间和速度。

(2)糖皮质激素:0.3~0.5 mg/(kg·d),分两次静脉输注,疗程3~5天。糖皮质激素可抑制炎症因子产生,降低血管通透性,减轻脑水肿和颅内高压,防止炎性粘连,但应除外结核感染。

(3)20%甘露醇:0.5~1 g/kg 在 15~30 分钟内快速注入,根据病情需要 4~8 小时重复一次,但一般仅在颅内高压明显时使用。使用前检查有无结晶,输注时选择大血管,避开关节活动处,避免渗漏造成局部组织坏死。观察小便量及颅内高压症状有无缓解。因快速输注 20%甘露醇会在短时间内增加循环血量,而使心脏负荷加重。因此,心肾功能不全、颅内出血者禁用。

5.预防外伤

惊厥及烦躁患者专人守护,使用床栏或约束带保护,预防坠床、抓伤。惊厥时给予毛巾、牙垫、开口器等保护口腔,防止舌咬伤。

6.功能锻炼

保持瘫痪肢体处于功能位,及早并循序渐进地进行被动和主动功能锻炼,促进肢体功能恢复。

(四)健康教育

1.住院期

(1)告知家属发热时衣服不宜穿得过多,被子不要盖得过厚,以免影响散热;退热出汗时及时擦干身上汗液、更换内衣,以免受凉感冒。

(2)进食富有营养、易消化的流食或半流食,如豆浆、米粥、面条汤、馄饨等,补充发热导致的能量消耗。

(3)告知家属腰穿对疾病诊断、治疗的重要性,以取得家属配合。

2.居家期

(1)适当运动,增强体质,减少或避免全身各脏器感染。

(2)指导家属对有神经系统后遗症患者进行语言、运动等康复训练。

(3)对有后遗症患者实施保护性看护,减少不良刺激,防止发生意外。

(4)定期门诊随访。

二、上呼吸道感染

(一)概述

上呼吸道感染简称上感,俗称"感冒"。主要是指鼻、鼻咽和咽部的急性感染。主要是飞沫传播,是小儿时期最常见的疾病。

(二)病情观察与评估

1.生命体征

监测生命体征,观察有无发热。

2.症状体征

(1)观察有无畏寒、头痛及乏力。

(2)观察有无鼻塞、流涕及咽部不适等。

(3)观察有无咳嗽、呕吐、腹泻及腹痛等其他伴随症状。

3.安全评估

评估有无因高热导致惊厥的危险。

(三)护理措施

1.休息与活动

保持空气清新,温湿度适宜,维持室温18～22 ℃,湿度50％～60％,减少活动,做好呼吸道隔离。

2.饮食护理

进食清淡易消化饮食,适当补充水分,保证患者入量。

3.鼻咽部护理

及时清除口鼻腔内分泌物,咽喉不适者给予润喉片或雾化吸入。

4.发热的护理

发热者执行发热护理常规,注意观察神经系统情况,警惕热性惊厥的发生。

(四)健康指导

1.住院期

(1)讲解疾病发生发展过程,增加患者和家属对疾病的了解。

(2)告知家属发热期间的注意事项,积极配合治疗。

2.居家期

(1)避免受凉及过热,减少到人流密集处,避免交叉感染。

(2)加强锻炼,适当户外活动,增强机体对气温变化的适应能力,预防感冒。

(3)告知有热性惊厥史患者及时降温的重要性,教会家属及时退热的方法,如温水擦浴、口服退热药等。

三、急性支气管炎

(一)概述

急性支气管炎指各种病原体引起的支气管黏膜的急性炎症,常继发于上呼吸道感染之后。主要表现为发热和咳嗽,多见于婴幼儿。

(二)病情观察与评估

1.生命体征

监测生命体征,观察有无发热;有无呼吸节律、频率、深浅度变化。

2.症状体征

(1)观察咳嗽性质,痰液的性状、颜色及量等。

(2)观察有无呕吐、乏力、头痛及胸痛等伴随症状。

3.安全评估

评估有无因气道痉挛导致窒息的危险。

(三)护理措施

1.休息与卧位

保持空气清新,温湿度适宜;注意休息,避免剧烈活动,防止咳嗽加重;经常更换体位。

2.气道护理

指导患者有效咳嗽(深吸气后用力咳嗽,拍背时双手呈勺状,由下向上、自外而内的均匀用力拍打)。对咳嗽无力的患者,协助拍背,痰液黏稠者给予雾化吸入,必要时予以机械排痰。

3.发热的护理

密切观察体温变化,有发热者执行发热护理常规。

4.用药护理

一般不用强镇咳剂,以免抑制排痰;服用止咳糖浆后间隔半小时方可喝水或进食。

(四)健康指导

1.住院期

(1)告知患者及家属急性支气管炎的病因及注意事项,积极配合治疗。

(2)给予易消化、营养丰富的食品,及时补充水分,保证患者入量。

(3)指导并教会患者和家属有效咳嗽、排痰的方法。

2.居家期

(1)避免受凉及过热,少到人群聚集的公共场所,防止交叉感染。

(2)积极参加户外活动,加强体格锻炼,增强体质。

(3)室内不吸烟,不摆鲜花,以免刺激呼吸道和引起呼吸道的变态反应。

四、肺炎

(一)概述

肺炎是指不同病原体及其他因素(如吸入羊水、过敏等)所导致的肺部炎症。多由急性上呼吸道感染或支气管炎向下蔓延所引起。以发热、咳嗽、气促、呼吸困难和肺部固定湿啰音为主要临床表现,是婴幼儿时期的常见疾病。

(二)病情观察与评估

1.生命体征

监测生命体征,观察有无发热;观察呼吸频率、节律及动度变化,有无三凹征、端坐呼吸及点头样呼吸等;有无心率加快。

2.症状体征

(1)观察咳嗽的特点,痰液性状、颜色、量等。

(2)观察有无烦躁不安、面色苍白,有无肝脏在短时间内急剧增大等循环系统症状。

3.安全评估

(1)评估有无因溢奶导致误吸的危险。

(2)评估有无因高热导致惊厥的危险。

(三)护理措施

1.环境

保持病室环境舒适、空气流通,温度在 18～22 ℃,湿度在 55％～60％,有条件者给予空气消毒 2 次/天。

2.呼吸道护理

(1)指导患者有效咳嗽,深吸气后用力咳嗽,拍背时双手呈勺状,由下向上、自外而内的均匀拍打,促进痰液排出。

(2)对咳嗽无力的患者,协助拍背,痰液黏稠者给予雾化吸入,必要时予以机械排痰。

3.发热护理

发热患者执行发热护理常规。

4.输液护理

严格控制输液速度,必要时使用输液泵或注射泵,重症患者准确记录 24 小时出入量,避免短时间内输注过多液体导致心力衰竭和肺水肿发生。

5.并发症处理

密切观察病情变化,发现有热性惊厥、心力衰竭等并发症时,及时告知医师并积极处理。

6.氧疗

根据患者情况选择合适的吸氧方式(头罩、面罩或鼻导管吸氧),并确保用氧安全。

(四)健康指导

1.住院期

(1)告知患者和家属有效咳嗽、排痰的意义,提高依从性。

(2)告知家属用氧安全的相关知识,取得理解和配合。

2.居家期

(1)积极参加户外活动,加强体格锻炼,增强体质。

(2)出现鼻塞、流涕、咽部不适等症状及时就诊,及早控制疾病。

(3)定期健康检查,按时预防接种,减少呼吸道感染的发生。

五、支气管哮喘

(一)概述

支气管哮喘简称哮喘,是由嗜酸性粒细胞、肥大细胞及 T 细胞等多种炎症细胞参与的气道慢性炎症性疾病。以喘息、呼吸困难、胸闷、咳嗽等为主要临床表现,常在夜间或清晨发作加剧,可自行缓解或经治疗后缓解。

(二)病情观察与评估

1.生命体征

监测生命体征,观察有无呼吸频率、节律、深浅度的改变,有无端坐呼吸、三凹征(即锁骨上窝、胸骨上窝、肋间隙出现明显凹陷)的表现。

2.症状体征

(1)观察有无刺激性干咳、喷嚏、流涕、胸闷等哮喘发作先兆症状。

(2)观察有无喘息、咳嗽及是否呈阵发性发作等哮喘典型症状。

(3)观察有无说话不能成句或难以说话,不能平卧或采取端坐卧位等严重哮喘症状。

(4)观察有无烦躁不安、鼻翼翕动、口唇及肢端发绀等缺氧症状。

3.安全评估

(1)评估有无因气管痉挛导致窒息的危险。

(2)评估有无因对疾病预后不了解导致的焦虑或预感性悲哀。

(三)护理措施

1.休息与环境

(1)休息：急性期坐位或半卧位休息，减少活动。

(2)环境：①保持室内空气清新，温湿度适宜，多通风，避免有害气体及强光的刺激。②室内物品应简洁，不铺地毯、不放花草，避免使用陈旧性被褥及羽绒、丝织品、毛绒玩具等。

2.饮食护理

进食清淡易消化食物，避免食用鸡蛋、牛奶、鱼虾、芒果、花生等易致过敏的食物。

3.气道护理

(1)止痉平喘：遵医嘱给予支气管扩张剂和糖皮质激素(可采取喷雾或静脉给药)，缓解支气管痉挛。

(2)有效排痰：保证足够水分补给，预防痰栓形成；给予雾化吸入，促进分泌物排出，必要时给予机械排痰。

(3)氧疗：根据血气分析结果遵医嘱给予鼻导管或面罩吸氧，使氧浓度维持在≤40%，PaO_2保持在 9.3～12.0 kPa(70～90 mmHg)。

4.哮喘持续状态护理

遵医嘱及时给予吸氧、补液、平喘、纠正酸碱平衡失调等对症处理，如出现意识障碍、呼吸衰竭、低氧血症，则可考虑气管切开并行机械通气。

5.用药护理

(1)用药禁忌：避免使用阿司匹林、普萘洛尔等易诱发哮喘发作的药物。

(2)用药方法：①坚持长期、持续、规范用药。②平喘类药物如糖皮质类激素、受体类药物在采用吸入疗法后及时清洁面部及漱口，半小时内不进食。③茶碱类药物浓度不能过高，输注速度不能过快，预防心率增快、头晕、血压骤降、肌肉颤动等中毒反应。

6.心理护理

哮喘发作时，守护并安抚患者及家属，尽量满足患者要求，鼓励患者及家属表达情感，及时采取措施缓解患者的恐惧心理，使其主动配合治疗。

(四)健康指导

1.住院期

(1)告知患者及家属哮喘发作的原因、诱因、早期征象、临床表现及正确的处理方法，增强战胜疾病的信心。

(2)指导患者进行呼吸肌锻炼，如腹部呼吸运动或胸部扩张运动。

(3)教会患者及家属正确、安全使用喷雾药品，掌握吸药技术。

2.居家期

(1)加强体格锻炼，增强体质，在寒冷季节或气温骤变外出时注意保暖，避免感冒。

(2)坚持记录哮喘日记，及时发现哮喘发作征兆，如接触变应原后有无鼻痒、打喷嚏、流鼻涕、干咳等症状；运动后有无咳嗽、气促；夜间和晨起有无胸闷等，一旦发现异常，及早进行处理。

（3）坚持治疗，定期随访，2～3个月监测肺功能，以保持病情稳定。

六、病毒性心肌炎

（一）概述

病毒性心肌炎是病毒侵犯心脏肌肉所引起的心肌细胞变性、坏死和间质炎症过程，部分病例可伴有心包炎和心内膜炎。轻者预后大多良好，重者可发生心力衰竭、心源性休克甚至猝死。

（二）病情观察与评估

1.生命体征

监测生命体征，观察有无心率及心律变化，有无期前收缩、房室传导阻滞、心动过速或过缓等。

2.症状体征

（1）观察患者有无精神萎靡、疲乏无力、食欲缺乏、恶心呕吐、腹痛等症状。

（2）观察有无胸痛、胸闷、心悸、心前区不适等特征性表现。

3.安全评估

评估患者有无因乏力导致跌倒/坠床的危险。

（三）护理措施

1.体位与休息

胸闷、气促、心悸者绝对卧床休息1～2周，心脏扩大、心力衰竭者取半卧位，并延长卧床时间，体温恢复正常后3～4周逐渐增加活动量，总的休息时间≥6个月。

2.症状护理

密切观察患者面色、心律变化，有无胸闷、心悸、烦躁不安等不适，必要时予以持续心电监护，发现问题及时与医师联系并采取紧急措施。

3.用药护理

（1）输液：速度不宜过快，必要时使用输液泵严格控制输液速度。

（2）洋地黄类药物：①用药前了解患者的心、肾功能，是否使用利尿剂，有无电解质紊乱。测量患者的脉搏：新生儿＜120次/分，婴儿＜100次/分，幼儿＜80次/分，学龄儿＜60次/分停止用药，报告医师。②钙剂与洋地黄制剂有协同作用，应避免同时使用。③用药后观察药物的毒性反应：如心律失常、胃肠道反应等。

（3）异丙肾上腺素：①用药过程中观察患者心电图、脉搏、血压的变化，根据患者的病情调整药物浓度及剂量，过量可出现头痛、高血压、心率减慢、呕吐甚至抽搐，若心电图异常、患者有胸痛等情况时应立即停药。②禁用于有心绞痛、心肌梗死、甲亢、心房颤动的患者，与拟肾上腺素药物、茶碱、甲状腺制剂同时应用，将增加此药的毒性作用。③用药后注意观察药物的不良反应，如头痛、潮红、心悸、血压不稳等。

4.饮食护理

给予营养丰富、富含纤维素和维生素的食物，保持大便通畅。

5.跌倒、坠床预防

患者乏力时应卧床休息，减少活动；协助其完成进食、洗漱、如厕等生活护理；下床活动时有人陪护，必要时放置床栏保护，避免跌倒、坠床。

(四)健康指导

1.住院期

(1)强调卧床休息的重要性和必要性,提高遵医行为。

(2)讲解本病的治疗过程和预后,减少患者和家属的恐惧感。

2.居家期

(1)预防呼吸道感染和消化道感染,疾病流行期间尽量避免去公共场所。

(2)告知家属患者返校后避免剧烈活动,暂停上体育课及运动类游戏等。

(3)定期门诊随访,复查心电图、心肌酶学检查等。

七、腹泻

(一)概述

腹泻是由多种病原、多种因素引起的以排便次数增多及性状改变(如稀便、水样便、黏液便、脓血便)为特点的一组消化道综合征。

(二)病情观察与评估

1.生命体征

监测生命体征,观察有无发热、脉搏增快,有无呼吸深长等代谢性酸中毒表现。

2.症状体征

(1)观察有无尿量减少、皮肤弹性下降、前囟和眼眶凹陷,口腔黏膜干燥等脱水表现。

(2)观察大便次数、量、性状、颜色、气味等有无异常。

(3)观察有无腹痛、腹胀、恶心、呕吐等消化道症状。

(4)观察有无烦躁不安、恶心呕吐、抽搐等电解质紊乱表现和呼吸加深加快、面色潮红、嗜睡等酸中毒表现。

3.安全评估

评估有无因持续腹泻导致皮肤完整性受损危险。

(三)护理措施

1.饮食管理

(1)腹泻时的饮食护理:①严重呕吐者暂禁食 4～6 小时(不禁水)。②母乳喂养者适当限制哺乳次数或缩短每次哺乳时间,暂停辅食。③人工喂养者给予米汤、稀释牛奶或脱脂奶,糖类食物慎用。

(2)腹泻缓解后饮食护理:腹泻次数减少后,给予半流质饮食,如粥、面等,少食多餐,由稀到稠。腹泻停止后,逐步恢复正常饮食。

2.臀部护理

(1)婴幼儿选用棉质柔软尿布,勤更换。

(2)每次便后用温水清洗臀部及会阴,并涂护臀油或护臀膏。

(3)如出现肛周皮肤糜烂,可暴露臀部,局部涂药或理疗。

3.消毒隔离

(1)与其他病种患者分室放置。

(2)医务人员及家属接触患者后,特别是接触排泄物后严格洗手。

(3)污染的一次性尿布应及时丢弃至封闭的垃圾袋或垃圾桶内,污染衣物及时洗涤并进行消毒处理,避免交叉感染。

(4)做好患者物品清洁消毒。

(四)健康指导

1.住院期

(1)告知家属消化不良、不洁饮食、病毒和细菌感染等是主要致病因素,提高预防腹泻的能力。

(2)告知饮食管理的重要性,积极配合治疗。

2.居家期

(1)合理喂养,婴儿提倡母乳喂养,避免换季断奶,逐步添加辅食;幼儿防止过食、偏食及饮食结构突然变动导致的消化不良。

(2)勿滥用抗生素,应在医师指导下规范使用。

(3)教育孩子养成饭前便后洗手的习惯,勿喝生水及吃不洁食物;婴幼儿食具每天煮沸消毒一次,注意玩具的清洁消毒。

八、皮肤黏膜淋巴结综合征

(一)概述

皮肤黏膜淋巴结综合征又称川崎病。1967年由日本川崎富作首次报道,临床主要表现为急性发热、皮肤黏膜病损及淋巴结肿大。以婴幼儿多见,春、秋季节容易发病。

(二)病情观察与评估

1.生命体征

监测生命体征,观察发热的程度(高热)、热型(稽留热或弛张热)及持续时间(持续5天以上)。

2.症状体征

(1)观察有无向心性与多形性斑丘疹,有无指(趾)端硬性水肿,有无球结膜充血、口唇皲裂或出血、舌乳头凸起形似草莓等症状。

(2)观察颈部淋巴结有无单侧或双侧肿大、质地坚硬有触痛、表面不红、热退后消散等情况。

(3)观察有无呕吐、腹泻、腹痛、黄疸、关节肿痛等伴随症状。

3.安全评估

评估家属有无因对疾病不了解及患者持续高烧导致的焦虑。

(三)护理措施

1.体位与休息

急性期绝对卧床休息,待症状缓解后下床活动。

2.发热护理

体温升高者执行发热护理常规。

3.基础护理

(1)皮肤护理:剪短指甲,防止抓伤,剪除指端半脱痂皮,切忌强行撕裂,防止出血和继发感染。

(2)臀部护理:便后及时清洗臀部,保持肛周清洁。

(3)口腔护理:晨起、睡前、餐后及时漱口,口腔有创面者给予药物涂擦;口唇皲裂者使用护唇油保护。

(4)眼部护理:每天用生理盐水清洗眼部 1～2 次或涂眼膏,预防感染。

4.并发症护理

密切监测患者有无心血管损害表现,如面色苍白、精神面貌差、心率增快、活动能力下降等情况,必要时予以心电监护及相应处理。

5.用药护理

(1)丙种球蛋白:①丙种球蛋白是一种异性蛋白,容易引起变态反应。输注开始速度宜慢,无不良反应后可适当加快速度。②输液过程中严密观察面色、神志、体温变化及有无皮疹等,如有异常,立即予以对症处理。

(2)阿司匹林:①服用阿司匹林期间密切观察血小板变化情况,根据血小板变化调整药物剂量。②肠溶阿司匹林应在餐后使用,减少对胃肠道的刺激。③阿司匹林可引起肝功能损害,应定期复查肝功能。

(四)健康指导

1.住院期

(1)告知患者及家属疾病发生发展过程,让患者及家属了解皮肤黏膜淋巴结综合征的病因、临床表现及预后,缓解其焦虑、恐惧心理并积极配合。

(2)进食高蛋白、高热量、高维生素、清淡、易消化食物,禁食生硬、辛辣食物。

2.居家期

(1)注意休息,冠状动脉有改变者避免剧烈运动,多吃新鲜蔬菜水果,多饮水,保持大便通畅。

(2)无冠状动脉病变的患者出院后 1 个月、3 个月、6 个月及 1 年各复查 1 次,有冠状动脉损害患者每 1～3 个月复查 1 次心脏彩超和心电图,冠状动脉恢复正常后每半年复查 1 次,连续 3 次正常后改为 3～5 年复查一次。

(3)应用静脉丙种球蛋白的患者 11 个月内不宜进行麻疹、风疹、腮腺炎等疫苗的预防注射。

(4)定期门诊随访,复查相关血液指标,如血小板、红细胞沉降率等。

九、过敏性紫癜

(一)概述

过敏性紫癜又称亨-舒综合征,是一种以小血管炎为主要病变的常见变态反应性出血性疾病。临床表现为皮肤紫癜,伴关节肿痛、腹痛、便血和血尿等。多发于 2～8 岁儿童,男多于女。

(二)病情观察与评估

1.生命体征

监测生命体征,观察有无血压升高。

2.症状体征

(1)观察有无皮疹,有无关节肿胀、疼痛及活动受限。

(2)观察有无腹痛,有无血性大便等消化道症状。

(3)观察有无血尿及蛋白尿。

3.安全评估

评估有无因关节肿痛导致跌倒/坠床的危险。

(三)护理措施

1.皮肤护理

(1)保持皮肤清洁,勤换衣裤,衣物柔软,剪短指甲,防止搔抓皮肤,如有破溃及时处理。

(2)观察皮疹消退情况,可绘成人体图形,每天详细记录皮疹变化情况;避免接触可能的各种变应原。

2.疼痛护理

(1)关节肿痛时抬高患肢,保持患肢功能位置,协助做好日常生活的护理。

(2)腹痛者禁止热敷,以防加重胃肠出血。

(3)教会患者利用放松、娱乐等方法缓解疼痛,必要时药物止痛。

3.饮食护理

(1)给予优质蛋白、高维生素、易消化的无渣饮食,严禁食用生冷、过热、辛辣、海鲜类食物及热带水果。

(2)如有胃肠道出血、腹痛明显者应禁食。

(3)恢复期饮食从单一食物品种加起,逐渐增加,以免复发。

4.用药护理

(1)用药原则:起始足量、缓慢减药和长期维持。

(2)观察有无满月脸、向心性肥胖、痤疮、紫纹、高血糖、高血压、骨质疏松等不良反应,做好血压、血糖等的监测。

(3)使用糖皮质激素期间,对患者实施保护性隔离,勿互串病房、限制探视人数及次数,避免交叉感染。

5.休息与活动

急性期绝对卧床休息,至症状消失(皮疹消退、无关节肿痛及腹痛)后下床活动,避免剧烈运动。

6.预防跌倒、坠床

有关节肿痛、运动功能障碍患者,专人陪护、协助完成生活护理。下床活动时衣服、鞋子大小合适且防滑,病房通道畅通无障碍,保持地面干燥平整,避免跌倒、坠床发生。

(四)健康指导

1.住院期

(1)病房内禁止摆放鲜花、动物皮毛等易致过敏的物品。

(2)避免剧烈运动,防止过度疲劳,以免紫癜复发。

2.居家期

(1)增强抵抗力,预防感冒,避免接触变应原,防止复发。

(2)坚持用药,勿随意增减及停药,遵医嘱定期复查,以便及时治疗可能出现的肾损害。

(3)在病情未痊愈之前,禁止接种各种预防疫苗。痊愈后 3~6 个月,才能进行预防接种,否则易导致此病的复发。

十、急性白血病

(一)概述

白血病为造血系统的恶性肿瘤,是骨髓、脾、肝等造血器官中白血病细胞的恶性增生,肿瘤细胞可进入血液循环,并浸润到全身各组织脏器中,临床可见有不同程度的贫血、出血、感染发热以及肝、脾、淋巴结肿大和骨骼疼痛。

(二)病情观察与评估

1.生命体征

监测生命体征,观察有无发热,脉搏增快,有无血压升高或降低。

2.症状体征

(1)观察有无面色、唇色、眼睑膜及甲床颜色苍白等贫血症状。

(2)观察有无皮肤瘀斑、瘀点,鼻出血、齿龈出血,消化道出血等症状。

(3)观察有无肝、脾、淋巴结肿大,骨、关节疼痛等白血病细胞浸润表现及头痛、呕吐、嗜睡、惊厥等白血病脑病症状。

(4)观察有无咽红、咽痛、肛周脓肿等感染症状。

3.安全评估

(1)评估有无因化疗导致体力不支引起跌倒的危险。

(2)评估有无因担心疾病预后及治疗费用高而产生焦虑、恐惧及预感性悲哀等。

(三)护理措施

1.保护性隔离

(1)使用层流床或分室居住,房间每天消毒。

(2)限制探视人数及次数,感染者禁止探视,避免交叉感染。

(3)严格执行无菌操作及手卫生。

2.预防出血

加强环境安全,去除危险因素,防止跌倒、坠床,避免外伤。一旦出血,积极采取相应的措施对症处理。

3.用药护理

了解化疗方案及给药途径,观察药物不良反应,并进行针对性护理。

(1)骨髓抑制:绝大多数的化疗药均可致骨髓抑制,应注意监测血常规,加强预防感染和出血的措施。

(2)消化道反应:①观察有无恶心、呕吐、食欲缺乏等消化道反应。②给患者提供良好的就餐环境。③饮食清淡可口,少量多餐,避免产气、辛辣和高脂食物;遵医嘱用药前给予止吐药。

(3)肝肾功能损害:①巯嘌呤、甲氨蝶呤、门冬酰胺酶等对肝功能有损害,用药期间应观察患者有无黄疸,定期监测肝功能。②环磷酰胺可引起出血性膀胱炎,用药期间鼓励患者多饮水,注意观察小便的量和颜色。③遵医嘱水化及碱化尿液,利于尿酸和化疗药降解产物的稀释和排泄;遵医嘱口服别嘌醇片,抑制尿酸形成。④药物外渗:化疗药物需经中心静脉导管输入,避免外周穿刺,减少和避免药物外渗导致局部组织坏死。

4.口腔护理

(1)进食前后及睡前以温开水或漱口液漱口。

(2)刷牙宜用软毛牙刷或海绵。

(3)有黏膜真菌感染者,可用碳酸氢钠溶液＋制霉菌素涂口腔。

5.皮肤护理

保持皮肤清洁,勤换衣裤,勤剪指甲;每次便后及时用温开水或盐水清洁肛周,预防肛周感染。

6.发热护理

发热患者予以物理降温,如冷敷、温水擦浴等,禁用乙醇擦浴;慎用退热药,特别是有出血倾向的患者,以免抑制血小板的功能。

7.饮食护理

(1)进食高蛋白、高热量、高维生素的清淡软食。

(2)增加碱性蔬菜、水果的摄入,如苦瓜、油菜、菠菜、蘑菇、生菜、菜花、金针菇、冬瓜、黄瓜、猕猴桃、柿子、香蕉、橙子、苹果、葡萄、山楂、桃子、樱桃等。

(3)注意饮食卫生,食具应消毒。

8.疼痛护理

(1)提高护理操作技术,尽量减少因治疗、护理带来的痛苦。

(2)及时评估疼痛程度,用适当的非药物止痛技术,如音乐疗法或遵医嘱使用止痛药,评价止痛效果。

9.心理护理

讲解白血病的相关知识、病程及治疗效果等,为患者及家属提供情感支持和心理疏导,减轻患者及家长的不良情绪,消除心理障碍,树立战胜疾病的信心。

(四)健康指导

1.住院期

(1)指导患者适当卧床休息,避免剧烈活动,保持情绪稳定。

(2)告知化疗目的、注意事项、主要不良反应及处理措施,积极配合治疗。

(3)告知实施保护性隔离的重要性,积极配合。

2.居家期

(1)鼓励患者合理锻炼,避免受凉及受伤,增强抗病能力。

(2)强调个人卫生,居住房间保持通风,避免到人多的公共场合,避免与患感染性疾病的人群接触。

(3)避免接触农药、装修建材等有害物质。

(4)坚持定期化疗和随访。

十一、原发性肾病综合征

(一)概述

肾病综合征简称肾病,是一组多种原因所致肾小球基膜通透性增高,导致大量血浆蛋白自尿中丢失引起的一组临床综合征。其四大特征是大量蛋白尿、高脂血症、不同程度的水肿、低蛋白血症。

(二)病情观察与评估

1.生命体征

监测生命体征,观察有无血压升高。

2.症状体征

(1)观察水肿情况,即水肿的部位、程度。

(2)观察小便情况,即颜色、量、性质(有无蛋白尿)。

(3)评估并发症,如有无电解质紊乱、继发感染、肾血栓形成等表现。

3.安全评估

(1)评估是否有因水肿而导致压疮的危险。

(2)评估是否有因形象改变而感到恐惧、自卑。

(三)护理措施

1.休息与活动

一般不需严格限制活动。严重水肿及高血压时卧床休息,病情稳定后可逐渐增加活动量,避免过度劳累。

2.饮食护理

(1)进食乳类、蛋、鱼等优质蛋白及低脂、足量碳水化合物,高维生素饮食,蛋白摄入量一般为 2 g/(kg·d)。

(2)钠盐的合理控制:水肿患者限制盐的摄入,以 60 mg/(kg·d)为宜,严重水肿、高血压时进食无盐饮食,病情缓解后不必继续限盐,除非存在氮质血症。

(3)激素治疗期间适当控制饭量,可给予高钙食物或补充钙剂。

3.用药护理

(1)激素类:严格遵医嘱服药,用药期间观察患者有无满月脸、多血质外貌、向心性肥胖、高血压、消化道出血、骨质疏松等不良反应,及时补充维生素 D 和钙剂,防止手足抽搐症的发生。

(2)利尿剂:①观察患者有无腹胀、恶心、呕吐及心律失常等低钾表现;有无嗜睡、意识淡漠、无力、恶心、肌痛性痉挛等低钠血症表现;观察有无烦躁和谵妄、呼吸浅慢、手足抽搐等低氯性碱中毒等表现。②记录 24 小时出入量,定期复查血钾、血钠,及时补充维生素 D 和钙剂,防止手足抽搐症的发生。

(3)免疫抑制剂:(如环磷酰胺)注意有无白细胞减少、脱发、恶心、呕吐及出血性膀胱炎等。鼓励患者多饮水,促进毒素排泄,避免肾功能损伤。

(4)抗凝剂:抗凝和溶栓疗法可改善肾病的临床症状,改善患者对激素的效应。在使用抗凝剂,如肝素时,注意监测凝血时间、凝血酶原时间及皮肤黏膜出血征象。

4.皮肤护理

(1)保持皮肤清洁干燥,及时更换内衣;床铺清洁、整齐,被褥松软,勤翻身。

(2)每天擦洗腋窝和腹股沟等皱褶处1~2次,并保持干燥,预防感染。

(3)水肿明显者,臀部和四肢受压部位垫软枕或用气垫床,阴囊水肿用棉垫或吊带托起,避免压疮及皮肤受损。

(4)严重水肿者尽量避免肌内注射。

5.感染预防

(1)做好保护性隔离,与感染性疾病患者分室收治。

(2)实施保护性隔离,病房每天进行空气消毒,限制或减少探视人数及次数、严格执行手卫生等,避免交叉感染。

(3)进行各项治疗及护理操作时严格执行无菌技术,防止交叉感染。

6.心理护理

向患者及家属讲解疾病相关知识,告知因使用糖皮质激素导致的形象改变只是暂时的,停药后会恢复,消除其自卑心理,积极配合治疗。

(四)健康指导

1.住院期

(1)教会家属观察小便的量、颜色、性状,注意观察有无因蛋白渗出所致的泡沫样小便,准确记录24小时尿量。

(2)告知家属饮食管理对疾病恢复的重要性,积极配合治疗。

(3)告知家属减少和限制探视的目的,取得有效配合。

2.居家期

(1)患者病情缓解后可上学,但不能剧烈活动,预防感冒,避免因过度劳累、感染诱发及加重病情。

(2)讲解激素治疗对本病的重要性,主动配合并坚持按计划用药。

(3)定期复查尿常规,出现异常及时就医。

（刘文臻）

第三节　儿科重症护理

一、代谢性酸中毒

(一)概述

代谢性酸中毒是由体内氢离子(H^+)水平增加或碳酸氢根(HCO_3^-)水平降低引起,使血浆中 HCO_3^- 原发性减少,血 pH 下降到 7.35 以下。引起代谢性酸中毒的原因主要有体内产酸过多、肾排酸减少、体内碱性液体丢失过多等,是儿科最常见的一种酸碱代谢失衡。

(二)病情观察与评估

1.生命体征

监测生命体征,观察有无呼吸加深、加快,呈库氏呼吸,有无心律失常、血压偏低。

2.症状体征

(1)观察有无恶心、呕吐、腹泻、食欲下降、引流量过多等症状。

(2)观察有无嗜睡、烦躁、惊厥、肌张力降低、腱反射减弱或消失、昏迷等神经系统症状。

(3)观察有无面色苍白、皮肤弹性差、肢端凉、毛细血管再充盈时间延长(正常值<2秒)等循环灌注不良表现。

(4)观察有无面色潮红、口唇樱红色、呼气中带有酮味(烂苹果味)等酸中毒表现。

3.安全评估

评估有无因烦躁导致跌倒、坠床的危险。

(三)护理措施

1.休息与卧位

卧床休息,减少刺激,保持病室安静,根据原发病采取适宜体位,如休克者采用中凹位,昏迷者采用平卧位,头偏向一侧。

2.饮食护理

遵医嘱给予适宜饮食,以优质低蛋白饮食为佳,如牛奶、大豆;多进食碱性食物,如番茄、葡萄、菠菜、香蕉等。

3.用药护理

(1)合理安排补液顺序,控制补液速度,准确记录出入量。

(2)轻症酸中毒不需补碱治疗,可通过治疗原发病、补液及纠正电解质紊乱改善。

(3)补碱治疗过程中,保持呼吸道通畅;观察临床表现和复查血钾及血钙,警惕酸中毒纠正后出现低血钾引起心搏骤停、低血钙引起惊厥和神志改变等;酸中毒纠正后及时停止补碱。

(四)健康指导

1.住院期

讲解原发疾病(如严重腹泻、肠瘘、休克、肾衰竭等)引起该症状的相关知识及治疗注意事项,积极配合治疗。

2.居家期

(1)嘱家属注意饮食卫生,避免肠道疾病。

(2)指导居家带瘘患者家属正确护理造瘘口。

(3)指导肾衰竭患者家属合理喂养,科学锻炼,规范治疗。

(4)告知患者体格锻炼,合理营养的重要性,提高抗病能力。

二、一氧化碳中毒

(一)概述

一氧化碳中毒是由于吸入过量含碳物质燃烧不完全时的产物而引起的中毒,可导致全身组织缺氧,脑组织对缺氧耐受性差,常产生神经系统严重损伤,甚至死亡。

(二)病情观察与评估

1.生命体征

监测生命体征,观察有无呼吸频率、节律、深浅变化,有无呼吸增快、活动后呼吸困难及呼吸麻痹等症状。

2.症状体征

(1)观察有无头痛、头晕、乏力、视力模糊、恶心呕吐、大小便失禁等症状。

(2)观察皮肤、甲床颜色有无变化及口唇呈樱桃红色等一氧化碳中毒典型症状。

(3)观察有无烦躁、谵妄、嗜睡、昏迷,有无瞳孔对光反射、角膜反射、腱反射减弱或消失,有无运动障碍等神经系统症状。

3.安全评估

(1)评估有无因呕吐导致误吸的危险。

(2)评估有无因昏迷、活动障碍导致压疮的危险。

(三)护理措施

1.气道管理

平卧位头偏向一侧,及时吸净分泌物及呕吐物,防止误吸。必要时行气管插管或气管切开。

2.改善缺氧状态

(1)休息:卧床休息,减少氧耗。

(2)氧疗:给予高浓度(>60%)、高流量(8~10 L/min)氧气吸入,持续给氧时间一般不超过24小时,以防发生氧中毒和二氧化碳潴留。必要时行机械通气。

(3)高压氧治疗的护理。①进舱前护理:了解中毒情况及病史,监测生命体征;更换全棉衣物,注意保暖,严禁携带火种及易燃易爆物品进入氧舱;嘱清醒患者在加压阶段进行吞咽咀嚼动作,保持咽鼓管通畅,避免中耳、鼓膜气压伤。②舱内护理:开始加压时将输液患者液体平面调低,减压时将液体平面调高,并注意输液速度变化;患者平卧,头偏向一侧,保持呼吸道通畅;观察生命体征及有无氧中毒;注意保暖及翻身,预防压疮,烦躁患者防受伤。

3.用药护理

脱水治疗首选20%甘露醇0.5~1 g/kg在15~30分钟内快速注入,根据病情需要4~8小时重复一次,防止药物外渗。

4.并发症护理

(1)假愈期表现:意识恢复正常2~60天后应观察是否再次出现意识障碍、锥体外系神经障碍、锥体系神经损害、大脑皮质局灶性功能障碍、脑神经及周围神经损害等。

(2)迟发性脑病:观察有无中毒3~40天后再次出现神经衰弱、性格改变、认知障碍、痴呆、肌张力增高、肌肉震颤、流涎、感觉运动障碍等迟发性脑病的症状。

(四)健康指导

1.住院期

(1)讲解一氧化碳中毒的病因、治疗及预后,指导家属及患者配合治疗。

(2)告知家属高压氧治疗的重要性、配合要点及注意事项。

2.居家期

(1)持续观察2个月,出现迟发性脑病症状及时就医。

(2)指导家属对有后遗症的患者进行语言、运动等神经功能训练。

(3)使用煤气时环境必须通风良好,出现头痛、头晕等一氧化碳中毒症状及时脱离现场,防止一氧化碳中毒。

(4)有后遗症的患者,定期门诊随访,了解神经系统功能恢复情况。

三、有机磷农药中毒

(一)概述

有机磷农药中毒是指有机磷农药短时大量进入人体后造成以神经系统损害为主的一系列伤害,主要包括胆碱能兴奋或危象、中间综合征以及迟发性周围神经病。

(二)病情观察与评估

1.生命体征

监测生命体征,观察有无胸闷、气短、发绀、呼吸浅速、心率加快或减慢、血压升高等症状。

2.症状体征

(1)观察有无瞳孔缩小、视物模糊、多汗、流涎、恶心呕吐等毒蕈碱样症状。

(2)观察有无牙关紧闭、抽搐、肌束震颤、肌肉痉挛、呼吸肌麻痹等烟碱样症状。

(3)观察有无头昏、头痛、疲乏、共济失调、烦躁不安,意识模糊、癫痫样抽搐或昏迷等中枢神经系统症状。

3.安全评估

(1)评估有无因抽搐导致跌倒、坠床及舌咬伤的危险。

(2)评估自杀患者有无再次自伤、自残的危险。

(三)护理措施

1.气道管理

(1)保持呼吸道通畅:患者平卧,头偏向一侧,及时清除呕吐物和分泌物,保持呼吸道通畅。

(2)氧疗:呼吸困难者立即吸氧。

2.迅速清除毒物

(1)接触性中毒者:迅速除去污染衣物,用肥皂水、碳酸氢钠溶液、清水或生理盐水彻底清洗被污染部位皮肤。眼睛污染者,用1%碳酸氢钠溶液或生理盐水冲洗至少10分钟后,滴入1%阿托品溶液1滴。

(2)口服中毒者:尽早彻底洗胃,直至洗出胃液澄清并无农药味为止;酌情选用2%碳酸氢钠溶液或1:5 000高锰酸钾溶液洗胃,但敌百虫中毒时,忌用碳酸氢钠等碱性溶液洗胃,因其可使之变成比它毒性大10倍的敌敌畏;洗胃过程中应密切观察患者生命体征变化,若发生呼吸、心搏骤停,应立即停止洗胃并进行抢救。

3.皮肤护理

出现接触性皮炎、红斑、水疱、糜烂应保持创面清洁干燥,及时更换敷料,防止感染。

4.用药护理

(1)常用胆碱酯酶复能剂,如长托宁、解磷定等。

(2)观察药物作用 患者出现瞳孔扩大、颜面潮红、皮肤干燥无汗、口干、肺部湿啰音消失、心率增快,提示达到"阿托品化"。

(3)观察药物不良反应:患者出现瞳孔明显散大、心动过速、尿潴留、体温升高、烦躁不安、幻觉、狂躁、谵妄等精神症状应警惕阿托品中毒,遵医嘱用毛果芸香碱或新斯的明进行拮抗。

(4)药物使用注意事项:胆碱酯酶复能剂应稀释后缓慢输注,且不能与碱性药物配伍使用,如输注过快或未经稀释会引起呼吸抑制,在碱性溶液中易水解成剧毒氰化物。碘解磷定刺激性强,漏于皮下可引起剧痛及麻木感,使用时应防止药物外渗,不宜肌内注射。

(5)中毒症状消失后2~3周,注意观察有无肢体末端烧灼、疼痛、麻木以及下肢乏力、瘫痪、四肢肌肉萎缩等"反跳现象"。

5.安全管理

(1)专人守护,加强保护,预防跌倒/坠床。

(2)加强心理护理与疏导,加强巡视与陪伴,必要时给予心理支持治疗,缓解患者紧张恐惧情绪,防止再次自伤。

(3)患者抽搐时及时清除口、鼻、咽喉分泌物及呕吐物,保持呼吸道通畅,预防窒息;在上、下磨牙间安放牙垫防止舌咬伤。

(四)健康指导

1.住院期

(1)讲解有机磷药物中毒途径、治疗及预后,指导家属及患者配合治疗。

(2)告知催吐、洗胃目的、配合要点及注意事项。

2.居家期

（1）指导家属对有后遗症患者进行语言及肢体运动等训练。

（2）尽量避免居家储藏农药或将农药放置于隐蔽、患者不能触及处。

（3）出院后出现不适及时就诊，3个月内避免再次接触农药。

四、急性呼吸衰竭

（一）概述

急性呼吸衰竭是指各种原因导致中枢和（或）外周性呼吸功能障碍，造成动脉血氧下降和（或）二氧化碳潴留，并引起一系列生理功能和代谢紊乱的临床综合征。分为Ⅰ型呼吸衰竭和Ⅱ型呼吸衰竭。

（二）病情观察与评估

1.生命体征

监测生命体征，观察呼吸频率、节律及形态变化，有无点头样呼吸、潮式呼吸、叹息呼吸、抽泣样呼吸、呼吸无力、呼吸暂停等；观察有无心率变化及心律异常。

2.症状体征

（1）观察有无鼻翼翕动、三凹征、呻吟、精神萎靡症状。

（2）观察有无发绀、烦躁、意识障碍等低氧血症表现。

（3）观察有无四肢湿润、皮肤潮红、多汗、头痛、肌震颤等高碳酸血症表现。

3.安全评估

评估有无因气道堵塞导致窒息的危险。

（三）护理措施

1.气道管理

（1）开放气道：头稍后仰呈鼻吸位；昏迷有舌根后坠时，用口咽或鼻咽管开通气道，必要时行气管插管；机械通气抬高床头30°～45°。

（2）加温湿化气道：保持病室内适宜温度与湿度，进入体内气体须进行加温湿化，可采用加温湿化器及雾化吸入。

（3）有效排痰：采用腹式呼吸法，深吸气后用力咳嗽、辅助拍背等方式促进痰液排出；按需吸痰，吸痰时注意无菌操作，吸引管直径不超过气管导管内径的1/2；吸引时动作轻柔，不宜过大，负压在0.98～1.96 kPa（100～200 mmH_2O），吸引时间一次不宜超过10～15秒。

2.氧疗

Ⅰ型呼吸衰竭可选用鼻导管、面罩和头罩吸氧，使血氧饱和度维持在90%以上；吸入纯氧不超过6小时；吸入60%氧不超过24小时，以防氧中毒。Ⅱ型呼吸衰竭应及时给予机械通气。

3.机械通气护理

（1）观察与护理：观察两侧胸廓起伏是否一致、呼吸音是否对称；记录呼吸机参数及各项监测指标；如无禁忌证，常规抬高床头30°～45°，并根据病情决定翻身频率，一般2小时翻身1次，体位可仰卧、左侧卧、仰卧、右侧卧，交替进行。

（2）气道护理：保持患者头肩颈在同一水平，及时清除口咽部、呼吸道分泌物，掌握吸痰时机、严格执行吸痰操作规范，同时，如无禁忌证，可配合胸部物理治疗，即叩击、震颤胸部体表及调整体位，促进大小气道分泌物排出，增强吸痰效果。

(3)呼吸机使用期间护理:①呼吸机管道应低于患者卧位平面,冷凝水集水杯处于最低位,及时弃去冷凝水,防止水逆向倒流入气道,导致呼吸机相关性肺炎的发生。②加温湿化,采用热湿交换器或含加热导丝的加热湿化器作为湿化装置。③妥善固定气管插管,记录气管插管唇端距,防止导管移位。必要时遵医嘱使用镇静剂或肌肉松弛药,减少因烦躁引起气管导管脱落的可能,减少二次插管率。④口腔护理每天4～6次,可减少口咽部细菌定植。⑤严格执行手卫生,接触患者前后彻底洗手,做好手卫生是减少呼吸机相关性肺炎有效、简便的重要措施之一。⑥呼吸机消毒应按照呼吸机说明书的正规程序执行。

(4)营养护理:营养不良易造成呼吸肌无力,致脱机困难,通过各种途径补充营养,纠正低蛋白血症,维持水电解质和酸碱平衡。

(5)拔管护理:拔管前4小时及拔管后8～12小时内禁食,并在拔管前抽出胃内容物;遵医嘱拔管前1～2小时静脉给予激素类药物,并充分吸尽口鼻腔分泌物后连同吸痰管及导管一起拔出;拔管后遵医嘱吸氧及雾化吸入;拔管后4小时内禁止使用镇静剂。

(四)健康指导

1.住院期

(1)讲解呼吸衰竭的发生、发展机制及治疗情况,血气分析及机械通气的重要性和必要性,以取得家属及患者配合。

(2)与家属沟通,告知疾病进展及治疗情况,缓解其紧张恐惧情绪。

2.居家期

(1)适当参加体育锻炼,增强体质,提高抗病能力,减少呼吸系统感染的机会。

(2)患者出现咳嗽剧烈、排痰困难、气促、发绀等立即就医。

五、心力衰竭

(一)概述

心力衰竭简称心衰,是指心脏收缩或舒张功能下降,使心排血量绝对或相对不足,不能满足机体代谢需要,导致组织器官灌注不足,同时出现肺循环和(或)体循环淤血的一种临床综合征。

(二)病情观察与评估

1.生命体征

监测生命体征,观察有无心率、心律变化,有无呼吸频率、节律及深浅变化,有无血压波动及脉压变化。

2.症状体征

(1)观察患者有无乏力、烦躁多汗、食欲减退、心排血量不足等表现。

(2)观察有无咳嗽气促、发绀、吃奶费力、端坐呼吸或喜欢竖抱、咯粉红色泡沫痰等急性肺淤血表现。

(3)观察有无肝脏肿大伴触痛、颈静脉怒张、眼睑水肿、尿少等体循环淤血表现。

3.安全评估

(1)评估有无因水肿导致压疮的危险。

(2)评估有无因使用洋地黄类药物导致中毒的危险。

(三)护理措施

1.体位与休息

半卧位休息,减轻心脏负担。

2.氧疗

呼吸困难时给予氧气吸入。急性肺水肿时,可在氧气湿化瓶中加入 30%乙醇溶液,以降低肺泡表面张力。避免各种刺激引起患者烦躁哭闹,降低耗氧量。

3.控制液体入量

输液速度以不超过 5 mL/(kg·h)为宜,液体总量 50~60 mL/kg。

4.合理喂养

(1)轻者予低盐饮食,每天钠摄入量不超过 0.5~1 g;重者无盐饮食。

(2)少量多餐,防止过饱及呛咳。

(3)喂养时奶嘴孔径选择适宜,避免误吸及吸吮费力,吸吮困难可使用滴管。

5.保持大便通畅

鼓励患者多吃蔬菜水果,避免用力排便加重心脏负担。

6.用药护理

(1)洋地黄制剂:每次给药前应测量脉搏、心率。婴儿脉率小于 90 次/分,年长儿小于 70 次/分时暂停用药。当出现心率过慢、心律失常、恶心呕吐、食欲减退、视力模糊、黄绿视、嗜睡头晕等中毒反应时,立即停药,及时告知医师积极协助处理。

(2)利尿剂:用药期间定时监测体重及尿量变化,观察有无四肢乏力、腹胀、心音低钝、心律失常等低钾表现。

(3)硝普钠:避光输注,根据药物说明书定时更换输液器,输注过程中密切监测心率和血压的变化。

7.压疮预防

(1)水肿患者皮肤菲薄,易破损,宜选择宽松、柔软的棉质衣服,床单元保持整洁、干燥、平整,避免刺激皮肤。

(2)加强皮肤护理,应使用清水或 pH 中性的皮肤清洁剂,不可用力擦洗或按摩骨隆突部位皮肤,避免损伤皮肤。

(3)严重水肿者使用气垫床,阴囊水肿可用托带支托阴囊部,低垂部位水肿给予按摩,膝部及踝部等骨隆处可垫软枕减轻局部压力;患者翻身时避免拖、拉,防止擦伤皮肤。

(四)健康指导

1.住院期

(1)讲解心力衰竭的病因、诱因及防治措施,取得配合。

(2)告知家属休息、卧位、合理喂养对减轻心脏负荷的重要性,积极配合。

2.居家期

(1)教会患者及家长正确监测脉搏。

(2)注意休息,避免情绪激动和劳累。

(3)注意保暖,防止受凉,预防感冒,避免诱发心力衰竭。

(4)定期门诊随访。

六、急性肝衰竭

(一)概述

肝衰竭是由多种病因导致肝细胞广泛坏死或肝功能急剧严重损害引起的极为凶险的临床综合征。主要表现为黄疸、凝血功能障碍和肝性脑病。

(二)病情观察与评估

1.生命体征

监测生命体征,观察有无呼吸频率、节律、深浅度变化;有无心率、心律变化;有无血压波动及脉压的变化。

2.症状体征

(1)观察有无食欲减退、恶心呕吐、腹胀腹泻、全身乏力,嗜睡,体重减轻等症状。

(2)观察有无肝臭味,皮肤黄疸及瘙痒,蜘蛛痣、肝掌,腹水等肝功能受损的特征性表现。

(3)观察有无皮肤、口腔黏膜自发性出血,鼻出血、皮肤紫癜、消化道出血等症状。

(4)观察有无性格改变、行为异常、睡眠障碍、反射亢进、肌张力增高、扑翼样震颤、烦躁不安甚至昏迷等肝性脑病表现。

3.安全评估

(1)评估有无因昏迷导致压疮的危险。

(2)评估有无因凝血功能异常导致出血的危险。

(三)护理措施

1.体位与休息

(1)绝对卧床休息,以减轻肝脏负担,利于肝细胞的修复与再生。

(2)大量腹水的患者,采取半卧位,有利于呼吸。

2.氧疗

根据临床表现及血气分析结果选择给氧浓度,通过鼻导管、面罩及头罩给予相应氧气吸入,必要时行加压给氧或呼吸机辅助呼吸。

3.饮食护理

(1)给予低脂、适量蛋白、高糖高维生素饮食,保证供给足够的热量和维生素。

(2)有肝性脑病先兆者,应忌食蛋白质;消化道出血者应暂禁食。

(3)有腹水和肾功能不全患者严格控制钠盐摄入量($\leqslant$1 g/d)。

(4)避免进食粗糙、坚硬或刺激性食物及增加肝脏解毒负荷的食物和药物。

4.腹水患者护理

(1)定期测量腹围,动态观察肝腹水情况。

(2)记录液体出入量和体重,监测水钠潴留情况,严重者限制每天的入水量。

5.出血的预防与护理

(1)操作中护理:注射时尽量选用小孔径的针头,抽血或注射后针眼处延长按压时间,避免摩擦。

(2)颅内出血:保持大便通畅,预防便秘,防止引起腹压升高的举动,如咳嗽、打喷嚏、呕吐等,以免诱发颅内出血。一旦发生颅内出血倾向,立即头部制动,通知医师,协助处理。

(3)消化道出血:避免吞咽过烫、粗糙、辛辣食物;一旦发生消化道出血,严格禁食,床旁备好负压吸引装置,避免窒息的危险。

6.肝性脑病护理

(1)有行为改变及意识障碍者加床档,并适当使用约束具保护,防坠床。

(2)昏迷者保持呼吸道通畅。

(3)便秘者口服50%乳果糖或食醋灌肠,禁用肥皂水灌肠以减轻氨的吸收。

7.皮肤护理

(1)患者宜着宽松柔软的棉质衣服,保持皮肤清洁,剪短指甲,避免抓破皮肤。

(2)皮肤瘙痒时,用清水清洗,适当涂润肤液,禁用碱性皂液,减少对皮肤的刺激。

(3)保持水肿部位皮肤的完整性,协助翻身,避免受压。

(四)健康指导

1.住院期

(1)讲解疾病的发生、发展及治疗,取得家属及患者配合。

(2)讲解饮食管理的重要性,限制脂肪、蛋白质的摄入,三餐应以谷类、藕粉、蔬菜和水果为主。

(3)鼓励患者及家属保持乐观情绪,消除恐惧心理,以最佳心理状态配合治疗。

2.居家期

(1)注意休息,劳逸结合,避免剧烈运动增加肝脏负荷。

(2)遵医嘱按时、按量服药,勿盲目用药,以免用药不当而加重肝脏负担。

(3)定期门诊随访,了解肝功能恢复情况。

七、急性肾衰竭

(一)概述

急性肾衰竭是指由于各种原因引起的短期内的肾功能急剧进行性减退而出现的一组临床综合征。临床上出现氮质血症,并伴有严重的水、电解质和酸碱平衡失调,简称急性肾衰。

(二)病情观察与评估

1.生命体征

监测生命体征,观察患者有无血压升高、心律失常及呼吸深快。

2.症状体征

(1)观察有无全身水肿、肺水肿、脑水肿和心力衰竭等水钠潴留表现。

(2)观察有无恶心呕吐、乏力、胸闷、烦躁、头痛、嗜睡、惊厥、电解质紊乱表现。

(3)观察有无精神萎靡、乏力、面色苍白或发灰、口唇樱红色、食欲缺乏等代谢性酸中毒表现。

(4)观察有无腹泻、躁动、谵妄、抽搐、消化道出血、黄疸、心力衰竭、意识障碍等尿毒症期症状。

3.安全评估

(1)评估有无因水肿导致压疮的危险。

(2)评估有无因使用血管活性药物、钙剂渗漏导致皮肤坏死的危险。

(三)护理措施

1.维持体液平衡

遵医嘱控制液体量,准确记录24小时出入量,每天监测体重及腹围,以了解全身水钠潴留情况。

2.休息与活动

少尿期、多尿期应严格卧床休息,恢复期逐渐增加活动。

3.饮食管理

(1)少尿期:限制水、钠、钾、磷和蛋白质,供给足够的能量以减少组织蛋白的分解;不能进食者经静脉补充营养;透析治疗期间不需限制蛋白质入量。

(2)多尿期:逐渐增加蛋白质,给予含钾多的食物(如香蕉、橙子等)。

(3)恢复期:给予高热量、高蛋白饮食。

4.用药护理

(1)利尿剂:用药期间定时监测体重及尿量变化,观察有无四肢乏力、腹胀、心音低钝、心律失常等低钾表现。

(2)血管活性药物:用药期间监测血压,尽量选择深静脉或外周双静脉通道交替输注,加强巡视,避免渗漏。

(3)钙剂、清蛋白:尽量选择深静脉或外周双静脉通道交替输注,加强巡视,避免渗漏。

5.透析护理

(1)指征:有严重容量负荷(肺水肿、重度高血压、左心衰竭);血钾≥6.5 mmol/L;严重酸中毒(HCO_3^-<15 mmol/L),以上情况不能用药缓解者;严重氮质血症(BUN>50 mmol/L),并伴有明显尿毒症症状,包括恶心、呕吐、嗜睡或精神不振。

(2)导管护理:所有管路必须一次性使用,并妥善固定,防止扭曲打折,确保血流通畅,观察有无漏血;严格无菌操作,皮肤插管周围每天消毒,更换敷料,连接管每2周更换。

(3)并发症护理:使用抗凝剂期间观察有无皮肤瘀斑、瘀点、口腔黏膜及牙龈出血等;观察有无低血压、高血压、透析失衡综合征等并发症发生,详细记录出入量,透析液输入量及排出量。

6.压疮预防

腹水或水肿患者,每2小时翻身1次,翻身时避免拖拉;水肿严重者,使用气垫床,减轻局部受压,避免压疮发生。

(四)健康指导

1.住院期

(1)告知饮食及休息对疾病恢复的重要性,严格遵从不同阶段饮食管理。

(2)有透析指征的患者应向家属讲解透析的重要性及注意事项,配合治疗。

2.居家期

(1)告知患者注意休息,防止受凉,避免交叉感染。

(2)教会家属观察异常征象,出现小便减少、小便内有泡沫、水肿等及时就医。

(3)定期随访,了解肾功能恢复情况。

(刘文臻)

第七章　肿瘤科护理

第一节　肿瘤护理概述

一、肿瘤护理的特点与发展

肿瘤是严重危害人类健康的常见病、多发病,近年来发病率逐年增加,已成为目前最常见死亡原因之一。随着肿瘤基础理论研究较快的发展和新技术的应用,肿瘤的诊断和治疗水平有了大幅度的提高,肿瘤专科护理也有了较大的发展,逐渐成为一门独立的护理学科。

如今全国已拥有了众多肿瘤专科医院,许多综合医院也成立了肿瘤科,并且随着康复医院、临终关怀医院的成立,使肿瘤专科护士的队伍逐渐壮大。肿瘤专科护理在肿瘤学科发展的前提下,不断接受新的理论和技术,通过学术交流和讲座的形式,使肿瘤专科护理理论和实践水平逐渐与国际接轨,为肿瘤患者提供了高质量、全方位的护理,并逐渐形成了自己的专业特色。

(一)肿瘤护理是一门综合专科护理

肿瘤可以发生于各年龄阶段,并且由于肿瘤的多样化而使护理有很大的差别。肿瘤专科护士不但要拥有肿瘤内科、肿瘤外科的专业知识,配合医师完成各种治疗及护理操作,还需要拥有社会学、心理学、伦理学、营养学、康复医学、老年医学等学科知识,为肿瘤患者提供心理护理、康复护理、临终关怀及调动社会支持系统。

(二)肿瘤治疗的多样化决定了肿瘤护理内容的多样化

临床针对肿瘤的发生部位、肉眼形态、组织病理学及临床特征的不同而采取不同的治疗方法。由于各科治疗的进步,治疗方法的改进,适应证扩大,综合治疗研究和应用已取代手术成为当前肿瘤治疗的主要方向。目前除了外科手术治疗、放疗、化疗三大传统治疗方法外,还有生物治疗、中医中药治疗、内分泌治疗、支持治疗、对症治疗、心理治疗、康复治疗等治疗方法。

(三)重视心理及社会因素对癌症患者的影响

疾病容易改变一个人的心理状态和生活模式,影响疾病的治疗进程和康复效果。通过研究心理社会因素与肿瘤发生、发展、治疗、康复等之间相互作用,护理人员根据不同肿瘤患者的心理特点、社会环境特点,为患者提供心理护理,解除患者的消极情绪,使其正确认识疾病,配合治疗,适应新的社会角色和生活环境。

(四)重视肿瘤患者的生活质量

生活质量是指与健康有关的生活质量,它包含了生物医学和社会心理等内容在内的集合概念。它主要包括功能能力(包括日常生活能力、社会功能、智力、情感状况)、患者的感觉(包括对社会和周围事物的看法、感受和价值判断,如对一般健康状况的感觉、对疾病的焦虑感、安宁幸福感、生活满意度等)、疾病和治疗引起的症状三方面的内容。医护人员在关注肿瘤局部的同时,更应顾全整个机体,强调患者生活质量,其中包括患者的心理、精神及其社会适应能力。在护理过程中护理人员应根据患者的具体情况,如年龄、性别、婚姻、配偶健康状况、文化程度、疾病严重程度、医疗费支付方式等帮助患者采用积极的应对方式,以提高癌症患者的生活质量。

(五)肿瘤护理服务范畴不断拓宽

肿瘤专科护理的服务对象已从疾病转向患者及家属;服务的范围从医院到人群、家庭及社区。了解不同人群对肿瘤知识的需求特点,针对个体需要,提出开展多形式的护理服务,如复查预约、康复指导、咨询服务等,对提高肿瘤患者的生活质量将发挥重要作用。

二、肿瘤的预防与控制

许多致癌因素是通过饮食、生活和职业环境接触、特殊的生活方式等多种途径作用于人体的某一部分,经过几年或几十年的持续影响,最终导致癌症的发生。人们可以通过控制或改良各种有害环境来预防癌症的发生。我国肿瘤防治的重点是积极推广科研成果、重视一级预防、宣传癌知识,控制主要危险因素;提高早期发现、早期诊断、早期治疗水平,并且在 21 世纪逐步降低肿瘤发病率和死亡率。通常将癌症的预防分为三级。

(一)一级预防

一级预防是消除或减少可能致癌的因素,防止恶性肿瘤的发生,即指病因预防。目的是鉴别、消除致癌的危险因素,提高广大人民群众的防癌能力。其主要方法是进行流行病学调查、实验室研究、现场研究等有效地控制环境污染,改善工作环境与条件,达到防癌目的。近年来开展的免疫预防和化学预防均属于一级预防范畴。

(1)加强防癌健康教育,特别是对高危人群应提高他们的认识和自我保健能力,要求他们做到:加强身心修养,提高自身心理素质,正确对待人生、对待挫折,保持良好的健康心理状态,注意饮食营养的平衡,不偏食,不反复吃完全相同的饮食,也不长期服用同一种药物,不吸烟,避免过多饮酒,适量摄入富含维生素 A、维生素 C、维生素 E 和膳食纤维的食物,少吃过咸过热和烧焦的食物,不吃发霉的食物,避免过度日晒,避免过度劳累,保持个人的清洁卫生,注意身体锻炼等以增强体质,提高自身抗癌能力。

(2)合理使用医药用品,切勿滥用药物及放射线,尤其是妊娠期妇女的诊断性照射,以防止白血病、骨肉瘤、皮肤癌等的发生。

(3)消除职业致癌因素,尤其加强对已经确认可以引起肿瘤的物质的检测、控制与消除,以预防职业性肿瘤的发生。

(4)加强劳动保护、环境保护和食品卫生,减少或消除环境中的致癌因素。

(二)二级预防

筛检癌前病变、早期肿瘤病例,对恶性肿瘤早发现、早诊断、早治疗,强调患癌后的有效补救措施。其目的是提高治愈率,降低死亡率及致残率。其主要途径是教育群众提高自我防癌意识并掌握自我检测方法、有计划地组织防癌普查、对高危人群进行监测等。

1.无症状人群的监测

见表 7-1。

表 7-1　人群癌症筛检推荐方案

检查方法	性别	年龄	频次
宫颈涂片	女	有性生活或 20 岁以上的妇女,停经后的高危妇女	每年做 1 次,连续 3 次检查正常后,由医师酌情决定
子宫内膜检查	女	≥20 岁	停经时 1 次
		20～40 岁	每月 1 次
乳房自检	女	≥40 岁	每 3 年 1 次
乳房体检	女	35～39 岁	每年 1 次
		40～49 岁	基础 1 次
乳腺摄片	女	≥50 岁	每 1～2 年 1 次
直肠指检	男、女	≥40 岁	每年 1 次
大便潜血	男、女	≥40 岁	每年结合体检进行
乙状结肠镜	男、女	≥50 岁	每年结合体检进行,2 次阴性后,3～5 年 1 次

2.有症状人群的监测

由于人体所患的恶性肿瘤约 75％以上发生在身体易于查出和易于发现的部位,所以需要重视常见恶性肿瘤的癌症信号:①异常肿块,如乳腺、颈部、皮肤和舌等身体表浅部位出现经久不消或逐渐增大的肿块;②疣痣增大,如体表黑痣和疣等在短期内色泽加深或变浅、迅速增大、脱毛、瘙痒、渗液和溃烂等,特别是在足底、足趾等经常摩擦的部位;③异常感觉,如吞咽食物时的哽噎感、胸骨后闷胀不适、疼痛和食管内异物感,当这些症状进行性加重时尤应提高警惕;④溃疡不愈,如皮肤和黏膜经久不愈的溃疡,有鳞屑、脓苔覆盖;⑤持续性消化不良和食欲减退、不明原因的进行性体重减轻,食后上腹闷胀,并逐渐消瘦,贫血等;⑥大便习惯改变,如便秘、腹泻交替出现,大便变形、带血或黏液;⑦持续性声音嘶哑、干咳、痰中带血;⑧耳鸣、听力减退,鼻衄、鼻咽分泌物带血和头痛;⑨月经期外或绝经后阴道不规则出血,特别是接触性出血;⑩血尿,排尿不畅。

(三)三级预防

三级预防是指对癌症患者进行合理的治疗,以改善生存质量或延长生存时间。包括为有治愈机会的患者提供根治性治疗措施;对已无治愈可能的患者提供姑息性治疗,以达到改善生活质量、延长生存期的目的;对癌症患者进行康复指导;为病死者进行终末期处理等。

三、肿瘤的分类及分期

(一)分类

1.按组织起源分类

(1)上皮组织肿瘤:指来自被覆上皮(鳞状上皮、移行上皮和柱状上皮等)及腺上皮的肿瘤。

(2)间叶组织肿瘤:指来自胚胎时中胚叶所分化发育的各种组织,又可分为:①结缔组织肿瘤,来自纤维组织、脂肪组织、软骨和骨组织等肿瘤;②骨肉组织肿瘤,来自平滑肌和横纹肌的肿瘤;③脉管组织肿瘤,来自血管和淋巴管的肿瘤;④造血组织肿瘤,来自淋巴组织和骨髓组织的肿瘤。

(3)神经组织肿瘤:指来自神经细胞、神经胶质细胞、神经鞘膜细胞等的肿瘤。

(4)其他类型肿瘤:如有些来自胎盘等特殊组织的肿瘤。

2.按生长特性分类

(1)良性肿瘤:一般称为"瘤",无浸润和转移能力,彻底切除后少有复发,对机体危害小。命名方式为"生长部位+起源组织+瘤"。如长在背部的、由脂肪组织长出来的良性瘤,称为背部脂肪瘤。

(2)恶性肿瘤:①来自上皮组织的恶性肿瘤称为癌,命名方式为"生长部位+起源组织+瘤",如皮肤鳞状上皮细胞癌、膀胱移行上皮细胞癌等;②来自间叶组织的恶性肿瘤称为肉瘤,命名方式为"生长部位+起源组织+肉瘤",如背部脂肪肉瘤;③起源于胚胎组织或未成熟组织的恶性瘤,称为母细胞瘤,如肾母细胞瘤。恶性肿瘤具有浸润和转移能力,通常无包膜,边界不清,向周围组织浸润生长,速度快,对机体危害大,常导致患者死亡。

(3)交界性肿瘤:又称临界性肿瘤,组织形态和生物学行为介于良性和恶性之间的肿瘤。其细胞增生活跃,而又不够恶性的程度,很难确定为良性或恶性。

(二)分期

目前常用的肿瘤分期方法是国际抗癌联盟制订的 TNM 国际分期法。其中 T 代表原发病灶,可以根据病灶大小分为 T0、Tx、Tis、T1、T2、T3、T4 等;N 代表区域淋巴结,根据淋巴结的大小及侵犯程度,分为 N0、N1、N2、N3 等;M 代表远处转移,根据有无远处转移分为 M0 及 M1 等。有些肿瘤还有一些特殊的分类方法,如直肠癌的 Duke 分期、乳腺癌有时用 Columbia 分期等。

四、肿瘤的流行病学特点

流行病学是医学的一个分支,是研究疾病在人群(人类的群体)中的发生、发展和分布规律,以及影响分布的因素,借以探讨病因,阐明疾病流行规律,拟定防治对策,并检验防治效果的学科。肿瘤流行病学就是以肿瘤为研究对象进行上述研究的一门学科。通过肿瘤流行病学的研究,科学家们发现了一些肿瘤的人群、地域分布规律,发现与某些肿瘤相关的病因,从而制订出有效的预防措施。

(一)时间趋势

从世界范围来看,除宫颈癌和食管癌外,所有恶性肿瘤发病率和死亡率都呈上升趋势。我国恶性肿瘤的调整死亡率也呈上升趋势,上升的主要恶性肿瘤是肺癌、乳腺癌和白血病,下降的主要恶性肿瘤是宫颈癌、鼻咽癌和食管癌。造成世界各地大部分恶性肿瘤发病率和死亡率上升趋势的主要原因:①人口构成和居民健康状况的变化;②行为方式的变化;③环境的改变。

(二)从地区分布看

恶性肿瘤在世界范围内的分布总体呈上升趋势,但不同癌症在不同地区和人群间变化有所不同,且不同国家、不同地区和不同民族各类恶性肿瘤的发病率和死亡率有很大差别。同一肿瘤在不同地区的分布是不同的,常有明显的高发区和低发区。

(三)从城乡分布看

以我国为例,恶性肿瘤的死因顺位城市以肺癌居首位,农村以胃癌居首位。城市人口中结肠、直肠及肛门癌死亡率明显高于农村,而农村的宫颈癌死亡率显著高于城市。

(四)从人群分布特点看

不同年龄、性别、种族、职业、移民等人群中,肿瘤发病情况不同。任何年龄都可发生恶性肿瘤,但不同的恶性肿瘤其高发年龄不同,一般随着年龄增长,癌症死亡率上升;恶性肿瘤的性别分布,男比女多发,约为 1.99：1,女性比男性高的只有胆囊、甲状腺、乳腺及生殖道肿瘤;职业性膀胱癌主要发生在橡胶、电缆制造等行业,职业性肺癌以接触石棉、砷、铬、镍及放射性矿开采等行业为多;恶性肿瘤的种族差异十分明显,鼻咽癌多见于中国的广东人,印度人口中口腔癌发病较多,哈萨克人食管癌较常见,宫颈癌在以色列犹太人中少见。

五、肿瘤护士的素质要求

肿瘤护士具备良好的素质和精湛的业务技能是保障肿瘤护理工作质量和推进肿瘤护理专业发展的重要基础。作为肿瘤患者的直接护理提供者、协作者、教育者、咨询顾问、研究者和管理者,肿瘤专科护士应具备良好的综合素质和专科知识水平,以提高对肿瘤患者的护理服务质量。

(一)思想素质

(1)忠于职守、救死扶伤、廉洁奉公,实行人道主义。

(2)具备良好的医学道德和诚实的工作作风,具有献身精神,将患者利益和健康放在首位,帮助患者减轻痛苦。

(3)遵守法律和伦理道德规范,尊重患者的人格,保障患者的权利。

(二)专业技能素质

(1)有较广泛的肿瘤护理知识及实践经验,具有肿瘤基本知识、治疗方法、护理措施以及心理学、伦理学、营养学、康复医学、老年医学、临终护理、社会学等多方面的知识。

(2)具有娴熟的技术,操作正规,手法熟练、准确,做好肿瘤患者的基础护理工作。

(3)善于创新及应用逻辑思维发现问题及总结经验,理论联系实际,不断拓展肿瘤知识范围。

(4)具有获取、交流信息的能力和良好的沟通能力,耐心地倾听和认真解释,为患者提供相应的健康指导、健康咨询,促进其康复和自我生活照护能力的不断提高。

(5)具有细致入微的观察、分析、判断能力,熟练掌握各种检测仪器的使用、管理、监测参数和图像分析及其临床意义,具备抢救理论知识与技术。

(6)具有职业防护知识,加强自我防护意识,在治疗护理过程中,减少化疗药物以及放射等治疗手段引起的身体危害。

(7)实际工作细致耐心,接受新事物能力强,操作敏捷,善于钻研,具备科研能力,开展护理研究,促进肿瘤学科的发展。

(8)具有周密计划、疏通协调的能力,参与临床护理管理工作,保证工作质量,提高工作效率。

(三)心理和身体素质

(1)具有敏捷的思维和应急能力,头脑清醒,思维快捷,遇事沉着冷静、有条不紊;善于分析问题和解决问题,特别是在肿瘤患者出现严重并发症和心理问题时,能及时识别并提供有效的护理措施。

(2)具有稳定的情绪,以饱满的情绪对待工作,用积极的情绪状态调节气氛,帮助患者树立战胜疾病的信心。

(3)具有合作的团队精神,在对肿瘤患者连续的的医疗护理工作中,共同协作,提高肿瘤患者的生活质量。

(4)具有顽强的意志、坚韧的耐受力,能正确面对紧张局面和复杂的情况,完成具有挑战性的肿瘤护理工作。

（5）具有健康的体魄来适应肿瘤护理工作量大、体力消耗大的特点,合理安排作息时间。

（6）定期进行体格检查,采取有效措施预防并及时发现、治疗由放化疗的蓄积作用而产生的对身体的损害。

六、肿瘤护士职业压力的调试

肿瘤科护理工作的性质和特点决定了护士的工作压力。肿瘤护理工作人员的职业压力主要来自个人因素、人际关系与环境因素等。

(一)调适

调适是指个人面临压力或困境时,用以调节情绪及解决问题的能力。压力调适反应可分为两类:①采取问题焦点调适法,直接采取行动如寻求信息以处理问题;②情绪焦点调适法,采取情绪发泄反应、退缩或使用酒精、药物等方式。

(二)调试方法

（1）确认自己对压力的认知、反应及评价,增进自我的了解。

（2）树立自己的价值观,确定实际可行的目标,减少挫折感。

（3）将工作与生活加以区分,对肿瘤患者采取分离性的关怀态度,即护理人员真诚的关心患者的同时,仍能保持心理上的距离,避免情绪过度投入。

（4）提高自己的专业知识与技能,加强与患者及家属的交流及提高沟通技巧,得到患者及家属的信任和认可。

（5）运用放松的技巧,缓解压力的症状。如适当的运动、听音乐、想象等。

（6）护理管理者合理安排护理人员数量,减轻护士工作压力。

（7）建立支持性的护理团体,帮助个人在专业、生活上的困难。

（8）提供机会和时间,适当安排护士休息,调整好工作心态。

（李　琳）

第二节　肿瘤患者的姑息护理

一、姑息护理的目标和基本内容

(一)姑息护理的目标

（1）实现患者及其家属的最佳生活质量。

（2）有效地控制症状。

（3）帮助患者及其家属调整、应对进展性、终末疾病的悲哀和失落感。

（4）帮助和指导患者实现未完成的心愿。

（5）遵照患者的意愿选择死亡的地点,并尽量减少不适和痛苦,让患者有尊严的死亡。

（6）预防丧失亲人的悲哀反应。

(二)姑息护理的基本内容

1.控制症状

姑息护理不是消极地等待死亡,而是要应用循证医学和循证护理学,减轻或消除患者的疼痛和其他不适症状。能有效控制症状的姑息治疗措施有姑息性放疗、化疗、外科手术和麻醉镇痛药的使用。

2.支持患者

姑息护理视患者为有需要、有尊严、有思想和愿望的完整的个体,应评估患者的生理、精神、社会、文化需要,并在护理计划中反映出来。实施姑息护理前,把治疗、护理方案告诉患者,让患者及其家属做出符合其社会文化背景的正确选择和决定,向患者提供专家咨询、建议和服务,介绍可供选择的姑息护理服务方式,以便患者根据个体的需要做出正确的选择。

3.支持家属和陪护

(1)姑息护理服务的理念和目标是视患者和家属为一个整体。

(2)评估患者及其家属的需要,护理计划集中针对和满足其需要。

(3)明确评估,向患者和家属提供支持、安抚等。

(4)丧失亲人后,制订安抚计划,安抚家属及其朋友。

(5)经济、法律、福利等方面的支持。

(6)在家庭环境下的急救终止计划。

(7)在死亡和其他护理方面,陪护的适当参与。

(8)特殊支持:患者的死亡直接影响到儿童,或者患者本身是儿童或青少年。

二、姑息护理的组织形式

(一)医院的姑息护理

由肿瘤专家、内科通科医师、外科医师和护理实施。

(二)安宁疗护

以肿瘤晚期患者为主,接受专业化的临终关怀和姑息护理。

(三)社区的姑息护理

在社区医院、护士之家,由姑息护理专家、社区护士和通科开业医师实施。世界卫生组织强调以家庭作为姑息护理的基本单位,医疗机构在姑息护理中的作用是提供支持。发达工业国家的医疗费用显示对由受过培训的专业人员提供大家庭姑息护理的需求急剧增加。

(四)多学科合作组

高效率的姑息护理,客观上需要一支经验丰富的多学科、多种职业的工作队伍,由多学科合作小组共同决策,联合提供医疗、护理和其他综合服务,是高效率地实施姑息护理的重要组织形式。

三、终末期肿瘤患者常见症状及护理

随着医学模式的转变,人们更加重视人是生理、心理、社会的整体,终末期关怀是近代医学领域新兴的一门边缘性交叉学科,也是人类文明和社会需求发展的标志。

本节重点介绍患者在终末期的常见症状及护理,终末期患者最常见的症状有疼痛、谵妄和精神激动、呼吸困难、出血、恶心、呕吐、排便排尿障碍、压疮等。终末期关怀的护理目标是提高患者生活质量而不是延长生存时间,这与一般护理中以促进疾病恢复目标是不同的。

(一)终末期的定义

终末期是指患者身体日趋恶化,特别是体力、食欲和知觉出现恶化的阶段,通常预期生存时间不会超过 6 个月。终末期关怀是指对终末期的患者和家属提供姑息性和支持性的医护措施,来减少临终患者的痛苦,增加患者的舒适度,提高患者的生活质量,维护终末期患者的尊严。

(二)常见症状及护理

1.疼痛

(1)疼痛的定义:疼痛是伴随现有的或潜在的组织损伤而产生的生理和心理等因素复杂结合的主观感受。疼痛是由疼痛感受器、传导神经和疼痛中枢共同参与完成的一种生理防御机制。有资料显示,因癌症死亡的患者中 40%~80%存在疼痛。晚期恶性肿瘤患者的疼痛护理是以减轻躯体和精神上痛苦、增加舒适度为目的。

(2)评估和观察:评估患者疼痛的部位、性质、程度、发生及持续的时间,疼痛的诱发因素、伴随症状、既往史及患者的心理反应;根据患者的认知能力和疼痛评估的目的,选择合适的疼痛评估工具,对患者进行动态的连续评估并记录疼痛控制情况。

(3)疼痛的治疗方法。

药物治疗。①第一阶梯用药:阿司匹林是世界卫生组织推荐的第一阶梯代表药物,也是最早人工合成的非甾体抗炎药,可有效地缓解轻度疼痛及各种炎性疼痛。目前,对乙酰氨基酚和非甾体抗炎药取代阿司匹林作为第一阶梯代表药物,对乙酰氨基酚有解热镇痛作用,但无消炎作用。②第二阶梯用药:可待因是世界卫生组织最早推荐的第二阶梯代表药物,用于中度疼痛的治疗。曲马朵是经典的第二阶梯镇痛药,具有弱阿片受体激动作用及部分抗抑郁作用,可用于治疗轻、中度疼痛。近年来阿片类药物新剂型的涌现和不断丰富的临床证据使中度疼痛的止痛药选择更广泛,低剂量起始的强阿片类药物,如吗啡、羟考酮、芬太尼等,也逐渐用于中度疼痛的治疗。③第三阶梯用药:吗啡是世界卫生组织推荐的第三阶梯代表药物,羟考酮、芬太尼、氢吗啡酮等是吗啡之外的常用强阿片类药物。吗啡控释片、羟考酮控释片、芬太尼透皮贴剂等长效制剂,常用于需要持续止痛的慢性中、重度癌痛。美沙酮也是治疗重度癌痛的有效药物。

患者自控镇痛:患者自控镇痛是术后镇痛的最常用的和符合术后镇痛理念的方法,其基本理念也已扩展到癌痛和其他重度疼痛的药物滴定治疗中。

硬膜外或蛛网膜下腔植入镇痛泵持续镇痛:阿片类止痛药虽有外周作用,但其主要作用是通过与中枢阿片受体结合而实现的。吗啡由于脂溶性低,硬膜外或蛛网膜下腔注入后主要分布在中枢神经系统,全身和外周作用较轻,故在需要使用大剂量阿片药物的患者或为避免阿片类药物的外周不良反应时,可采用硬膜外或蛛网膜下腔植入镇痛泵的方法达到长期镇痛。

神经阻滞疗法:神经阻滞包括化学性阻滞和物理性阻滞两种。化学性神经阻滞疗法主要采用局部麻醉药物阻滞传导功能,可用于手术中镇痛,而更多的是用于疼痛治疗。使用常规的局部麻醉药物进行神经阻滞一般是可逆性的。为了一定的治疗目的而使用高浓度的局部麻醉或神经破坏药物进行神经阻滞,可较长时间或永久性地(不可逆性)阻滞传导功能。临床上使用加压、加热或冷却等物理方法阻断神经传导功能,称为物理性神经阻滞。

微创疗法:射频热凝疗法是利用可控温度作用于神经干、神经节、神经根等部位,使蛋白质凝固变性,阻断神经冲动的传导,是一种物理性神经阻滞疗法。在临床疼痛的治疗领域,射频热凝疗法除了用于治疗三叉神经痛以外,近年来已发展到几乎可治疗所有的外周神经痛和颈椎间盘突出引起的疼痛。其他的微创疗法还包括激光(如用于腰椎间盘突出)、臭氧和等离子等疗法。由于微创疗法通常是高选择性神经破坏方法,医师需要掌握神经组织的三维解剖知识,具有良好的神经阻滞技能,并在X线透视、CT或磁共振的指引下进行操作。

电刺激疗法:对神经系统的各个水平进行电刺激,可通过内源性神经调控系统的相互作用机制,最后产生镇痛效果。该方法具有既能减少患者对麻醉药物的依赖性,又能避免损伤性手术的后遗症等优点。常用方法有经皮神经电刺激疗法、经皮穴位电刺激疗法和硬膜外间隙电刺激疗法。

(4)疼痛患者的护理。

阿片类药物不良反应的预防和处理如下。

便秘:便秘是阿片类药物最常见的不良反应,发生率90%～100%,也是阿片类药物唯一不会因患者长期用药而产生耐受的不良反应,所以一旦开始应用阿片类药物,就应采取措施预防患者便秘的发生。

恶心、呕吐:阿片类药物引起恶心、呕吐发生率约30%,一般发生在用药初期,4～7天症状多能缓解。

尿潴留:发生率低于5%,但同时使用镇静剂的患者发生率高达20%。①预防:避免同时使用镇静药物;及时排尿,避免膀胱过度充盈。②处理:运用流水诱导法、温水冲会阴部、热敷膀胱区等诱导排尿,必要时导尿。对难以缓解者可考虑更换阿片类药物。

皮肤瘙痒:发生率低于1%,皮肤干燥的老年患者、癌症晚期、黄疸伴有糖尿病患者,使用阿片类药物时容易发生皮肤瘙痒。①预防:保持皮肤卫生,避免强碱性肥皂、强刺激性外用药等不良刺激。②处理:轻度瘙痒者,适当皮肤护理即可。严重者评估是否存在其他病因,可适当选择局部性和全身性用药,局部用药主要选择无刺激性的止痒药;全身用药可选择抗组胺类药物,如苯海拉明;皮肤干燥的患者,可选用润肤霜。

嗜睡:少数的患者在用药最初几天,疼痛得到缓解后可能会出现嗜睡,数天后症状会自行消失,与疼痛得到控制后睡眠的状况改善有关,一般不需要处理。如果症状持续超过一周,应评估排除引起过度镇静的其他原因,如高钙血症、败血症、缺氧、中枢神经系统疾病等,并作相应处理。①预防:首次使用阿片类药物剂量不宜过高,剂量调整以25%～50%逐渐增加;可考虑合用非阿片类药物,以减轻阿片类药物的使用剂量和不良反应。②处理:轻者可自行缓解,严重者可减少阿片类药物剂量或改变用药途径。必要时给予兴奋剂。

呼吸抑制:是阿片类药物最严重的不良反应,常见于使用阿片类药物过量以及合并使用其他镇静药的患者。表现为呼吸次数减少(小于8次/分),呼吸变深变慢,呈潮式呼吸,瞳孔缩小如针尖样大小,严重时出现呼吸暂停、深昏迷、循环衰竭甚至死亡。①预防:正确使用阿片类药物,避免与其他镇静药物合用。注意观察患者意识和呼吸情况。②处理:疼痛是呼吸抑制最大的天然拮抗剂,只要疼痛存在,就不会出现严重的呼吸抑制,疼痛刺激唤醒患者是阿片类中毒引起呼吸抑制的徒手抢救最便捷的方法。严重者需给予立即处理:保持呼吸道通畅,给予吸氧,用阿片类药物拮抗剂如纳洛酮0.4 mg加入10 mL生理盐水中缓慢静脉注射,直至症状改善。

躯体依赖:是指一种发生在突然停药或使用药物拮抗剂时出现的停药反应(戒断综合征)。长时间应用大剂量阿片类药物后,任何个体均会发生躯体依赖,极少由医源性原因造成,所以在控制疼痛时,不应由于对阿片类成瘾的恐惧而限制用量。①预防:合理正确使用镇痛药,在阿片类药物治疗需停止时,只要逐渐减小剂量并且不使用拮抗剂,可避免出现躯体依赖性。②处理:

对症处理患者出现的躯体不适,给予安慰剂缓解患者的心理依赖。

疼痛的综合护理措施。①建立良好的护患关系:以倾听、触摸、陪伴来提供精神支持,并鼓励患者表达疼痛,并用同理心认同患者主诉的疼痛,接受患者对疼痛的感受,与患者共同讨论疼痛控制的目标,使用 PCA 的患者给予正确指导怎样使用。②观察并记录疼痛包括疼痛发生的部位、程度、性质、开始时间、持续时间,及其他的症状困扰。③减少疼痛刺激身体疼痛部位的支撑如垫好软枕,舒适的体位、正确的移动可预防姿势不当所造成的肌肉、韧带或关节牵扯引起的疼痛,也可提供睡眠、沐浴、行走等支持。④教会患者及家属减轻疼痛的方法指导患者自我控制或经由暗示性的情境来分散患者对疼痛的注意力,或减少紧张、焦虑、压力等心理因素对身体所造成的影响。其方法包括松弛技巧、呼吸控制法、自我暗示法、注意力分散法、引导想象法、音乐疗法等。⑤预防疼痛发生可预期的疼痛,发生前先执行疼痛缓解方法。如手术后患者深呼吸、咳嗽或下床活动时,可按压伤口以防牵拉引起伤口疼痛。⑥增进患者自制力:与患者共同讨论疼痛问题,让患者提问或澄清相关的问题尤其是疼痛问题,减轻患者对疾病的不确定感,共同参与护理及治疗计划,改变患者对疼痛的反应及态度。⑦促进支持系统的功能:经常与家属沟通,促进家人共同参与护理及治疗计划,给予患者充分的家庭和社会支持,提高患者战胜疼痛的信心。

2.恶心、呕吐

(1)评估和观察:①评估患者恶心与呕吐发生的时间、频率、原因或诱因,呕吐的特点及呕吐物的颜色、性质、量、气味,伴随的症状等。②评估患者生命体征、神志、营养状况,有无脱水表现,腹部体征。③了解患者呕吐物或细菌培养等检查结果。④注意有无水电解质紊乱、酸碱平衡失调。

(2)恶心、呕吐的治疗:临床上对恶心、呕吐的治疗主要采取的措施还是药物治疗。

5-羟色胺拮抗药:常见药物包括格雷司琼、昂丹司琼、托烷司琼等,应用较为广泛,其止吐作用强而持久。选择性地阻断 5-羟色胺受体以达到止吐的目的,可有效预防急性呕吐,常作为止吐的首选药物。其不良反应为便秘、腹胀、头痛及面部潮红或温热感等。主要通过阻断小肠外周神经发挥它们的止吐作用。另外,5-羟色胺 3 受体拮抗剂比大剂量的甲氧氯普胺更容易耐受,很少发生锥体外系症状和腹泻。但有少数患者应用其过程中有短暂的复视和轻度的头痛。

多巴胺受体拮抗剂:常见药物为甲氧氯普胺。此种药物作用于化学受体感受区的多巴胺受体,主要可增加胃肠道蠕动,促进胃排空。另外高剂量使用时也能阻断 5-羟色胺受体,为其提供另一条作用机制。给药途径分为口服及静脉给药两种。有研究表明,对接受大剂量顺铂化疗的患者,使用大剂量的甲氧氯普胺止吐,呕吐的完全控制率为 20%～38%。大剂量甲氧氯普胺的主要不良反应是可出现锥体外系反应。

皮质激素类:常见药物为地塞米松、甲基泼尼松龙、泼尼松等。激素类药物影响恶心、呕吐的机制至今未明,单药使用作用不明显,与其他止吐药联合使用,有非常好的作用。常见不良反应为情绪改变、体液潴留、高血压、满月脸、会阴瘙痒症、胃肠出血等,有糖尿病或其他皮质激素禁忌证的患者慎用。

屈大麻酚和大麻隆:是最完全的大麻酯类药物,二者均有止吐作用,其作用机制尚未完全明确。这些药物对中枢神经有特殊的作用。

苯二氮䓬类:常见药物为劳拉西泮、地西泮和艾司唑仑等。其作用机制在于抑制大脑皮质以减轻恶心、呕吐症状。不良反应包括镇静、定向感障碍、幻觉、失禁及健忘等。

苯海拉明、地西泮：两者都是通过抑制呕吐中枢、镇静、减轻焦虑而发挥止吐作用，但效力较低。

多靶点止吐药物：代表药物奥氮平能阻断多种神经递质，对多巴胺神经递质和 5-羟色胺神经递质的作用特别强，对控制急性和迟发性中、高度化疗相关性恶心、呕吐均有效。

中药：中医运用整体观念、辨证思维、个体化治疗等优势在防治化疗引起的恶心、呕吐中发挥了较大的作用，有研究认为应用中西医结合防治化疗致胃肠道反应，疗效显著，无毒副作用。在双侧足三里、内关、曲池、中脘穴位敷贴；将王不留行籽在化疗时贴于选好的耳穴上逐穴按压。

联合用药：如果没有单一的有效止吐药物，可以考虑应用联合止吐方案，一般最有效的方案是使用不同作用机制的联合药物治疗。联用的药物应有不同作用机制，疗效能相加而不是毒性重叠，联合用药中加入的药物应能有效地减少治疗方案的不良反应，地西泮与甲氧氯普胺合用，既可减少患者的焦虑，又能减少甲氧氯普胺所致的锥体外系症状。

药物治疗原则：晚期癌症患者恶心、呕吐的治疗需明确病因，并对相关因素进行评估（肿瘤侵犯导致颅内压增高、新陈代谢紊乱、药物、内分泌因素等），以确保个体化治疗方案。恶心、呕吐的预防应该基于放、化疗患者呕吐风险的评估，于治疗前就需先计划止吐药给予的时机及途径。如果没有单一有效的止吐药，可以考虑应用联合止吐方案，一般最有效的方案是使用不同作用机制的联合药物治疗。

（3）恶心、呕吐护理措施。

护理评估：临床评估患者应包括引起恶心、呕吐的原因、相关病史、出入量情况、大便情况、体重变化、口腔黏膜湿润程度、皮肤弹性、生命体征等情况。化疗之前护理人员应对患者的性别、年龄、心理状态、体质状况做初步的分析评估。询问恶心、呕吐发生的时间、呕吐的次数、呕吐物的量和颜色。了解患者的心理状态和化疗史，熟悉患者的化疗方案，对曾经接受过化疗的患者，需强调化疗的重要性，树立战胜疾病的信心。

老年患者呕吐率较高，因老年人胃蠕动和食管下段括约肌紧张度减低，胃排空慢，胃内残留量增加，胃内压增高所致。男性患者较女性患者少发生恶心、呕吐，这与精神心理因素有关，女性患者较易产生紧张、恐惧、焦虑等不良情绪，从而降低了机体对恶心、呕吐的耐受力。

饮食护理：在饮食方面要做到"五忌四要"。①注意调整食物色、香、味，并帮助患者选择营养丰富和清淡易消化的食物。②"五忌"：忌甜、腻、辣、炸、烤食品；二忌乙醇；三忌强烈气味的食品如臭豆腐、奶酪等；四忌某些含 5-羟色胺丰富的食品如香蕉、核桃、茄子等；五忌餐后立即躺下，以免食物反流而引起恶心。③"四要"：要少食多餐，每天可 5～6 餐；二要选择碱性或固体食物，可于化疗前吃一点饼干或烤面包等干且温和的食物；三要限制餐前餐后 1 小时的饮水量，尽量不饮；四要多吃薄荷类食物及冷食等。

对于胃肠疾病引发的呕吐，应在医师诊断后，视胃肠功能情况选择流质、半流质及普通饮食。注意口腔清洁，进餐前用淡盐水或温水漱口，去除口腔异味，增进舒适感及食欲，少食多餐，5～6 次/天，在 1 天中恶心症状最轻微时多进食（多在清晨），进食前后 1 小时内不宜饮水，餐后勿立即躺下，以免食物逆流。如不能经口进食者，可酌情给予肠内或肠外营养支持，对于重度呕吐的患者，严格记录出入量，以评估脱水的情况，必要时给予补液。

心理和行为疗法：近年来护理方式更强调全面了解患者治疗前的情况，包括是否在遇到压力时产生恶心感，是否在本人或他人的经历中了解化疗导致的恶心、呕吐和以前缓解恶心、呕吐的最有效措施。治疗前纠正患者不正确的认识可减少恐惧和焦虑的产生。有专家指出，长期化疗会引起患者对该化疗法的精神过敏,并逐渐产生恐惧样反应,有些患者会在下1个疗程前即诉说恶心、呕吐,严重者甚至在进入病房或给予静脉输液时即出现呕吐。如此反复出现的不良反应会导致焦虑的发生,并严重影响治疗进程。

护理人员对恶心、呕吐患者应给予安慰和帮助,嘱其保持乐观情绪,如果出现焦虑、抑郁等精神症状则应及时调整,因为情绪不良可使血中 5-羟色胺增高,加重恶心、呕吐。医护人员应给予患者有关可能出现的治疗不良反应及机体感受等信息,通过保证和解释达到消除疑虑和错误的观念,帮助患者树立信心。

临床上可采用分散注意力、松弛疗法、音乐疗法、有氧运动、冥想等方法,以减轻化疗患者的恶心、呕吐症状。指导患者在看电视、与他人聊天时用竹制按摩器按摩足底穴位,每次 20～30 分钟,直至足底发热。国内外还有用音乐来转移患者不良情绪的疗法,安排患者听节奏平稳、音调恒定的音乐有助于情绪的转移,但要避免听伤感的音乐。音乐治疗可以影响人的心理、生理和情感反应,音乐舒缓的节律可以减慢患者呼吸的节律,达到放松的目的,对减少化疗中的恶心、呕吐有重要意义。多次复发的患者情绪相当不稳定,化疗方案也可能会改变,护士应告诉患者,稳定的情绪可增加机体对化疗的耐受力,积极主动地配合治疗,可产生较好的治疗效果。精神调理除暗示、松弛和转移方法外,还可加用小剂量抗焦虑药,以促进情绪尽快改善。

适量的有氧运动如散步、慢跑等有利于患者的机体和心理健康以及化疗后的康复,可以减轻恶心、呕吐症状。当患者出现恶心时,护士要以亲切的话语指导患者放松深呼吸,轻柔地按摩腹部引导患者愉悦地想象,来减轻恶心、呕吐症状。

创造良好环境:保持病区环境安静、清洁、空气新鲜、无异味,避免强烈光线刺激。选择通风位置良好及远离厕所和厨房的就餐环境,尽可能避免与恶心、呕吐患者同住一室。

根据患者的需求选择适宜的室温,避免阳光直射,提高患者的舒适度。呕吐物置于不透明密闭容器中并及时清理。

呕吐时的护理:患者呕吐时护理人员应在旁守护,给予扶持,并侧卧防窒息,擦洗面部,指导患者进行缓慢深呼吸,协助患者漱口,更换洁净衣物,整理床单,轻拍背部有利于呕吐物排出。帮助患者取舒适卧位。对严重呕吐不能进食者要严格记录出入量,定期检查血中各电解质的浓度,遵医嘱随时调整补液计划,避免水、电解质紊乱和酸碱平衡失调。观察呕吐物的颜色、性质、量并记录。餐后、睡前要漱口,祛除异味,增进患者舒适感。发现血性呕吐物及时报告医师。

药物的合理应用:临床上常在化疗前15分钟静脉推入恩丹西酮 8 mg 加生理盐水 20 mL,呕吐严重者分别在化疗后 4 小时、8 小时再次给药,还可联合止吐用药如甲氧氯普胺与维生素 B_6 双侧足三里穴位注射用于止吐。

掌握用药时间:尽量睡前给药,在睡眠中给药可预防化疗所致的呕吐,这是因为胃酸分泌随迷走神经的控制而发生周期性变化,睡眠时胃肠蠕动慢,肛门括约肌反射改变,吞咽活动弱,唾液分泌近乎停止,所以睡眠中呕吐反射会减弱。因此对呕吐频繁者可采取午睡时给药。建议患者进食平常半量食物或进餐 2 小时后用药较适宜,此时胃充盈度小,胃内压力低,食物返回概率降低,发生呕吐症状减少。止吐剂在化疗前 30 分钟静脉推注,止吐作用强而持久。呕吐严重者分别在化疗后 4 小时、8 小时再次给药,还可联合止吐用药。静脉化疗于餐后 3～4 小时用药较适宜。同时也可以给予小剂量的镇静剂,如地西泮等。尽量减少药物对胃黏膜的刺激,如果口服化疗药要采用肠溶型。

3.谵妄

(1)评估和观察:评估患者意识水平、注意力、思维、认知、记忆、精神行为、情感和觉醒规律的改变。

(2)病因和治疗:许多晚期患者死亡时处于一种谵妄的状态。护理人员应密切注意患者的安全,同时采取非药物治疗措施帮助患者保持正确的方向感(时间、日期感,对熟悉环境认知,以及对陪护人员的熟悉和认识),这可有效地预防轻微的谵妄。终末期恶性肿瘤患者的临床表现有烦躁不安,睡眠障碍,可能出现幻觉、妄想、错觉、运动异常,如肌痉挛、震颤、扑翼样震颤等,护士应会识别谵妄,遵医嘱正确使用镇静药物,采取恰当的护理措施减轻谵妄对患者造成的伤害,减轻家属的痛苦和不安。

(3)谵妄护理:①护士要了解引起患者终末期谵妄的常见原因,评估相关症状和体征,评估有无疼痛、尿潴留、便秘、缺氧、代谢紊乱等,协助医师明确病因,给予处理。②评估患者的意识状况及焦虑或情绪障碍的程度,确定有无相关因素的影响,允许亲属陪伴,及时给予心理咨询和干预。③减少不必要的医疗处置,纠正代谢异常,提供舒服的环境和适当药物治疗。④允许专人陪住,病床加床挡,提供安静安全的治疗环境,尽量减少有创操作。⑤护理人员相对固定,保证护理行为的连续性,给患者以安全感。⑥护士应该了解可导致谵妄的药物,如皮质类甾醇类药、精神抑制药和抗胆碱能药。因为药物会相互作用,药物与治疗的目的不一致时应当停用。

4.呼吸困难

(1)评估和观察:①评估患者病史、发生时间、起病缓急、诱因、伴随症状、活动情况、心理反应和用药情况等。②评估患者神志、面容与表情、口唇、指(趾)端皮肤颜色,呼吸的频率、节律、深浅度、体位、外周血氧饱和度、血压、心率、心律等。

(2)病因和治疗:患者到了终末期经常不能自主清除呼吸道分泌物,这种情况发生在92%以上的终末期患者。大部分患者都意识模糊或丧失,也无法评价排痰的有效性。呼吸困难是一种主观症状,表现为气促和焦虑,很多因素影响其程度和感受。吸入氧气对缺氧性呼吸困难的患者可能有效,对其他出现呼吸困难的患者也能够缓解主观症状。然而鼻腔插管和面罩有时候不能很好地耐受,而开窗通风或者风扇可能起到一定的缓解作用。正确使用非药物性放松技巧如沉思、诱导想象对一些患者可有帮助。抗焦虑剂对于焦虑伴发的呼吸困难可能有效,但似乎不能直接缓解呼吸困难。

(3)呼吸困难的护理:①观察患者呼吸困难类型,倾听患者的诉说,对疾病、治疗方法及疗效给予充分的解释,使患者保持安静,适时地安慰患者,增强其安全感。意识清醒的患者可协助其采取舒适的体位,教会患者咳痰,自主清理呼吸道的方法。②吸氧,遵医嘱使用药物(如吗啡、皮质甾体类激素)能减少呼吸费力,缓解呼吸困难。氧疗可以增加肺泡内氧含量,维持动脉血氧分压。③吸痰操作要轻柔,间歇时给氧,监测血氧饱和度。④动态观察病情变化,发现患者的异常情况及时通知医师。监测呼吸频率、节律和深度,监测生命体征和意识状况,重患者需要24小时监测血压、心率和呼吸等情况。

5.排尿异常

(1)评估和观察:患者排尿次数,尿量,尿液的性状(颜色、透明度、酸碱反应、比重、气味)等。

(2)病因和治疗:尿液从肾脏形成后通过肾盂、输尿管不断进入膀胱内贮存,膀胱充盈后则在意识的控制下通过排尿反射将尿液经尿道排出体外。当此生理性排尿现象发生任何障碍时,称为排尿异常,包括尿频、尿急、尿痛、排尿困难、尿失禁和尿潴留。超过50%的患者在生命最后

48 小时出现排尿形态紊乱的问题,主要表现为尿潴留和尿失禁。插尿管导尿是最快的对症治疗的方法,如果患者处于濒死阶段则不再考虑拔除尿管。

(3)排尿异常的护理:①评估患者的症状和体征,观察排尿状态,及时发现尿潴留和尿失禁。②了解引起尿潴留的相关因素,协助医师明确原因,及时处理。③留置导尿的护理:导尿操作严格执行无菌原则,尿管和引流袋固定良好,避免打折或脱出;每天更换引流袋(防反流尿袋可一周更换一次);引流袋放置低于患者会阴部,防止尿液反流;做好会阴部清洁,观察尿液颜色、性状、记录每天尿量。④尿失禁患者的护理:对尿失禁者应指导其进行收缩和放松会阴部肌肉的锻炼,加强尿道括约肌的作用,恢复控制排尿功能。保持会阴部清洁干燥,做好皮肤护理。留置尿管可以保证患者床单的干燥,但是对终末期患者,如果患者感觉该操作会带来更大痛苦,则不考虑。

6.便秘

(1)评估和观察:详细询问患者的饮食、排便习惯,既往的患病史、手术史,特别是近来有无服药史。

(2)便秘的病因。

疾病因素。①代谢性疾病:如糖尿病、高血钙、低血钾、尿毒症、甲状腺功能减退等。②肿瘤压迫:如压迫肠道周围的脊神经根,$T_8 \sim L_3$ 的脊神经节受压,硬膜外转移的马尾神经压迫。

治疗因素:①手术后肠粘连造成的阻塞,化疗后的自主神经病变或放疗引发消化功能异常出现便秘。②症状控制的治疗,例如使用阿片类止痛药、抗忧郁药、止吐药、利尿药等都可能造成便秘。③缓泻剂的使用不当也易导致便秘:有些便秘患者长期服用过量缓泻药,引起肠道黏膜损害,肠平滑肌萎缩及神经的损害,同时肠道对泻药的敏感性低,并产生依赖性和耐受性,最终导致严重的便秘。④放疗引起。⑤药物因素:某些药物使用引起的便秘如抗肿瘤药物长春碱类的神经毒性引起肠麻痹和便秘。止吐药尤其是 5-羟色胺 3 受体拮抗剂、雷莫司琼等,发生率 3%~5%。大剂量甲氧氯普胺也可引起一定程度的便秘。抗乙酰胆碱药如吗啡、可待因。其他减弱胃肠蠕动的药物如麻醉药、抗惊厥药、镇静药、肌肉松弛药等。⑥其他:如年龄、焦虑、恐惧、脱水、虚弱、排泄无力、经口进食减少、低纤维素饮食、食量过少、饮水量不足、活动或运动量减少、长期卧床、不恰当的排泄环境和时间、不适宜的如厕设施、排便习惯不良、排便时间或活动受限制、中枢神经系统功能障碍等。

(3)便秘的护理措施。

加强心理护理,告知患者便秘产生的原因和预防措施,指导定时排便的方式及方法,鼓励患者正视疾病,积极配合治疗。指导患者进行减压放松,如听喜好的音乐,看电视,介绍患者与积极乐观的病员多沟通等,对于女性和老年患者,给予其更多关心、帮助,对卧床患者应指导其正确的排便方式,以减轻心理负担。

在病情条件许可的情况下,鼓励患者尽可能下床活动,做些力所能及的自我护理。但注意不能过度活动,应鼓励患者劳逸结合,根据自身情况制订合理的运动计划。

鼓励多饮水,每天饮水 2 000~3 000 mL,避免进食过于精细、肥腻、油炸、产气等食物以及碳酸饮料,适当的增加粗粮、杂粮的摄入量,鼓励患者多进食含维生素 A、维生素 C、维生素 E 的新鲜水果、蔬菜及含粗纤维的膳食,如糙米、全麦食品等食物,正常人每千克体重需要 90~100 mg 的纤维素来维持正常的排便,可多摄食芹菜、韭菜、菠菜、玉米、红薯、番茄等,以促进肠蠕动,助于排便。

养成定时排便的习惯,注意保护患者的隐私,患者如厕时减少干扰和催促,进行有规律的腹部按摩,即每天起床前用双手按结肠行走方向顺时针按摩腹部100圈,再逆时针按摩100圈,有利于促进肠蠕动及排便。

注意患者的排便情况:根据患者进食情况,2天无大便者,应适当处理,3天无大便者必须积极处理,一般给予开塞露、缓泻剂等,大便嵌塞时可行油类保留灌肠,或戴手套将干固的粪便抠出。

适当运动:按个人需要拟订规律的活动计划并协助患者进行运动,如散步、做操、打太极拳等,卧床患者可进行床上活动。此外还应指导患者进行增强腹肌和盆底部肌肉的运动,以增加肠蠕动和肌张力,促进排便。指导并训练患者的家属学会使用按摩法。方法:操作者立于患者左侧,患者取仰卧位,两腿屈曲,将一手或两手伸展放于右下腹部(左手左下,右手右下,顺结肠方向向上、向下进行按摩推揉),使腹肌放松,再用双手掌按上述部位交替压迫,促使肠内容物流通,每天一次最好在晨起前进行,也可以根据自己的排便习惯,在排便前20分钟进行按摩,每次约15分钟,10天为1个疗程。

指导患者足底按摩:指导患者养成温水泡脚的习惯,同时进行足底按摩,取穴位足三里或支沟做穴位按压30～50次(2～3分钟),通常可协助改善症状。足三里位于外膝眼下3寸以及胫骨粗隆外1寸处。支沟位于腕背横纹上3寸,桡、尺骨之间。注意初始按摩时手法要轻,逐渐加强但要用力适度,每天一次,有宿便者还可用拇、示两指揉搓另一手的示指,每天一次。

防止药物因素引起的便秘:在化疗期间要关注其每天排便情况,一旦出现排便困难、腹胀等症状,应及时给予积极处理,避免病情加重。初次服用泻药一般应从小剂量开始,逐渐调整到适合患者的用药剂量。由于不同的人对泻药的敏感性有较大的差异,对泻药敏感者,尤其是年老体弱者,若用量不当,轻者造成腹泻,重者甚至脱水,可加重便秘。

人工助便:对已发生便秘的患者尽早处理,协助其排便,切忌在排便困难时勉强排便,过度用力,以免导致头晕、虚脱,在上述方法无效时,要实施人工助便。助便时先在患者身下垫尿垫,患者侧卧屈膝,助便时戴上乳胶手套,在示指上涂抹液状石蜡后,缓缓伸入患者肛门,慢慢将粪石掏出,动作要轻柔,以免肠黏膜损伤。

灌肠的护理:传统的灌肠方法易引起患者腹部不适,多次灌肠会引起肛门刺激症状。年老体弱的患者有时候还会难以忍受。目前,临床多采用甘油灌肠剂代替温肥皂水克服传统方法的弊端。

7.腹泻

(1)评估和观察:评估排便频率,粪质性状,是否含未消化食物或脓血、黏液,是否有排便急迫感、肛门不适、失禁等症状。

(2)腹泻的病因。①急性腹泻:通常发生在24小时以内,接触腹泻诱因48小时内,并且采用适当的干预措施在7～14天治愈。急性腹泻通常与感染、药物或者中毒有关。②慢性腹泻:一般在接触诱因后相当长的一段时间内发生,通常持续超过2周,而且是由不明确的诱因、疾病引起,或者是对损害了正常生理功能的相关干预治疗措施的一种反应。

(3)腹泻的护理措施。

肿瘤患者腹泻会导致衰弱、乏力、厌食、营养不良、体重减轻、体液及电解质缺乏,脱水及免疫功能低下,腹泻也可能会改变药物的作用,影响血清蛋白的浓度及肾脏血液的灌流及酸碱平衡,造成低钾血症,或由于大量的钾离子及重碳酸根的流失而发生酸中毒。适宜的护理措施可有效避免并发症的发生。

饮食调节与护理：根据引起腹泻的不同原因进行饮食调节，指导患者食用质软、易消化、少渣、少纤维、低脂肪又富含营养、有足够热量的流质和半流质饮食，以利于吸收，减少对肠黏膜的刺激，供给足够的热量，维持机体代谢的需要。多进食铁剂、清蛋白、叶酸、复合维生素 B 及脂溶性维生素可促进身体的复原及减轻不适症状，例如虚弱及凝血病变。避免吃易产气的食物如糖类、豆类、洋白菜、碳酸饮料等。鼓励进食富含营养、有足够热量的流质或半流质饮食，以满足机体的需要。鼓励多饮水，每天 3 000 mL 以上。

由于胰液分泌不足而导致吸收不良时，应改成低脂、高蛋白质饮食。无麸质的饮食可降低腹部绞痛及肠道蠕动频率，无乳糖及低脂饮食适合吸收不良的患者。对乳制品敏感性强患者禁用奶制品。观察患者的进食情况，定期测量体重。

维持水电解质平衡：长期、严重腹泻的患者，由于大量水分丧失，会使患者处于脱水状态，从而出现钾、钠、钙、镁等电解质失调和酸碱平衡紊乱现象，导致机体一系列严重损害。护理人员一定要认真观察患者病情变化，注意观察各项电解质检验指标结果。发现异常及时报告医师，防止出现低钾、低钠、低钙等电解质紊乱现象的发生。除鼓励患者饮用含钠液体外，根据各项生化指标，及时、准确地按医嘱从静脉补充液体。

严重腹泻时需暂停治疗，卧床休息，腹部保暖，以减少肠蠕动。给予要素饮食或完全胃肠外营养。注意大便次数和性质，如有异常留标本送检。

密切观察腹泻情况，严重者及时报告医师考虑是否停止放、化疗，注意监测血液生化结果，及时纠正水、电解质紊乱。疑有合并感染者，行大便常规及大便培养检查，控制肠道感染。

药物治疗与护理：护士在遵医嘱进行药物治疗时，要注意其禁忌证，密切观察用药后的效果及不良反应，确保疗效。给予止泻药物如十六角蒙脱石口服，整肠生胶囊口服等。

肛周护理：讲解疾病和治疗相关知识，减轻患者焦虑。腹泻常造成肛门或肛周皮肤损害，呈现糜烂、溃疡等。保持肛周皮肤清洁、干燥、舒适，便后用温水洗净，轻轻沾干，必要时涂氧化锌软膏，局部涂防湿乳剂、芦荟软膏、皮肤保护膜等措施。指导患者穿棉质松软的内衣，减少对皮肤刺激。腹部避免按摩、压迫等刺激，以减少肠蠕动。密切观察、及时发现肠出血和穿孔。

心理疏导：讲解疾病和治疗相关知识，帮助患者解决生活上的实际问题，解除患者的精神压力，消除对癌症的恐惧心理和苦恼，树立战胜疾病的信心，促使患者恢复至正常的心理状态，保持乐观情绪，调动内在因素，增强自身抗病能力。

对患者和家属的健康教育：教育患者及家属正确对待疾病，让患者保持情绪稳定，树立战胜疾病的信心。教育内容包括严格执行饮食调节计划，指导患者保持肛周皮肤卫生，对患者进行用药指导，尽可能增强患者的自我护理能力。另外，向患者及家属提供腹泻的家庭性护理指导，并通过书面、口头以及视听等方式进行多方面健康教育，使护患及家属相互协作，密切配合，促进患者的康复。

8.呕血、便血

(1)评估和观察：①评估患者呕血、便血的原因、诱因、出血的颜色、量、性状及伴随症状，治疗情况，心理反应，既往史及个人史。20％的晚期癌症患者会出现出血，占死亡原因的 5％。②评估患者生命体征、精神和意识状态、周围循环状况、腹部体征等。③了解患者血常规、凝血功能、便潜血等检查结果。

(2)病因和治疗：寻找可能的诱因或病因，便血多见于下消化道出血，特别是结肠与直肠病变的出血，但亦可见于上消化道出血。便血的颜色取决于消化道出血的部位、出血量与血液在胃肠道停留的时间。便血伴有皮肤、黏膜或其他器官出血现象者,多见于血液系统疾病及其他全身性疾病,如白血病、弥散性消化道本身的疾病,例如食管、胃底静脉曲张破裂出血,胃、肠道溃疡和炎症、肿瘤(包括息肉和癌)。

(3)呕血、便血的护理:①卧床,呕血患者床头抬高 $10°\sim15°$ 或头偏向一侧,以防误吸,及时清理呕吐物,做好口腔护理。②密切监测病情变化,观察记录出血的量、颜色、性状、皮肤颜色和温度。③判断有无再次出血的症状与体征,注意安抚。④呕血、便血期间绝对禁止饮食,注意向患者及家属解释及安抚,使其有一定的思想准备和心理预期。⑤遵医嘱使用止血药和镇静剂。⑥积极与家属沟通,帮助其做好心理和物质准备,安排善后事宜。

9.水肿

(1)评估和观察:①评估水肿的部位、时间、范围、程度、发展速度,与饮食、体位及活动的关系,患者的心理状态,伴随症状,治疗情况,既往史及个人史。②观察生命体征、体重、颈静脉充盈程度,有无腹腔积液、腹水表现,患者的营养状况、皮肤血供、张力变化等。③了解相关检查结果。

(2)病因和治疗:水肿是指过多的液体积聚在人体的组织间隙,导致组织发生的肿胀,是晚期肿瘤患者常见的临床症状。常表现为全身性水肿和局限性水肿。全身性水肿通常因为贫血、低蛋白血症引起。清蛋白越低,水肿越明显。各个重要器官功能的异常也是全身性水肿发生的重要病因。

(3)水肿的护理:①增加营养,补充维生素和蛋白质。②必要时使用一定剂量的利尿剂来缓解症状,同时积极的治疗以恢复心、肝、肾等重要器官的功能。③重度水肿的患者非常的痛苦,患者可出现水肿部位液体的自行外渗,护理人员要做好局部的皮肤护理,避免发生压疮及感染。

10.昏迷

(1)评估和观察:昏迷是最严重的意识障碍,表现为意识中断或完全丧失,根据格拉斯哥昏迷评分量表对患者进行昏迷程度评分。

(2)病因和治疗:颅内占位性病变、恶性肿瘤侵犯中枢神经系统、感染、高热、代谢紊乱、脑出血等。晚期肿瘤患者出现昏迷提示预后极差。治疗主要是病因治疗和支持治疗,一定要适度,避免增加患者的痛苦。

(3)昏迷的护理:①护理人员要加强护理,注意保暖。②患者头偏向一侧,保持呼吸道的通畅,缺氧或呼吸困难时给予氧气的吸入。③做好各种导管的护理。④保持皮肤的干燥清洁,预防压疮。⑤深昏迷时,患者已无多大痛苦,此时要避免过度治疗,保持患者的舒适即可。

11.临终喉鸣的护理

(1)评估和观察:在生命末期,临终喉鸣发生率为 $30\%\sim50\%$。临终喉鸣是一种即将死亡的现象,是咽下部的分泌物随着吸气和呼气摆动所产生的吼鸣声,通常出现在生命的最后 48 小时。

(2)病因和治疗:表现为呼吸粗响,分泌物多,是由于分泌物不易排出引起的。患者在昏迷或半昏迷时不会因喉鸣感到痛苦,分泌物也不会导致患者窒息。没有任何治疗、护理措施可以从根本上消除临终喉鸣。

(3)护理:①抗胆碱能性抗分泌药物(如阿托品)可以减少口咽部唾液分泌,但是对反流的胃内容物或支气管分泌物效果欠佳。②变换体位,抬高床头 $30°$,头偏向一侧,使分泌物从咽喉或气管引流至肺部,避免窒息。③通过负压吸出分泌物,负压吸引只能暂时缓解气道喉鸣声,不久后气道喉鸣声还会出现。频繁的负压吸引不仅增加患者痛苦,还会导致气道黏膜出血,甚至引起呼吸、心跳停止,因此,不主张频繁吸痰。清醒的患者不能耐受吸痰,一般是对昏迷的患者吸痰。

④安慰患者及家属,给予心理支持。

12.终末期心理护理

(1)对焦虑的护理:焦虑是一种人对未来的忧虑不安、惧怕的感觉。由于终末期的患者遭受疾病折磨,社会角色和生活环境发生改变,担心家庭和事业并且往往处于渴望生存与面临死亡的矛盾之中等,所有终末期患者都会有中度以上的焦虑。其临床表现是头痛、心慌、气短、咽喉发紧、注意力不集中、坐立不安、失眠、食欲缺乏、恶心、出汗、有时四肢发抖等。

护理措施:①评估焦虑程度(轻度、中度、重度、极重度)。②多和患者相处,通过缓慢谈话、抚摸等方式转达对他的同情。③允许患者散步、谈话甚至喊叫,鼓励患者讲出内心感受。④消除过多的刺激,如减少噪声、保持安静、限制探视等。⑤指导患者做松弛练习和深呼吸动作等。⑥必要时,请医师给予适当的镇静药。

(2)对恐惧的护理:恐惧是人在确实感受到外来威胁后而产生的一种被惊吓、惧怕的情绪反应。终末期患者面对死亡的现实,其恐惧主要来自对疼痛、孤独无助、生活已无价值、自我尊重的丧失和将与亲人诀别的惧怕。患者可表现为失眠、口干、眩晕、颈胸背部疼痛、心率加快、血压升高、出汗、腹泻或尿频、说话声音发颤、易激动、预感不幸、肌肉紧张而似乎无法松弛等。

护理措施:①对造成恐惧的因素进行评估,如疼痛未得到控制、远离家庭和亲人、自理能力丧失、损伤性检查与治疗措施等。②去除威胁性因素,如调整环境、避免黑暗、播放轻音乐、增加病友、积极止痛等。③保持和患者联系,倾听其诉说并给予反馈。④教会患者参加一些集体性、松弛性活动,以提高积极应对恐惧的能力。

(3)对悲伤的护理:悲伤也是人在失去最心爱的、最有价值的亲人、朋友或东西之后的一种情绪反应。终末期患者由于治愈无望、身体日益衰竭,预感生命即将终结,而家庭、事业等许多问题尚未能解决,一切即将失去,因而他们很容易出现郁闷、悲观、沮丧、自罪自责、极度悲伤、绝望厌世的心理情绪。患者的临床症状可有头晕、哭泣、说话很少、厌食、失眠、疲倦、动作迟缓等。

护理措施:①主动热情地与患者单独交谈,给予关心和安慰。②诱导患者讲出内心感受和所需要解决的问题并想办法帮助解决。③注意检查病室环境是否安全,患者有无自杀企图或条件。④允许家属多一些时间陪伴患者,鼓励其多和病友交谈。⑤安排一些集体性自由活动,如外出散步、集体用餐,以减轻孤独无助、悲伤抑郁,重建自尊。

(4)对愤怒的护理:愤怒是由于各种原因导致目标不能实现,而产生的一种对挫折比较强烈的、紧张的情绪体验。愤怒、训斥、粗暴无礼的行为是终末期患者恐惧与绝望的心理发展到极端的表现。其临床表现有表情严峻、握拳、兴奋、激动、说话具有敌意和威胁性、有明显的挑衅性行为或侵犯性动作等。

护理措施:①择机和患者谈心、表示同情与理解、让患者尽情倾诉心中之怨恨。②保持忍让、克制态度,一如既往地悉心照顾患者,以疏导患者的强烈情绪。③采取必要的安全措施,防止自伤或伤人。④辅以必要的镇静药以稳定患者情绪。

在患者终末期的过程中,家属始终被忧伤、焦虑所困扰。他们既消耗了大量的精力和体力,又在精神上遭受了不小的刺激与打击。因此,护士针对家属的心理反应给予关怀和支持越来越受到重视。目前,积极做好终末期患者家属的心理照护已成为终末期护理工作中的重要组成部分。

四、终末期肿瘤患者的伦理问题

对于身患绝症或濒临死亡的患者，通过临终关怀护理使其减轻痛苦、安度余生，这既是保护生命的重大举措，也是医学界乃至全社会面临的新课题。随着生命伦理学的发展，医护人员的责任和义务以及患者的权利和义务越来越受到人们的重视。许多有争议的临床医疗护理问题不再是停留在舆论的简单评判，而是逐渐被越来越完善的伦理学原则所规范和指导。

(一)伦理决策模式与应用

在医学涉及的种种伦理问题之中，有一个令医务人员感到非常棘手的问题，就是如何有效地解决伦理困境。所谓伦理困境，是指医务人员出于良好动机，但却面临两种以上符合道德要求的行为方案时，道德主体在各个方案和价值观念之间进行选择的困惑。这是现代社会的价值多元化和现代医学技术的复杂性带给医务人员的道德难题。如果能较好地解决这一问题，对于建立和谐的医患关系、完善医疗实践都具有重要意义，而伦理决策则是解决这一问题的有效方式。

1.伦理决策的概念

所谓伦理决策，就是道德主体依据一定的价值观念，通过分析伦理难题所涉及的各项伦理原则和当事人各方的利益，设计出多种可行的行动方案，然后再对各个方案的结果进行预设，最后选择出一种最为有效的方式来进行道德实践。对于医务人员而言，这种有意识的伦理决策比单纯情感式的或习俗式的道德选择更具可操作性，并可能实现最佳的行为后果。伦理决策是道德主体在思维中将道德行为的过程和结果进行预演的一个过程，意在提供一种道德思维模式，通过这种方式来规范思路，解决行动上遇到的困难。

在姑息治疗和护理中，医护人员经常面对的伦理困境是关于支持治疗和抢救措施的使用，包括对不能治愈的癌症患者在濒死阶段是否应该使用心肺复苏技术，是否维持生命支持措施来延长生命，何时停止人工营养支持，安乐死是否应该实施等。这些问题也一直是医学界讨论的热点，也尚无政策或定论约束。随着医疗技术的迅速发展，"死亡似乎成为一种要被治疗和征服的疾病，而不是一种自然的生命事件"。这种状况使得临床医护人员在面对技术进步和伦理准则时感到困惑。因此，护理人员在伦理决策上应有所准备，应了解个人和专业的价值观，了解患者和家属的价值观和决定，了解伦理理论和伦理原则，了解伦理决策模式，了解法令和政策指导，了解政府或机构的政策，了解自己的义务和责任等。支持维护、行动负责、互助合作、关怀照顾这些护理伦理学的基本概念形成了护士正当的、合乎伦理决策的基础，表达了护理的身份，揭示了护士保护人类尊严、权利、健康和幸福的承诺和道德责任。护士有能力作出伦理决策，是护理专业人员最优良的表现。在关怀照顾患者中护士不仅仅是服从的助手或部下，一个具有职业道德的护士可以有效地帮助患者解决伦理困境，完善伦理决策。

2.伦理决策的过程

伦理决策过程包括接受个人的、专业人员以及社会的价值观。决策者或参与决策者的道德发展等级、知识程度以及对伦理理论和原则的应用等都会影响一个人在某一种情境中所采取的道德行动的正确性。护理人员在面对癌症患者伦理困境时，应该对患者作出整体性的评估、理性的思考、正确运用伦理理论与原则，才能作出适当的判断及决定。

首先是对伦理问题的分析，了解背景资料，在这里医务人员要界定自己是否真正遇到了伦理困境。只有当同一问题所涉及的多种价值观念之间发生严重冲突的时候，才被称为伦理困境，才是伦理决策的对象。

第二步是在科学判断的基础之上,分析道德难题所涉及的各项道德原则和伦理关系之间各方的利益,这是设计行动方案的前提。在这一步应当将各项伦理原则和各方利益进行排序,排除那些不合伦理原则的意见,而保留符合伦理原则的意见。

第三步是设计各种可行的方案。设计方案就是对所涉伦理原则和各方利益进行组合的过程,在检视相关的资料、权利和义务、可能的结果,以及牵涉某一特殊情况的伦理原则之后,尽可能配合法律的要求和社会的期望,作出合理的判断。不同的方案会在伦理原则的取舍和各方利益侧重上出现差异。

最后一步是经过比较之后选择出最优化的行动方案,并采取行动。方案之间的比较是一个重要的问题,此时灵活机动的思维技巧是必要的,要努力做到既不违反道德原则的要求,又尽可能实现患者的最大利益。

3.决策的伦理原则

在作伦理决策时,为求符合公正标准,以及社会或个人的福利最大化,至少应遵守下列四个原则之一。

(1)个人福利最大化:指在作伦理决策时,应考虑患者个人,使其所获得的福利最大化。

(2)保障最少量的福利:在做决策时,可尝试增加某些人的福利,但仍应使情况最坏者获得最基本保障,即使其获得基本数量的福利。

(3)使净福利最大化:在做决策时,应以增加个人或社会的净福利为优先考虑,应使个人或社会所获得的利益大于遭受的损失。

(4)使再分配的福利最大化:在做决策时,应使社会某些特定团体,例如受种族歧视者、贫困者,所获得的再分配的福利能够最大化。

(二)安乐死的法律争议

赞成与反对安乐死的争论,从安乐死的出现至今就一直没有停止过。概括起来,反对安乐死的理由主要有以下原因:其一,生命是神圣的,生的权利是一个人最基本、最重要的权利,医师的职责只能是救死扶伤,延续患者的生命;其二,医师的诊断和预后估计不可能百分之百的正确,患者的病情可能在概率之外,新的科学技术的发展会给"不治之症"带来曙光;其三,患者的自愿往往难以确定,可信程度差;其四,会导致"草菅人命"或借机杀人的后果。赞成安乐死的论据:其一,生命的神圣不仅表现在人有生的权利,也有死的尊严;其二,对死亡也不可避免又遭受着难以忍受的痛苦的患者,解除痛苦比延长濒死的生命更重要;其三,许多情况下患者的心愿是可以确定的,如立遗嘱;其四,在考虑患者利益的前提下,也要考虑社会公益和资源的价值,用昂贵的代价挽救无意义的生命是一种浪费。

1.安乐死的定义与分类

(1)安乐死定义:安乐死一词源于希腊语的 Euthanasia,原意为"安逸死亡""快乐死亡""无痛苦死亡"。现在,安乐死尚没有统一的定义。《医学伦理学》对于安乐死的定义:"患有不治之症的患者在危重濒临死亡状态时,由于精神和躯体处于极端痛苦之中,在本人或亲属的强烈要求下,经医学鉴定、有关部门认可,用医学的方法,使患者在无痛苦状态下度过死亡阶段而终结生命的全过程。"

(2)安乐死的分类:安乐死通常有两种分类方法,按照安乐死的执行方式分可分为主动安乐死和被动安乐死;按照患者同意方式可分为自愿安乐死和非自愿安乐死。①主动安乐死:主动安乐死是指医务人员或其他人采取某种措施加速患者的死亡。如果采用药物或其他办法主动结束痛苦的生命,这也称积极或直接安乐死。②被动安乐死:被动安乐死是指终止维持患者生命的措施,任患者自行死亡。也称消极或间接安乐死。③自愿的安乐死:自愿的安乐死是指在患者本身同意或要求之下,杀死或任其死亡。当执行自愿的安乐死时,执行者只是遵从自愿死亡者所表达的意愿而已。④非自愿的安乐死:非自愿安乐死是指未经患者同意或要求,而将他杀死,或让其死亡。当执行非自愿的安乐死时,执行者等于在替患者做决定,而认为该患者在目前的情况活下去,不如死去。即执行者等于在替患者决定什么才是对他最好的。

2.安乐死的对象

(1)安乐死对象的法律界定:作为法律的界定,安乐死的对象应当满足两方面的条件:①自然条件,即存在死亡痛苦,有解除其痛苦使之安乐死的必要。②权利条件,公民有享得安乐死的权利并行使这种权利。因此,法律意义上的安乐死对象应是自愿要求解除死亡痛苦者。

(2)安乐死对象的医学界定:对于医务人员来讲,安乐死对象的界定是一个十分敏感而又相当棘手的问题。以下四种患者是赞成安乐死合法化者所认为合适的对象:①患有痛苦且未致死的癌症患者。②永久无意识的人,也称植物人。③具有严重畸形或先天性缺陷的婴儿。④严重精神障碍的成人或因年迈而受痛苦煎熬的人。

3.安乐死的法定程序

(1)患者提出安乐死的时间应当是在意识清楚时,意识模糊时提出的要求不具有法律效力,但是可以在清醒时立下嘱托要求在其病重和痛苦而又不能表达自己意志时对其实施安乐死。

(2)提出安乐死的形式应该是可供查实的形式,可以是书面的,也可以是视听资料,口头形式则需有旁人证明并用文字记录下来。

(3)患者提出安乐死的方式应该由本人直接向主治医师提出,而不是他人转达。

(4)对是否实施安乐死应该由市级以上医院的专门委员会决定,它在对患者进行严格诊断后,决定是否进行安乐死,并作出书面结论。

(5)对安乐死决定的审查专门委员会应将有关材料,包括患者申请、病历以及决定意见及时提交市中级人民法院立即组织法医对有关材料进行书面审查,然后再直接对患者进行临床复诊,在排除了任何不符合法定条件情况后,作出准许安乐死的裁定并给予一定时间的"冷却期"和"等待期"。

(6)对安乐死的执行:专门委员会根据法院裁定确定执行人员和监督人员,执行人员应是医护人员,其中最好有一名参与治疗的主治医师,监督人应是中级法院的法医。执行方法应是尽量减少患者痛苦的人道的医学方法,尽量使患者"快乐的、无痛苦地死去"。执行时必须严格按照一定程序操作,执行完毕后在场的执行人员、监督人员和家属有关人员共同签名,交专门委员会存档并报中级人民法院备案。

4.安乐死伦理道德原则

安乐死是指人们在临终前为了免除难以忍受的病痛折磨而提前结束生命的死亡现象,其道德难题在于人们没有主动要求死亡的权利以及家属亲友和医务工作者有没有帮助病痛者结束生命的权利等。在我国儒家推崇"孝";道家认为人类生死均受自然规律支配的观点;与佛家崇尚生命、力戒杀生的观念,与推行安乐死均有不同程度的距离。现代科学认为脑死亡是较科学的死亡标准,作为一个社会的人,一到意识丧失、大脑死亡程度,作为社会学意义上的人就不复存在,尽管躯体尚丰,并可借助仪器药品维持植物生存,但已不是原来意义上的生命活动,更不是社会属性的体现;其次,无论是植物生存的维持,还是对不可逆死亡患者的抢救,均需消耗价值惊人的医疗资源,而得到的仅是一种安慰;再则,从社会角度看,有些患者虽然全力抢救而幸免一死,但留下来的后遗症却是无法克服的,所以,应树立科学、进步的道德观念。总之,安乐死是具有社会道德价值和可行性的死亡方式之一,在没有安乐死立法的我国,应把医学伦理学、宣传教育,卫生立法、政策结合起来,实行安乐死则可付诸未来。

5.安乐死的法律争议

在安乐死问题上之所以争论不休,其原因或许在于讨论生命权是否包括生命支配权,死是不是一项权利。而真正应该讨论的应是一个人在濒临死亡时有无选择死亡状态的权利,选择安乐死的时候究竟有什么样的个人自由,他是否涉及了他人的利益并应当受到法律的限制,即如何行使这种权利。关于生命权与"死亡权"的争论,是把安乐死作为"致死行为"为前置条件的,在这一前提下,不论是将安乐死权归类于生命权还是死亡权,从而作出安乐死权的肯定或否定回答,都不符合安乐死权属于死亡状态权的含义。只要承认安乐死的存在,就应当承认,特定的安乐死不是致死的原因,它仅仅是死亡过程中的一种良好状态以及为了达到这一状态所采取的方法。结束临终患者的肉体精神的痛苦,尊重"生命的意义""死的尊严"、尊重患者的生命价值和自主决定权是安乐死的实际意义和现实意义。

不像道德有其非阶级性的成分(如"不杀人、要诚实"等全人类共通的道德观),法律则完全是一些人为制定的条文,阶级性很强,也可以说它是政府的一系列声明。一个国家的法律完全服从它的社会制度,社会制度不同,法律就不同,安乐死立法也是如此。迄今为止,安乐死的立法有判例法、习惯法、成文法等,美国50个州有自然死亡法,即可实施消极安乐死,不可实施积极安乐死。我国还未进行安乐死立法,还处在对安乐死道德进行广泛讨论的阶段。虽然法律是公众的道德汇编,是社会道德的公开表述及支持力量,但法律无论如何不能取代道德,因此,对安乐死道德问题的分析与安乐死立法不一定一致,它只是为立法提供依据,安乐死立法还要涉及国家的卫生资源分配、经济状况及社会制度等因素。医学伦理学界所能做的主要是对安乐死道德进行探讨及尽可能对安乐死道德与法律之间的关系予以澄清。

纵观对安乐死问题的研究,人们不仅能正确对待生,也能正确对待死,"安乐死是唯物主义的观点"这一论断表明人类社会已达到了较高的文明程度,尽管安乐死在我国尚未立法,但安乐死立法已势在必行。安乐死的实施必须符合国家法律,有章可循,有法可依。

近年来,安乐死再次成为法律界、医疗界热门话题。安乐死问题极其复杂,世界各国一直存在广泛争议。目前,从世界范围内来看,安乐死立法问题主要有5种形式:自愿安乐死合法、消极安乐死合法、同一国家部分地区允许安乐死、安乐死非法和尚无法律规定。

五、肿瘤患者的临终关怀

(一)临终和临终关怀的概念

1.临终的概念及时限

临终是患者临近死亡的阶段,无论是何种原因造成人体重要器官的生理功能趋于衰竭,生命活动将要走到终点的状态。目前世界上不同的国家对临终的时限尚未有统一标准,许多国家倾向于以患者生命垂危,需要住院直到死亡,平均天数为17.5天为标准。日本对预计只能存活2~6个月的患者称为临终患者。美国对预计只能存活6个月以内的患者称为临终患者。英国将预计能存活1年的患者称为临终患者。我国则将能存活3~6个月的患者视为临终患者。

2.临终关怀的概念

临终关怀是由临终关怀团队为临终患者及家属提供心理、生理、社会、精神、宗教等全方位的身心舒缓照顾,以提升患者生活质量,使其安详、无憾地走完人生旅途。又称安宁照护、善终服务、舒缓照护。临终关怀是一种特殊的缓和疗护服务项目。

3.临终关怀的意义

随着人类社会物质文明和精神文明的发展,人们对生活水平和生命质量的要求越来越高,死亡是人生旅途的终点,也是生命过程的最后一个阶段。因此,临终阶段的生命质量及临终和死亡给患者和家属所带来的影响,也备受重视,临终关怀已成为人类社会发展和文明建设的客观需求。临终关怀是一项符合人类利益的崇高事业,对人类社会的进步具有重要的意义。

(1)临终关怀的实质意义。①正确的死亡教育:临终关怀本着对临终患者最大的尊重,让其安详有尊严地走完人生最后的旅程。临终关怀首先要做的就是对患者及其家属进行正确的死亡教育,让患者对死亡持乐观顺应的态度(死亡教育是引导人们科学人道地认识死亡、对待死亡,以及利用医学死亡知识服务于医疗实践和社会的教育)。②以人文关怀为主、适当的医疗措施为辅:对大多数临终患者而言,过多的医疗诊治已无实际意义。医院作为多数临终患者每天生活治疗的地方,可单独为临终患者建立一栋临终关怀院,聘请专科护士进行护理,也可引进一些国外先进的临终关怀模式,如音乐治疗、心理治疗等,让临终患者在特定的音乐声或心理治疗师讲述中得到舒缓和适当的治疗。

(2)临终关怀的广泛意义。①符合人类追求生命质量的客观要求:任何生命都有终结的时候,在什么时候终结时都有希望,临终关怀就是尽量满足临终者的合理要求,让他们感到生命的温暖,减轻身体或精神上的痛苦。②社会文明的标志:几乎每个临终者对疼痛和痛苦产生恐惧,身体上的疼痛可通过止痛药来解决,而心灵上的痛苦必须依赖人们的爱心与关怀,临终关怀提高了死亡的价值。③体现了医护职业道德的崇高:树立了广大医务工作者对生命的尊敬和热爱,让患者及家属在生命的最后时刻感受到真情和关爱。④临终关怀是我国卫生保健体系自我完善的社会系统工程:淡化"治疗",强调"舒缓照护",维护患者的人格和尊严,使社会、家庭和临终者处于一种公正合理协调的氛围中。临终关怀避免了无意义的有创治疗,节约卫生资源,减轻家庭的经济负担。

4.临终关怀的目的

使临终患者的症状得到控制,生命受到尊重,生命质量得到提高,患者家属的身心健康得到维护。

5.临终关怀护理原则

临终关怀从生理、心理、社会等方面对患者进行综合的全方位的"关怀",针对临终患者的诸多问题和痛苦,为其提供温暖的人际关系、舒适的医护环境和坚强的精神支柱,帮助患者走完人生旅途的最后历程,并对家属给予安慰和关怀。因此,临终关怀有别于一般医护服务的基本原则,临终关怀的基本原则如下。

(1)照护为主的原则:不以延长患者生命为主,而是对患者的全面照护为主,其目的是提高临终阶段的生命质量,维护患者临终做人的尊严和价值。

(2)适度治疗的原则:一般临终患者的基本需要有3个:尽量保存生命或延长生存时间;解除临终阶段的身心痛苦;无痛苦的死亡状态。既然临终患者保存生命无望,在对临终患者进行症状控制时,所用的"治疗"手段是不以延长生存时间为主,主要是解除或减轻患者痛苦,提高临终阶段的生命质量为宗旨。

（3）注重心理的原则：尽可能了解患者心理活动，鼓励倾诉，给予承认、同情、理解与安抚。提供更多的爱心，尽可能了解及满足患者的各种需要，特别是控制疼痛及其他临终症状，使患者处于舒适的状态。

（4）伦理关怀的原则：尊重临终患者的权利，包括生命维持权、公正医疗权、知情同意权、隐私保密权、监督批评权、尊严死亡权，医护人员有提高舒缓疗护的义务即减缓痛苦、控制症状、照护心理和安慰亲友。

（5）社会化的原则：取得社会的理解与支持，对临终患者生理、心理、社会等方面的全面照护与关心，为患者及家属提供 24 小时全天候服务，既照护患者、又关心患者家属。

6.不同心理阶段的护理要点

（1）否认期护理要点：护士态度应诚恳，耐心倾听患者的诉说，既要适当点出疾病的严重程度以引起患者和家属重视，又不能急于将病情全部揭穿以免彻底毁灭患者的希望。医护人员可以顺从患者意愿给予必要的复查借以缓冲患者突然遭受的心理创伤。在此时期，护士尤其要争取家属的合作，密切观察患者行为，防止自杀事件发生。

（2）愤怒期护理要点：护士提供患者一定的时间和空间，让患者尽情地发泄内心的苦闷和怨恨。耐心倾听，可以缓解患者的愤怒情绪。遇有患者有破坏性行为时，护士应予以制止并采用安全防卫措施和动员家属或好友给予相劝。

（3）协议期护理要点：对于患者提出的种种协议或"乞求"，护士可以采取适当的"欺骗"方法。有的要求也许难以实现，护士也要做出积极给予帮助的样子并诚心诚意地提供患者更多的细致护理照顾，尽可能地满足其心理要求。

（4）抑郁期护理要点：护士可以通过言语性和体态语言（如表情、手势等）与患者交流，给予安慰和鼓励，增加其希望感。同时，辅以音乐疗法、娱乐活动等以转移其注意力，疏散抑郁情绪。此外，搞好休养环境的布置和饮食的调配也会起到积极作用。

（5）接受期护理要点：护士应提供患者更安静、舒适的环境与气氛，一切护理工作应照常进行，不可疏忽，尽量做到让患者舒适、无痛苦。护士要创造条件，提供方便，让家属和患者有更多的时间在一起。

（6）回避期护理要点：护士也采取相应的回避态度，不必马上将病情告诉患者，也可视患者的态度而定，甚至一直回避到最后。护士要做好家属的思想工作，稳定其情绪，共同商议如何帮助患者安然地度过此期。

7.临终患者对死亡的态度

（1）拒绝死亡：患者表现为不接受事实，病急乱投医，随便听信一些无稽之谈，导致有的患者生命本来可以延长一段时间反而加速死亡。

（2）害怕死亡："谈癌色变"，诊断为癌症等于判了死刑，护士必须在言谈时注意对象和时间，严防加重患者的心理负担。

（3）漠然置之：常见一些老年患者，对病情不乐观也不悲观，能医则医，不能医则罢，此类患者易同医务人员合作，对死亡有心理准备。

（二）临终关怀患者的护理

1.一般护理

（1）保证营养与液体的供给：按患者的情况，能进食者供以高蛋白、高热量、高维生素，清淡、易消化食物，少量多餐，不能进食者静脉补充营养。

（2）口腔护理：及时抽吸痰液，眼睑不能闭合者，可用湿纱布覆盖，或滴眼药水。注意保暖，及时加盖被服和更换衣服。

（3）睡眠、卧位与安全：营造温馨舒适的环境，病室应清洁、整齐、舒适、安静。温度控制在20 ℃左右，湿度以50％为宜。光线柔和，病房内可摆放患者喜爱的物品，如鲜花、照片、收音机等，营造一个富于生活情趣的环境，鼓励探视和陪住。根据患者习惯，计划安排好医疗护理和休息的时间，协助患者取舒适卧位，预防压疮，防止坠床。

（4）保持大小便通畅，大小便失禁者做好皮肤护理。

（5）减轻疼痛，加强心理护理，鼓励其放松心情，按癌症三阶梯原则运用止痛剂。提供定时、定量、个体化治疗，及时根据疼痛情况调整用药剂量，同时配合非药物止痛如放松、按摩等。

（6）密切观察生命体征变化，及时汇报医师，采取相应处理措施。

2.心理护理

（1）强化心理疏导：耐心倾听患者的主诉，鼓励表达负面情绪，准确把握患者心态，与患者坦诚沟通，帮助患者接受事实，同时表示同情、关注和安慰。尽量满足其需求，经常巡视病房，鼓励患者与病魔斗争，给他们生存的希望。

（2）护士应具备崇高的道德品质：护士在临终关怀中，必须做到"四美"，即心灵美、语言美、仪式美、操作美，给临终患者更多的爱；在护理操作中必须动作要娴熟、准确、轻柔，一举一动给人以美感。临终患者的心理极为敏感、复杂，对人格、友谊、尊严倍加珍视，对护士一言一行更加注目。护士应具备高尚的道德品质、精湛娴熟的技术、和蔼可亲的笑容，从而赢得患者的信赖。哪怕能给患者带来片刻的欢愉，也要竭尽全力去做，满足患者在人世间的最后要求和心愿。

3.哀伤护理

哀伤护理不是以消除哀伤为目的，而是帮助死者家属一边承担难以消除的痛苦，一边还要自己生存。患者的死亡对家属来说是哀伤的高峰，要求护理人员对患者的家属应给予同情、理解和帮助；帮助消除各种心理障碍，以平静的心态面对亲人的死亡，并尽快从悲痛中解脱出来，回到正常生活的轨道。护理措施如下。

（1）理解家属的悲痛心理，给予同情、安慰、疏导，耐心倾听他们对患者的治疗、护理生活等方面的意见和要求，及时向家属告知患者病情进展情况，尽量提供患者和家属相处的机会和环境，减轻患者的孤独感。

（2）指导并帮助患者家属保持良好心态，因良好的情绪对患者是安慰和支持，对家属进行适当的死亡教育，提供发泄内心痛苦的机会并给予安抚。

（3）满足家属对患者治疗、护理和生活上提出的要求，对家属因悲伤过度做出的过激言行给予容忍和谅解，避免纠纷发生。

（4）同情理解家属：居丧期间鼓励表达内心感受，以减轻痛苦，指导如何调整缓解哀伤，通过访视、电话、信件等形式与家属保持联系，帮助他们重新生活和工作。

（5）做好善后服务：尊重死者生前的遗愿、风俗、宗教信仰和家属的意愿进行尸体料理，让患者保持安详。这不仅是对死者人格的尊重，也是对家属的心理安慰，帮助家属接受患者死亡的事实。

（李　琳）

第三节　肿瘤患者的营养支持

一、肿瘤患者的营养状况和营养评估

恶性肿瘤是危害人类健康的最主要疾病之一,目前已成为人类死亡的第二大原因。肿瘤患者营养不良的发生率高达 40%～80%,其中 1/3～2/3 患者常有恶病质征象,直接影响整个肿瘤治疗。与肿瘤相关的营养不良是由持续的营养衰竭引起,疾病初期经常被忽视或低估,在诊断时约有一半的肿瘤患者有体重下降,其中以胃癌、胰腺癌、食管癌、肺癌等肿瘤患者发生率最高,最终导致恶病质。营养不良是 20% 的肿瘤患者的死亡直接原因,营养不良降低了患者对抗肿瘤治疗的耐受力,不利于疾病的恢复,大大降低患者的生存质量。

据专家证实,30%～40% 的人类恶性肿瘤与膳食有关,食物是人体直接大量接触的一种物质因素,是联系人体和环境的一个重要环节,食物因素既有保护机体作用又有重要的病因效应。如果合理膳食,大约 30% 的恶性肿瘤可以得到预防和控制。因此,从膳食方面减少致癌的危险因素,加强防癌的保护因素,对预防恶性肿瘤具有重要意义。

恶性肿瘤可以引起机体衰竭,而衰竭机体对治疗的耐受力减退,同时往往有较多的并发症,因而更不利于疾病转归。在临床上区分营养不良类型结合恶性肿瘤的预后,参考综合的抗肿瘤治疗强度和疗效,确定营养支持途径和营养处方,为恶性肿瘤患者提供优质、充足的营养,合理评估、有效地为肿瘤患者提供营养支持,可对患者的治疗起到积极作用,并能有效地积极改善肿瘤患者的预后及生存质量。

(一)恶性肿瘤患者在不同治疗期间对营养的需求

恶性肿瘤的发病与膳食结构有着密切关系,如果膳食方案得当,大约 1/3 恶性肿瘤是可以避免的,这为现代肿瘤护理学带来巨大的挑战性。从营养预防学角度减少恶性肿瘤的发生因素,对肿瘤疾病治疗具有重要的意义。手术,放疗和化疗均可引起机体不同程度的代谢紊乱,严重影响患者的营养状况,所以营养治疗的确定必须基于患者营养状况、肿瘤类型、肿瘤位置及治疗中采用的治疗方案等。

1.围术期肿瘤患者的营养需求

在外科患者中,营养不良可增加手术的危险性、易发生伤口愈合不良、使感染率升高、术后肠功能恢复延迟,导致术后多种并发症,同时降低治疗效果,延长住院天数,以及增加手术死亡率。经肿瘤专家的大组病例分析,发现营养状况良好的肿瘤患者生存率明显优于营养不良的患者,伴有营养不良和免疫功能减退时,术后并发症发生率和死亡率均上升。因此,对多数需手术治疗而又伴有营养不良的肿瘤患者而言,围术期营养支持尤为重要。

手术治疗的术前准备,如术前禁食以及术后较长一段时间内无法正常进食均可影响营养物质的摄入。手术创伤造成患者的应激反应,加重患者已存在的氮丢失和机体组织消耗。手术切除肿瘤部位的脏器造成一系列的功能障碍,由于器官缺血后再灌注损伤而产生大量氧自由基,使胃肠功能不全,肠黏膜屏障破坏,也直接影响营养物质的摄入和吸收。如口咽部肿瘤根治术导致咀嚼、吞咽障碍,进行鼻饲会引起患者不适;食管切除后吻合会因切断迷走神经引起胃潴留,胃酸减少、腹泻或脂肪泻;胃肠道手术会影响机体维生素、营养素的吸收等。合理和有效地提供营养支持,可改善大部分营养不良患者的营养状况,提高患者对治疗的耐受性,减少并发症的发生,改善预后。

2.化疗患者的营养需求

对于多数需化疗并伴有营养不良的肿瘤患者而言,营养支持是非常重要的。化疗患者的营养治疗要根据患者疾病的营养状况、肿瘤类型、位置及药物治疗的个体化而决定。对于肿瘤患者而言,荷瘤状态与去瘤状态下的营养支持效果截然不同。评价营养支持是否有效主要涉及宿主营养状况、生活质量的改善和对于预后的影响。据研究表明,体重下降的化疗患者与体重没有下降的化疗患者相比,前者的生存时间明显缩短。化疗可在很大程度上改变机体的营养状态,这种影响可以是直接的,也可以是间接的。许多抗肿瘤药物可刺激化学感受器的触发区,导致患者恶心和呕吐,同时消化道黏膜细胞增殖更新快,对化疗极敏感,易发生炎症、溃疡及吸收能力下降,这些结果均可导致营养物质的摄取及吸收减少。由于化疗可使患者的免疫损伤进一步加剧,营养状况进一步恶化,因此一般不主张对重度营养不良的患者实施化疗。除此之外,如能接受化疗的患者除保证有足够的营养支持外,有较为合理的治疗方案最为重要。根据治疗方案,制订护理措施,保证患者治疗顺利,提高远期生存质量。

3.放疗患者的营养需求

放疗作用于胃肠道从而影响患者的营养状态,患者营养治疗效果与放疗损伤的严重程度、放射线类型与放射剂量、照射野尺寸及组织被照射量、患者症状、治疗持续时间有关。骨髓作为一个更新快速的器官,放疗对其影响明显可使患者出现贫血、白细胞和血小板减少,导致患者免疫功能损伤,增加感染机会。营养不良的肿瘤患者对放疗药物的降解和排泄功能都有障碍,放疗患者多半可通过合理膳食满足机体的营养需求。对于头颈部、腹部等接受放疗的患者进行营养治疗的意义最大,该部位放射能导致炎症、疼痛、味觉改变、吞咽困难等症状,并在治疗结束12周才恢复正常。根据病因改善饮食结构、生活方式及避免接触环境中致癌物等,及时增加维生素、硒、膳食纤维等摄入,更能预防癌症的复发或再发。

4.骨髓移植患者的营养支持

骨髓移植已经成功地应用于淋巴癌和再生障碍性贫血等血液病治疗,整个治疗过程中会出现营养性并发症。欧洲营养学专家 Lubos Sobotka 提出目前常用的营养支持配方为能量 $30\sim35$ kcal/(kg·d),氨基酸 $1\sim2$ g/(kg·d),脂肪供能占总能量的 $30\%\sim50\%$。如果营养不良影响了其他治疗方案的实施,应给予营养支持。相反,已有临床随机试验证明,无论患者的来源营养状况如何,含谷氨酰胺的肠外营养配方,能够降低骨髓移植患者的感染发生率,缩短住院时间。即使营养良好的患者,在骨髓移植术后早期通常需全胃肠外营养治疗。

总之,专家们目前认为较合理的方案是美国肠外和肠内营养协会制定的肿瘤患者营养支持原则。①肿瘤患者若有严重营养不良或因胃肠道功能障碍和其他代谢、药物、放疗等毒性因素预期患者饮食不足 1 周者,应给予肠内或肠外营养支持,并尽可能进行抗癌治疗。②营养良好或有轻度营养不良,并预期自然饮食足够的肿瘤患者在手术、放疗、化疗时无须特殊营养支持。③完全肠外营养支持无益于对化疗或放疗无效的进展期肿瘤患者。可见,营养需求是恶性肿瘤患者的辅助护理的重要组成。

(二)体重下降与恶病质

恶病质是恶性肿瘤晚期全身衰竭的表现,不同部位的肿瘤,恶病质出现的早晚不一,许多研究发现,恶病质与肿瘤负荷、疾病进展、细胞类型之间无恒定关系。其发生机制很复杂,目前没有一个单一理论可以满意的解释恶病质状态。恶病质可导致患者内脏和躯体蛋白质消耗,损害机体组织结构和器官功能,减弱机体免疫力,增加宿主易感性。营养不良使机体能量储备不足,免疫功能下降。可见恶病质对肿瘤患者生存期和生活质量都有显著的负面影响。

1.恶病质的概念、临床表现

(1)恶病质的概念是以虚弱和厌食,体重下降为特征的临床代谢综合征。包括身体各组织器官消耗与萎缩,器官功能障碍,水、电解质代谢紊乱,生理功能进行性减退。

(2)临床表现:皮肤黏膜苍白、脸庞消瘦、皮肤松弛、肌肉严重萎缩、皮下脂肪显著减少、厌食、进行性体重下降、贫血、低蛋白血症等,有时水肿可能掩盖这一体征。

2.恶病质发生率

恶性肿瘤患者营养不良的发生率很高,在各种肿瘤患者中有 30%～60% 可发生恶病质。掌握恶病质有关知识非常重要,由于 70% 癌症患者在疾病终末期出现恶病质,而恶病质又是 5%～23% 终末癌症患者的直接死因,恶病质患者无法接受积极的手术或非手术治疗,不可解释的体重下降可能是一些恶性疾病的临床症状之一,肿瘤大小与体重下降程度无密切相关,瘤体质量不到总体重 0.01% 的肿瘤可以引起严重的恶病质。由于恶性肿瘤发生部位不同,其营养不良发生率也不同,如胃 83%、胰 83%、食管 79%、头颈部 72%、支气管 66%、肺 61%、结肠 60%、前列腺 56%、直肠 40%、睾丸 25%、乳腺 9%。因为食物摄入受限,恶病质最常见于上消化道肿瘤患者,其次是胰腺癌与肺癌。

3.肿瘤患者常见营养相关症状

(1)食欲减退:是肿瘤患者最常见的症状之一。

(2)体重减轻。

(3)低血糖症:由严重食欲减退和营养低下引起。

(4)代谢异常:包括能量、碳水化合物、脂肪、蛋白质、维生素及微量元素代谢异常。

4.导致体重下降的原因

(1)抗肿瘤治疗(手术、化疗、放疗)所带来的不良反应,如畏食、食物摄入减少是营养不良和恶病质的主要原因。

(2)机体代谢异常:机体处于负氮平衡,随着肿瘤的进展,分解代谢率增大,蛋白质大量消耗,脂肪代谢异常。对营养物质的消化、吸收、利用率降低,同时影响了三大营养物质(葡萄糖、蛋白质及脂肪)的正常代谢。

(3)细胞因子介导:肿瘤生长过程中与机体免疫系统相互作用,分泌大量细胞因子,影响机体代谢,刺激肿瘤细胞增殖,导致癌症营养不良及恶病质发生。

(三)肿瘤患者的营养评估

营养状况评价是指对患者的营养调查结果进行综合分析并做出判断的过程。营养调查包括膳食调查、人体测量、临床检查、实验室检查。从实际出发,最佳的营养评价方法是从病史、体检和数个简单的实验室指标并结合临床医学专业经验等。总体来说,参数可用于营养不良的诊断,然而对于一个营养支持 1～2 周后的部分恶性肿瘤患者,判断其营养状况改善情况时,这些指标往往缺乏敏感性。正因为此,通常用于诊断营养不良的指标(如体重,体质指数,臂围等)并不适合用于监测评估营养支持的有效性。临床评估具有以下标准:①患者全面健康情况、营养状况、既往的饮食史;②肿瘤类型和位置、疾病发展和手术对将来营养摄入的影响;③疾病代谢变化对患者的影响、治疗中使用的医疗干预类型;④当前的身体状况,以及与之有关的体重丢失、消瘦、器官功能改变、身体脂肪改变以及其他营养不良的表现,详见营养不良诊断标准(表 7-2)。

表 7-2　营养不良的诊断标准

参数	正常范围	营养不良		
		轻度	中度	重度
体重(理想正常值的%)	>90	80~90	60~79	<60
体质指数	18.5~23	17~18.4	16~16.9	<16
三头肌皮褶厚度(正常值的%)	>90	80~90	60~80	<60
上臂肌肉(正常值的%)	>90	80~90	60~79	<60
肌酐身高指数(正常值的%)	>95	85~94	70~84	<70
清蛋白(g/L)	>30	25~30	20~24.9	<20
转铁蛋白(g/L)	2.0~4.0	1.5~2.0	1.0~1.5	<1.0
前清蛋白(g/L)	>2	1.6~2.0	1.2~1.5	<1.2
总淋巴细胞计数(×10^9/L)	>1 500	1 200~1 500	800~1 200	<800
氮平衡(g/d)	±1	−10~−5	−15~−10	<−15

1.膳食调查

膳食调查是营养调查的基础。可了解患者的膳食能量和营养素摄入的数量和质量,评定营养需要的满足程度。常用方法包括询问法、记录法、化学分析法、食物频率法。

2.人体测量

人体测量是评价人体营养状况的主要方法之一,它反映患者的营养状况,发现营养不良,并评价营养治疗效果。人体测量包括两大范畴,一是生长发育测量,包括头围、体重、身高(长)等测量;二是机体组成测量,如皮褶厚度、上臂围、腰围、臀围等测量。

(1)体重:是营养评价中最简单、直接而又可靠的方法。体重测量需保持时间、衣着、姿势等一致,对住院患者选择晨起空腹、排空大小便、着内衣、内裤测定。体重秤的敏感性<0.5 kg。通常采用实际体重占理想体重的百分比计算。

成人理想体重公式:实际体重占理想体重百分比(%)=(实际体重/理想体重)×100%

理想体重=身高−105 或(身高−100)×0.9(男性)/0.85(女性)或 22×BMI

2 岁以上儿童的理想体重(kg)=年龄×2+7 或 8

常用指标的测量公式:IBW=实际体重/理想体重×100%

判断标准:实际体重占理想体重百分比:90%~110%为体重正常,0~69%为重度营养不良,70%~79%为中度营养不良,<80%~90%为偏轻,110%~120%为超重,>120%为肥胖。

(2)身高:要求被测者赤脚直立于地面,两脚跟靠紧,脚尖成 46°~60°,膝伸直,肩自然放松,上肢自然下垂,头正,眼耳在同一水平线上。

(3)体质指数(BMI)。①计算公式:BMI=住院或就诊时的体重(kg)/身高(m)²。②国内标准:18 岁以上中国成人 BMI 标准,即 BMI 等于 18.5~23.9 时为正常,<18.5 则为消瘦。

(4)皮褶厚度与臂围。①三头肌皮褶厚度(TSF):要求被测者立位,上臂自然下垂,取左或右上臂背侧肩胛骨肩峰至尺骨鹰嘴连线中点,测试者用两指将皮肤连同皮下脂肪捏起成皱褶,捏起处两边的皮肤需对称,用压力为 10 g/mm² 的皮褶厚度计测定。连续 3 次取平均值,计算实测值占正常值的百分比。正常值:男性 11.3～13.7 mm,女性 14.9～18.1 mm。实测值相当于参考值的 90%～110% 为正常;介于 80%～90% 为体脂轻度亏损;介于 60%～80% 为体脂中度亏损;在 60% 以下为体脂重度亏损;若皮褶厚度<5 mm,表示无皮下脂肪;超过参考值 120% 以上则为肥胖。②上臂中点围(MAC):被测者上臂自然下垂,取上臂中点,用软尺测量。上臂肌围(MAMC)与上臂肌面积(AMA)公式如下。

$$AMC(cm) = MAC(cm) - 3.14 \times TSF(mm)$$

AMC 正常参考值:男性 22.8～27.8 cm;女性 20.9～25.5 cm。测量值大于参考值的 90% 为营养正常,90%～80% 为轻度肌蛋白消耗,80%～60% 为中度肌蛋白消耗,<60% 为严重肌蛋白消耗。

(5)肌酐身高指数(CHI)。①计算公式:CHI=被测者 24 小时尿中肌酐排出量(mg)/相同性别身高健康人 24 小时尿中肌酐排出量(mg)×100%。②评价标准:CHI>90% 为正常;80%～90% 表示瘦体组织轻度缺乏;60%～80% 表示中度缺乏;<60% 表示重度缺乏。

(6)预后营养指数(PNI)。①计算公式:PNI(%)=158-16.6(ALB)-0.78(TSF)-0.20(TFN)-5.8(DHFT)。公式中 DHFT 为迟发型皮肤超敏试验。②评价标准:PNI<30% 表示术后并发症的发生和死亡概率均较低,预后危险性小;在 30%～40% 表示存在轻度手术危险性;在 40%～50% 表示存在中度手术危险性;若>50% 则表示并发症发生和死亡的概率显著升高,预后危险性大。

3.临床检查

临床检查包括询问病史、主诉症状及寻找与营养状况改变有关的体征。包括自觉症状、客观体征、部分营养缺乏的典型症状、体征。

4.实验室检查

实验室检查是借助生理、生化实验手段评价营养状况的临床常用方法,可用于营养治疗效果的评价。一般包括营养指标检查和免疫指标检查。

(1)血浆蛋白:包括清蛋白、前清蛋白、转铁蛋白和维生素结合蛋白等。①血清蛋白:清蛋白是健康机体肝脏合成的主要蛋白质。研究表明,血清蛋白与病情的严重程度密切相关。②转铁蛋白:血清转铁蛋白的半衰期较短,约为 8 天,在蛋白质量有变化时,是一敏感的指标,反映治疗后营养状况及免疫功能的恢复效率。③血清前清蛋白(PA):前清蛋白在肝脏合成,因在 pH 8.6 的条件下电泳转移速度较清蛋白快而得名。又因为前清蛋白可与甲状腺素结合球蛋白及视黄醛结合蛋白结合,而转运甲状腺素及维生素 A,故又名甲状腺结合前清蛋白。与清蛋白相比,前清蛋白的半衰期短,血清含量少且体库量小,故在判断蛋白质急性改变方面较清蛋白更为敏感。④纤维连接蛋白(FN):纤维连接蛋白为血浆糖蛋白,主要在肝脏合成,存在于多种组织中,半衰期为 20 小时。对免疫抗体甚为重要,在饥饿、严重创伤及患肿瘤疾病时均有下降。⑤维生素结合蛋白(RBP):维生素结合蛋白半衰期为 12 小时,是生物特异性高的血清蛋白。肥胖的健康者接受饥饿治疗后,血清 RBP 的变化比清蛋白和转铁蛋白快得多。

(2)免疫功能测定:免疫功能测定是反映机体营养状况的另一个重要指标。营养不良常伴有体液和细胞免疫功能降低,使机体对细菌、病毒等外源性致病因素的抵抗力下降。①皮肤延迟性超敏反应:用这类试验测定营养不良者的免疫功能,最易实行。皮内注入 0.1 mL 念珠菌、结核菌素纯蛋白衍生物,可使已对该抗原产生抗体又能产生反应的患者发生皮肤硬结和红斑。还可在小面积皮肤上涂以二硝基氯苯的方法,判断反应是否缺失。②总淋巴细胞计数:是反映免疫功能的简易参数之一,它可以用淋巴细胞的百分比乘以白细胞总数来计算,用于估计周围血淋巴细胞量,低于 $1\,500/mm^3$ 为异常。③抗体及补体水平:营养不良时对抗体水平的影响较小,且仅以 IgG 降低为主,IgA 和 IgM 有时还有升高,可能与营养不良时抵抗力下降、易致感染有关。④其他指标:包括人类白细胞呈递抗原 DR、淋巴细胞亚群等,但与营养不良之间的关系仍需进一步明确。

(3)其他生化指标的测定:①肌酐身高指数、3-甲基组氨酸、总淋巴细胞计数、迟发性变态反应试验等。②血糖、甘油三酯、尿素、肌酐、谷丙转氨酶、谷草转氨酶、碱性磷酸酶、胆红素测定。

(4)氮平衡与氮利用率:营养不良患者的氮摄入不足以补充氮丢失(慢性营养不良,高分解代谢者)因而处于负氮平衡。有效的营养支持应迅速改善氮平衡,但在疾病的急性期,氮平衡不可能明显提高。氮平衡的计算为氮排出,要求准确的收集和分析氮的摄入量和排出量。目前采用的是经典的微量凯式定氮法定量。

5.营养风险的筛查

(1)营养风险筛查的定义:美国营养师协会指出"营养风险筛查是发现患者是否存在营养问题和是否需要进一步进行全面营养评估的过程",美国肠外肠内营养学会的定义为"营养风险筛查是识别与营养问题相关特点的过程,目的是发现个体是否存在营养不足和有营养不足的危险"。如果患者存在营养风险但不能实施营养计划和不能确定患者是否存在营养风险时,需进一步进行营养评估。

(2)营养风险评估的意义:对于可能存在营养风险的患者、已经存在营养不良的患者以及有再灌食综合征的患者,应及时申请营养支持会诊,针对患者制订个体化的营养支持处方,以防止营养不良的加重或营养相关并发症的发生。

(四)肿瘤患者营养护理的发展方向

近几年对肿瘤患者营养支持方案采用个体化和专业化原则尤为重要,它应始终贯彻在临床肠内、外营养支持全过程。对肿瘤患者进行营养支持治疗依据个体化原则,即需要首先对肿瘤类型、分期、分化程度及机体营养状况做详细评估,然后再确定具体的实施途径。针对有治疗前景的肿瘤患者,营养支持治疗更应该重视"规范化",尽全力提高治疗的安全性和有效性。防治肿瘤营养不良要多管齐下:确切的抗癌治疗是前提,规范的营养治疗是根本,合理的代谢调节是核心,有效的炎症抑制是关键,适度的氧化修饰是基础。个体化营养治疗时,营养医师能及时评估患者营养状态,并选择更优营养治疗途径,可以利用较低的医疗费用达到或者维持同样的营养治疗效果,具有较高的医疗经济学意义。

营养不足患者的放化疗不良反应有增加的趋势,且营养支持不尽合理。因此,应重视放疗患者营养风险的动态评估,并由营养支持小组根据评估结果制订合理的专业化营养支持方案。有调查发现,护士对营养评估与营养支持有效性的认识存在偏差,护士的临床营养支持知识与技能有较大提升空间。医护人员对患者营养问题虽然有较高的重视程度,但因临床中缺乏相应的专业化指导和培训,医护人员对营养专业知识相关培训有很大需求。加强临床营养评估和营养支持知识的培训,明确医护在营养评价工作中的职责,并设立营养专业护士,充分发挥护士在临床营养支持中的重要作用。

二、肿瘤患者的营养支持

目前癌症患者的营养治疗支持,存在着可能促进肿瘤进展和远处转移的忧虑。大量试验研究显示,恶性肿瘤的发生与烟酒嗜好、饮食营养不合理、职业接触理化因素及宿主自身等多种致癌因素密切相关。对恶性肿瘤治疗目的是要满足患者机体需要,改善其营养状况,增强免疫功能,提高患者对手术、放疗、化疗的耐受力。所以,对于营养支持在治疗中所扮演的角色需要由大型的、多中心的、前瞻性的随机临床验证来证明。肿瘤患者的营养治疗包括肠外营养、肠内营养以及膳食营养治疗三种方式,需要根据患者具体病情选择不同的治疗方式,在住院期间由主治医师、营养师、药师、护理师组成营养支持小组(NST)应该成为肿瘤多学科协作组(MDT)的核心成员。为患者制订合理营养饮食计划时,应尽量以患者的饮食习惯为框架,根据患者的经济状况、年龄、性别、疾病种类、个人喜好及体质、器官功能、代谢改变、营养治疗的目的、可应用的途径等都不相同,营养治疗方案应各不相同,指导患者合理饮食,用容易接受的食物代替限制性食物,便于患者容易适应改变后的饮食习惯。制订有效合理的个体化营养处方,需要综合考虑诸多因素,应该根据患者每天病情的不同,能量需要量和耐受度的变化,及时调整治疗方案。

(一)营养支持治疗目标

营养支持目的是提供给机体适当的营养底物,维持机体的组成以及生理和免疫功能,帮助患者安全度过化疗阶段,减少或避免由于治疗引起的不良反应,维持良好的生活质量。恶性肿瘤患者营养支持治疗的最初设想是营养支持能够扭转恶病质,进而防止继发并发症与死亡。首先,应增加营养摄入,预防或尽量减少营养失衡或缺乏的发生,防止体重减轻,维持充足的蛋白质储存及体细胞量等。但与单纯性营养不良和饥饿性恶病质不同,癌症恶病质发生机制相当复杂,包括多种代谢紊乱,因此营养支持只能部分扭转恶病质,癌性恶病质往往伴有多方面的代谢紊乱。为达到最终治疗目标,从以下几个方面入手,主要涉及宿主营养状况、生活质量的改善和对于预后的影响等问题。

1.改善宿主营养状况

临床经验提示,若在抗肿瘤治疗合并营养支持后,凡体重获得支持者,预后均较理想。对于肿瘤患者而言,营养支持能否使体重增加并得以长期维持,结论不一。由于皮下脂肪的积聚和需求维持较长一段时期才能明显表现,以致营养支持前后皮下脂肪厚度改变的差异常难以明确反映和测得。美国癌症研究专家 Bozzetti 等对一组伴严重恶病质的进展期肿瘤患者应用长达20 天的全胃肠外营养后,观察患者体重、三头肌皮褶厚度有所增加,而上臂肌肉周径和总体肌群未有明显改变。研究发现,进展期上消化道恶性肿瘤患者在全胃肠外营养后,虽未达到净蛋白质合成状态,但至少可减少部分蛋白质的分解流失,甚至于接近正氮平衡,主要得益于机体蛋白质分解代谢减少和合成增加的综合作用。

2.改善机体免疫功能

中、晚期肿瘤患者除营养不良外,还同时伴有明显的免疫功能低下。如自然杀伤细胞(NK细胞)活性和 Th 细胞水平低下,而 Ts 水平高于正常人。术后早期肠内营养支持能维持胃肠道黏膜结构的完整性和屏障功能,有助于防止肠道细菌移位和肠源性感染,更有人尝试在标准肠内营养的基础上,增加精氨酸、ω-3 脂肪酸和核糖核酸,以期改善癌性恶病质,增强肿瘤患者的免疫功能,提高抗侵袭性治疗的能力。

3.减少并发症与改善预后

近几十年来,营养支持虽已作为改善肿瘤患者营养不良的一种手段,但仍不主张常规应用,理由是并非每个患者都能从中获益。一旦机体获得足够热量,即可改善营养状况和提高免疫功能,术后感染性并发症显著减少。试想需要营养支持的肿瘤患者多为晚期,伴恶病质和转移,已知这些患者对任何的抗肿瘤治疗均无有效反应,又有什么理由寄希望于营养支持必能延长生存期或者明显改善生活质量呢?事实上,对于大多数处于进展期和体重持续下降的肿瘤患者而言,逆转营养不良的努力往往是徒劳的,除非在肿瘤被切除或根治的基础上,有可能达到营养支持的预期目标。因此,营养支持效果的体现,关键在于识别营养支持获益的患者,并及时合理地应用。

(二)帮助患者建立良好的饮食习惯

良好的饮食习惯对维护患者的健康起着非常重要的作用。NST团队根据患者的营养评估、患者的疾病及其对营养的需要,确定患者的营养状况并制订营养计划。在制订营养计划的同时,应考虑患者疾病的特点与需要,以及患者身体的耐受能力和经济状况等。因此护士在帮助患者养成良好饮食习惯方面起着关键的作用。

1.做好健康教育

护士可以根据患者不良的生活方式如大量饮酒、体重肥胖等,进行合理调整,要耐心对患者解释调整饮食的原因及重要意义;对于不良的生活方式加以调整,如戒烟、增加体育锻炼等;远离致癌物质如化学药品、病毒等。让患者了解形成良好饮食习惯的必要性以及改变既往饮食习惯对患者身体健康的必要性。护士应结合实际情况,帮助患者改变不良的饮食习惯及不适宜的饮食习惯。如患者是否偏食,摄取营养素的量、质是否合适等。如果适当膳食,大约30%的恶性肿瘤可以得到预防和控制。因此,从膳食方面减少致癌的危险因素,加强防癌的保护因素,对预防恶性肿瘤具有重要意义。

(1)不良饮食习惯与肿瘤的关系。①食管癌诱发因素:酗酒,膳食中缺乏新鲜绿叶蔬菜和水果,豆类摄入偏少,缺乏具有抗癌作用的维生素A及维生素C。喜欢吃过热、过烫或过于粗糙的食物,并狼吞虎咽,长期对食管造成物理性刺激,有长期吃酸菜(含亚硝胺)的习惯。此病有明显区域特点,例如河南林县、四川盐亭县等地高发。②胃癌诱发因素:喜欢吃烟熏品(含多环芳烃),如熏肉、熏鱼。常吃香肠、火腿、泡菜、干咸鱼、咸肉(含硝酸盐或亚硝酸盐)等。此病高发于青海、山东栖霞等地。③大肠癌诱发因素:此病高发于长江下游及东南沿海的江苏、浙江、上海、福建等地区。不吃纤维素类食物,如粗粮、杂粮,蔬菜和水果摄入太少,精米、精面摄入过多;低纤维素食物不能促进肠蠕动,延长了食物中的致癌物与大肠细胞的接触时间;膳食中摄入脂肪太多,特别是动物性脂肪;酗酒。④肝癌的诱发因素:此病高发于温室地带,尤其是食用玉米、花生多的地区。酗酒及食用霉变玉米、花生和大米(含黄曲霉毒素)等食物,饮用水不卫生(如宅沟水、塘水)。⑤乳腺癌诱发因素:此病高发于欧美、中国上海。高脂肪饮食可增加乳素分泌,喜食过多甜食的习惯,甜食可转化为脂肪。

(2)根据对患者的饮食评估:患者住院期间由NST团队为其制订合理营养饮食计划时,应尽量以患者的饮食习惯为框架,根据患者的经济状况、年龄、疾病种类、个人喜好等指导患者合理饮食,用容易接受的食物代替限制性食物,便于患者适应改变后的饮食习惯。为患者设计营养方案,选择宜用饮食。

(3)肿瘤患者的日常基本营养需要,将膳食成分分成以下四组。①蛋白质类:包括鱼、蛋、肉类(猪、牛、羊肉和禽肉)以及豆类和豆制品。该类食物是蛋白质和B族维生素的主要来源。每天 2 次,每次相当于 2 个鸡蛋、50～75 g 肉食以及豆制品若干,可基本满足患者蛋白质的需要。②乳品类:包括各种形式的乳制品。该类食物是维生素 A、B 族维生素和维生素 D 以及钙的主要来源,也可提供一定量的蛋白质。每天 2 次,每次相当于一杯牛奶(或酸奶)或半杯炼乳。③蔬菜、水果类:主要提供维生素和矿物质,特别是柑橘类为维生素 C 的主要来源,深黄绿色蔬菜则可提供维生素 A。④谷物类:如米饭、面条、馒头、麦片粥等,可提供糖类、B 族维生素及铁质。

此外,还应多采用增加免疫功能的食物,如香菇、蘑菇、木耳、银耳、黄花菜等;以及具有抗肿瘤作用的食物,如芦笋、大蒜、洋葱、南瓜、胡萝卜、青萝卜、杏仁、无花果等。注意烹调方法,避免鱼、肉烧焦或直接熏烤;切忌进食过热、粗糙、辛辣、盐腌、霉变等食物;限制总脂肪和油类摄入;禁烟、酒。

2.为患者制订合理的饮食指导模式

合理膳食营养对肿瘤疾病有预防作用,对于恶性肿瘤预防来说,除控制环境污染外,均衡膳食营养是公众最易接受而运作又比较具体可行的措施。美国恶性肿瘤研究所和世界恶性肿瘤基金研究会专家认为,如能遵循以下建议,就能使全世界的恶性肿瘤减少 30％～40％。

(1)食物多品种:食用营养丰富的,以植物性食物为主多样膳食,营养搭配适宜,但不主张素食。

(2)保持适应的体重:将整个成年阶段人群的平均体质指数(BMI)保持在 21～23,而个体(BMI)保持在 18.5～25,避免过高或过低。①坚持体力活动:每天坚持适量活动,能预防癌症。②蔬菜和水果:鼓励多吃蔬菜和水果,提供达到总能量 7％。③其他植物性食物:多食谷类、豆类、根茎类食物,尽量食用粗加工食物。④酒精饮料:建议不要饮酒或可少量饮用葡萄酒。⑤肉类食物:红肉摄入量低于总能量的 10％,或摄入量少于 80 g,最好选用鱼类、禽类。⑥总脂肪和油类:限制动物脂肪多的食物,应选择含不饱和脂肪并且氢化程度较低的植物油,但也要限量。⑦食盐与盐腌:成人每天摄入盐量不应超过 6 g,儿童少于 3 g/kcal,其中包括盐腌食品。⑧食物储藏:尽量减少真菌对食品的污染,应避免食用受真菌污染或在室温下长期储藏的食物。⑨食品保藏:易腐败的食品如果不立即食用,应冷藏或冷冻。⑩食品添加剂和残留物:应制订食品中的添加剂、杀虫剂及残留的化学污染物品的安全限量,并制订严格管理和监测办法。⑪食物的制备和烹调:不要高温烹调,不要经常食用炙烤、熏制、烟熏的食物。⑫营养素补充剂:不要依靠食用营养素补充,应从膳食中获得各种营养成分。

3.影响营养摄入的常见症状及护理

由于肿瘤和肿瘤治疗所产生的许多症状会影响患者的营养摄入,通过膳食及药物手段可减轻这些症状带来的不良影响。

(1)畏食:是肿瘤和肿瘤治疗中最常见的症状之一,心理压抑、焦虑不安也可加重畏食症状。为减轻畏食可采取下列措施:鼓励患者自愿进食;增进饮食的色、香、味、形来刺激食欲,也可在餐前半小时适当活动来增进食欲;采取少量多餐法来保证摄入足够的蛋白质和热量,尽可能使患者同家人和朋友一起进餐,创造良好的心理氛围。

(2)味觉迟钝:往往发生于化疗和放疗时,或由肿瘤本身引起。多进食新鲜水果、蔬菜,增加食物的色泽和香味,并避免进食可能引起异味的某些蛋白质食物,有可能部分克服味觉迟钝带来的不良影响。

(3)口干:往往出现于头颈部放疗之后,由于唾液腺分泌减少所致。可增加多汁的饮食和水果,固体食物可与汤汁共进,咀嚼无糖的口香糖也可增加唾液分泌,酸辣食物虽可减轻口干症状,但因有刺激性故应慎用。

(4)吞咽困难:常常是由头颈部放疗或口腔手术所致。如症状不严重,可进软食、切细煮烂固体食物。或进食时佐以汤汁来克服,但不主张进流质饮食以避免食物吸入呼吸道。如症状严重,则需用管饲或静脉营养。

(5)腹胀:因胃肠道消化能力下降和食物通过的时间延长所致,也与所进食物性质有关。可少量多餐,餐前餐后坐起或适当行走,避免进食肥腻、油炸、产气食物以及牛奶和碳酸饮料。

(6)便秘:由于缺乏膳食纤维,活动减少和使用麻醉药品所致。膳食中应增加新鲜蔬菜、水果、全谷面包和麦片,也应增加进液量,必要时可用轻泻剂或灌肠。

(7)腹泻:因化疗、腹部放疗或肠道手术所致。可先进流食使肠道休息,之后逐步增加无渣或少渣食物,如烂饭、软面条、粥、豆浆等,再过渡至低渣软食再至正常软食。腹泻时应避免进食油腻、辛辣、刺激、过冷以及含纤维素多的食物。必要时可用药物止泻。

(8)食管炎:由化疗或头颈区放疗所致,往往造成吞咽疼痛和困难。吞服止痛液"生理盐水 500 mL+2%利多卡因 15 mL+维生素 B_{12} 4 000 μg+庆大霉素 240 000 U",每次 10 mL,于三餐前及临睡时缓慢吞服,可缓解疼痛和刺激,必要时可口服解热镇痛药或可待因来减轻痛苦。

(三)治疗饮食

治疗饮食也称成分调整饮食,是指根据患者不同生理病理状况,调整膳食的成分和质地,从而起到治疗或辅助治疗疾病、促进患者康复作用的饮食。其基本原则为以平衡膳食为基础,在允许范围内,除必须限制的营养素外,其他均应供应齐全、配比合理。在患者不同治疗期间应用合理的饮食辅助治疗,能很好地促进患者康复。例如不同疾病在手术治疗期间的饮食需求不同。

1.食管、贲门肿瘤手术

(1)哽噎感时不能强行吞咽粗硬食物,避免刺激局部肿瘤组织造成出血、转移和疼痛,应进流食或半流食,并注意细嚼慢咽。

(2)术前进食明显减少或体重明显下降,应及时通过口服肠内营养制剂进行营养补充。

(3)术后伤口愈合需要禁食一段时间(约 10 天),初期需要进行管饲肠内营养或肠外营养。

(4)遵循"循序渐进,少食多餐"的原则,恢复正常进食后应注意膳食平衡。

(5)避免油腻、粗硬、过热、过冷、刺激性食物,以免引起恶心、呕吐等并发症或吻合口漏。

(6)贲门切除术后为预防反流性食管炎发生,应戒烟、酒;避免暴饮暴食,每餐食物最多不超过 300 mL,禁忌易刺激胃酸产生的肥肉、浓肉汤、奶油、巧克力、咖啡、酸性果汁和饮料等;避免餐后弯腰及平卧,卧床患者应采取 30°～45°半卧位,裤带不宜束得过紧以避免引起腹压增高。

2.胃肿瘤手术

胃切除术后胃容积减少,进食后易出现倾倒综合征、低血糖等。

(1)少食多餐:每天进食 6～7 次。

(2)干稀分食:以减缓食物进入小肠的速度,防止倾倒综合征的发生。

(3)低糖饮食:术后早期禁用精制糖及甜饮料,如果汁、甜点心、蛋糕等,宜进食含可溶性纤维较多的食物,如小米粥、魔芋面等,以延缓糖吸收,防止低血糖的发生。

(4)注意体位:细嚼慢咽,餐后保持半卧位 20～30 分钟。

3.肝脏肿瘤手术

(1)一般需禁食,期间采取肠外营养。

（2）经口进食后（术后 2～3 天）循序渐进增加营养，无脂流食→低脂半流食→软食→普食。每天 5～6 次。烹调宜蒸、煮、炖。

（3）为避免低血糖，可适当增加蜂蜜、果酱、山楂糕等甜食；疼痛和腹胀致食欲下降可对症处理。

（4）避免增加肝脏负担可选择高蛋白质、高维生素、低脂的食物，如鱼、虾、鸡蛋白、鸡肉、豆腐、脱脂酸奶及多种蔬菜水果。

（5）戒酒，忌油腻、腌制、膳食纤维高及刺激性食物，避免吃对肝功能有损害的食物，如发霉、含有人工合成的香精、色素的熟食、饮料等。

4.胰腺肿瘤手术

（1）术后胰腺分泌减少，胰岛素分泌不足，可能导致营养物质消化不良和继发性糖尿病。

（2）一般需禁食，期间采取肠外营养。

（3）经口进食后（术后 2～3 天）循序渐进增加营养，无脂流食→低脂半流食→软食→普食。每天 5～6 次。烹调宜蒸、煮、炖。

（4）限制脂肪饮食，适当限制主食和高蛋白饮食，避免纯糖类食品。

（5）疼痛和腹胀对症处理。

5.结、直肠肿瘤手术

（1）一般术前 12 小时禁食，2 小时禁水。

（2）术后 1～2 天可给予清流食，如糖盐水、米汤。每餐由 50 mL 开始，慢慢增加至 100～200 mL，一天最少 6～8 餐。

（3）术后大约 5 天可进极低纤维流食，如藕粉、婴儿米糊、淡果汁、胡萝卜汁、稀粥等。

（4）术后 7 天左右可进低脂少渣半流食，如米粥、蛋羹、肉泥面等，之后再尝试软食，约 1 个月后可逐渐采用普食。

（5）术后早期及饮食恢复慢的患者可口服肠内营养制剂补充营养。

（6）肠造口患者如果佩戴的造口袋不具有防臭功能，应少食易产生异味的食物，如玉米、洋葱、鱼类、蛋类、大蒜、芦笋、卷心菜等，而减少排泄物有臭味的方法是多喝去脂奶或酸奶。

（7）便秘患者可服用枣汁、苹果汁、轻泻剂。

（8）结肠切除术患者易发生维生素 C、B 族维生素及叶酸缺乏，应注意补充。

6.化疗治疗期间饮食需求

（1）对食欲减退者根据患者口味给予清淡易消化饮食，宜多吃煮、炖、蒸等食物，少吃油炸食物，并鼓励进食。

（2）患者血液中的化疗药物刺激肠壁嗜铬细胞释放 5-羟色胺，兴奋呕吐中枢，引起呕吐。应限制含 5-羟色胺丰富的水果、蔬菜，如香蕉、核桃、茄子等以及含色氨酸的蛋白质的摄入量，以减少体内游离 5-羟色胺含量。

（3）对呕吐患者灵活掌握进食时间，协助患者在呕吐间歇进食，可采用少食多餐、进助消化食物、多饮清水、多吃薄荷类食物及冷食等方式，避免吃气味太浓、油腻等食物，并在饭前、饭后及睡前刷牙以去除口腔内异味。

（4）化疗药物影响患者增殖活跃的黏膜组织，为寄生口腔及肠道的细菌提供了入侵的途径，易引起口腔炎、舌炎、食管炎和口腔溃烂等。患者宜进食温流质或无刺激性软食，注意维生素及蛋白质的摄入，如新鲜蔬菜水果、牛奶、鸡蛋、瘦肉、鱼类及豆制品等。

（5）抗代谢药物对增殖旺盛的胃肠上皮有抑制作用，引起腹胀、腹泻，患者宜进食少渣、低纤维食物,避免吃生、冷、不能耐受及易产气的食物,如糖类、豆类、洋白菜、碳酸饮料等。鼓励多饮开水、淡绿茶水,每天 3 000 mL,不宜饮用咖啡、浓茶和各种酒类。因腹泻造成大量钾离子流失,宜进含钾较高的食物,如土豆、橘子、桃子、杏等。

(6)便秘者(化疗药物的神经毒性可引起肠麻痹,患者活动减少、应用麻醉止痛剂使肠蠕动受到抑制)宜多饮水,为刺激肠蠕动宜进高纤维素食物,如带皮的新鲜水果、香蕉、茎叶类蔬菜、山药、地瓜及燕麦片等。

(7)对化疗敏感的肿瘤,如急慢性白血病、淋巴瘤等在联合化疗后,大量肿瘤细胞被迅速破坏,血液中尿酸急骤增加,在肾脏集合管形成结晶,影响尿液形成。别嘌醇可用于预防尿酸性肾病,应注意控制使用高嘌呤含量的食物,如肉类、动物内脏、花生、瓜子,每天限制蛋白质入量,多吃新鲜蔬菜水果等。

7.放疗治疗期间饮食需求

(1)头部肿瘤放疗时:宜食滋阴健脑、益智安神食物,如核桃、花生、绿茶、石榴、芒果、红枣、海带、猪脑等。

(2)颈部肿瘤放疗时:味蕾失去知觉、唾液分泌减少、口腔干燥导致黏膜溃疡、咀嚼和吞咽困难。患者宜选用清淡、低脂、无刺激、易咀嚼、易消化的温流质、半流质饮食和软食,如新鲜蔬菜水果榨汁、粥、面条、馄饨和软饭等,以助于下咽;为刺激食欲,可稍微多放点食盐以缓和口中乏味的感觉;冷冻食品和酸性较低的饮品(苹果汁、桃汁及蜜桃汁)可减轻口腔溃疡;避免吃过咸、过辣、过浓味、过粗糙或坚硬的食物,可食上述清热解毒、滋阴生津的食物以减轻症状;使用鼻咽清毒剂及双花二冬饮(金银花、天冬、麦冬)以减缓症状。

(3)胸部肿瘤放疗时:宜食滋阴润肺、止咳化痰食物,如冬瓜、丝瓜、莲藕、银耳汤、百合、红萝卜、枇杷果、杏等。

(4)腹部肿瘤放疗时:饮食宜细软,多选择易消化的食物,少量多餐,少食牛奶、甜食和蜂蜜,以防肠道不适。少数患者发生放射性肠炎,应食少渣、低纤维食物,并鼓励多饮水。有报道茶可减少辐射反应,以乌龙茶为最佳。

(5)泌尿生殖系统肿瘤放疗时:宜食补肾养肝清热食物,如无花果、西瓜、苦瓜、向日葵子、牛奶、花椒、茴香、香菜等。

(6)对放疗后出现大面积口腔炎、食管高度梗阻致吞咽困难者或放射性肠道损伤致吸收障碍、肠腔狭窄、梗阻者,此时营养补充主要依赖于全胃肠外营养。

8.骨髓抑制患者治疗期间的营养需求

(1)预防白细胞和血小板下降,宜食动物内脏、蛋黄、瘦肉、鱼、黄鳝、河蟹及牛肉等,同时可配合药膳,如党参、黄芪、当归、红枣和花生等。其中黄鳝、河蟹及牛肉可助于升高白细胞。

(2)预防和纠正贫血,宜食含铁丰富的食物,如动物内脏、瘦肉、蛋黄;蔬菜类有菠菜、芹菜、西红柿等;水果类有红枣、杏、桃子、葡萄干、菠萝、橘子、柚子等。配合维生素C食物可促进铁的吸收;补充叶酸可预防营养性贫血。

(李　琳)

第四节　肿瘤患者的心理护理及社会支持

一、肿瘤患者的心理特点

肿瘤是一种对人类身心健康造成严重危害的疾病,大多数人认为患上肿瘤疾病尤其是恶性肿瘤疾病就等于接近死亡,在目前的肿瘤研究中发现,心理因素可直接影响到肿瘤的发生、发展、转归,影响人体的内分泌和免疫防御功能,因而成为肿瘤致病因素之一。近年来随着生物-心理-社会医学模式的普及,心理因素在恶性肿瘤的发生和发展过程中的作用越来越被人们所重视。如何帮助恶性肿瘤患者减少心理负担,走出情绪困扰,进而改善生活质量,成为肿瘤专科护士需要重视的问题之一,而心理治疗则是应用心理学的理论和方法,通过进行语言的引导、情感的支持、鼓励或暗示等手段,在心理上对患者进行教育和治疗,让患者情绪稳定,能够适应环境,积极配合治疗,以全面康复为目的的治疗方法,所以,护理人员对肿瘤患者进行心理上的疏导十分重要。因此,在护理肿瘤患者过程中,要求护理人员严格掌握肿瘤患者及其家属的心理活动特征,将提高生活质量作为肿瘤护理的最终目标。

(一)肿瘤患者的心理分期

随着医学的发展和进步,肿瘤患者的生存率和临床治愈率已经明显提高,但是大多数患者对疾病的认知还停留在自己的印象中,根据每个人的文化程度、教育背景以及家族史等因素表现出不同的心理反应。肿瘤患者的心理时期大概可以分为恐惧期、否认怀疑期、愤怒沮丧期、协商期、抑郁期、接受适应期六个时期,以下是每个时期肿瘤患者的不同心理特点。

1.恐惧期

该时期一般为肿瘤疾病确诊前期,多见于突然得知自己患肿瘤消息的患者,患者由于之前身体健康,突然得知患肿瘤,毫无思想准备,此时患者反应剧烈,表现为惊恐、心慌、眩晕、昏厥,甚至出现木僵状态;逐渐意识到自己患癌消息的患者,最常见的心理反应是恐惧。

2.否认怀疑期

明确诊断后,患者常表现为感叹命运的不公,不相信得病的事实,话语变多、怨天尤人。继之极力否认,希望诊断有误,要求复查,甚至辗转多家医院就诊、咨询,企图否定诊断。这是患者为了保护心理而面对疾病所做出的应激反应,但持续时间长易导致延误治疗。

3.愤怒沮丧期

当患者不得不承认自己患肿瘤后,在情绪上会变得激动,心烦意乱、暴躁不满、甚至会出现哭泣、难过等不满情绪。还有一部分患者为了发泄内心的痛苦而拒绝治疗或迁怒于家人和医护人员,甚至出现冲动行为。此举虽属适应性心理反应,但若长期存在,将导致心理障碍。

4.协商期

这个时期的患者最大的特点就是求生欲望特别强,他们经常会祈求能够出现奇迹。这个时期的患者也容易接受他人的劝慰,有良好的遵医行为。也会有一部分患者会病急乱投医,从而耽误了治疗甚至错误治疗。

5.抑郁期

这个时期的肿瘤患者会表现出对周围的人、事、物漠不关心,但却对自己的病仍很注意。偶尔也会对自己有自暴自弃的想法,在一些生活护理上都不会太在意,每天也会闷闷不乐,甚至将自己的负面情绪带给家里人和身边人。

6.接受适应期

随着疾病的发展和时间推移,大多数患者会慢慢接受患病的事实,情绪也会趋于平静,接受治疗。还有一些患者开始买来大量关于肿瘤治疗的书籍,上网查阅相关知识,以便了解最新的治疗方案。不管患者是否愿意,接受和适应患病事实是最终的选择,但大多数患者难以恢复到病前的心境,常常会进入慢性的抑郁和痛苦之中。这个时期患者的心理会随着治疗和病情而变化,但是随着治疗费用的累积,很多患者都要承受来自治疗、家庭、经济等多方面的压力。

肿瘤患者的心理特征,除了以上的六个时期的心理特点以外,不同的个体也会产生不同的心理特征,癌症患者常因年龄、性别、经济状况等多方面的不同而产生截然不同的心理反应。不同年龄段和性别的不同的肿瘤患者也会有较大的不同心理活动和心理反应。

年龄较小的儿童由于意识尚未充分形成,往往没有复杂的心理活动,也不善于描述心理感受,心理问题表现得比较直观,一般不担心疾病愈后;进入成熟阶段的孩子,当得知肿瘤是一种严重疾病时,大多数会产生很强烈的情绪反应,由于理智水平较低,多表现为恐惧、垂头丧气、爱发脾气、以自我为中心,易受家长或外界情绪干扰;对于患了肿瘤疾病的青年人,会精神极度紧张,思想包袱沉重,情绪低落,但他们对未来还是充满希望和信心,求生欲望也比较强烈,迫切地希望能够早日治愈;中年肿瘤患者是压力最大的一个群体,大部分中年人会遇到工作繁忙、家务繁重、人际关系复杂,经常处于社会、家庭、事业等多重压力之中,这类人一旦得了肿瘤,思想顾虑也最多、压力也最大,情绪反应也最突出,这个年龄段的患者常常表现角色紊乱、焦虑、抑郁、易怒等,同时,这个时期的患者家属压力也较大,所以护士在关注患者的心理问题时也要多注意家属的心理变化;由于国家现在人口老龄化的加重,老年人成为肿瘤患者中很大一部分群体,由于老年人大多比较固执,也需要被尊重,对医院的环境以及医护人员的态度较为关注,由于癌症是一种难治、经济耗费大的疾病,所以部分老年患者在疾病治疗很大程度上的制约是经济状况,相当长的治疗过程和昂贵的医疗费用,使相当一部分患者和家庭在精神、心理、经济上不堪重负,甚至想放弃治疗。此外,在患病的肿瘤患者中,由于女性情感比较脆弱,考虑来自生活和疾病的问题比较多,思想负担也较男性重,因此女性患者的心理压力会相对较大,而男性患者则相对较开朗,心理压力也较小。要求护理人员在护理女性患者时,尤其是女性病种科室的护理人员,要更多的关注患者的心理情况,判断患者的心理健康,积极做出应对措施。

(二)肿瘤患者心理特点

对于肿瘤患者而言,肿瘤疾病的治疗具有长期性、反复性的特点,从而在不同的治疗阶段,肿瘤患者的心理也会有很大的变化。不同的治疗阶段,肿瘤患者心理特点有以下几种。

1.手术前后的心理特点

这个时期的肿瘤患者惧怕在手术时或手术后出现意外和各种并发症,害怕手术后自己的身体不完整或残疾,从而遭到亲人和其他人的嫌弃和歧视,害怕病痛的折磨和术后的愈合程度不好,也会担心肿瘤是否切除干净,害怕影响自己以后的生活。

2.化疗和放疗过程中的心理特点

这个时期的肿瘤患者心理活动最为丰富,由于化疗和放疗的过程很长,需要肿瘤患者多次、反复的来医院治疗,造成患者的心理反应同样存在循环反复。初期患者由于对治疗知识缺乏,害怕放、化疗引起的不良反应,治疗效果不佳等问题而产生焦虑、抑郁的情绪,此时患者喜欢反复向医师、护士咨询有关治疗方案的各种问题。随着放疗和化疗进行,患者逐渐出现各种毒副作用,如骨髓抑制、消化道反应、肝肾功能受损、疼痛、皮肤色素沉着、破溃、自我形象紊乱等。此时患者感到痛不欲生、食欲减退、情绪悲观、抑郁,甚至有放弃治疗的想法。但随着 1 个疗程结束,部分毒副作用减轻或消失,疾病症状开始减轻,使患者对治疗又开始充满信心。如此循环反复。

3.复查时的心理特点

这个时期的肿瘤患者心情复杂,既期待结果又害怕结果。如复查结果理想则开心雀跃,对治疗充满信心。如结果不理想,则情绪悲观自闭、愤怒,对未来丧失信心。经过长时间的治疗过程,如果疾病有不良进展,此时的患者往往会对治疗方案进行怀疑,也会对医护人员吹毛求疵,这个时期对患者的心理变化要更多进行关注,无论复查结果好坏,让患者接受复查结果。

4.终末期肿瘤患者的心理特点

这个时期的患者是最孤独无助的时期。患者会害怕被遗弃,害怕病情无法控制和个人生活能力的下降,害怕疼痛,甚至害怕死亡来临,也会产生绝望心理。据统计,肿瘤晚期患者 55%～85%伴有疼痛,其中 50%～80%都没有得到满意缓解。这个时期的护理人员,不仅要为患者执行治疗医嘱,更应关心患者的心理变化,了解患者的心理需要,请求家属的配合,尽力让患者不留遗憾。同时也应关注家属的心理变化,此阶段的家属心理压力大,甚至会有"人财两空"的想法,护理人员与家属多沟通,多合作,帮助患者度过这个阶段。

(三)肿瘤患者常见护理问题

肿瘤患者的心理变化过程很复杂,波动性也较大,也很容易受外界不好的刺激影响,无论癌症患者处于什么时期,其心理反应与自身个性特征、病情严重程度及对癌症的认知程度都有很大的关系,癌症患者常见的护理问题包括以下几个方面。

1.悲痛

悲痛是指个体面对生活应激事件(如癌症)所形成的较为一般的心理不适应状态。据统计,有 1/3 到 2/3 的癌症患者在患病期间有过悲痛的感觉。悲痛的原因一般由癌症引起的治疗不良反应、功能丧失、外貌改变、社会角色变化、社会支持程度以及经济负担等因素构成。大部分患者随着治疗,病情的好转,并通过医护人员的健康宣教以及家属、病友的鼓励会逐渐开朗起来,但是一旦病情反复、恶化或者病友的去世,又会给他们带来心理压力,进而会沮丧、焦虑。一般年轻者比年老者表现更加悲观,男性比女性表现程度要更强烈,文化程度高比文化程度低也要表现得更强烈,性格内向比性格外向表现更为强烈些。

2.恐惧

这是由悲痛绝望而产生的情绪变化,恐惧是恶性肿瘤患者普遍存在的情绪反应,包括对病情未知的恐惧,对孤独的恐惧,对手术后难以忍受的剧烈疼痛、是否留下后遗症或造成残废以及麻醉意外的恐惧,对即将与努力奋斗的事业、温暖的家庭、多彩的生活告别的恐惧,而这种可怕的后果又无法改变,无法摆脱,便惶惶不可终日。

3.愤怒

由于强烈的求生愿望无法达到,一切美好的愿望无法实现,自然产生焦躁烦恼,自制力下降,对外易采取攻击性的态度,暴躁易怒,甚至将怒气转移到医护人员和亲友身上。

4.幻想

在临床中,部分患者认为自己疾病没有那么严重,或者有些患者症状不明显,或者病情暂时缓解,存在侥幸心理,希望是误诊,还有人对治疗存在不切实际的期望,渴望延长生命。

5.自私

恶性肿瘤患者总是一切以自我为中心,心胸相对狭窄,对医护人员极其敏感,总觉得事事不尽如人意,对亲友百般挑剔,甚至出现幼稚行为。

6.焦虑不安

中年人在患病后,不仅病痛缠身,而且有后顾之忧,特别考虑家庭负担较多。老年人在得知自己患病后,惶恐不安,有濒死感,怕自身受不了疼痛的折磨,把必要的治疗当成"生死关头",对恢复健康感到厌烦。

7.孤独

患者感到被命运捉弄,被生活抛弃,常常有强烈的孤独感,总希望从亲人那里得到更多的同情和爱抚,希望处处得到家人的照顾和帮助,有一种难以摆脱的依赖感,肿瘤患者在这方面表现得尤为突出。

8.否认

少数患者常常否认自己患了癌症,有这种心理反应的患者多半是事业心较强,或肩上的担子较重,得了癌症,就意味贬低自身价值。

(四)肿瘤患者家属常见护理问题

恶性肿瘤患者家属在患者患病期间也承载着巨大的压力,这些压力不仅来自经济也来自患者家属的心理变化,其心理特征主要包括以下几个方面。

1.悲痛

身边直系亲属突然得了肿瘤疾病,由于知识文化水平的不同,部分人认为得了肿瘤疾病根本不会有治愈的可能,或可能性极低,自己美满、幸福的家庭生活就要毁于癌症,家属也会跟着陷入深深的悲痛中。尤其是在看着患者在治疗过程中承受的病情折磨,以及放、化疗后出现的种种反应,甚至是在治疗一段时间后病情得不到好转反而每况愈下时,家属更会悲痛不安,但又不可以在患者面前表现更多的悲伤情绪,同时还要假装病情得到好转来安抚患者,其承受的悲痛情绪不比患者本身少,甚至更多。

2.委屈

一些肿瘤患者经过长期、反复的治疗,心理上会产生很大的变化,甚至在性格上与患病之前判若两人,尤其是在愤怒沮丧期的患者,心理上甚至会出现畸形变化,对陪伴的家属百般挑剔、发泄情绪,这个时期的家属虽然无辜受责,倍感委屈,却又无处发泄,只能忍气吞声,委曲求全。

3.忧虑和烦恼

患者确诊为癌症之后,其家属一方面要长期照顾患病的患者,又要独立照顾起家中的老人、子女,因此家属感觉充满了压力,但又要坚强面对患病的患者,长久以来,家属的不满情绪得不到宣泄和释放,会让家属感到忧虑和烦恼。有些家庭中,患者患病之后不能工作,不能为家庭增加收入,却又要治病花钱,家属也因照顾患者请假,减少经济收入,致使家庭经济产生种种困难,这种压力也会进一步加重患者家属的烦恼,有些家属甚至影响到自身的事业发展。以上这些忧虑和烦恼都严重危害了家属的身体健康和心理健康。

4.矛盾心理

对于癌症患者,一部分的家属既想让患者了解病情又不想让患者了解病情,患者自己了解病情之后,会和家属一起面对病魔,在治疗方案等方面也可以尊重患者自己的意愿来决定,但是患者了解病情之后,部分患者会很难接受,甚至想放弃治疗,这样对家属的心理也会造成很大的创伤。癌症患者晚期时,家属尽管思想上非常清楚,他们在理智上知道患者已经无任何治愈的希望,但是在感情上还会到处去了解新的治疗方案,不惜一切经济上的代价,期盼着患者能够有奇迹发生。这种矛盾心理也常常困扰着家属。

综上患者家属的多种不良心理特征,都会在生活、学习、工作、身心健康等方面影响他们,这种负面的心理因素长期困扰患者家属,会使家属的中枢神经系统、免疫系统、内分泌系统等多系统失调和紊乱。这种状态反过来又会对患者本身的心理状态产生影响,所以医护人员在关注患者的心理状况时,也要评估家属的心理和身体是否健康,将患者和家属视为整体的护理对象,对家属给予同样的理解、关心、照顾,提供支持和帮助,指导家属正确的应对各种护理问题。

(五)肿瘤患者产生不良的心理问题的原因

(1)患者对有关肿瘤的知识了解片面、肤浅,甚至会"谈癌色变",其实癌症"早发现""早诊断""早治疗"是治愈的关键。

(2)对最新的医疗发展和医疗知识了解不深入,现在新设备、新技术、新药物对肿瘤疾病的治愈率大大提高,一部分的癌症可以治愈,一部分的癌症可以长期控制,在延长生命时间的同时也可以保证较好的生活质量。

(3)患者对肿瘤疾病的治疗方法认知欠缺,担心一些治疗后的反应,如放疗、化疗患者会担心有恶心、呕吐、脱发、腹泻等一些不良反应,从而不配合医师在最佳时期使用最佳方案。

(4)在现在这个医疗体系的大环境下,一些医护人员和患者家属的一些言论也会导致患者不良的心理反应。

肿瘤患者的心理变化是在一直变化,而且与临床阶段、性别、病种、文化程度等多方面有很大关系,同一个类型的患者也会因个体的不同而产生不同的心理变化轨迹,需要肿瘤专科护士掌握医学心理学、护理心理学、社会心理学等基础理论、基本技能以及评估患者心理状态的工具,为患者提供心理危机干预措施及身心康复的有效对策,与患者和家属进行良好的沟通和交流,建立平等和谐的护患关系,为患者创造一个安全舒适的治疗环境,帮助患者建立一个强有力的社会支持系统。

二、肿瘤患者的心理护理

心理护理是指医护人员对患者实施护理的过程中,护理人员以心理学知识为指导,通过护理工作者的语言和举止,来使患者的心理状态向积极方向发生转变,帮助疾病痊愈或向痊愈的方向发展,让患者在其自身条件下获得最适宜的身心状态。

心理护理对肿瘤患者有非常重要的作用:①缓解患者因对所患疾病的未知,患病后外界对其的看法及经济压力的增大等各种负面因素的影响,提升其对健康功能的恢复的信心。②有利于提高患者的依从性,增加对医护人员的信任感,有利于各项操作的实施。③健康积极向上的心理状态有利于提高身体自身的免疫功能,有利于药物产生更好的治疗效果,提高药物的功效。

医护人员通过各种心理干预手段使患者的心理需求得到满足;帮助患者适应不同的社会角色;帮助患者积极的应对各种不良的心理状态;减缓患者来自各个方面的巨大压力;提高患者的

心理适应能力并帮助患者重拾抵抗疾病的能力;积极回应患者心理身体的各种反应是心理护理的目标。

(一)心理护理的特点、原则与重要作用

1.心理护理的特点

(1)宽泛性:心理护理的范畴非常的广泛,患者从入院接受治疗开始,无论是对患者进行护理操作,还是实施健康教育,护理人员都时刻对患者实施着心理护理,护理人员的任何行为举止都会对患者的心理状态产生或积极或消极的影响,从患者入院到出院的整个过程,始终都在接受着心理护理。

(2)深入性与个别性:心理护理的深入性表现为患者的心理活动常常并不为人所知,护理人员需要通过患者表现在外的如面部神情、行为举止、语气等来判断患者当下的心理活动,而患者有时会因各种压力,或是碍于所谓的面子及自尊心等并不会暴露真正的心理反应,这样通过表面的行为举止来了解患者的心理活动就相对困难了,因为由外向内是一个复杂的过程,相对于只对患者进行身体护理难度就大了很多,需要通过评估、了解、判断、综合推理等思维过程,所以说心理护理具有深入性。个别性体现在给予患者心理护理的过程中,要掌握和了解患者性格特点、疾病情况,根据患者的个性化需求对其进行恰当的帮助,身体患疾病难免会继发心理问题,而心理问题又会因患者的文化程度、对疾病的理解能力、抗压能力的不同而发生不同的心理反应。所以心理护理就是要在疾病的发展过程中,根据患者的不同心理反应特征,给予患者针对性的心理护理措施,不可忽略个别这一特性,让患者早日康复。

(3)复杂性:心理护理是相对较难的影响过程,它是希望通过护理人员运用心理理论知识来对患者的认知,行为和抗压能力产生影响。心理护理是协调和促进的过程,护士的责任是调动患者的积极性。

(4)发展性与社会性:人生存在社会之中决定了心理护理的社会特性。患者的心理与身体状况与所在的社会环境密切相关,心理与身体状态也是在不断发展变化中的。护理人员在为患者提供良好、安全、舒适的住院环境的同时,一来要评估了解患者住院之前的社会角色,与其他家庭成员和好友之间的关系如何,还要与对患者有影响的亲朋好友进行必要的沟通,提高他们的认知水平和应对能力,争取社会支持系统的关心和帮助,还要帮助患者调动自身潜能来适应不断在变化的社会环境,让人格得以完善并帮助其复原适应社会的能力。

(5)可实施性:心理护理是根据心理问题的反应特点,遵循一定的规律,按照心理护理的原则而实施的过程。它涵盖的内容非常广泛,随着对疾病与心理学科更深入的研究而发展,护理人员对护理心理学理论的掌握,不断地深化与发展。在日常的护理工作中护理人员要注意理论知识与实践的结合应用,通过观察患者行为举止和情绪反应来不断深入了解患者的心理状态,准确掌握并运用专业可行的护理措施来解决患者的身心问题。

(6)预见性:许多调查和研究显示,对患者越早实施心理干预,就会越见成效,越早进行预见性评估,分析有关信息,收集资料,就能越早监测出患者潜在的心理问题,能减轻和控制因严重的疾病引起的身心方面的并发症。因此,心理护理具远见性。

2.心理护理的原则

虽然患者的心理问题因所患疾病的不同而复杂多样,但绝大多数患者存在的心理问题产生的过程都遵循相同的规律。所以,心理护理措施要遵循其普遍性原则。方法的实施要满足患者的心理需求和遵循心理问题都具有规律性的原则。心理护理的实施应贯穿整个治疗过程,它能积极调动患者的主观能动性,减少治疗周期,提高治疗效果。

(1)整体性原则:人是身心统一的整体,心理问题与躯体疾病可以相互转化。消极的情绪因素已成为导致身体疾病的重要原因,而身体疾病又会导致消极情绪的加重,循环往复,心身疾病都会越来越严重。所以,在实施心理护理措施时,要从患者的身心整体出发,既对患者进行身体护理,以减轻新的消极情绪反应的发生,又对患者进行心理护理,以削减消极情绪对身体的伤害。通过正确的心理护理措施来阻止这个恶性循环继续发展,并一步一步建立一个身心良性循环,起到身心整体平衡的作用。在实施心理护理措施的过程中,还应注意遵循患者的个性特点,满足其心理需求,减少刺激,进而重塑患者的人格,从根本上控制疾病。

(2)个性化原则:患者都有一些相似的心理问题和躯体疾病,但是因为每位患者的本身的身心健康程度、所处的社会环境和所受教育的程度不同,主观能动性和实践能力的不同,所以产生的心理问题也都不同,受教育水平的差距对病情的认识与对待治疗方案的反应也大不相同;人格特点不同的人,对疾病的反应方式、承受能力以及在病房里的行为举止也各不相同;另外,生活经历和社会角色不同,心理问题的产生规律也不相同。护理人员的心理护理措施要在掌握了产生心理问题的规律后,实施个性化心理护理。

(3)自我效能的原则:积极带动患者的主观能动性,提高患者的心理抵御能力是护理人员日常工作中不能忽略的原则之一。在护理患者的整个过程中,护理人员主要是为患者提供帮助,满足患者需求,这是一个外在客观因素,而患者要积极地发挥自我效能,相信自己的主观力量。护士在实施护理方案和措施时,也要让患者主动参与进来,不能一味地帮助患者解决问题,而是让患者调动主观能动性,发挥自我效能,逐步建立一个完整的人格,用自己的力量来抵抗疾病。

(4)重视患者家庭成员及朋友对其产生的积极的心理作用:患者离开熟悉的社会家庭环境来住院打乱了他原有的生活作息规律,暂停了工作,和很多其他陌生的患者一同住进不熟悉环境的病房,还要承受着病痛的折磨,面临死亡的威胁。所以,患者一定出现焦虑、紧张、害怕等不同的心理问题,这些心理问题有的是来源于对疾病的担心,有的则来源于对周围环境的陌生而不顺心,还有的则是源于他人异样的眼光、经济的压力等加重了患者的心理问题。严重的心理问题会使心理防御机制失衡进而加重躯体疾病。因此,护士要根据患者的心理需要和心理反应特点,了解患者能否适应住院环境,对所患疾病的认识,能否与病友和平相处,对亲朋好友来探视的态度以及与发病有关的社会因素等。仔细了解和掌握患者的情况,能帮助患者顺利过渡适应住院环境,提高患者的依从性和满意度,促进心身疾病的康复。

给予患者恰当的心理护理措施能帮助其减轻消极情绪的影响,控制心理和身体疾病不再继续恶化,帮助患者平衡各种关系,让患者熟悉住院环境,使护患之间建立一个彼此信任的关系;帮助患者减轻对检查的恐惧有利于疾病的诊断,提高患者的依从性有利于各种诊疗及操作都能井然有序的进行;有利于发挥药效和手术治疗的效果;有利于提高患者的自我效能,使其充分发挥主观能动性以利于身心健康。因此,心理护理是整体护理不可或缺的一部分,整体护理特色是通过心理护理体现的,心理护理已成为现代护理模式和护理程序中的一项重要内容。

建立信任安全感,营造支持性气氛:护理人员在护患心理交流中占重要地位,良好的沟通不仅可以得知患者完善、可靠的心理信息资料,还能够在交流中让患者感受到友善、重视、和谐的情感,有利于帮助患者减轻恐惧、紧张心理,让其保持安稳的情绪,有利于患者更坦诚,如实地表达其困惑和烦恼,有利于建立一个相互信任的护患关系。

合作性:人是一个有意识、有思维活动的个体,有着丰富而复杂的内心世界。当人患病后,由于社会角色和环境的改变,内心承受了恐惧、病痛的折磨等心理与生理压力,从而产生特殊的心理需求和反应,这些需求和反应的程度与患者的思想、文化背景、社会、经济地位有关,由于许多护理工作的完成需要患者的密切配合,而取得患者的合作关键在于有效地沟通。通过正确及时的心理疏导,建立良好的护患关系,履行护患双方的角色、责任、义务及各自的权利,调动主动合作的积极性。

协调与促进作用:护理人员在医、护、患三种相互关系中,起着不可替代的重要作用。护理人员面对患者及患者家人的时间要比医师长,工作中与医师又要相互合作,密切配合,这些复杂的多角联系显示了人际关系的重要性。护理人员与患者之间建立相互信任的关系有利于掌握更多更深的患者有效信息,用积极的心态和行为,完成治疗,促进康复。

有效性:患者的身心活动是一个统一体。随着生物、心理、社会医学模式和心理护理的发展,人们对健康的要求越来越高,以患者为中心的整体护理逐步取代功能制护理,护理工作范围将逐步扩展到对人的全部生命过程中的各个不同阶段。护士应该在了解患者的心理活动的基础上,从心理与生理两方面整体的角度去观察病情变化,以良好的心理素质,精湛的技术和丰富的知识等给患者以安全感、信任感,从而影响患者的感受认识,尽快促进其角色适应。

三、肿瘤患者的社会支持

肿瘤疾病已发展为威胁人类生命健康的常见病和多发病。肿瘤疾病对于患者而言,危害是多方面、多层次的,不仅反映在生理角度,心理构建和社会适应能力都会受到不同程度的损伤和打击。所以除了对肿瘤患者应实施科学的治疗和全面的护理外,了解患者的社会支持系统及其相关因素,将对提高患者的治疗效果和生活质量起到积极的作用。

(一)社会支持的概念

社会支持在医疗事业飞速发展的今天,已经越来越受到心理健康医学领域的重视。在国外,较多的学者认为,社会支持是个体尝试通过专业途径或生活途径,与他人或团体机构产生联系,并获得支持、安慰及包容。在我国,社会支持来自社会各方面包括家庭、亲属、朋友、同事、伙伴、党团、工会等个人或组织给予的精神上或物质上的支持和帮助。

(二)社会支持的特征

1.社会支持是一种主观感受

当我们评价某种社会支持有效时,是指个人或团体机构提供了一种信号,使个体感受到了被尊重、被支持、被包容。而当这种支持在不恰当的时间、地点出现,由不恰当的人提供、违背了个人意愿等,包含了让当事人不适的感受,从而影响了正面积极感官的形成,便不能把它称为社会支持,哪怕这种支持本身是积极、正面的。

2.社会支持是一种人际间的互动

社会支持是一种双方面的交换和互动,而并非是一方给予另一方无私的、不求回报的、单纯的奉献、给予和赠予。

支持的主体可以提供主要3个方面的援助:①情感支持,如赞同、关怀、快乐、尊重、倾听等。②工具性支持,如金钱、物品、食品、医疗器械、服务等。③信息支持,提供一切对于个体康复和产生积极进展有利的信息,例如与疾病有关的科学研究进展、促进康复的健康指导等。

支持的客体可以提供社会承认、社会尊重、社会赞同等反馈。对于家人可体现为情感的融合,对于医务人员可体现为表扬信、锦旗等肯定行为。对于服务媒介,可提供好评与肯定等积极行为。当支持与被支持形成一种互动关系,可称为成功的、有效的支持,且对于个体的益处更为显著、积极。

3.社会支持包括主观客观两方面

社会支持的主观部分是指当个体接收到积极信号时产生的满足感受或被爱体验。客观的社会支持具有实体,是一种来自亲人、社会、医务工作者、服务媒介的实质的帮助,包括物质和人力。例如,当患者生病住院后,患者的所属单位给予了积极的支持,例如给予宽松的假期、适当的金钱补助、领导同事的探视等,而在这个过程中,患者体会到了关怀、尊重、支持与爱。

4.社会支持具有多维性

社会支持由一张多层次、多方面的网络交织而成,主要包括来源、行为、评价3个方面。当评价某个社会支持时,就应从来源(亲人、友人、爱人、医务工作者、单位等)、行为(倾听、交流、提供物质帮助、提供诊疗信息、提供专业指导)、评价(是否能够体会到尊重与关怀等自己所需要的支持)三个方面进行,多维的探讨与剖析。

(三)社会支持的作用

当有效的社会支持施加在患者身上时,会形成一种强大的力量,促进患者的健康与康复。社会支持对于保护健康有两种假说来解释。

1.缓冲作用假说

社会支持不会直接作用于健康,却可以起到缓解作用。当个体面对刺激事件时,与关系亲密的人分享或沟通交流,能够减轻对待刺激事件的悲观预设和过度消极反应。社会支持可以为个体带来社会职能的转变,而社会职能的转变可以带来更优秀的应对刺激事件的能力。社会支持能提供给个体更多更好的策略、方法,从而减轻因应激事件带来的应激反应。社会支持能减少刺激事件对个体自尊、自信、自爱的伤害。社会支持对个体适应应激环境有直接作用。

2.独立作用假说

社会支持会直接作用于健康。充分利用社会支持和提高个体被支持的体验对健康有直接意义。

无论以上哪种假说成立,都不可否认社会支持对于癌症患者健康的积极影响,可大致分为以下几方面。

社会支持让患者拥有良好的心理状态。一个拥有良好的社会支持网络的个体,具备稳定的心理状态和应激水平。而良好的心理状态和应激水平,能使患者消极的心理状态转化为积极的心理状态,从而维护生理和心理系统功能,提高免疫功能。

社会支持能够提高患者的生命质量。社会支持与生命质量呈正相关,拥有越好的社会支持系统,生命质量越高,反之亦成立。拥有良好的社会支持系统的个体,在良好的心理状态促使下,能够完善生活态度,端正生活行为,实现良好的生命质量。

社会支持能够提高患者的治疗效果。当个体长期沉浸在疾病带来的生理、心理双重打击下,而不能获得稳定有效的社会支持时,能够直接影响其治疗效果,甚至消极的情绪作用于肿瘤的复发、转移,给疾病带来消极的进展。

(四)社会支持的分类与来源

1.社会支持的分类

(1)工具性支持:如金钱、物品、食品、医疗器械、服务等实质的支持。

(2)信息支持:提供一切对于个体康复和产生积极进展有利的信息,例如与疾病有关的科学研究进展、促进康复的健康指导等。

（3）精神支持：适当陪伴患者，认真倾听患者感受，赞同或支持患者的观点，协助完成患者愿望等。

上述三种类型是互相联系、互相促进的。研究证明，精神支持措施非常有效，但要注意防止责备、内疚、不信任、多虑等消极因素的传递。

2.社会支持的来源

家属在肿瘤患者社会支持中的作用、每个个体对于社会支持的需求量也是不尽相同的。平时乐观外向、拥有较多人际交往的患者，也需要更多的社会支持。平时喜静内向、多独处、少参与社会活动的患者，所需的社会支持也相对较少。而这种社会支持的个体化常常是外界的支持所不能掌握的。此时产生最大力量的，就是一个高凝集力、向心力、充满关爱的家庭。每个家庭可以根据每个患者个性、接受程度、个体需求、兴趣爱好、性格弱点或优点等各个方面给予患者个体化的支持。且家属作为患者与医务人员沟通交流的纽带，具备着不可替代的积极作用，对于诊疗、护理的顺利进行同样至关重要。

医务工作者在肿瘤患者社会支持中的作用：医护工作者可以直接为患者提供社会支持，可以从患者的性格特点、疾病特征等方面给予直接有效的社会支持，在社会支持的种类中，患者最需要的是精神支持，常因为肿瘤疾病造成个体巨大的心理落差和打击、压力有关，其次才是信息支持和工具类支持。因此，在肿瘤患者的临床医疗护理中，应耐心多与患者交流，经常鼓励患者，给予人文关怀，满足其相关基本知识及精神方面需求，提供治疗康复各阶段健康指导，评估患者心理问题，积极与心理医师合作。也可提供机会，让经过诊疗拥有理想疗效的患者充当分享者的身份，与其他患者沟通交流。医护工作者作为专业人员的代名词，所提供的社会支持常首先在患者心中打下可靠、科学的基本印象，患者相较于其他形式的支持，会给予医护人员更多的信赖和反馈。所以，医护人员提供的良好的社会支持，能提高患者的生理、心理各方面水准，在患者的诊疗过程中起着至关重要的作用。

社区服务填补了家庭护理不科学、不熟悉等缺陷，成为医院诊疗过程的延伸，一直在社会支持系统中起着不可替代的辅助作用。社区服务可通过定期随访、健康教育、社区讲座与聚会、功能锻炼活动等形式，鼓励患者走出家庭，融入社会，在此过程中更大程度地实现自我价值。

社会网络在肿瘤患者社会支持中的作用：患者的社会支持网络是由多种社会机构交织组合而成，主要包括志愿者团队、患者互助小组、健康教育课程、社会福利机构等形式。这些丰富的社会资源，为患者调配了支持的来源，为患者提供更及时有效的精神支持或物质支持。国内外许多研究表明，良好积极的社会网络与患者的身心健康呈正相关。社会支持程度的高低，不仅与物质直接援助和社会网络、团体关系的参与有关，还有赖于个体在社会中受尊重、被支持、被理解的情感体验，以及个体对客观支持的利用程度有关。在临床工作中，护理人员要多了解患者的社会支持网络，并加以正面引导，使患者能最大限度地利用这些社会支持，减少各种心理问题的发生，提高生活质量。

除此之外，社会客观的环境也作为一个重要因素，影响着患者的康复与生活，例如医疗保险制度、社会正面价值观宣传引导、临终关怀等福利机构的设立与应用。在我国，医疗保险制度日趋完善，癌症作为可享受高比例保障的十大疾病，能够为患者提供支持。社会宁养机构、志愿者服务、心理辅导咨询中心、危机处理中心、网络宣传媒介社区医疗中心等社会福利机构的完善和建立，也为社会支持的顺利开展与延伸提供了便利与支持。

(五)社会支持的相关因素

社会支持能够对患者的生活及诊疗提供多方面的影响,同时社会支持也受到很多其他因素的影响,这种相辅相成的互相作用关系,贯穿于社会支持行为的始终。因此,医务人员应该充分了解社会支持的相关因素,尽可能放大积极影响,缩小消极影响,使社会支持发挥其最大力量。

1.社会支持与社会功能

社会支持的高低与患者的社会功能缺陷呈正相关。即拥有完善的社会功能的患者所获得的社会支持也就越完善,而有社会功能缺陷的患者,往往承担着低社会支持带来的负面影响。举例说明,高龄患者、离异丧偶的患者、孤儿、残障人士、拥有心理缺陷的患者社会功能不完善,社会支持同时也狭窄缺乏。

2.社会支持与生活质量

社会支持对于患者的生活质量具有一定的积极作用,在患者诊疗的初期,家庭内支持为患者提供了个性化、较全面的护理与保护,使患者保证了相对完善的基础支持,持续正常的生活质量。在患者诊疗的后期,家庭支持为患者提供了大量的信息和物质援助,弥补了患者生活上的缺失,完善了患者的生活所需。但也存在着局限的一面,无论患者的社会支持是否完善,都不能改善其躯体症状。

3.社会支持与抑郁、焦虑

社会支持与肿瘤患者的心理健康呈正相关,良好的社会支持系统保障了患者的心理健康,促进和推动了患者的科学诊疗和康复。然而在缺乏社会支持的条件下,肿瘤患者有不同程度的焦虑、抑郁等心理状态甚至形成疾病。其严重程度是影响社会功能的主要因素,社会功能障碍与家庭关系不和睦及病情严重程度呈正相关。家庭和睦可影响患者的情绪、饮食、睡眠和工作,而患者持续的焦虑、抑郁状态,会使家庭失去信心,使家庭关系走向分裂与紊乱。

4.社会支持与治疗依从性

充分有效的社会支持可以给患者带来充足的诊疗信息、战胜疾病的信心、物质协助等保障,让患者在相对安全、社会资源丰富的条件下面对诊疗,自然拥有了较好的依从性。主观支持针对患者在服药、接受注射等实际操作时的依从性存在直接作用,客观支持对患者对待诊疗的心理认可和接受度存在直接作用。门诊随访与支持利用度成正相关,其一方面表明社会支持利用度高的患者,其门诊随访率也高,另一方面也表明个体对支持的利用存在差异,有些患者虽然可获得支持却又拒绝别人的帮助。因此,要鼓励患者主动寻求、勇敢接受必要的关心和帮助。

5.社会支持与家庭经济情况

家庭的经济情况是患者与家属面临的第一道关卡,对于社会支持程度具有非常明显的作用。如果家庭情况相对殷实,能够支持患者完成治疗及长期的护理需求,患者才能以一个相对轻松的心态面对诊疗,且对于其他社会支持,也易于接受,并能够起到积极作用。相反,如果家庭经济情况较为拮据,危害将是双方面的:一方面,患者将承担巨大的心理压力,从而产生自己已成为家庭负担的负罪心理,随之而来的也将是焦虑、抑郁甚至厌世等心理问题,给家属也将带来极大的心理负担。另一方面,家属面对长期的经济投入,很大一部分家庭会选择抛弃患者,这对于患者的诊疗、护理、康复,将带来巨大的消极影响和伤害。

6.社会支持与家属的心理需求

当医护人员面对一个乳腺癌的患者时,往往将重点全部汇聚在患者本人身上。其实在此时,患者的动力来源——家属同样承担着巨大的压力。在诊疗前期,检查阶段,与患者一样承担着检验结果不确定带来的焦虑:这项检查需要注意什么?应该说什么来缓解患者的焦虑状态?甚至是应该要问医师什么问题?面临疾病末期的诊断,是否应该告诉患者本人?在诊疗时,在院期间,反复入院、反复检查,将打乱包括家属在内所有人的生活安排,甚至是每天的生物钟:这种药物的优缺点是什么?将面临什么样的不良反应?其他家庭成员的生活安排怎么协调?在诊疗后期,患者出院时,家属将面临包括护理、心理支持等多维度的压力:患者什么情况应该送其返院?如何做好家庭护理?这种药物会不会在经受过化疗的患者身上产生拮抗或消极作用?独立护理患者的压力,持续的经济压力,家庭成员角色的更替与改变,都在影响着家属的状态,从而直接影响着患者家庭的和谐与稳定,进而对于患者本人的社会支持程度产生重大影响。所以,重视家属的状态一样是医护人员的工作重点:利用交流会等形式,鼓励家属表达其焦虑、重压等情绪;合理指导并协助调配家庭成员,来缓解家属因长期照顾患者生活起居而无法获得足够的休息等生理需求;充分给予健康指导,完善患者与家属关于诊疗护理的各种信息,弱化因未知而带来的恐惧、焦虑。

7.社会支持与患者的人格、性格、人际关系

若患者生病前与亲属关系较差,病后可能面临失去陪伴的境况,使社会支持难以展开。若家庭较为和谐,在长期的诊疗过程中,同样面临瓦解的风险。另外患者的个人性格特点也影响对于社会支持的利用度,在社会活动减少、疾病生活施以的重压等基础上,患者将可能压抑、内向、回避社交,从而接收不到社会支持,使社会支持的利用度减少。

8.社会支持与相关宣传

当谈到癌症的时候,大多数人的第一感觉依然是恐惧、绝望的。事实上,医学技术日益完善,早早摒弃了单一手术治疗的方案,而是结合化疗、放疗、内分泌治疗等方式,形成了一套科学严密的诊疗体系,使癌症患者生存率大幅提高,长期生存、有质量生存、甚至治愈,在现今都有机会实现。而这些进步在城市因具备宣传媒介、专业的技术人员、高等级的医疗机构等,能够得到较好的实施,并得到大多数群众的理解支持。而在城镇、乡村,信息传播中断,使农民或城镇居民的相关知识存在盲点。

9.其他

除以上各个因素之外,国内外很多研究表明了社会支持与其他因素的相互影响的关系。已婚者得到的社会支持较多,离异或丧偶者的主观支持、客观支持及对支持的利用度都有所缺失。高龄患者也是缺乏社会支持的弱势群体,他们所获得的主观支持、客观社会支持及对支持的利用度得分均下降,且来自朋友、同事的支持较少;由于高龄患者身体状况的下降,很少参加活动,也不能充分利用社会支持,有烦恼时也缺乏倾听者,其孤独感、无助感更强烈,主观上被冷落、被忽视的感觉更明显。在职者的主观支持和社会支持要优于非在职者,这与在职者和社会各方面的联系较多,得到朋友、同事和单位的帮助相对较多有关。另外,文化程度较高的患者所得到的主观与客观支持也较多,可能因为文化程度高者可学到更多有关疾病的知识,对癌症的认知较好,善于主动寻求社会支持。身体状况好、参加体育锻炼越多者对支持的利用度也随之提高;而身体状况较差者随着社会活动的减少以及本身身体状况的下降,其负性情绪可能会上升,影响了对社会支持的利用度。因此,建议调动有效的社会支持来源,扩大社会支持网络,提高患者社会支持的利用度,指导患者积极寻求支持,从而提高其生活质量。护理人员要特别关注低社会支持的人群,积极调动各方面的社会支持予以关爱,特别是来自家庭的支持,鼓励他们多与社会建立联系,以获取多方面的支持。同时应加强护理,提高患者身体功能,鼓励其适当参加一些体育活动,另

外也应鼓励家属给予患者精神上的安慰,帮助其提高对社会支持的利用度。综上所述,社区肿瘤患者社会支持的整体状况较好,能得到较好的客观支持和主观支持,但是患者对支持的利用度仍有待提高。针对年纪较大、一般情况差、收入低、文化水平较低的患者,社区医师在进行随访时应给予重点关注和照顾;对经历了婚姻的不幸、离异或丧偶的患者,更应给予精神心理方面的支持与照顾。同时,社区医师进行随访时还要鼓励患者多参加一些力所能及的体育活动,以改善患者的社会支持状况,从而提高生活质量。

(六)癌症患者社会支持的评定方法

社会支持的评定主要包括结构、功能、知觉 3 个方面。社会支持的结构指个体本身及可以应用到的人际网络;社会支持的功能指外界给予个体的具体的、具象的、实质性的帮助、支持行为或行动;社会支持的知觉指个体面对所有社会支持行为时,产生的积极的、正面的、理智的感受、感知。当我们需要评定患者的社会支持程度时,可采用评定量表,科学的、量化地进行评定。常用的评定量表如下。

1.领悟社会支持评定量表

该量表广泛应用于临床,可用于评定癌症、外科手术、慢性肝病等患者的社会支持程度,较多应用于肿瘤患者。从个体本身对于社会支持的感知、感受等主观体验作为切入点,从家庭内支持、家庭外支持两个方面评定。共分为 12 个条目,并采用多级评分——由 1 到 7 来表达逐渐递升的赞同程度。

2.社会支持评定量表

该量表具有更多维度,共分为 10 个条目,包括主观条目 4 条,客观支持 3 条,对支持的利用度 3 条。客观支持指客观的、可见的、实际的支持,包括物质上的直接援助和社会网络、社会团体关系的存在与参与,包括稳定的关系,家庭、婚姻、朋友、同事;或不稳定的社会联系,如非正式团体、暂时性的社会交际等。主观支持则指主观体验到的情感上的支持,是个体在社会中受尊重、被支持、被理解的情感体验和满意程度。

(七)护理人员与社会资源的协同关系

1.护士自身可以成为社会支持的源泉

在临床工作中,护士与患者的接触时间最多,常能够提供给患者如下支持。

(1)情绪性支持:如尊重患者的感情,愿意倾听患者的感受,支持患者的建议等。

(2)信息性支持:如给予诊疗规范、注意事项、健康教育、肢体康复训练等。

(3)医疗器械帮助性支持:如协助患者使用轮椅等代步工具,为患者提供测量血压、心率等基础生命体征的便利。

(4)评价性支持:如科学准确的评估患者的康复情况或诊疗成果。据调查表明,患者从护士那里得到的社会支持最多的是医疗器械帮助性支持,最少者为评价性支持,情绪性支持和信息性支持的量相似。因此,作为临床护士应肯定患者的价值观并提供有效的支持评价,另一方面为患者提供社会比较,使他们懂得怎样将自己的疾病与相似患者比较,来减轻不必要的社会预期,并鼓励住院时间较长、病情较稳定的患者分享经验。护士在工作中应本着细心的工作态度,及时发现患者的心理变化,进行良好的沟通交流,在提供技术支持或医疗器械支持的同时更重视其他方面的支持,全面促进患者康复,推动诊疗的实施。

2.提高患者与家庭间的社会支持

家庭成员在肿瘤患者社会支持中起着重要的作用,直接家庭成员是主要的支持来源。患者患了肿瘤,家人能否正确对待,给以精神上的支持和鼓励,对患者的心理起着直接影响。护理中注重了解家属的心理状态,使其正确对待,对患者稳定情绪、配合治疗、减轻痛苦、延长生命,均起着积极作用。护士应向患者家属,尤其是其配偶,进行相关疾病知识宣教,使其正确认识病情,保持良好的情绪,给予患者最大的精神支持。不同的患者对于社会支持的需要不同,性格外向者、平日社会交往频繁的患者社会支持的需求量大;相反,性格内向者、平时喜欢静坐独处的患者社会支持的需求量较少。护士应该根据患者的特点,鼓励患者与家人、配偶间的沟通交流,同时也要鼓励家人与患者相处,珍惜相处的每一刻黄金时间。

3.加强患者之间的相互支持

不同的患者拥有不同的人生观、价值观、世界观,对待疾病的态度也不尽相同,有的能够迅速接受并乐观积极面对,有的则在患有肿瘤的基础上产生了心理障碍。临床护士可以通过树立榜样的方式,使稳定接受诊疗并取得积极效果的患者通过交流分享会、报道宣传等方式,发挥其最大作用。

4.帮助优化社会支持网络

护士要了解患者亲朋好友的数目,选取与患者关系紧密、对患者影响大的亲友进行教育,告诉他们不要将对肿瘤患者的恐惧表露在外,以免对患者造成负性情绪的影响,告之他们有关肿瘤治疗的进展等,取得他们的协助,使他们能与医护人员一起共同恢复患者的生活信心。尽量争取社会支持其他来源的支持和帮助,如亲属、朋友、同事,社区成员在社区服务中心成立癌症俱乐部,定期组织活动。把经历癌症磨难的患者组织起来,请抗癌明星交流经验、互相激励、互相支持。通过多方面的社会支持,可以及时向患者提供信息,帮助患者客观地分析问题,提高肿瘤患者对疾病的认识和自我保健能力,积极寻求并有效地利用社会支持,使者从被动接受转为主动配合,能获得更多的社会认同感和归属感,从而全面提高其生活质量。

5.进行患者及家属的认知矫正和健康教育

护士要对患者及家属讲解有关肿瘤治疗(如放疗、化疗)的原理、不良反应的防治等信息,以提高患者对待疾病和诊疗的科学、正确的态度,提高治疗的依从性及对社会支持的利用度。

6.提供个性化的社会支持

每个患者都有其不同的性格特点、社会关系特性,不同的性别、年龄、知识水准、家庭条件等因素都决定着社会支持功能应以不同的形式或方法出现。且在何时、在何地、由何人实施同样具有个性特征,尊重这种特征,才能有针对性地将社会支持顺利实施。护理人员应评估每个患者的个体差异性,实施相对应的社会支持措施,提高社会支持的利用度。

7.投入心理肿瘤医学的研习与发展

心理肿瘤医学的范畴中,已病情告知沟通技巧训练为最基本的专业人员训练,拥有高水平癌症医疗的国家均会努力推动此训练。在服务方面,专业医疗机构结合社会机构,专业医护人员结合社会志愿人士。服务贯穿患者的诊断、治疗、生活、姑息治疗及临终护理全程。构建心理肿瘤医学服务是最具价值的,而将患者的痛苦困扰列为第六生命体征,乃是一切服务的起点。对于患者的心理状态,抑郁是目前非常被重视的部分,尤其是预防癌症患者的自杀,更是心理肿瘤专业人员重视的议题。对于患者家属的照顾,以及对医疗同仁本身的照顾,也是心理肿瘤学重要的一环。

护理人员贯穿患者诊疗的始终,同时因长期陪伴于患者身边,护理人员能够深刻地体会癌症患者的痛苦、哀伤与无助,是社会支持的重要成员之一。更应采取积极正向并且主动参与的态度和信念。作为护理人员具有良好的适应能力,顺利的转变护理者、咨询者、计划者、管理者、教育者、协调者、维护者、研究者、改革者等多种角色,使自己成为癌症患者一个重要的、有效的可利用的资源。在癌症的筛查、早期监测、治疗和长期护理中,除了扎实的理论知识、精湛的护理技能外,还应积极参与社会资源的互动,深入学习,探讨支持性护理的真谛,及社区癌症护理的发展趋势,扩大社会公益支持的设想,推进院方与社会有关机构的合作,加强社会资源的利用等。因此,社会资源不仅能够提供患者的支持功能,也是发挥完整护理功能的坚强后盾与武器。所以,专业的护理人员必须熟悉掌握与癌症相关的社会资源。这将是一个长期的过程,需要一辈一辈护理人的信念与努力。

心理社会科学对于社会支持的四种理念扩展:20世纪70年代,Raschke首次提出社会支持的概念。此外,还有一些心理学家也对社会支持的定义提出自己的看法。整体来说有四大方面的看法。

亲密关系观:人与人之间的亲密关系是社会支持的实质。这一观点是从社会互动关系上理解社会支持,认为社会支持是人与人之间的亲密关系。

"帮助的复合结构"观:这一观点认为社会支持是一种帮助的复合结构。帮助行为能够产生社会支持。

社会资源观:社会支持是一种资源,是个人处理紧张事件问题的潜在资源,是通过社会关系、个体与他人或群体间所互换的社会资源。

社会支持系统观:社会支持需要深入考察,是一个系统的心理活动,它涉及行为、认知、情绪、精神等方方面面。

(李　琳)

第八章　康复科护理

第一节　常用康复护理评定

一、概述

(一)康复护理评定概念

康复评定是对患者功能状况和潜在能力的判断,也是对患者各方面的资料收集、量化、分析并与正常标准进行比较,是康复医学的重要组成部分。世界卫生组织将功能障碍分为功能形态障碍、能力障碍和社会因素障碍。在康复评定中,功能形态障碍评定包括肌力、肌张力、关节活动度、身体形态测量、平衡功能、协调功能和认知功能评定等;能力障碍评定包括独立生活能力评定、作业活动能力等;社会因素障碍评定包括自然环境、人文环境和职业环境评定。

康复护理评定是康复评定的重要组成部分,是收集康复护理对象的功能形态、能力和社会环境等资料,与正常标准进行比较和分析,确定康复护理问题,为制定康复护理措施提供参考依据。

(二)康复护理评定目的

(1)评定存在的康复护理问题,制定康复护理目标。通过收集患者功能形态、能力和社会环境等资料,确定功能障碍的原因、部位、性质和程度,以及对个人生活和社会活动的影响,明确护理诊断。

(2)为制定、修改康复护理措施提供依据,并评定康复治疗的效果。康复患者功能障碍,多数是不可逆的,其功能只能得到改善,而不能完全恢复正常。在进行康复护理评定时,应根据护理诊断制定康复护理措施。经过康复护理后,须对患者的功能障碍再次进行评定,以评价护理效果,并根据评定结果进一步修订康复护理方案。

(3)康复护理方案的优劣,选择投资少而收益大的康复护理计划加以实施,使康复护理取得最佳的社会效益。

(4)进行预后评估,为残疾等级的划分提供依据。通过康复护理评定,对患者功能预后做出客观、准确的预测,使其了解哪些功能障碍通过康复治疗可以得到改善或恢复,而哪些不能改善或恢复,从而使患者对康复护理结果有一个正确的认识。同时,根据康复护理后患者功能障碍、日常生活活动能力、工作能力丧失程度进行残疾程度划分。

二、康复护理常用评定方法

(一)选择适当的评定手段

1.沟通交流

通过与患者及家属沟通交流,可以了解功能障碍发生时间、持续时间和发展过程以及对日常生活、学习、工作的影响。了解患者的主观感受、对康复治疗和护理的态度、对环境的满意程度及一些不能通过观察的活动,如大小便的控制,上、下汽车等日常生活能力。可以将治疗方案、护理措施以及注意事项告诉患者和家属,在交谈时,应注意交流和沟通的技巧,取得患者及其家属对护理人员的信任,积极支持和配合治疗护理。但应注意辨别患者或家属因种种原因可能导致回答问题的不准确或不真实的情况。

2.观察

观察是通过视、嗅、听和触等感觉器官对患者、家属和环境进行有目的、有计划的一种收集资料的方法。观察可在实际环境中进行,也可在试验环境中进行。观察全身一般状况和功能障碍的部位,既要了解患者在静止状态下的情况,如坐位、立位等,也要了解在运动时的状态,如体位转移过程中的情况。从中了解患者的性格、情绪、智力和社会生活能力等。观察法具有自然性、客观性和直接性等特点。有经验的康复护士能够迅速准确地通过观察患者或环境的情况,来判定检查对象的功能状况和影响康复的环境因素。

3.调查填表

调查法是以提出问题的形式收集患者的资料的评定方法。用填表方法收集资料,能够迅速收集多个人多方面的资料,省时省力。

4.量表

采用标准化的评估量表进行康复护理评定的方法,能在短时间内获得评估对象的客观情况,而且量表标准化,结果易于比较。

5.体格检查

护士通过量诊、望诊、触诊、叩诊、听诊和仪器等对患者进行呼吸、循环和运动等功能检查,收集资料和确定护理诊断。

(二)评定的过程

1.询问病史收集资料

提供评定依据,作为制订康复护理计划的基础,为相关的社会问题和可能的职业复归提供线索。

(1)障碍史:是康复病史的核心内容,须充分了解功能障碍的发生和发展经过。①伤病部位及所造成的障碍部位、障碍发生时间、障碍内容、性质程度以及障碍出现的演变过程和所接受治疗护理情况。障碍发生时间和演变过程对判断患者功能预后具有重要意义。②对患者日常生活、学习、工作和社会参与所造成的影响。这是进行日常生活活动评定和制订治疗护理训练计划的重要依据,主要是了解日常生活活动方面(如进食、穿衣、洗漱、如厕、如浴)的具体情况。

(2)个人生活史:了解性格、习惯、学历、专业技能、工作经历、职业地位、收入、人事关系等。这些情况能够提供有价值的资料(如与障碍发生有关的职业因素),作为考虑职业和社会回归以及预测自理可能与否的重要参考。

（3）家族史与家庭情况：寻求与现存障碍可能有关的家族或遗传因素，为患者重返家庭和社会提供所需的有关资料。①家庭成员及其健康状况，生活方式和经济情况。②家庭中所承担的责任。③住房状况、卫生设施、周围环境、邻里关系、社区情况等。

2.观察评估

（1）外部评估：①局部观察评估障碍部位。②全身观察，了解局部障碍对全身所造成的影响。③静态观察，如患者肢体位置、姿势等情况。④动态即功能观察，如患者活动时进行，了解步行时有无异常步态等。

（2）内部评估：包括心理、精神、性格、情绪、智能等方面，主要通过言语和行动进行。

3.检查

由于康复对象构成的特殊性，通常以神经科和骨科检查最为重要。康复检查包括一般的解剖形态异常和病理情况，还有对功能状态的调查。具体的检查和测定方法同一般临床检查。

4.记录、综合分析

将病史和观察所得，结合检测结果进行科学的综合、比较、分析和解释，也是评定过程中不可忽视的重要方面。护士与患者及家属的接触机会最多，对患者的精神和心理、日常生活活动方面都能提供有价值的信息。因此护士在评定过程中的作用很重要，各种记录遵循准确性、一贯性、客观性和完整性的原则。应用统一标准的记录格式，记录简洁、明了、方便，对检查和测定条件加以说明，正确运用医学术语。

（三）评定的实施

1.康复评定的实施目前采用的方法是 SOAP 法

S（subjective，主观资料）：主诉资料、症状。O（objectivedata，客观资料）：客观体征和功能表现。A（assessment，评定）：整理分析。P（plan，计划）：制订计划，包括进一步检查、诊断、康复治疗和护理等计划。

2.制订康复治疗计划前的准备

（1）确定患者功能障碍的种类和主要障碍情况：通过康复评定了解患者功能障碍是属于躯体性、精神性、言语性、社会性、混合性中的哪一种，分清主次，有针对性地采取康复治疗措施。

（2）确定患者功能障碍的部位：对于患者功能障碍不仅应了解种类，还应判断程度。功能障碍的严重程度，常以独立程度的受损为标准。一般独立程度分四级：完全独立；大部分独立（小部分依赖），需小量帮助；大部分依赖（小部分独立），需大量帮助；完全依赖。

（3）判断患者的代偿能力：在康复医疗工作中，不仅应了解患者功能障碍的情况，知道其丧失什么功能，更应该了解其代偿能力如何，还残存什么功能，能发挥多大的代偿能力，怎样利用这些残存的功能去发挥代偿作用，提高患者的生活和社会适应能力。如对于截瘫患者，不仅应了解其下肢瘫痪情况，也应了解上肢代偿能力情况，以便制订训练计划，利用上肢功能去代偿下肢的功能障碍。

（4）确定康复治疗目标：对患者功能障碍的种类、严重程度和主要功能障碍有了正确的全面的了解以后，治疗的重点即可明确。通过康复治疗和训练，预期使患者的功能障碍恢复到何种水平，这种水平即是康复治疗需要达到的目标。最基本的指标是患者的生活自理能力的恢复水平，其次是对家庭及社会的适应能力恢复程度等。

3.制订康复治疗计划

（1）建立治疗目标。①建立治疗目标的依据：处理每个问题，都应该有一个目标。应注意：评定中发现的问题;心理状况,如患者对问题、目的和性格的调整和适应;社会经济和文化背景以及个人的希望;家庭护理、身体和情绪环境、家庭反应、合作和责任;患者的职业计划和目标。②治疗目标的组成:包括长期目标和短期目标。一个将要实施的目标应包括:有可测量的结果;使用具体的检查;希望实现这一目标的时间。③长期目标:这个目标是在康复结束时所期望的功能活动水平,要用常用的功能性术语来描述。④短期目标:常被称为行为的目标。一个长期目标可以分成许多组成部分,需要多项技能,短期目标就是反映这些技能的完成情况,在指导决策的过程中是有帮助的。它常是在治疗 1～3 周可能解决的问题,可根据康复治疗的不同阶段进行调整。

下肢功能:下肢的功能是两侧的步行运动,可根据假肢和支具的有无和种类设定不同的目标。①不能步行:分为卧床不起、依靠辅助物坐位和独力坐位三种目标;②能乘轮椅,自己驱动;③在平行杠内起立,步行;④用拐杖步行:根据能否立起,可区别有无实用意义;⑤用手杖步行:分有辅助和完全独立;⑥无手杖步行:分有辅助和完全独立。

行走功能的描述。①Ⅰ社区功能性行走:终日穿戴支具并能耐受;能自己上下楼;能独立进行日常生活活动;能连续行走 900 m 左右。②Ⅱ家庭功能性行走:只能完成上述前 3 项活动,但连续行走不能达 900 m。③Ⅲ治疗性行走:上述 4 项活动均不能达到,可以借助支具进行短暂步行。这种步行有助于改善患者心理状态,减少压疮和骨质疏松的发生,改善肌肉的血液循环,减轻肌肉萎缩,促进排尿排便,减少对他人依赖。

上肢功能:主要是手功能,手的功能高度分化,要左右分别制定目标,脑卒中患者大致判定为实用手、辅助手、失用手。

整体功能:对于偏瘫、脊髓损伤、慢性类风湿关节炎患者两侧上、下肢同时障碍,用日常生活活动分阶段制定目标。①全面辅助;②部分辅助;③完全独立完成。

劳动能力:除日常生活活动外,还应预测劳动能力:①恢复原职;②恢复工作,改变原职;③帮助家务。

(2)设计治疗方案:通过对患者全面评定,掌握障碍的情况,了解其需求,制定确实可行的康复目标,接下来是选择达到康复目标所需的治疗手段,安排适当的治疗量,并指出注意事项。

4.评定的注意事项

(1)既要全面,又要有针对性。

(2)选择适当的评定方法。

(3)评定前要向患者及家属说明目的和方法,消除不安,取得积极配合。

(4)评定时间要短,不引起患者疲劳。

(5)由一个人自始至终进行,确保准确性。

(6)一般做三次评定,求出平均值。

(7)健侧与患侧对照进行。

(8)患者出现明显不适,应及时终止,查找原因。

(牛艳芳)

第二节 常用康复护理技术

一、呼吸功能训练与体位排痰训练的技术

(一)呼吸功能训练

1.目的及意义

(1)通过对呼吸运动的控制和调节来改善呼吸功能。

(2)通过增加呼吸肌的随意运动,使呼吸容量增加,从而改善氧气的吸取和二氧化碳的排出。

(3)通过主动训练可以改善胸廓的顺应性,有利于肺部及支气管炎症的吸收及肺组织的修复。

2.方法

(1)体位的选择:基本原则是选用放松、舒适的体位。合适的体位可放松辅助呼吸肌群,减少呼吸肌耗氧量,缓解呼吸困难症状,稳定情绪,固定和放松肩带肌群,减少上胸部活动,有利于膈肌移动等。需加强患侧的胸式呼吸时可以采取患侧在上的侧卧位,对体力较好的患者可采用前倾站立位。

(2)腹式呼吸训练:患者取舒适放松的坐位,护理人员将手放置于前肋骨下方的腹直肌上,让患者用鼻缓慢地深吸气,肩部及胸廓保持平静,腹部鼓起,而呼气时缓慢经口呼出,同时腹部下陷。重复上述动作3～4次后休息。

(3)呼吸肌训练。①吸气阻力训练:患者持手握式阻力训练器吸气,训练器有各种不同直径的管子;不同直径的管子在吸气时气流的阻力不同,管径越窄则阻力越大;在患者可接受的前提下,首先选取管径较粗的进行吸气训练,开始训练3～5分钟/次,3～5次/天,以后训练时间可逐步增加至20～30分钟/次;当患者的吸气肌力及耐力有改善时,可逐渐将训练器管子的直径减小。②呼气训练。腹肌训练:腹肌是最主要的呼气肌。训练时患者取仰卧位,上腹部放置1～2 kg的沙袋,吸气时肩和胸部保持不动并尽力挺腹,呼气时腹部内陷。沙袋重量逐步增加为5～10 kg,但必须以不妨碍膈肌活动及上腹部鼓起为宜。也可在仰卧位下作双下肢屈髋屈膝,两膝尽量贴近胸壁的训练,以增强腹肌力量。吹蜡烛法:将点燃的蜡烛放在口前10 cm处,吸气后用力吹蜡烛,使蜡烛火焰飘动,每次训练3～5分钟,休息数分钟,再反复进行。每1～2天将蜡烛与口的距离加大,直到距离增加为80～90 cm。

(4)缩唇呼气训练:教会患者用鼻腔缓慢地深吸气后,呼气时将嘴唇缩紧,如吹口哨样,吸气与呼气之比为1∶2或1∶3。

3.呼吸训练注意事项

(1)训练方案应因人而异:在训练过程中循序渐进,鼓励患者持之以恒,锻炼终身。

(2)环境适宜:避免在风沙、粉尘、寒冷、炎热、嘈杂的环境锻炼,呼吸时最好经鼻,以增加空气温度和湿润度,减少粉尘和异物的刺激。

(3)注意观察患者的反应:训练时不应该有任何不适症状,锻炼次日晨起时应该感觉正常,如果出现疲劳、乏力、头晕等,应暂时停止训练。

(4)病情变化时应及时调整训练方案,避免训练过程中诱发呼吸性酸中毒和呼吸衰竭。

(5)训练适度:避免过度换气综合征或呼吸困难。

(6)训练时适当给氧,可边吸氧边活动,以增强活动信心。

(二)体位排痰训练

1.目的及意义

利用重力原理,改变患者的体位有利于分泌物的排出,从而有利于改善肺通气,提高通气血流比值,防止或减轻肺部感染,改善患者肺功能。

2.方法

(1)心理护理排痰前消除患者的紧张情绪,使患者能很好地配合,令患者全身放松,自然呼吸。

(2)采用触诊、叩诊、听诊器听诊等方法判断患者肺部哪一段的痰液需要引流。

(3)引流时间应安排在早晨清醒后进行,因为夜间支气管纤毛运动减弱,气道分泌物易于睡眠时潴留。

(4)将患者置于正确的体位排痰姿势,并且尽可能让患者舒适放松,应随时观察患者面色及表情。病变部位摆于高处,以利于痰液从高处向低处引流。

(5)如果患者可以忍受,维持引流体位 30 分钟左右,不要超过 45 分钟,避免患者疲劳。

(6)体位排痰期间应配合饮温水、雾化吸入等,使痰液稀释,利于排出。

(7)体位排痰过程中,有效咳嗽及局部的叩击可以增加疗效。

(8)即使引流时没有咳出分泌物,告诉患者,训练一段时间后可能会咳出一些分泌物。

(9)评估与记录评估在引流过的肺叶(段)上听诊呼吸音的改变;记录痰液潴留的部位,痰液排出的颜色、质感、数量及气味,患者对引流的忍受程度,血压、心率情况,呼吸模式,胸壁扩张的对称性等。

(三)体位排痰训练的注意事项

(1)训练时机选择选在早餐前、晚间睡前进行为宜,绝对不能在餐后直接进行体位排痰训练。

(2)如果患者体位排痰 5～10 分钟仍未咳出分泌物,则进行下一个体位姿势。

(3)体位排痰训练的过程中,应密切观察患者的生命体征的变化。

(4)近期有肋骨骨折、肩滑囊炎等慎用侧卧位训练。

(5)认真做好宣教,使患者认识到即使引流时未咳出痰液,未必无效,松动的痰液可能需要30～60 分钟才能咳出,坚持训练则利于痰液咳出。

(6)体位排痰训练结束后让患者缓慢坐起并休息一会儿,防止出现直立性低血压的征兆。

(7)保持室内空气新鲜。

二、增强肌力与耐力训练的技术

(一)目的及意义

1.增强肌力

使原先肌力减低的肌肉通过肌力训练,肌力得到增强。

2.增强肌肉耐力

增强肌肉的耐力,使肌肉能够维持长时间的收缩。

3.功能训练前准备

通过肌力训练使肌力增强,为以后的平衡、协调、步态等功能训练做准备。

(二)方法

评估肌肉现存的肌力水平,分别采用以下几种运动方法:辅助主动运动、主动运动、抗阻力运动和等长运动。

1.辅助的主动运动

(1)徒手辅助主动运动:当患者肌力为1级或2级时,护理人员帮助患者进行主动运动。例如腘绳肌肌力2级,患者俯卧位,护理人员站在训练一侧肢体旁,一手固定于大腿后部,让患者主动屈曲膝关节,另一手握踝关节辅助用力,当屈膝达90°时,重力作用可促进屈曲。随着肌力的改善,随时可以做辅助量的精细调节,不受任何条件的限制,这样效果较好。

(2)悬吊辅助主动运动:利用绳索、挂钩、滑轮等简单装置,将运动的肢体悬吊起来,以减轻肢体的自身重量,然后在水平面上进行训练。例如训练髂腰肌肌力时,患者侧卧,患肢在上,分别在膝关节及踝关节垂直上方放置挂钩,吊带固定于膝关节及踝关节,用绳索悬吊,患者主动屈髋。随着肌力的改善还可以调节挂钩的位置,改变运动面的倾斜度,用手指稍加阻力或用重锤做阻力,以增加训练难度。

(3)滑板上辅助主动运动:滑板可减少肢体运动时的摩擦力,肢体在滑板上主动滑动可达到训练目的。例如肱三头肌肌力为1～2级时,患者坐位,滑板置于治疗床上,治疗上肢放于滑板上,通过主动伸肘动作进行训练,也可同时轻拍或轻叩肱三头肌肌腹。随着肌力改善,可通过增加滑板的倾斜度来增加训练难度。

2.主动运动

适用于肌力达3级以上的患者,是通过患者主动收缩肌肉完成运动,训练时选择正确的体位和姿势,将肢体置于抗重力体位,防止代偿动作,对运动的速度、次数及间歇予以适当的指导。常见的主动运动形式为徒手体操练习。

3.抗阻力主动运动

(1)徒手抗阻力主动运动阻力的方向总是与肌肉收缩使关节发生运动的方向相反,阻力通常加在需要增强肌力的肌肉附着部位远端,这样,较少的力量即可产生较大的力矩。加阻力的部位,要根据患者的状况来定。例如当股四头肌肌力达到4级时,可在小腿的位置施加阻力,当肌力比4级稍强时,可以在踝关节处施加阻力;当肌力未达到4级时,可在小腿1/3处施加阻力或用两个手指的力量施加阻力,加阻力时不可过急,宜缓慢,使运动中的肌肉收缩时间延长,一次动作2～3秒完成,开始时在轻微阻力下主动运动10次,然后加大阻力,使肌肉全力收缩活动10次。训练时,对骨折患者要注意加阻力的部位和保护骨折固定的部位,阻力也不要过大,以免影响骨折恢复。

(2)利用哑铃、沙袋、滑轮、弹簧、重物、摩擦力等作为运动的阻力,施加阻力的大小、部位及时间应根据患者的肌力大小、运动部位进行调节。如直接用手拿重物或把重的东西系在身体某部位进行练习。例如膝伸展动作时,将沙袋固定在小腿上进行练习。

4.等长运动

等长收缩训练是增强肌力最有效的方法。肌肉收缩时,没有可见的肌肉缩短或关节运动。具体方法为:指导患者全力收缩肌肉并维持5～10秒,重复3次,中间休息2～3分钟,每天训练一次。如骨折手术后石膏制动的早期训练中,为避免给损伤部位造成不良影响,可选用这种方法进行肌力增强训练。

5.肌肉耐力训练

肌力训练的同时具有部分肌肉耐力训练的作用,但两者在训练方法上有所不同。为了迅速发展肌力,要求在较短的时间内对抗较重负荷,重复次数较少;而发展肌肉耐力则需在较轻负荷下,在较长时间内多次重复收缩。临床上常将肌力训练与耐力训练结合起来进行训练,从而使肌肉训练更为合理。

(三)康复护理

1.无痛和轻度疼痛范围内的训练

肌力训练应在无痛和轻度疼痛范围内进行训练,如果最初训练引起肌肉的轻微酸痛,则属正常反应,一般次日即可自行恢复,如肌力训练引起患者训练肌肉的明显疼痛,则应减少运动量或暂停。疼痛不仅增加患者不适,而且也难达到预期训练效果。待查明原因后,进行临床治疗后再进行训练。

2.调动患者的积极性

肌力训练的效果与患者的主观努力程度关系密切,要充分调动患者的积极性,训练前进行训练指导,使患者了解训练的方法和作用,训练中经常给予语言鼓励并显示训练的效果,以提高患者的信心和主动参与。

3.适应证和禁忌证

掌握肌力训练的适应证和禁忌证,尤其对心血管疾病患者、老年人、体弱者等高危人群应在治疗师指导下训练,密切观察患者的情况,严防意外发生。

(四)注意事项

1.合理选择训练方法

增强肌力的效果与选择的训练方法直接有关。训练前应先评估训练部位的关节活动范围和肌力情况,并根据肌力现有等级选择运动的方法。

2.合理调整运动强度

运动强度包括重量和重复频率。应根据患者的状况随时调整训练的强度、时间等,记录患者的训练情况,包括训练时患者对运动负荷的适应能力、训练的运动量是否适合、训练中患者的状况、在训练前后随时测试肌力的进展情况。患者锻炼时的最大抗阻重量应该适当小于患者的最大收缩力,施加的重量或阻力应恒定,避免突然的暴力或阻力增加。

3.避免过度训练

肌力训练时应该在无痛的前提下进行。肌力训练后短时间内的肌肉酸痛是正常现象,而次日晨的酸痛或疲劳增加说明运动量过大,护理人员应做好解释工作,并详细询问训练当时及次日晨患者的反应,做到及时调整训练方案。

4.训练前准备

训练前进行准备活动和放松活动,将运动的肌肉、韧带、关节和心血管系统预热,避免突然运动导致适应障碍和合并症。

5.注意心血管反应

运动时心血管将有不同程度的应激反应。特别是等长抗较大阻力运动时,具有明显的升血压反应,加之等长运动伴有憋气,对心血管造成额外的负荷。因此,有高血压、冠心病或其他心血管疾病者应禁忌在等长抗阻运动时过分用力或憋气。

(牛艳芳)

第三节 常见症状的康复护理

一、吞咽障碍的康复护理

(一)概述

吞咽功能障碍是由于下颌、双唇、舌、软腭、咽喉、食管括约肌或食管功能受损,不能安全有效地把食物由口送到胃内取得足够营养和水分的进食困难。很多疾病与吞咽有关,如文献报道51%~73%的卒中患者有吞咽困难;也有报道卒中患者吞咽困难的发生率为30%~50%。50%的卒中患者都会发生吞咽困难,部分患者吞咽困难两周左右可以自行恢复。但是约10%的患者不能自行缓解,而且吞咽困难可造成各种并发症,如肺炎、脱水、营养不良等,这些并发症可直接或间接地影响患者的远期预后和生活质量,因此,吞咽困难的训练十分重要。

正常的吞咽活动分为4个期,即口腔准备期、口腔期、咽期、食管期。以上任何一个阶段发生障碍都会导致吞咽运动受阻,发生进食困难。与吞咽有关的脑神经主要是三叉神经、面神经、舌咽神经、迷走神经、副神经及舌下神经。所以,除了口、咽、食管病变外,脑神经、延髓病变、假性延髓性麻痹、锥体外系疾病等都可以引起吞咽困难。针对吞咽困难应采用系统化整体治疗模式处理,参与治疗小组成员包括耳鼻喉科医师、康复医师、语言和作业治疗师、营养师、护士、放射科医师、消化科医师及家庭成员等,其目的是多学科协作治疗可提高吞咽安全性,改善患者营养状态,提高康复治疗的效果。

(二)吞咽困难的临床表现

吞咽困难的患者有流涎、食物从口角漏出、咀嚼不能、张口困难、吞咽延迟、咳嗽、哽噎、声音嘶哑、食物反流、食物滞留在口腔和咽部、误吸及喉结构上抬幅度不足等临床表现。

并发症:体重减轻、反复肺部感染(误吸性肺炎或反流性肺炎)、营养不良等。

(三)康复评定

当患者入院后,经过专业培训的护士应初步筛查出可能吞咽困难的患者,再由康复医师或语言治疗师等对高危人群患者进行诊断性的吞咽检查和全面评估即临床评估和仪器检查。

1.反复唾液吞咽试验

(1)方法:患者取坐位或半卧位,检查者将手指放在患者的喉结和舌骨处,嘱患者尽量快速反复做吞咽动作,喉结和舌骨随着吞咽运动,越过手指后复位,即判定完成一次吞咽反射。

(2)结果:观察在30秒内患者吞咽的次数和喉上抬的幅度,吞咽困难者可能第一次动作能顺利完成,但接下来会出现困难或者喉不能完全上抬就下降。高龄患者30秒内能完成3次即可。口干患者可在舌面上蘸1~2 mL水后让其吞咽,如果喉上下移动小于2 cm,则可视为异常。对于患者因意识障碍或认知障碍不能听从指令的,反复唾液吞咽试验执行起来有一定的困难,这时可在口腔和咽部做冷按摩,观察吞咽的情况和吞咽启动所需的时间。

2.洼田饮水试验

(1)方法:先让患者依次喝下1~3汤匙水,如无问题,再让患者像平常一样喝下30 mL水,然后观察和记录饮水时间、有无呛咳、饮水状况等。饮水状况的观察包括啜饮、含饮、水从嘴角流出、呛咳、饮后声音改变及听诊情况等。

(2)分级。

Ⅰ级:能一次喝完,无呛咳及停顿。

Ⅱ级:分两次以上喝完,但无呛咳及停顿。

Ⅲ级:能一次喝完,但有呛咳。

Ⅳ级:分两次以上喝完,但有呛咳。

Ⅴ级:常常呛咳,全部饮完有困难。

(3)诊断标准。

正常:在5秒钟内将水一次喝完,无呛咳。

可疑:饮水时间超过5秒钟或分2次喝完,均无呛咳者。

异常:分1～2次喝完,或难以全部喝完,均出现呛咳者。

3.胸部、颈部听诊

胸部和颈部的听诊对可能有吞咽困难和误吸的患者来说都是非常重要的筛查和临床评估的方法,有助于筛查出需要进一步评估的高危人群。

(1)颈部听诊:将听诊器放在喉的外侧缘,能听到正常呼吸、吞咽和讲话时的气流声,这种方法可给听诊者提供关于渗透和误吸的信息。检查者可用听诊器听呼吸的声音,在吞咽前后听呼吸音作对比,分辨呼吸道是否有分泌物或残留物。吞咽困难的患者在进食期或吞咽后发生误吸时,所产生的声音质量就可能会发生改变,就像气体和液体混合时的声音,即水泡声、咕噜声和湿啰音等。

(2)胸部听诊:对于辨认误吸和误吸性肺炎非常有帮助。如果在听诊时怀疑有肺炎则可以通过胸片来确认。

4.临床评估

(1)一般临床检查法。①患者对吞咽异常的主诉:吞咽困难持续时间、频度、加重和缓解的因素、症状、继发症状。②相关的既往史:一般情况、家族史、以前的吞咽检查、内科、外科、神经科和心理科病史、目前治疗和用药情况。③临床观察:胃管、气管切开情况、营养/脱水、流涎、精神状态、体重、言语功能、吞咽肌和结构。

(2)口颜面功能评估。①唇、颊部的运动:静止状态下唇的位置及有无流涎,做唇角外展动作以观察抬高和收缩的运动,做闭唇鼓腮,交替重复发"u"和"i"音,观察会话时唇的动作。②颌的运动:静止状态下颌的位置、言语和咀嚼时颌的位置,是否能抗阻力运动。③软腭运动:进食时是否有反流入鼻腔,发"a"音5次观察软腭的抬升,言语时是否有鼻腔漏气。④舌的运动:静止状态下舌的位置,伸舌动作,舌抬高动作,舌向双侧的运动,舌的交替运动,言语时舌的运动,是否能抗阻力运动及舌的敏感程度。

(3)咽功能评估。①吞咽反射检查:咽反射、呕吐反射、咳嗽反射等检查。②喉的运动:发音的时间、音高、音量、言语的协调性及喉上抬的幅度。

(4)吞咽功能评估:常用的简单、实用、床边的吞咽功能评估法有反复唾液吞咽试验和饮水试验。

5.仪器检查

仪器检查能显示吞咽的解剖生理情况和过程,被应用于吞咽困难的评估,包括吞咽造影检查、吞咽电视内镜检查、超声检查、放射性核素扫描检查、测压检查、表面肌电图检查、脉冲血氧定量法等。

（1）吞咽造影检查：在食物中加入适量的造影剂，在X线透视下观察吞咽全过程。观察吞咽过程，是否有吞咽困难及误吸发生。

（2）吞咽电视内镜检查：将内镜经由一侧鼻孔抵达口咽部，直视舌、软腭、咽和喉的解剖结构和功能。

（3）超声检查：通过放置在颏下的超声波探头，观察舌、软腭的运动、食团的运送、咽腔食物的残留情况以及声带的内转运动等。

二、长期卧床患者的康复护理

长期卧床是保证度过疾病危险期的必要医疗措施，但是，长期卧床也能导致新的功能障碍，加重残疾，甚至累及多系统的功能。

（一）长期卧床的不良反应

1.循环系统

（1）动脉和深静脉血栓形成概率增加　血流缓慢、静脉壁损伤（尤其是内膜损伤）和血液凝固性增高是引起静脉血栓形成的3个主要因素。长期卧床导致抗利尿激素分泌增加，血容量降低、血液黏稠度增加，静脉回流阻力增加，血流速度减慢，形成动、静脉血栓。多发生于下肢，尤其是下肢深静脉发生血栓后，肢体会出现疼痛，肢端苍白冰冷，皮肤出现溃疡、水肿等缺血表现，严重者造成坏疽。

（2）心功能减退：长期卧床可使心脏每搏输出量、每分输出量减少，左心室功能减退，导致静息时心率增加。另外，卧床导致的焦虑也是心率增快和心脏负担增加的原因。

（3）运动能力下降：长期卧床后最大运动能力每天下降0.9%，与老年生理性衰退的年下降率相似。

（4）直立性低血压。

2.呼吸系统

（1）呼吸效率降低：卧位时横膈下移困难，吸气阻力增大，肺通气能力降低。长期卧床呼吸肌肌力下降也是相关因素。

（2）坠积性肺炎：卧床可以使纤毛运动功能下降，分泌物黏附于支气管壁，排出困难。同时，由于咳嗽无力或卧位不利于咳嗽，最后分泌物沉积于下部支气管中，诱发呼吸道感染。

3.运动系统

（1）肌肉萎缩，肌力下降：长期卧床致肌肉失用性萎缩，运动神经对肌肉的支配能力下降，肌糖原储存量降低，糖代谢能力降低，肌肉活动能力下降。有研究表明，即使健康人，在完全卧床休息的情况下，肌力每周减少10%～15%，静卧3～5周，肌力即可减少一半。

（2）关节挛缩：肢体和关节长期制动时关节囊和韧带的弹力纤维成分处于缩短状态，延伸性降低，导致韧带和关节囊挛缩。

（3）骨质疏松：制动导致重力和肌肉牵拉力丧失或减少，导致骨骼的成骨过程减少，破骨过程增加，使骨钙大量进入血液，导致骨质疏松，并可合并高钙血症、泌尿系统结石等。

4.中枢神经系统

长期卧床后易导致焦虑、抑郁等心理障碍、感觉障碍和认知障碍。

5.其他系统

长期卧床致糖耐量降低,造成负氮平衡;另外,卧床也影响肠的蠕动功能,导致食欲缺乏、便秘。

(二)康复护理

因急性病或外伤后而需长期卧床者,因瘫痪而不能离床者,为预防卧床导致的失用性综合征,必须采取以下措施。

1.协助患者进行心血管锻炼——被动倾斜

肌肉锻炼有助于预防严重的心血管不适感。无瘫痪患者,可采取坐位或立位姿势,循序渐进,逐步增加活动量。病情危重患者或暂不能取坐位者,适当抬高床头,从抬高床头15°起,维持5分钟开始,每天2次,逐渐增至每次30分钟,然后每周增加10°~15°,直至站立。每次锻炼时应注意维持心率低于120次/分。为防止直立性低血压,患者取坐位或立位时,两腿可以穿弹力袜。

2.协助患者摆放抗痉挛体位

急性期开始或卧床期开始,指导患者摆放抗痉挛体位。抗痉挛体位是指为防止或对抗痉挛姿势的出现而设计的一种治疗体位。它包含仰卧位、健侧卧位、患侧卧位、俯卧位。

3.床上运动训练

长期卧床患者,在生命体征稳定的情况下,可以给予床上被动运动。如被动活动患者关节,预防关节挛缩;按摩患者肌肉、关节,使其做屈、伸、举等被动运动。条件允许的情况下,可以指导患者做床上主动运动,有能力的患者,可以鼓励他做些力所能及的日常生活活动,增强其自我护理的能力。

4.指导患者做深呼吸

深呼吸能增加肺通气量,改善换气。有条件的患者,可以指导其做缩唇呼吸、腹式呼吸。咳嗽有助于排除呼吸道分泌物,应指导患者有效的咳嗽排痰。咳嗽无力者,可以给予翻身、叩背或排痰机排痰,预防坠积性肺炎。

5.补充足够的营养

长期卧床致消化不良和代谢障碍,应补充足够的营养。食物需营养平衡,补充足够的蛋白质、脂肪和碳水化合物,保证足够的膳食纤维,预防便秘。不能经口进食者,需要鼻饲或静脉营养。为预防骨质疏松,可以补充含钙高的食物,如鸡蛋、海鲜及排骨等。

6.协助患者进行排泄活动

由于生理和心理因素,长期卧床患者最难解决的问题就是排泄问题。应对患者进行膀胱功能的训练和排便功能的训练。脊髓损伤致神经源性膀胱的患者可以给予间歇性导尿。

7.皮肤的护理

长期卧床患者易并发压疮,因此,应重视皮肤的护理,加强翻身、叩背等。具体如何预防请见皮肤的康复护理。

8.心理护理

患者由于长期卧床导致的心理障碍,应引起足够的重视。医护人员应有足够的爱心、耐心来帮助他们渡过难关。可以与患者聊天、看电视、布置一定的训练作业、让亲人陪伴等方式,分散患者的注意力。

(牛艳芳)

第四节 慢性阻塞性肺疾病

一、概述

慢性阻塞性肺疾病是一种可以预防、可以治疗的疾病，以不完全可逆的气流受限为特点。气流受限常呈进行性加重，且多与肺部对有害颗粒或气体，主要是吸烟的异常炎症反应有关。虽然慢性阻塞性肺疾病累及肺，但也可以引起显著的全身效应。

慢性支气管炎是指气管、支气管黏膜及其周围组织的慢性非特异性炎症。临床上以咳嗽、咳痰或伴有喘息及反复发作的慢性过程为特征。

阻塞性肺气肿简称肺气肿，是由于吸烟、感染、大气污染等因素的刺激，引起终末细支气管远端(呼吸细支气管、肺泡管、肺泡囊和肺泡)的气道弹性减退，过度膨胀、充气和肺容积增大，并伴有气道壁的破坏。

(一)流行病学

慢性阻塞性肺疾病是呼吸系统疾病中的常见病和多发病，患病率和病死率均高。在我国北部和中部地区的农村成年人调查中，慢性阻塞性肺疾病的患病率为 3.17％；慢性阻塞性肺疾病的死亡率居所有死因的第 4 位，且有逐年增加之势。

(二)病因

慢性阻塞性肺疾病的病因有很多，主要包括吸烟、空气污染、呼吸系统感染等。

1.吸烟

吸烟包括直接的和被动的吸烟，是慢性阻塞性肺疾病发生的最首要的因素。在吸烟的人群里 13.2％患慢性阻塞性肺疾病，不吸烟的人群里 5.1％患慢性阻塞性肺疾病，而且随着吸烟量的增加慢性阻塞性肺疾病的患病率增加。在慢性阻塞性肺疾病患者中吸烟者肺功能下降速度远大于非吸烟者，吸烟指数(每天吸烟支数×吸烟年限)与肺功能损害严重程度呈正相关。

2.空气质量指数与人群慢性阻塞性肺疾病的死亡率

空气质量指数与人群慢性阻塞性肺疾病的死亡率存在显著的正相关，此外，室内空气污染也可造成慢性阻塞性肺疾病患病率升高，有研究表明，厨房烹调产生的油烟与慢性阻塞性肺疾病发生有着密切的关系。

3.呼吸道感染

慢性阻塞性肺疾病的发生有 59％与呼吸道感染或过敏有关。有研究表明，儿童期呼吸系统感染是慢性阻塞性肺疾病发生的重要危险因素之一，儿童期反复的气道感染可导致气道高反应性，对成年后发展成慢性支气管炎起到重要作用。

二、临床表现

慢性阻塞性肺疾病起病多缓慢，病程较长，大多数患者有多年的大量吸烟史，部分患者反复发生下呼吸道感染而迁延不愈，主要症状为慢性咳嗽、咳痰和呼吸困难。病情早期可无症状或仅有活动后呼吸困难，也可能只出现咳嗽、咳痰。随着病变发展，患者由于呼吸困难而活动能力下降,最后出现静息状态下呼吸困难,从而影响日常生活的自理能力。晚期患者常有体重下降、食欲减退、精神抑郁和焦虑等。

(一)有效呼吸降低

患者呼吸运动障碍,有效通气量降低,影响了气体交换功能;长期慢性炎症,呼吸道分泌物的引流不畅,加重了换气功能障碍常导致缺氧和二氧化碳潴留;不少慢性支气管炎患者年龄偏大,有不同程度的驼背,肋软骨有钙化,限制了胸廓的活动,导致肺功能进一步下降,使有效呼吸降低。

(二)病理性呼吸模式

肺通气功能明显障碍,影响了患者平静呼吸过程中膈肌的上下移动,减少了肺的通气量;患者为了弥补呼吸量的不足,加紧胸式呼吸,以增加频率来提高氧的摄入,即形成了病理式呼吸模式,造成正常的腹式呼吸模式无法建立,更限制了有效呼吸。

(三)呼吸肌无力

患者有效呼吸减少,呼吸困难及病理性呼吸模式的产生,活动量减少,均影响膈肌,肋间肌,胸大肌等呼吸肌的运动,失代偿后产生呼吸肌无力。

(四)能耗增加和活动能力减退

气短、气促常使患者精神和颈背部乃至全身肌群紧张,使机体体能消耗增加。另外,患者因惧怕出现劳累性气短,限制自己的活动,有的患者长期卧床,丧失了日常活动能力和工作能力。

三、主要功能障碍

(1)咳嗽、咳痰和呼吸困难,活动甚至休息时喘息。

(2)运动量减少,社会活动、业余生活、户内和户外活动减少。

(3)呼吸障碍、活动受限,日常生活等基本活动受限,独立性丧失。

(4)急性发作期日常生活活动能力自理障碍。

(5)心理障碍:患者因长期阻塞性肺疾病,使有效通气功能下降。机体供氧不足,造成乏力、气短、精神紧张、喘息、影响休息和睡眠,产生焦虑、压抑、恐惧心理。有些患者伴有各种神经精神症状。

四、康复评定

(一)健康状态评估

(1)患者一般情况并了解家族史。

(2)在慢性阻塞性肺疾病的各种致病因素中,吸烟是最重要的因素,应询问吸烟时间及吸烟量。

(3)了解患者过去史,是否患有慢性支气管炎、肺气肿、哮喘等。

(二)肺功能测试

第一秒用力呼气量(FEV1)百分比预计值。

第一秒用力呼气量/用力肺活量比值(FEV1/FVC)。

(三)慢性阻塞性肺疾病严重程度评估

对确诊为慢性阻塞性肺疾病的患者,可以根据其FEV1%预计值下降的幅度作出严重程度的分级(表8-1)。

(四)运动能力评估

(1)平板或功率车运动试验通过活动平板或功率车进行运动试验获得最大吸氧量、最大心率、最大代谢当量(MET)值、运动时间等相关量化指标来评估患者运动能力定量行走评估。

表 8-1 慢性阻塞性肺疾病严重程度的评估表

分级		分级标准	
Ⅰ级	轻度	$FEV_1/FVC<70\%$	$FEV_1 \geqslant 80\%$预计值
Ⅱ级	中度	$FEV_1/FVC<70\%$	$50\% \leqslant FEV_1 <80\%$预计值
Ⅲ级	重度	$FEV_1/FVC<70\%$	$30\% \leqslant FEV_1 <50\%$预计值
Ⅳ级	极重度	$FEV_1/FVC<70\%$	$FEV_1 <30\%$预计值或 $FEV_1 <50\%$预计值,伴慢性呼吸衰竭

(2)对于不能进行活动平板运动试验的患者可行 6 分钟或 12 分钟行走距离测定,以判断患者的运动能力及运动中发生低氧血症的可能性。

(五)日常生活能力评估

日常生活能力评估见表 8-2。

表 8-2 日常生活能力评估

分级	表现
0 级	虽存在不同程度的肺气肿,但活动如常人,对日常生活无影响,活动时无气短
1 级	一般劳动时出现气短
2 级	平地步行无气短,较快行走、上坡或上下楼梯时气短
3 级	慢走不及百步即有气短
4 级	讲话或穿衣等轻微动作时即有气短
5 级	安静时出现气短、无法平卧

(六)影像学检查

可见两肺纹理增粗、紊乱。并发肺气肿时,可见肋间隙增宽,膈低平,两肺透亮度增加。心脏常呈垂直位,心影狭长。

(七)血气分析

表现为动脉血氧分压下降,二氧化碳分压升高,pH 降低等。可出现代偿性呼吸性酸中毒。

(八)心理社会评估

详细了解患者及家庭对疾病的态度,了解疾病对患者的影响,如心情、性格、生活方式的改变,是否感到焦急、忧虑、恐惧、痛苦,是否悲观失望,是否失去自信自尊、退出社会和躲避生活。

(九)与健康相关的生活质量

圣·乔治呼吸问卷分为三部分:症状、活动能力、疾病对日常生活的影响。主要是询问患者咳嗽、咳痰、气喘和呼吸困难等发作情况及对日常生活和工作的影响。对生活影响越严重,权重越高,分值越大,波动范围是 0～100 分,对生活完全没有影响是 0 分,对生活极度影响是 100 分。

五、康复治疗

(一)体位

患者采取坐位或半卧位,有利于肺扩张。保持和改善呼吸道的通畅。

(二)呼吸训练

1.有效咳嗽

方法:先深吸气,然后关闭喉头增加气道内压力,再收缩腹肌(通过增加腹压抬高膈肌)同时收缩肋间肌(固定胸廓不使其扩张)以提高胸腔内压,在肺泡内压力明显增高时突然将声门打开,即可将痰液喷出气流排出。

2.胸部叩拍

将手掌微曲呈碗口状在吸气和呼气时叩击患者胸壁。叩拍力可通过胸壁传至气道将支气管壁上的分泌物松解。叩拍应沿支气管的走向从上往下拍或从下往上拍,叩拍时间1~5分钟。高龄或皮肤易破损者可用薄毛巾或其他保护物包盖在叩拍部位以保护皮肤。

3.体位引流

体位引流是依靠重力作用促使各肺叶或肺段气道分泌物的引流排出。适用于神志清楚体力较好,分泌物较多的老年人。原则:应将病变部位置于高处,使引流支气管的开口方向向下。体位引流方法:每天做2~3次,总治疗时间30~45分钟,每种体位维持5~10分钟。宜在早晨清醒后作体位引流。为了预防胃食管反流、恶心和呕吐,应在饭后1~2小时进行头低位引流。引流过程中需注意生命体征的变化。

4.呼吸训练

放松练习:患者可采取卧、坐、站立位,放松全身肌肉。对不易松弛的患者可以教给放松技术,还可作肌紧张部位节律性摆动或转动以利于该部肌群的放松。放松练习有利于气急、气短症状的缓解。

5.腹式呼吸

腹式呼吸是进行慢性阻塞性肺疾病康复的重要措施,腹式呼吸的关键,在于协调膈肌和腹肌在呼吸运动中的活动。呼气时,腹肌收缩帮助膈肌松弛,随腹腔内压增加而上抬,增加呼气潮气量。吸气时,膈肌收缩下降,腹肌松弛,保证最大吸气量。呼吸运动时,尽可能减少肋间肌、辅助呼吸肌的无效劳动,使之保持松弛休息。

6.腹部加压暗示呼吸法

可在卧位或坐位进行,患者用一只手按压在上腹部,呼气时腹部下沉,此时该手再稍加压力,以使进一步增高腹内压,迫使膈肌上抬。吸气时,上腹部对抗该手的压力,将腹部徐徐隆起,该压力既可吸引患者的注意力,同时又可诱导呼吸的方向和部位。按此法进行练习,可使膈肌活动范围增加2~3 cm,从而有效地增加通气量为500 mL以上。

(三)提高活动能力训练

1.氧疗

慢性肺气肿患者多存在低氧血症或潜在低氧血症,尤其夜间明显。低氧血症可致多脏器功能不全。专家已肯定,长期坚持夜间持续低流量(1~3 L/min)吸氧>12小时,能延缓疾病进展,降低死亡率,延长生存期,改善心肺功能,提高生活质量。家庭氧疗每天吸氧时间14~16小时,流量为0.5~1 L/min,若能达到持续24小时吸氧效果更好。条件许可的患者应尽可能在活动时应用携带式氧气筒。运动吸氧能改善运动时产生的乳酸中毒。

2.步行为主的有氧训练

通常可进行最简单的12分钟行走距离测定,了解患者的活动能力。然后采用亚极量行走和登梯练习,改善耐力。开始进行5分钟活动,休息适应后逐渐增加活动时间。当患者能耐受

20分/次运动后,即可以增加运动。每次运动后心率至少增加20%,并在停止运动后5~10分钟恢复至安静值。

3.提高上肢活动能力

可以用体操棒做高度超过肩部的各个方向的练习或高过头的上肢套圈练习,还可手持重物(0.5~3 kg)做高于肩部的活动,每活动1~2分钟,休息2~3分钟。每天2次。

(四)饮食调整

营养不良是慢性阻塞性肺气肿患者的常见并发症。营养不良还影响通气驱动力,降低呼吸中枢对氧的反应,营养不良使呼吸肌贮备下降易于疲劳。由于呼吸负荷加重或呼吸频率增加使呼吸功能增加,致使能量消耗增高。此外,饮食摄入不足也是一个因素。指导患者多食一些有营养价值的饮食,如肉类、蛋类、奶类,注意补充维生素和矿物质。同时创造良好的进食环境以增进食欲,吃饭的时间必须充足,在放松的心情下非常愉快的进食。

(五)心理治疗

焦虑和抑郁是慢性阻塞性肺疾病患者常伴随的情绪障碍,神经敏感及抑郁可引起呼吸短促。慢性阻塞性肺疾病患者由于对呼吸困难和窒息的恐惧,可引起紧张和焦虑,心理指导及治疗在慢性阻塞性肺疾病患者康复中的治疗十分重要。

1.药物

选择性5-羟色胺再吸收抑制剂是公认治疗慢性阻塞性肺疾病相关性焦虑一线用药。

2.心理社会干预

心理社会干预包括心理社会支持和行为干预策略,如戒烟、改变饮食、保持运动锻炼等。

3.认知-行为治疗模式

认知-行为治疗模式是目前心理社会干预策略中的重要模式,对治疗慢性阻塞性肺疾病相关性焦虑和抑郁有效,包括对不现实和有害思维模式的矫正(如灾祸性气短),采取一些技术,如引导性意象、放松和呼吸操练习。

六、康复护理

(一)康复护理目标

(1)提高患者的生活质量,减少急性发作次数和住院期,延长生存时期,使患者能够带病延年。预防呼吸系统的并发症,增进呼吸功能,增强心理健康。

(2)制订个体化护理方案,在制订康复护理方案时要全面了解患者的病情,按病情的不同阶段分步骤教导,向患者宣传有关本病康复护理的知识。调动其主观能动性,积极配合康复治疗与护理,让患者做循序渐进的运动,提高对运动的耐力,并逐步进行耐寒锻炼,有条件者可进行氧疗,劝告患者戒烟并注意饮食的调整。

(二)康复护理

慢性阻塞性肺疾病患者呼吸浅速,若有膈肌疲劳可出现胸腹矛盾呼吸,这些呼吸模式异常可降低通气效率,腹式呼吸、缩唇呼吸和我国传统医学中的气功锻炼可以改善慢性阻塞性肺疾病患者呼吸模式,提高呼吸效率。慢性阻塞性肺气肿患者以呼吸系统康复为主,以提高呼吸肌肉的耐力和力量,增加呼吸的有效性,改善通换气功能。

1.指导呼吸训练

(1)腹式呼吸做法,全身放松,采取上身前倾位,吸气时有意识鼓腹,呼吸时收缩腹部,可以用自己的手置于腹部,略加压力,加大腹腔压力。长期锻炼可增加膈肌运动幅度。

(2)臀高位呼吸,患者取臀高位,类似胸膝位,利用内脏对横膈的压力,在呼气时增加横膈运动幅度。

(3)吹蜡烛、吹瓶练习:即对一排蜡烛吹气,从近到远,逐渐增加吹灭蜡烛的根数;串连两个瓶子,瓶内置水,用力将甲瓶内水吹向乙瓶。

(4)缩唇呼吸:用鼻吸气,用口呼气,呼气时口唇收拢,作吹口哨样,呼吸须按节律进行,吸与呼的时间之比为1:(2～3)。这使肺内残留气减少,吸气量增加,肺泡内氧分压增进,使氧气吸入增加,提高气道内压,防止气道过早闭合,增加呼吸的有效性。

(5)深呼吸技术的指导:深呼吸通常指胸式呼吸,目的是增加肺容量,使胸腔充分扩张。方法是:患者处于放松体位,经鼻深吸一口气,在吸气末,憋气几秒钟,以便使部分塌陷的肺泡有机会重新扩张。然后经口腔将气体缓慢呼出,可以配合缩唇呼吸,使气体充分排出。

2.运动训练指导

运动可以改善心肺功能,恢复活动能力。运动训练是呼吸功能康复的重要组成部分,包括下肢训练、上肢训练及呼吸肌训练。

3.保持和改善呼吸道的通畅

有效咳嗽、体位引流排痰。

4.吸氧疗法

休息时动脉血氧分压<6.7 kPa(50 mmHg)应予以吸氧。改善低氧血症引起的神经精神症状及呼吸困难。减轻肺动脉高压,减轻右心负荷,改善呼吸功能不全。做好持续低流量吸氧护理。

5.劝告戒烟

慢性阻塞性肺气肿疾病的发生70%～80%由于长期吸烟引起的,吸烟能引起咳嗽、咳痰、气短等呼吸系统症状和呼吸功能减退,应耐心对患者讲解吸烟与疾病的关系,劝告患者戒烟,室内要保持适宜的温度、湿度、空气流通。

6.心理康复护理

患者长期缺氧、气短、气促且疾病反复发作,消耗体能,疾病带来较大的心理压力和精神负担。鼓励及支持患者进行力所能及的各种社会活动和正常交往,积极配合功能锻炼,提高战胜疾病的信心。坚持运动训练,提高机体免疫力,减少发病,延缓疾病的进展。

7.康复健康教育

(1)呼吸道相关知识,如呼吸道的解剖结构、呼吸肌的功能。

(2)慢性阻塞性肺疾病病因、病理生理、症状的正确评估。

(3)康复治疗的意义、方法和注意事项。

(4)长期低流量吸氧可提高患者生活质量。

(5)感冒的预防,戒烟。增加营养的重要性。

七、社区家庭康复指导

(一)饮食

因慢性阻塞性肺疾病是消耗较大的疾病,饮食应富含营养、易消化、高热量、高蛋白、高维生素饮食,多食新鲜水果、蔬菜,养成定时、定量进食的习惯。急性期一般给半流质,缓解期给普食,鼓励多饮水。要时刻注意"八分饱",不要吃得太饱,因为吃多了容易腹胀而影响膈肌的运动,引起呼吸困难。通过补充和调整饮食来提高摄入量,从而改善营养状况和呼吸肌功能。

(二)坚持呼吸训练及活动

根据具体情况安排适当活动,将腹式呼吸练习和一般性全身运动相结合,如气功、太极拳、医疗步行等,在疾病缓解期坚持康复运动。

(三)注重疾病预防,提高机体抗病能力

防止感冒及呼吸道感染,可采取:①耐寒锻炼,入冬前坚持冷水洗鼻,每天 2~3 次,每次 2~3 分钟,还可以用冷水洗脸,自我按摩鼻部、迎香穴、揉风池穴等预防感冒。②提高呼吸道免疫功能:核酪、卡介苗定期注射。③冬病夏治,中医治疗。

(四)家庭用药指导

慢性阻塞性肺疾病患者稳定期仍然要用多种药物维持治疗,正确的用药非常重要。

(1)抗生素类药物:告诉患者不要随便服用,以免引起细菌耐药。当出现呼吸困难加重,咳嗽伴有脓痰量增加时,应及时就医。

(2)祛痰药:患者呼吸道内产生黏液较多,痰液不及时咳出可继发感染,增加气道阻力,应及时咳出。氯化铵容易引起胃肠道反应、皮疹等,若有不适应及时调整药物。

(3)平喘药:可松弛支气管平滑肌,扩张支气管,缓解气流受限。茶碱的主要不良反应有胃部不适、恶心、心悸、头痛、失眠等,指导患者严格按照医嘱服用,教会患者正确使用沙丁胺醇和沙美特罗等气雾剂,做到定时、等量使用。

(4)家庭内应备有支气管解痉药、抗生素、痰液溶解剂,必要时应备有氧气,掌握正确使用方法。

(五)定期到呼吸门诊随访

出现上呼吸道感染时应及时去医院就诊,外出随带急救药。

(牛艳芳)

第五节 支气管哮喘

一、概述

支气管哮喘简称哮喘,是由多种细胞(特别是肥大细胞、嗜酸性粒细胞和 T 细胞、中性粒细胞、气道上皮细胞等)参与的慢性气道炎症性疾病。这种慢性炎症导致气道高反应性和广泛多变的可逆性气流受限,此种症状还伴有气道对多种刺激因子反应性增高。在易感者中此种炎症可引起反复发作的喘息、气促、胸闷和咳嗽等症状,多在夜间或凌晨发作或加重,但可部分地自然缓解或经治疗缓解。支气管哮喘如贻误治疗,随病程的延长可产生气道不可逆狭窄和气道重塑。因此,合理的防治至关重要。

(一)流行病学

哮喘是全球性疾病,全球约有 1.6 亿患者,我国患病率为 1%~4%,其中儿童患病率高于青壮年,城市高于农村,老年人的患病率有增高的趋势。成人男女患病率相近,约 40% 的患者有家族史。支气管哮喘患病率在世界大部分地区正以惊人的速度上升,尤其是儿童支气管哮喘,已成为全球关注的公众健康问题和儿童最常见的慢性呼吸道疾病。哮喘的危险因素主要包括遗传、肥胖、性别、变应原、感染、烟草烟雾、空气污染、饮食及其他因素。

(二)支气管哮喘发病病因

本病的病因还不十分清楚。目前认为哮喘是多基因遗传病,受遗传因素和环境因素双重影响。

1.遗传因素

哮喘患者的亲属患病率高于群体患病率,且亲缘越近、病情越严重,其亲属患病率越高。有研究表明,与气道高反应、IgE调节和特应性相关的基因在哮喘的发病中起着重要作用。

2.环境因素

(1)吸入性变应原:如尘螨、花粉、真菌、动物毛屑、二氧化硫、氨气等各种特异和非特异性吸入物。

(2)感染:如细菌、病毒、原虫、寄生虫等。

(3)食物:如鱼、虾、蟹、蛋类、牛奶等。

(4)药物:如普萘洛尔、阿司匹林等。

(5)其他:气候改变、运动、妊娠等。

(三)支气管哮喘的分类、分型

1.根据发病诱因分类

根据常见发病诱因的不同而将哮喘病分为过敏性哮喘、感染性哮喘、运动性哮喘、药物性哮喘、职业性哮喘、心因性哮喘以及某些特殊类型的哮喘(如月经性和妊娠性哮喘)等。

2.根据哮喘的病程分类

根据哮喘的病程长短将哮喘病分为缓解期和急性发作期,然后根据缓解期和急性期的不同特点进行病情严重程度的进行分类。

3.根据临床表现分类

(1)急性发作期:是指气促、咳嗽、胸闷等症状突然发生,常有呼吸困难,以呼气流量降低为其特征,常因接触刺激物或治疗不当所致。

(2)慢性持续期:在哮喘非急性发作期,患者仍有不同程度的哮喘症状。根据临床表现和肺功能可将慢性持续期的病情程度分为4级。

(3)缓解期:是指经过或未经治疗症状、体征消失,肺功能恢复到急性发作前水平,并维持四周以上。

4.根据病情严重程度分类

临床上通常将慢性哮喘的病情依据严重程度分为4级:①轻度间歇性哮喘;②轻度持续性哮喘;③中度持续性哮喘;④重度持续性哮喘;根据患者是否有气道阻塞和阻塞的严重程度将哮喘病分为隐匿型哮喘、咳嗽变异性哮喘、难治性哮喘和脆性哮喘等。

5.根据发病的年龄分类

婴幼儿哮喘(2岁以下)、儿童哮喘(3~12岁)、青少年哮喘(13~20岁)、成年人哮喘(20~60岁)和老年性哮喘(60岁以上)。

6.根据发病时间分类

根据发病有无季节性可分为常年性哮喘和季节性哮喘。根据哮喘发病的昼夜变化又单独从哮喘病中分出夜间哮喘。

7.根据免疫学分型

过敏性哮喘和非过敏性哮喘,以过敏性哮喘更为常见。过敏性哮喘又可分为 IgE 介导哮喘和非 IgE 介导过敏性哮喘,这是目前被广泛认可的哮喘病分类方法。

二、临床表现

(一)症状

1.急性发作时症状

典型表现为发作呼气性呼吸困难或发作性胸闷和咳嗽,伴有哮鸣音。严重者呈强迫坐位或端坐呼吸,甚至出现发绀等;干咳或咳大量白色泡沫痰。部分患者仅以咳嗽为唯一症状(咳嗽变异性哮喘)。在夜间及凌晨发作和加重常是哮喘的特征之一。有些青少年,可在运动时出现胸闷、咳嗽和呼吸困难,称为运动性哮喘。

2.发作间歇期症状

在此期患者常自觉胸闷不适,肺部听诊呼吸音减弱,无哮鸣音,但多数患者症状和体征全部消失。

3.咳嗽变异型哮喘的症状

气道高反应性是支气管哮喘发病的基础,由于气道高反应性的程度不同,临床上出现的症状也就不一样,少数患者只表现为呼吸道过敏的症状,如反复咳嗽、定时的阵咳及刺激后的痉咳。这些患者可以没有喘息,甚至没有干湿性啰音,但可能有变应性疾病病史,如湿疹、变应性鼻炎或荨麻疹。其血清 IgE 可能升高,抗过敏药或平喘药有效。如果进行气道反应性测定,可能会出现异常。这种以咳嗽为主要表现的哮喘,也称咳嗽变异型哮喘,往往起病较早,多在 3 岁前就有表现,如未经特殊处理,可以发展为典型哮喘,也可以一直表现为咳嗽变异型哮喘。

(二)发病特征

1.发作性

当遇到诱发因素时呈发作性加重。

2.时间节律性

常在夜间及凌晨发作或加重。

3.季节性

常在秋冬季节发作或加重。

4.可逆性

平喘药通常能够缓解症状,可有明显的缓解期。

(三)体征

发作时胸部呈过度充气征象,双肺可闻及广泛的哮鸣音,呼气音延长。严重者可出现心率加快、奇脉、胸腹反常运动和发绀。但在轻度哮喘或非常严重哮喘发作时,哮鸣音可不出现,称为寂静胸。

(四)并发症

1.下呼吸道和肺部感染

哮喘患者约有半数是因上呼吸道病毒感染而诱发,由于呼吸道的免疫功能受到干扰,容易继发下呼吸道和肺部感染。

2.水电解质和酸碱失衡

哮喘急性发作期,患者由于缺氧、摄食不足、大汗等,常常并发水、电解质和酸碱平衡失调,这些均是影响哮喘疗效和预后的重要因素。

3.气胸和纵隔气肿

由于哮喘急性发作时气体潴留于肺泡,使肺泡含气过度,肺内压明显增加,哮喘已并发的肺气肿会导致肺大疱破裂,形成自发性气胸。重症哮喘需要机械通气治疗时,气道和肺泡的峰压过高,也易引起肺泡破裂而形成气压伤,引起气胸甚至伴有纵隔气肿。

4.呼吸衰竭

严重哮喘发作造成肺通气不足、感染,治疗和用药不当,并发气胸、肺不张和肺水肿等,均是哮喘并发呼吸衰竭的常见诱因。

5.致命的心律失常

哮喘急性发作时可出现致命性的心律失常,原因可能是由于严重缺氧,水、电解质和酸碱平衡失调,也可能是由于药物的使用不当。

6.黏液栓阻塞与肺不张

哮喘急性发作缓解后可咯出支气管树状的痰,由黏液及嗜酸性粒细胞所组成。支气管因含有黏稠的痰液,在较小的支气管或细支气管内则经常可发现特殊的浓厚且黏稠的黏液栓。黏液栓阻塞了细支气管,并因支气管壁增厚及黏膜充血,水肿形成的皱襞而导致肺不张。

7.闭锁肺综合征

哮喘急性发作时,由于痰栓广泛堵塞了支气管,或频繁使用β受体激动剂造成气道平滑肌上β受体功能下调,如异丙肾上腺素,该药代谢的中间产物3-甲氧异丙肾上腺素,不仅不能兴奋β受体,而且还能引起β受体阻滞作用,引起支气管平滑肌痉挛而使通气阻滞。

8.肺气肿、肺动脉高压和慢性肺源性心脏病

肺气肿、肺动脉高压和慢性肺源性心脏病发生,与哮喘控制不佳导致的长期或反复气道阻塞、感染、缺氧、高碳酸血症、酸中毒及血液黏稠度增高等有关。

9.肺结核

长期使用皮质激素导致机体免疫功能减退,可诱发肺结核,出现结核症状。

10.发育不良和胸廓畸形

儿童哮喘,常常引起发育不良和胸廓畸形,究其原因是多方面的,如营养不足、低氧血症、内分泌紊乱等,有报告长期全身使用皮质激素的患儿,有30%发育不良。

三、主要功能障碍

(一)呼吸功能障碍

哮喘急性发作时呼吸动力学改变,对患者呼吸类型及潮气呼吸时的压力波动产生了影响,哮喘重度发作时,最大呼吸流速,尤其是最大呼气流速明显受限,当残气量增加时,要使潮气呼吸过程处于最适当的呼气流速,其潮气呼吸还应处在最大吸气状态,由于肺活量的降低,呼气流速的受限,因而潮气量必然减少,患者要维持足够的通气,只能增加呼吸频率,因而形成浅快的呼吸形式。产生用力呼气,导致严重的气促。

(二)通气/血流比例失衡和气体交换障碍

哮喘时气道病理学的改变也引起肺泡通气/血流比例失调(在某些肺泡区 V/Q 比值降低)以

及氧的弥散距离增大,导致低氧血症,通气增加,二氧化碳分压正常,甚至降低。重症哮喘患者常见中度低氧血症。

(三)循环功能障碍

哮喘时由于过度充气,呼吸肌做功增加,胸膜腔内压波动幅度增大,影响循环系统。胸内负压增高可降低静脉的回流,最终将导致每搏输出量和收缩压的下降。患者通过增加心率以维持心排血量,胸膜腔内压增加,右心室后负荷增加,心搏耗功增加,心电图有时可见右心劳损。

(四)支气管哮喘伴发的精神障碍

1.情绪障碍型

患者在发作时常伴有恐惧、焦虑、烦躁、抑郁等不良情绪。

2.抑郁-妄想型

可出现妄想。可伴有幻听,也常伴有轻度意识模糊。

3.癫痫样意识障碍型

多为短暂的意识丧失,类似癫痫小发作。患者在哮喘发作时还可伴有癫痫样抽搐。

四、康复评定

(一)危险因素评估

1.宿主因素

(1)遗传因素:目前认为哮喘为多基因遗传与环境因素相互作用导致的疾病。据统计,哮喘的遗传度为70%～80%,父母其中一方患有哮喘的儿童,其哮喘发病率是其他儿童的2～5倍。

(2)肥胖:多项流行病学研究证实肥胖和超体质量可增加哮喘发生的危险性。肥胖患者的潮式呼吸时小气道关闭,导致肺泡与支气管的黏附破坏,气道狭窄加重。而且这种小气道的关闭还能导致局部低氧性肺血管收缩,引起肺间质水肿,继而增加支气管周围的压力。肥胖和哮喘之间关联的基础可能与慢性全身性炎症以及能量调节激素等有关。

2.环境因素

(1)变应原:包括引起哮喘发生和发展各种特异性和非特异性物质。特异性变应原,如尘螨、花粉、真菌、动物毛屑等。

(2)感染:感染对哮喘的发病具有两方面的作用。一方面,在婴儿期接触一些病毒和非典型病原体,如呼吸道合胞病毒、流感病毒和支原体等,可诱发哮喘的发生。另一方面,婴幼儿早期接触一些特定的呼吸道感染,可以避免哮喘的发生。特异性体质和病毒感染之间的作用十分复杂,强烈的特异性体质可能影响下呼吸道对病毒感染的反应,病毒感染可以影响变应性疾病的发生和发展。

(3)空气污染:大气污染、汽车尾气、烟草烟雾和电磁烟雾等空气污染使哮喘患者呼出气一氧化氮水平增加,降低第一秒用力呼气量,增加哮喘的急性发作。

(4)饮食:如抗氧化剂和n-3多不饱和脂肪酸摄入减少,n-6多不饱和脂肪酸增加可使哮喘和变态反应性疾病增加;盐、冷饮、巧克力等食物摄入量增加亦可增强呼吸道高反应,从而引发或加重哮喘。引起过敏最常见的食物是鱼类、虾蟹、蛋类、牛奶等。

(5)药物:阿司匹林,2.3%～20%哮喘患者因服用阿司匹林类药物而诱发哮喘,称为阿司匹林哮喘。患者症状多于用药后2小时内出现。普萘洛尔等β受体阻滞剂,可因阻断β-肾上腺素能受体而引起哮喘。

(6)运动:有 70%～80% 的哮喘患者在剧烈运动后诱发哮喘,称为运动诱发性哮喘或称运动性哮喘。典型的病例是在运动 6～10 分钟,停止运动后 1～10 分钟内支气管痉挛最明显,许多患者在 30～60 分钟内自行恢复。剧烈运动后因过度通气致使气道黏膜的水分和热量丢失,呼吸道上皮暂时出现克分子浓度过高,导致支气管平滑肌收缩。

(7)气候改变:当气温、温度、气压和(或)空气中离子等改变时可诱发哮喘,故在寒冷季节或秋冬气候转变时较多发病。

(8)精神因素:患者情绪激动、紧张不安、怨怒等都会促使哮喘发作,一般认为它是通过大脑皮质和迷走神经反射或过度换气所致。哮喘发病的第一高峰期为 0～14 岁,第二高峰期为 30～40 岁。

(二)实验室及其他检查

1.血液常规检查

发作时可有嗜酸性粒细胞增高,但多数不明显,如并发感染可有白细胞数增高,分类中性粒细胞比例增高。

2.痰液检查

涂片在显微镜下可见较多嗜酸性粒细胞,可见嗜酸性粒细胞退化形成的尖棱结晶,黏液栓和透明的哮喘珠。

3.肺功能检查

缓解期肺通气功能多数在正常范围。在哮喘发作时,由于呼气流速受限,表现为第一秒用力呼气量,第一秒用力呼气量/用力肺活量比值、最大呼气中期流速、呼出 50% 与 75% 肺活量时的最大呼气流量以及呼气峰值流速均减少。

4.血气分析

哮喘严重发作时可有缺氧、动脉血氧分压和氧饱和度降低,由于过度通气可使二氧化碳分压下降,pH 上升,表现为呼吸性碱中毒。如为重症哮喘,气道阻塞严重,可有缺氧及二氧化碳潴留,二氧化碳分压上升,表现为呼吸性酸中毒。如缺氧明显,可合并代谢性酸中毒。

5.胸部 X 线检查

早期在哮喘发作时可见两肺透亮度增加,呈过度充气状态;在缓解期多无明显异常。如并发呼吸道感染,可见肺纹理增加及炎症性浸润阴影。同时要注意肺不张、气胸或纵隔气肿等并发症的存在。

6.特异性变应原的检测

可用放射性变应原吸附试验测定特异性 IgE,过敏性哮喘患者血清 IgE 可较正常人高 2～6 倍。在缓解期可做皮肤过敏试验判断相关的变应原,但应防止发生变态反应。

(三)呼吸功能评定

1.通气功能评定

发作时呈阻塞性通气功能障碍,呼气流速指标显著下降,FEV1、FEV1/FEV%、最大呼气中期流速、呼气峰值流速均减少。

2.支气管激发试验

用以测定气道反应性。在设定的激发剂量范围内,如 FEV1 下降大于 20%,可诊断为激发试验阳性。

3.支气管舒张试验

用以评定气道气流的可逆性。如 FEV1 较用药前增加大于 15%，且绝对值增加大于 200 mL，可判断阳性。

(四)肺功能评定

肺功能评定见表 8-3。

表 8-3　哮喘慢性持续期肺功能分级标准

分级	临床表现	肺功能改变
间歇(第一级)	间歇出现症状,小于每周一次,短暂发作(数小时-数天),夜间哮喘症状小于等于每月 2 次,发作间期无症状	$FEV_1 \geq 80\%$ 预计值或 $PEF \geq 80\%$ 个人最佳值,PEF 或 FEV_1 变异率<20%
轻度持续(第二级)	症状大于等于每周 1 次,但小于每天一次,可能影响活动和睡眠,夜间哮喘症状大于每月 2 次,但小于每周一次	$FEV_1 \geq 80\%$ 预计值或 $PEF \geq 80\%$ 个人最佳值,PEF 或 FEV_1 变异率 20%~30%
中度持续(第三级)	每天有症状,影响活动和睡眠,夜间哮喘症状大于等于每周一次	FEV_1 为 60%~79% 预计值或 PEF 为 60%~79% 个人最佳值,PEF 或 FEV,变异率>30%
严重持续(第四级)	每天有症状,频繁发作,经常出现夜间	$FEV_1 <60\%$ 预计值或 $PEF<60\%$ 个人最佳值,PEF 或 FEV_1 变异率>30%

(五)心理-社会状态评定

哮喘是一种气道慢性炎症性疾病,患者对环境多种激发因子易过敏,发作性症状反复出现,严重时可影响睡眠、体力活动。应注意评估患者有无烦躁、焦虑、恐惧等心理反应。由于哮喘需要长期甚至终身防治,可加重患者及其家属的精神、经济负担。注意评估患者有无忧郁、悲观情绪,以及对疾病治疗失去信心等。评估家属对疾病知识的了解程度、对患者关心程度、经济情况和社区医疗服务状况等。

五、康复治疗

(一)康复治疗目标

(1)尽可能控制症状,包括夜间症状。

(2)改善活动能力和生活质量。

(3)使肺功能接近最佳状态。

(4)预防发作及加剧。

(5)提高自我认识和处理急性加重的能力,减少急诊或住院。

(6)避免影响其他医疗问题。

(7)避免药物的不良反应。

(8)预防哮喘引起死亡。

上述治疗目标的意义在于强调:①应该积极地治疗,争取完全控制症状。②保护和维持尽可能正常的肺功能。③避免或减少药物的不良反应。为了达到上述目标,关键是有合理的治疗方案和坚持长期治疗。

(二)康复治疗原则

消除病因,控制急性发作,巩固治疗,改善肺功能,防止复发,提高生活质量。

1.发作期

(1)一般的治疗:卧床休息,解除思想顾虑,保持安静,去除变应原及其他诱因,适当补液,有继发感染者积极抗感染治疗。

(2)控制急性发作:单用或联用支气管舒张剂。

2.哮喘持续状态

要积极解除支气管痉挛,改善通气及防治并发症。

3.缓解期

查找变应原进行脱敏治疗。

(三)康复治疗

尽管哮喘的病因及发病机制均未完全阐明,但目前的治疗方法,只要能够规范地长期治疗,绝大多数患者能够使哮喘症状能得到理想的控制,减少复发甚至不发作,与正常人一样生活、工作和学习。

1.药物治疗治疗

(1)缓解哮喘发作:主要作用是舒张支气管,即支气管舒张剂。①β_2受体激动剂:为首选药物。常用的药物:短效的作用时间为 4～6 小时,有沙丁胺醇、特布他林和非诺特罗。长效的作用时间为 10～12 小时,常用的有福莫特罗、沙美特罗及丙卡特罗等。②茶碱类:增强呼吸肌的收缩,气道纤毛清除和抗炎的作用。③抗胆碱类:常用的有异丙托溴铵、噻托溴铵吸入或雾化吸入。

(2)控制哮喘发作:此类药物主要控制哮喘的气道炎症,即抗炎药。主要有糖皮质激素,白三烯拮抗剂及其他如色甘酸钠等。沙美特罗替卡松粉吸入剂以联合用药形式(支气管扩张剂和吸入皮质激素),用于可逆性阻塞性气道疾病的常规治疗,包括成人和儿童哮喘。

2.急性发作期的治疗

急性发作的治疗目的是尽快缓解气道阻塞,纠正低氧血症,恢复肺功能,预防进一步恶化或再次发作,防止并发症。一般根据病情的分度进行综合性治疗。

(1)脱离诱发因素:处理哮喘急性发作时要注意寻找诱发因素。多数与接触变应原、感冒、呼吸系统感染、气候变化、进食不适当的药物(如解热镇痛药、β受体阻滞剂等)、剧烈运动或治疗不足等因素有关。找出和控制诱发因素,有利于控制病情,预防复发。

(2)正确认识和处理重症哮喘是避免哮喘死亡的重要环节。对于重症哮喘发作,应该在严密观察下治疗。治疗措施:①吸氧,纠正低氧血症。②迅速缓解气道痉挛:首选雾化吸入 β_2 受体激动剂,其疗效明显优于气雾剂。③经上述处理未缓解,一旦出现二氧化碳分压明显增高(≥ 6.7 kPa)、吸氧状态下动脉血氧分压≤ 8.0 kPa、极度疲劳状态、嗜睡、神志模糊,甚至呼吸减慢的情况,应及时进行人工通气。④注意并发症的防治:包括预防和控制感染;补充足够液体量,避免痰液黏稠;纠正严重酸中毒和调整水电解质平衡,当 pH<7.20 时,尤其是合并代谢性酸中毒时,应适当补碱;防治自发性气胸等。

3.运动治疗

支气管哮喘患者在哮喘缓解期或药物控制下可进行适当的体育锻炼,增强心肺功能,以达到减少、减轻支气管哮喘发作的目的。适合支气管哮喘患者锻炼项目有游泳、划船、太极拳、体操、羽毛球、散步、骑车、慢跑等耐力性运动练习。

耐力运动的原则是做适当强度的运动,并持续一定的时间,具体方法视体力情况而定。体力较差时做散步、太极拳等低强度的运动练习,体力较好时练习较快的步行、慢跑、缓慢登楼、游泳等。运动强度应控制在运动时的最高心率为170减去年龄数字的水平,主观感觉以稍感气急,尚能言谈为宜。

4.呼吸训练

(1)放松训练。①前倾依靠位:患者坐于床前或桌前,桌上或床上放两床叠好的被子或四个枕头,患者两臂置于棉被或枕下以固定肩带并放松肩带肌群,头靠在被上或枕上放松颈肌。②椅后依靠位:患者坐于非常柔软舒适的有扶手的椅或沙发上,头稍后靠于椅背或沙发背上,完全放松5~15分钟。③前倾站立位:自由站立,两手指互握置于身后并稍向下拉以固定肩带,同时身体稍前倾以放松腹肌,也可前倾站立,两手支撑于前方的低桌上以固定肩带,此体位不仅可起到放松肩部和腹部肌肉群的作用,还是腹式呼吸的有利体位。

(2)呼吸模式训练。①缩唇呼吸:也称吹口哨式呼吸法,经鼻吸气,呼气时缩唇,吹口哨样缓慢呼气,口唇缩小到以能够忍受为止,将气体均匀地自双唇之间逸出,一般吸气和呼气的时间比例为1:2或1:3。利用这一方法可减少下呼吸道内压力的递减梯度,防止小气道过早闭塞。②腹式呼吸方法:患者取立位,也可取坐位或仰卧位,上身肌群放松做深呼吸,一手放于腹部,一手放于胸前,吸气时尽力挺腹,也可用手加压腹部,呼气时腹部内陷,尽量将气呼出,一般吸气2秒,呼气4~6秒。吸气与呼气时间比为1:2或1:3。用鼻吸气,用口呼气要求缓呼深吸,不可用力,每分钟呼吸速度保持在7~8次,开始每天2次,每次10~15分钟,熟练后可增加次数和时间,使之成为自然的呼吸习惯。③主动呼气训练:主动呼气代替吸气训练,每次呼气后不要忙于吸气,要稍停片刻,适当延长呼气过程,使呼气更加完善,减少肺泡内残留的气量。然后放松肌肉,轻轻地吸气。这样,增加了呼气量,就增加了吸气量,使呼吸更加完全。

在进行上述呼吸训练时注意:思想集中,肩背放松,吸鼓呼瘪,吸气时经鼻,呼气时经口,细呼深吸,不可用力。

5.肌力——耐力训练

(1)下肢训练。①方式:采用有氧训练的方法,如步行、划船、骑车、登山等。②强度:根据活动平板或功率车运动试验,得到最大心率及最大MET值,然后根据下表确定运动强度。运动后不应出现明显气短、气促或剧烈咳嗽。

运动时间30~45分钟,准备及结束活动时间保证各5~10分钟。频率:3~5次/周,尽可能终身坚持。运动合适的指征:无明显气短、气促。

(2)上肢训练:包括手摇车训练及提重物训练。①手摇车训练:从无阻力开始,每阶段递增5 W,运动时间20~30分钟,速度为50转/分,以运动时出现轻度气短、气促为宜。②提重物训练:患者手持重物,开始0.5 kg,以后增至2~3 kg,做高于肩部的各个方向运动,每次活动1~2分钟,休息2~3分钟,每天2次,以出现轻微的呼吸急促和上臂疲劳为度。

6.排痰训练

排痰训练包括体位引流、胸骨叩击、震颤和直接咳嗽,目的是促进呼吸道分泌物直接排出,降低气流阻力,减少支气管及肺的感染。

(1)咳嗽训练:深吸气→短暂闭气→关闭声门→增加胸膜腔内压,使呼气时产生高速气流→声门开放,即可形成由肺内冲出的高速气流,促进分泌物移动,随咳嗽排出体外。

(2)理疗:超短波治疗和超声或氧气雾化治疗等。有利于消炎、抗痉挛、排痰及保护黏膜和纤毛功能。超短波治疗采用无热量或微热量,每天一次,15～20 次为 1 个疗程。超声雾化治疗每次 20～30 分钟,每天一次,7～10 天为 1 个疗程。氧气雾化治疗每次 5～10 分钟,每天 2 次,7～10 天为 1 个疗程。

7.中医外治法

中医外治法是指运用非口服药物的方法,通过刺激经络、穴位、皮肤、黏膜、肌肉、筋骨等以达到防病治病为目的的一种传统医学疗法。其治疗疾病的范围也越来越广泛。特别是哮喘病这样的既是常见难治病,又属心身疾病的病症,增加外治法可以显著地提高临床疗效,延长缓解期,减轻医药费用,促进康复。咳喘灵膏药即是中医外治法的典型代表。

六、康复护理

(一)康复护理目标

(1)呼吸困难症状减轻:呼吸形态、深度、节律、频率正常,动脉血气分析值正常。

(2)能进行有效呼吸:掌握呼吸功能锻炼的方法,能自行坚持有效锻炼。

(3)能进行有效咳嗽:掌握有效咳嗽的方法,排出痰液。

(4)能够自觉正确使用雾化吸入剂。

(二)康复护理

1.环境与体位

有明确变应原者,应尽快脱离。提供安静、舒适、温湿度适宜的环境,保持室内清洁、空气流通。根据病情给予舒适体位,如为端坐呼吸者提供床旁桌以支撑,减少体力消耗。病室、家庭不宜摆放花草,避免使用皮毛、羽绒或蚕丝织物。保持病室内空气新鲜,每天通风 1～2 次,每次 15～30 分钟,室内保持适宜的温度和湿度。温度为 20～22 ℃,湿度为 50%～70%。

2.缓解紧张情绪

哮喘新近发生和重症发作的患者,通常会情绪紧张,甚至惊恐不安,应多巡视患者尽量陪伴患者,使患者平静,以减轻精神紧张。耐心解释病情和治疗措施,给以心理疏导和安慰,消除过度紧张情绪,这对减轻哮喘发作的症状和病情的控制有重要意义。

3.氧疗护理

重症哮喘患者常伴有不同程度的低氧血症,应给以鼻导管或面罩吸氧,氧流量为 1～3 L/min。吸入的氧浓度不超过 40%。吸入的氧气应尽量温暖湿润,以避免气道干燥和寒冷气流的刺激而导致气道痉挛。给氧的过程中,监测动脉血气分析。如哮喘严重发作,经一般药物治疗无效,或患者出现神志改变,动脉血氧分压小于 8.0 kPa(60 mmHg),二氧化碳分压大于 6.7 kPa(50 mmHg)时,准备进行机械通气。

4.饮食护理

大约 20% 的成年患者和 50% 的患儿可以因为不适当饮食诱发或加重哮喘。应提供清淡、易消化、足够热量的饮食,避免进食硬、冷、油煎的食物。尽量避免食用鱼、虾、蟹、蛋类及牛奶等可能导致哮喘发作的食物。某些食物添加剂如酒石黄、亚硝酸盐亦可诱发哮喘发作,应当引起注意。同时戒烟戒酒。

5.口腔与皮肤护理

哮喘发作时,患者常会大量出汗,应每天用温水擦浴,勤换衣服和床单,保持皮肤清洁、干燥和舒适。鼓励并协助患者咳嗽后用温开水漱口,保持口腔清洁。

6.用药护理

观察疗效及不良反应。

(1)β_2受体激动剂:指导患者按医嘱用药,不宜长期、规律、单一、大量使用。因为长期应用可引起β_2受体功能下降和气道反应性增高,出现耐药性;指导患者正确使用雾化吸入剂,保证药物疗效;静脉滴注沙丁胺醇时注意控制滴速($2\sim4\ \mu g/min$)。用药过程中观察有无心悸、骨骼肌震颤、低血钾等不良反应。

(2)糖皮质激素:吸入药物治疗,全身不良反应少,少数患者可出现口腔念珠菌感染、声音嘶哑或呼吸道不适,指导患者喷药后$2\sim3$分钟用清水漱口以减轻局部反应和胃肠道吸收。口服宜在饭后服用,以减少对胃肠道黏膜的刺激。气雾吸入糖皮质激素可减少其口服量,当用气雾剂替代口服剂时,通常同时使用两周后再逐步减少口服量,指导患者不得自行减量或停药。

(3)茶碱类:静脉注射时浓度不宜过高,速度不宜过快,注射时间宜在10分钟以上,以防中毒症状发生。其不良反应有恶心、呕吐等胃肠道症状;有心律失常、血压下降和兴奋呼吸中枢作用,严重者可致抽搐甚至死亡。用药时监测血药浓度,安全浓度为$6\sim16\ \mu g/mL$。发热、妊娠、小儿或老年有心、肝、肾功能障碍及甲状腺功能亢进者不良反应增加。合用西咪替丁、喹诺酮类、大环内酯类药物等可影响茶碱代谢而使排泄减慢,应该加强观察。茶碱缓释片有控释材料,不能嚼服,必须整片吞服。

(4)其他:色甘酸钠及奈多罗米钠,少数患者吸入后可有咽干不适、胸闷、偶见皮疹,孕妇慎用。抗胆碱药吸入后,少数患者有口苦或口干感。酮替芬有镇静、头晕、口干、嗜睡等不良反应,对高空作业人员、驾驶员、操纵精密仪器者应予以强调。白三烯调节剂的主要不良反应是较轻微的胃肠道症状,少数有皮疹、血管性水肿、转氨酶升高,停药后可恢复。

(三)康复健康教育与管理

哮喘患者的教育和管理是提高疗效、减少复发、提高患者生活质量的重要措施。根据不同的对象和具体情况,采用适当的、灵活多样的、为患者及其家属乐意接受的方式对他们进行系统教育,提高积极治疗的主动性,提高用药的依从性,才能保证疗效。哮喘患者通过规范治疗可以达到长期控制,保证良好的生活质量。在急性发作期,患者由于各种不适症状明显,甚至影响正常生活,所以治疗依从性较好。但是,在慢性持续期和缓解期,由于症状减轻甚至没有症状,很多患者就放松了警惕,甚至开始怀疑医师的诊断,擅自停药或减量,从而使症状加重或急性发作。与患者共同制订长期管理、防止复发的计划,对患者进行长期系统管理是非常必要的。对哮喘患者进行长期系统管理,包括以下内容。

1.根据哮喘的严重程度,在医师的指导下制订长期治疗方案

护士指导患者每天做好哮喘日记,记录哮喘症状和出现的频次以及肺功能监测呼气流量峰值,判定哮喘控制的效果。通常达到哮喘控制并至少维持3个月,可试用降级治疗,最终达到使用最少药物维持症状控制的目的。

(1)通过规律的肺功能监测客观地评价哮喘发作的程度。

(2)避免和控制哮喘促(诱)发因素,减少复发。

(3)制订哮喘长期管理的用药计划。

2.康复健康教育

(1)提供有关哮喘防治的科普书籍和科普文章供患者和家属翻阅;向患者和家属发放防治哮喘的宣传手册;组织哮喘患者座谈,交流防治经验和体会;责任护士对住院患者进行针对性的

宣教。

(2)教育患者了解支气管哮喘目前并没有特效的治疗方法,治疗目标:控制症状,维持最轻的症状甚至无症状;防止病情恶化;尽可能保持肺功能正常或接近正常水平;维持正常活动(包括运动)能力;减轻(避免)哮喘药物的不良反应;防止发生不可逆气道阻塞;避免哮喘死亡,降低哮喘死亡率。

(3)教育患者了解哮喘控制的标准:①最少慢性症状,包括夜间症状;②哮喘发作次数减至最少;③无须因哮喘而急诊;④最少按需使用 β_2 受体激动剂;⑤没有活动限制;⑥呼气流量峰值昼夜变异率<20%;呼气流量峰值正常或接近正常。

(4)教育患者了解导致哮喘发病有关原因和诱发因素,使患者能够避免触发因素。①变应原,如花粉类、尘螨、屋尘和粉尘、真菌、蟑螂、纤维(丝、麻、木棉、棕等)、食物(米面类、鱼肉类、乳类、蛋类、蔬菜类、水果类、调味食品类、硬壳干果等)、动物皮毛、化妆品等;②烟草烟雾;油烟、煤烟、蚊香烟雾;③刺激性或有害气体,如油漆、杀虫剂、发胶、香水、煤气或天然气燃烧所产生的二氧化硫等;④职业性因素;⑤呼吸道感染,气候因素,气压的变化;⑥运动和过度通气;⑦过度的情感变化和精神因素。

(四)并发症的防治

1.下呼吸道和肺部感染

(1)在哮喘患者缓解期应提高免疫功能,保持气道通畅,清除气道内分泌物,保持室内清洁,预防感冒,以减少感染机会。

(2)一旦有感染先兆,应尽早经验性应用抗生素治疗,进一步根据药敏试验选用敏感抗生素治疗。

2.水电解质和酸碱失衡

及时检测血电解质和动脉血气分析,及时发现异常并及时处理。除此,对于心功能较好的患者,应注意积极补液,在维持水、电解质平衡的基础上,也利于患者痰液的引流。

3.气胸和纵隔气肿

当哮喘患者出现下列情况时应警惕并发气胸的可能。

(1)病情加重发生于剧烈咳嗽等促使肺内压升高的动作之后。

(2)出现原发病无法解释的严重呼吸困难伴刺激性干咳。

(3)哮喘加重并出现发绀、突发昏迷、休克。

哮喘合并气胸治疗的关键在于尽早行胸膜腔穿刺或引流排气,加速肺复张,同时配合抗感染、支气管扩张剂和糖皮质激素等治疗。对于张力性气胸则应尽早采取胸腔闭式引流,特别是合并肺气肿的哮喘患者。对于张力性气胸和反复发作的气胸,可考虑行外科手术治疗。

哮喘并发纵隔气肿是哮喘急性加重、危及生命的重要原因之一。哮喘急性发作可造成肺泡破裂,气体进入间质,沿气管、血管末梢移行至肺门进入纵隔引起纵隔气肿。

4.呼吸衰竭

一旦出现呼吸衰竭,由于严重缺氧、二氧化碳潴留和酸中毒,哮喘治疗更加困难。要尽量消除和减少诱因,预防呼吸衰竭的发生。应注意观察患者治疗后的反应及监测动脉血气分析的变化。如症状持续不缓解,血气分析 pH 和二氧化碳分压值进行性升高,应考虑及早机械通气治疗。

5.致命的心律失常

如并发心力衰竭时应用洋地黄制剂,为使支气管舒张频繁应用β受体激动剂、茶碱制剂等。如果静脉注射氨茶碱,血浓度＞30 mg/L时,可以诱发快速性心律失常。在治疗早期,应积极纠正离子紊乱,保持酸碱平衡。目前,临床上常用多索茶碱替代普通的氨茶碱治疗,可有效地避免由氨茶碱引起的不良反应。雾化吸入β₂受体激动剂也能有效地减低心动过速的发生。

6.黏液栓阻塞与肺不张

积极、有效地控制支气管哮喘,注意出入水量的平衡,防止脱水的发生,尽快地采取呼吸道引流和积极的体位引流及叩击背部等护理措施。经上述处理,约75%的患者可在4周内恢复,如果效果不佳,尽快应用纤维支气管镜支气管冲洗吸出黏液栓。

7.闭锁肺综合征

一旦发生闭锁肺综合征,提示预后不好,抢救不及时,常有生命危险。因此,在重症哮喘患者治疗中,应早期应用糖皮质激素和平喘药物,保持出入水量平衡,尽量避免其发生。

8.肺气肿、肺动脉高压和慢性肺源性心脏病

加强哮喘患者的教育,指导早期规律用药,避免气道发生不可逆的阻塞。

（牛艳芳）

第六节　慢性呼吸衰竭

一、概述

呼吸衰竭简称呼衰,是指各种原因引起的肺通气和(或)换气功能严重障碍,以致在静息状态下亦不能维持足够的气体交换,导致低氧血症伴(或不伴)高碳酸血症,进而引起一系列病理生理改变和相应临床表现的综合征。动静脉血气分析常被用于诊断呼吸衰竭的标准。即在海平面大气压下,静息状态呼吸空气并除外心内解剖分流等因素,动脉血氧分压＜8.0 kPa(60 mmHg),或同时伴有二氧化碳分压＞6.7 kPa(50 mmHg)时,作为呼吸衰竭的标准。

慢性呼吸衰竭是指原有慢性呼吸病的基础上发生了呼吸衰竭。多见于慢性阻塞性肺疾病(慢性阻塞性肺疾病)、重度肺结核、间质性肺疾病、神经肌肉病变等。由于呼吸功能损害逐渐加重,虽伴有缺氧或同时伴有二氧化碳潴留,但通过机体代偿适应,生理功能障碍和代谢紊乱不严重,仍可保持一定的生活活动能力,动脉血气分析pH尚在正常范围(7.35～7.45)称为代偿性慢性呼衰。但慢性呼吸衰竭患者一旦并发呼吸道感染,或因其他原因(如并发气胸)增加了呼吸生理负担,出现了严重的缺氧和(或)二氧化碳潴留,动脉血气分析pH常＜7.35,机体出现失代偿,称为慢性呼衰急性加重。

慢性呼吸衰竭常为支气管肺疾病所引起,如慢性阻塞性肺疾病、重症哮喘、严重肺结核、支气管扩张症,弥漫性肺组织纤维化、肺尘埃沉着病等,其中慢性阻塞性肺疾病最常见。胸廓病变如胸部手术、外伤、广泛胸膜增厚胸廓畸形亦可引起呼吸衰竭。

二、临床表现

(一)按照血气分析改变可分为Ⅰ型呼衰和Ⅱ型呼衰

1.Ⅰ型呼衰

仅有缺氧而无二氧化碳潴留,即动脉血氧分压<8.0 kPa(60 mmHg),二氧化碳分压降低或正常,多见于换气功能障碍(弥散功能障碍,通气/血流比例失调,肺动-静脉样分流增加)的病例,如急性呼吸窘迫综合征、间质性肺炎、急性肺栓塞等。

2.Ⅱ型呼衰

缺氧伴二氧化碳潴留,即动脉血氧分压<8.0 kPa(60 mmHg),二氧化碳分压>6.7 kPa(50 mmHg),主要由于肺泡通气不足所致。慢性呼衰急性加重时多属于此类型,如慢性阻塞性肺疾病。

(二)按病理生理可分泵衰竭和肺衰竭

1.泵衰竭

由于呼吸驱动力不足(呼吸中枢运动)或呼吸运动受限(周围神经麻痹,呼吸肌疲劳,胸廓畸形)引起的呼吸衰竭。

2.肺衰竭

由于气道阻塞,肺组织与胸膜病变和肺血管病变所致的呼吸衰竭。

(三)症状体征

除呼衰原发疾病的症状、体征外,主要为缺氧伴二氧化碳潴留所致的呼吸困难和多脏器功能障碍。

1.呼吸困难

主要表现为呼吸频率、节律和幅度的改变。慢性呼吸衰竭表现为呼吸费力伴呼气延长,严重时呼吸浅快,并发二氧化碳麻醉时,出现慢呼吸或潮式呼吸。

2.发绀

发绀是缺氧的典型表现。当动脉血氧饱和度低于85%时,出现口唇、指甲和舌发绀。另外,发绀的程度与还原型血红蛋白含量相关,因此红细胞增多者发绀明显,而贫血患者则不明显。

3.精神神经症状

慢性呼吸衰竭随着二氧化碳分压升高,出现先兴奋后抑制症状。兴奋症状包括烦躁不安、昼夜颠倒甚至谵妄。二氧化碳潴留加重时导致肺性脑病,出现抑制症状,表现为表情淡漠、肌肉震颤、间歇抽搐、嗜睡甚至昏迷。

4.循环系统表现

二氧化碳潴留可使外周浅表静脉充盈,皮肤温暖多汗,眼部球结膜水肿,心率增快,由于心排血量增加,脉搏洪大有力,血压升高。由于脑血管扩张,可产生搏动性头痛,严重的缺氧和酸中毒可引起周围循环衰竭、血压下降、心肌损害、心律失常甚至心搏骤停。慢性呼衰并发肺心病时可出现体循环淤血等右心衰竭表现。

5.消化和泌尿系统表现

严重呼衰时可损害肝、肾功能。并发肺心病时出现尿量减少。部分患者可引起应激性溃疡而发生上消化道出血。

三、主要功能障碍情况

(1)呼吸困难:活动甚至休息时喘息。

(2)运动量减少:社会活动、业余生活、户内和户外活动减少。

(3)活动受限:日常生活基本活动受限,独立性丧失。

(4)日常生活能力自理障碍。

四、康复评定

(一)肺通气功能评定方法

(1)常规肺活量测定在平静呼吸 3~4 个潮气量之后进行深吸气至极限后,不限制时间的深呼气至残气量水平,取其最高值。

(2)用力肺活量在平静呼吸数次后尽力深吸气至肺总量位,然后做最大力、最快速的呼气至残气量位,一口气完成不能中断。其中第一秒呼出的气量就称为第一秒用力呼气量。

(3)最大通气量是单位时间内的最大呼吸量,反映呼吸动态功能。

(4)峰流速指受试者用力呼气时最大流速。

(二)肺换气功能的评定

通过检测二氧化碳的弥散量来判断肺的弥散功能,通过核医学的检测并结合一些生理指标测定来判断肺的通气血流比例。

(三)通气血流比例测定

正常情况下 V/Q 约为 0.8,大于或小于 0.8,均提示存在影响肺部通气血流比例失调的因素,检测方法包括放射性核素测定、静-动脉分流量测定、肺泡-动脉氧分压差测定、多种惰性气体检测法等。

(四)血气分析评估

临床最常用的血气分析标本为动脉血样,主要取血部位有肱动脉、桡动脉、股动脉。

1.进行酸碱失衡判断

主要通过血气结果中 HCO_3^- 与二氧化碳分压这两个关键参数并结合 pH 的变化来进行判断。

2.呼吸功能判断

(1)判断是否有呼吸衰竭及其类型:当动脉血氧分压<8.0 kPa(60 mmHg),二氧化碳分压降低或正常时为Ⅰ型呼衰,当动脉血氧分压<<8.0 kPa(60 mmHg),二氧化碳分压>6.7 kPa(50 mmHg)时,为Ⅱ型呼衰。

(2)判别急性与慢性:一般情况下急性患者血气结果中常有 pH 改变,慢性病变时 pH 常常接近或已经正常(代偿),并持续 1 个月以上。

(3)对换气状况判断:肺泡气-动脉血氧分压差>2.0 kPa(15 mmHg)提示有换气功能障碍。

(4)对机体氧合状态的评估:见表 8-4。

(五)运动负荷试验

1.运动试验方法

(1)6 分钟步行试验:是一种运动试验,在平坦的地面划出一段长达 30.5 m 的直线距离,折返处应有锥形标志。患者围绕锥形体往返走动,步履缓急由患者根据自己的体能决定。在旁监测的人员每 2 分钟报时 1 次,并记录患者可能发生的气促、胸痛等不适。如患者体力难支可暂时休息或中止试验。6 分钟后试验结束,监护人员统计患者步行距离进行结果评估。划为 4 个等级:1级少于300 m,2级为300～374.5 m,3级为375～449.5 m,4级超过450 m。级别越低心肺功能越差。达到3级与4级者,可说心肺功能接近或已达到正常。

表8-4　按动脉血氧分压评估缺氧程度

动脉血氧分压	缺氧程度
<10.7 kPa(80 mmHg)	轻度缺氧
<8.0 kPa(60 mmHg)	中度缺氧
<5.3 kPa(40 mmHg)	重度缺氧

(2)踏功率车:运动强度以功率表示。由于受试者是坐在踏车上进行原地踏车运动的,躯干及上肢相对固定,对血压测量和心电图记录干扰小,对于不能适应跑台的患者更为合适。操作时通过增加阻力来增加运动负荷。

2.运动负荷实验的评定

运动能力的评定:直接反映心肺功能综合能力的最主要指标是最大摄氧量,在逐渐递增的运动试验中,一段时间内氧耗量会随运动功率增加而增加,但当运动到一定程度时,氧耗量即会维持在一定水平,不再随运动功率的增加而增加了,此时的氧耗量即为最大摄氧量。正常值:大于预计值的84%。各种心肺疾病、贫血等均能引起氧的运输或利用障碍,导致最大摄氧量下降。

(六)呼吸系统主观症状的评定方法

呼吸系统的主观症状通常以有无出现气短、气促为标准。采用六级制,即按日常生活中出现气短、气促症状,分成6个等级。

五、康复治疗

呼吸衰竭康复治疗原则是在保持呼吸道通畅的条件下,迅速纠正缺氧、二氧化碳潴留、酸碱失衡和代谢紊乱,防治多器官功能受损,积极治疗原发病,消除诱因,预防和治疗并发症。

(一)保持呼吸道通畅

气道不通畅可加重呼吸肌疲劳,气道分泌物积聚时可加重感染并可导致肺不张,减少呼吸面积,加重呼吸衰竭,因此,保持气道通畅是纠正缺氧和二氧化碳潴留的最重要措施。

(1)清除呼吸道分泌物及异物。

(2)缓解支气管痉挛:用支气管舒张药,必要时给予糖皮质激素以缓解支气管痉挛。

(3)建立人工气道:如上述方法不能有效地保持气道通畅,可采用简易人工气道、气管插管或气管切开建立人工气道,以方便吸痰或行机械通气治疗。

(二)氧疗

任何类型呼吸衰竭都存在低氧血症,氧疗是呼衰患者重要治疗措施。不同类型呼衰其氧疗指征和给氧方法不同。原则是Ⅱ型呼衰应给予低浓度(<35%)持续给氧,Ⅰ型呼衰应给予较高浓度(>35%)持续给氧。

(三)增加通气量、减少二氧化碳潴留

1.呼吸兴奋剂

呼吸兴奋剂通过刺激呼吸中枢或外周化学感受器,增加呼吸频率和潮气量,改善通气,当同时增加呼吸做功,增加氧耗量和二氧化碳的产生量,所以必须在保持呼吸道通畅的前提下使用,否则会促发和(或)加重呼吸肌疲劳,加重二氧化碳潴留。主要用于以中枢抑制为主所致的呼衰,不宜用于以换气功能障碍为主所致的呼衰。常用药物有尼可刹米、洛贝林、多沙普仑等。

2.机械通气

对于呼吸衰竭严重、经上述处理不能有效改善缺氧和二氧化碳潴留时需考虑机械通气。

3.抗感染

感染是慢性呼吸衰竭急性加重最常见诱因,一些非感染性因素诱发的呼衰加重也常继发感染,因此需进行积极抗感染治疗。

4.纠正酸碱平衡失调

慢性呼吸衰竭常有二氧化碳潴留,导致呼吸性酸中毒,宜采用改善通气的方法纠正。如果呼吸性酸中毒发生发展过程缓慢,机体常以增加碱储备来代偿,当呼吸性酸中毒纠正后原已增加的碱储备会使 pH 升高,对机体造成危害,因此,在纠正呼吸性酸中毒的同时需给予盐酸精氨酸和氯化钾,以防止代谢性碱中毒发生。

5.病因治疗

由于引起呼吸衰竭的原因很多,因此在解决呼吸衰竭本身造成危害的同时,须采取适当的措施消除病因,此乃治疗呼吸衰竭的根本所在。

6.一般支持治疗

重症患者需转入重症监护室进行积极抢救和监测,预防和治疗肺动脉高压、肺源性心脏病、肺性脑病、肾功能不全和消化功能障碍,防治多器官功能障碍综合征。

(四)物理治疗

超短波治疗、超声雾化治疗等有助于消炎、抗痉挛,利用排痰保护黏液毯和纤毛功能。

(五)自然疗法

提高机体抵抗力是预防慢性呼衰急性加重发作的基本措施,包括合适的户外运动锻炼、保健按摩等空气浴、日光浴、森林浴等均有一定效果。

六、康复护理

(一)康复目标

(1)症状改善,呼吸困难发作减少,自信心增加,抑郁、焦虑和恐慌改善,睡眠质量改善。

(2)在家中、社区和休闲活动时活动能力改善。

(3)下肢肌、上肢肌和呼吸肌耐力和肌力改善。

(4)在自我照料、购物、休闲活动和工作、性功能等方面有改善。

(5)增强自我照顾能力,如分泌物清除、药物及氧气使用、营养摄入和家庭事务处理。

(二)康复护理

1.营养指导

指导患者制订高热量、高蛋白、高维生素的饮食计划,少量多餐,避免在餐前或餐后过多饮水,餐后避免平卧,有利于消化,腹胀的患者应进软食,细嚼慢咽,指导患者避免进食过高碳水化合物以免产生过多的二氧化碳,避免进食产气的食物,如汽水、啤酒、豆类、马铃薯和胡萝卜等,避免易引起便秘的食物,如油煎食物、干果、坚果等。改善营养状态可增强呼吸肌力量,最大限度改善患者的整体健康状态。

2.运动训练

运动和活动受限是患者典型特征,疾病早期过度用力会引起呼吸困难,中后期进行一般体力活动(工作、娱乐活动、休闲、日常保洁)就会出现呼吸困难、腿无力,有不适感。为了避免上述症状的出现,患者会限制自己的活动,这将形成恶性循环,加重体力和精神状态的恶化。因此运动训练是肺功能康复的基础所在。运动训练的绝对禁忌证包括伴发眩晕或用力性晕厥的严重肺动脉高压、药物不能控制的严重充血性心力衰竭、不稳定的冠状动脉综合征以及易引起骨折或顽固性疲劳的恶性肿瘤。

(1)呼吸功能锻炼:是以有效的呼吸增强呼吸肌,特别是膈肌的肌力和耐力为主要原则,以减轻呼吸困难,提高机体活动能力、预防呼吸肌疲劳、防治发生呼吸衰竭及提高患者生存质量为目的,常见的呼吸功能锻炼方法:腹式呼吸、缩唇呼吸肌及全身呼气体操。要想取得效果,达到运动目的,最为重要的是持之以恒,每天坚持。

全身呼吸体操:将腹式呼吸、缩唇呼吸和扩胸、弯腰、下蹲等动作结合,每天1~2次,每次1~2遍,逐渐增加至3~4遍。其步骤如下:①平静呼吸;②立位吸气,而后前倾呼气;③单举上臂呼气,双手压腹呼气;④平举上肢吸气,双臂下垂呼气;⑤平伸上肢吸气,双手压腹呼气;⑥抱头吸气,转体呼气;⑦立位上举上臂呼气,蹲位呼气;⑧缩唇呼吸;⑨平静呼吸及放松。

(2)上、下肢力量和耐力训练、排痰训练、咳嗽训练。

3.氧疗护理

慢性呼吸衰竭患者的呼吸中枢对二氧化碳刺激的敏感性明显降低,有赖于低氧状态来兴奋中枢。持续性低流量吸氧(1~2 L/min)可提高患者生活质量,使患者生存率提高2倍。给氧温度保持37 ℃,湿度100%为宜。

4.无创通气护理

(1)保持呼吸道通畅,及时清除口鼻、咽喉部分泌物和胃反流物,鼓励患者饮水1 000~1 500 mL/d,采用雾化吸入,和应用祛痰药使气道充分湿化。对咳嗽、咳痰无力者定时翻身、叩背,予以湿化后吸痰。有舌根后坠者可用口咽通气管保持气道通畅。

(2)合理调节参数,肺大疱患者注意吸气压力不可过大,以免导致气胸发生。指导患者吸气闭口,跟随呼吸机同步呼吸预防胃胀气发生。

(3)选择大小合适的鼻面罩,头带松紧适宜,以能伸入一指为宜,每1~2小时松解面罩5~10分钟,以预防面部压疮发生,饭后停用呼吸机30分钟,防止呕吐误吸发生。

(4)密切观察精神神经症状及球结膜水肿体征,出现神志不清、嗜睡、球结膜水肿明显、分泌物不能自行有效清除,血气分析结果二氧化碳潴留加重等,应做好气管插管准备行有创通气治疗。

(5)做好呼吸机管道管理,预防呼吸机相关性肺炎发生。

5.心理护理

老年慢性呼吸衰竭患者心理负担较重,易产生恐惧、紧张、和焦虑抑郁等情绪。对前途、家庭经济问题顾虑重重,产生不同程度悲观、淡漠、沮丧、失眠、孤独感,康复训练消极等。护士要多抽时间与患者交谈,讲明病情和预后情况,打消其顾虑,激发其坚强的意志力去战胜疾病,增强康复信心,从而提高患者的生活质量和自我照顾能力。生活上给予体贴,夜间睡眠光线要弱,尽量满足患者生活所需。使用无创通气经济费用较高,因而患者常出现焦虑情绪,对疾病治疗失去信心;有些患者不能适应呼吸机,造成人机对抗反而加重病情,造成恐惧心理。上机前一定先和患者做模拟训练,使患者呼吸能跟随机器同步,同时使患者充分认识到无创通气优于有创通气的诸多优点。

(牛艳芳)

第九章　中医科护理

第一节　感　冒

一、概述

感冒是指感受风邪，出现鼻塞、流涕、打喷嚏、头痛、恶寒、发热、全身不适等症状的一种病证，多由于六淫之邪、时行病毒侵袭人体所致。上呼吸道感染流行性感冒等可参考本病护理。

二、辨证论治

(一)风寒感冒

倦怠乏力、恶寒发热、无汗、头痛身疼、喷嚏、鼻塞流清涕、咳嗽痰稀白。舌苔薄白，脉浮紧。治宜辛温解表。

(二)风热感冒

恶风发热、头胀痛、鼻塞流黄涕、咽痛咽肿、声音嘶哑、咳嗽痰黄。舌红，苔薄黄，脉浮数。治宜辛凉解表。

(三)暑湿感冒

见于夏秋季节，周身酸困乏力、身热、无汗或少汗、头晕胀重、鼻塞流涕、胸闷泛恶。舌红，苔黄腻，脉濡数。治宜清暑祛湿解表。

(四)气虚感冒

恶寒发热、自汗、头痛鼻塞、咳嗽痰白、倦怠乏力。舌淡苔白，脉浮无力。治宜益气解表。

(五)阴虚感冒

发热、微恶风寒、无汗或微汗、头痛咽痛、干咳少痰、手足心热、心烦。舌红，少苔或无苔，脉细数。治宜滋阴解表。

三、病情观察要点

(一)外感症状

发热恶寒、鼻塞流涕、打喷嚏、周身不适等。

(1)风寒感冒：恶寒重、发热轻，头痛身疼、鼻塞流清涕。

（2）风热感冒：发热重、恶寒轻，口渴，鼻塞流涕黄稠，咽痛或红肿。

（3）咽部肿痛与否常为风寒、风热的鉴别要点。

（二）汗出

（1）发热、汗出、恶风者属表虚证。

（2）发热、无汗、恶寒、身痛者属表实证。

（三）咳嗽、咳痰

咳嗽的程度、时间与规律；痰液的颜色、性质、量，是否易咳出。

（四）胃肠道反应

有无纳呆、恶心呕吐、腹泻。

（五）用药后反应

若服药后出现大汗淋漓、体温骤降、面色苍白、出冷汗为虚脱，立即通知医师。

四、症状护理要点

（一）病室环境

风寒、气虚者室温可偏高；风热阴虚者室温宜偏凉爽；暑湿感冒者室内避免潮湿。

（二）咳嗽咽痒

应远离厨房、公路、工地等烟尘较多的场所，病室内禁止吸烟。

（三）耳穴埋籽

主穴：肺、气管、肾上腺等。配穴：内鼻、耳尖、咽喉等。

（四）穴位按摩和灸法

主穴：大椎、曲池、足三里等。配穴：风寒型加外关、风池。风热型加印堂、合谷、少商。

（五）刮痧疗法

主穴：风池、合谷、百会、曲池、列缺。配穴：鼻塞不通者配迎香；咽痛配尺泽；热甚配十宣；头痛甚配百会、太阳（双）、印堂。

（六）拔罐法

取穴：肺俞、心俞、膈俞、天突、膻中、神阙，每穴留罐5～10分钟，每天1次。

五、饮食护理要点

饮食以清淡稀软易于消化为主，多饮水，少食多餐。忌辛辣、油腻厚味、荤腥食物。

（一）风寒感冒

宜食发汗解表之品，如葱、姜、蒜等调味的食物，或予以生姜红糖水热饮。

食疗方：姜葱粥、紫苏粥。

（二）风热感冒

宜食清淡凉润助清热之品，如秋梨、枇杷、藕、甘蔗等，可用鲜芦根煎水代茶饮等。

食疗方：黄豆香菜汤、银翘粥（金银花、连翘、芦根水煎去渣取汁与粳米同煮）等。

（三）暑湿感冒

宜食清热解表、祛暑利湿之品，如冬瓜、萝卜、鲜藿香或佩兰代茶饮等。

食疗方：荷叶粥、绿豆粥等。

(四)气虚感冒

宜食红枣、牛奶等温补易消化之品。

食疗方山药粥、黄芪粥。

(五)阴虚感冒

宜食甲鱼、银耳、海参等滋阴之品。

食疗方:百合粥、银耳粥等。

六、中药使用护理要点

(一)口服中药

口服中药时,应与西药间隔 30 分钟左右。

1.中药汤剂

汤药不宜久煎、风寒感冒宜热服,服药后盖被安卧;风热感冒、暑湿感冒宜凉服。

2.感冒清热冲剂

不宜在服药期间同时服用滋补性中药。

3.清热解毒口服液

风寒感冒者不适用。

4.感冒软胶囊

服药期间如出现胸闷、心悸等严重症状,立即停药。

5.蓝芩口服液

不宜在服药期间同时服用温补性中药;脾虚大便溏者慎用。

6.藿香正气水(软胶囊)

过敏体质者慎用,服药期间忌烟、酒及辛辣生冷食物。

(二)中药注射剂

中药注射剂应单独使用,与西药注射剂合用时须前后用生理盐水做间隔液。

1.双黄连注射液

首次静脉滴注过程中的前 30 分钟应缓慢,不宜与氨基糖苷类(庆大霉素、卡那霉素、链霉素、硫酸妥布霉素、硫酸奈替米星、硫酸依替米星)、大环内酯类(红霉素、吉他霉素)、诺氟沙星葡萄糖、氯化钙、维生素 C、氨茶碱、穿琥宁、刺五加、丹参、川芎嗪等配伍。过敏体质者慎用。

2.柴胡注射剂

只用肌内注射方式给药,严禁静脉滴注或混合其他药物一起肌内注射;月经期、体虚者慎用,无发热者不宜使用。

(三)外用中药

观察局部皮肤有无不良反应。

1.贴敷药

取穴:大椎、神阙等。风热感冒加涌泉(双);风寒感冒加合谷(双),早、晚各 1 次。

2.药浴法

药浴的水位宜在胸部以下,药浴温度 38～40 ℃,药浴时间 10 分钟为宜。饥饿或过饱时不宜全身药浴;心脑血管疾病患者不建议药浴;60 岁以上患者药浴时须有家属陪伴。药浴时注意观察患者生命体征的变化,如出现任何不适,立即停止浸浴并报告医师。泡洗中、后要适量饮水。

3.药枕

一般选用透气性良好的棉布或纱布做成枕芯,药物不可潮湿,否则失效。每天使用6小时以上,连续使用2~3周。

七、健康宣教

(一)用药

服药期间不宜同时服用滋补性中药;服用发汗药后,注意观察出汗量,防止大汗虚脱,避免汗出当风。

(二)饮食

多饮温开水,饮食有节,忌烟酒及生冷、辛辣、油腻的食物。

(三)运动

感冒期间宜避免过劳,痊愈后加强锻炼以增强体质。

(四)生活起居

慎起居,避风寒,天暑地热之时,切忌坐卧湿地;坚持每天凉水洗脸,冷敷鼻部,增强耐寒能力;流行季节,避免去人口密集的公共场所,防止交叉感染,外出戴好口罩。

(五)情志

保持心情舒畅,多与人聊天,选择性听音乐:头痛者可听贝多芬的《A大调抒情小乐曲》;消除疲劳者可听《矫健的步伐》《水上音乐》;增进食欲可听《餐桌音乐》等。

(六)定期复诊

遵医嘱定时复诊,若出现服解热药后体温骤降、面色苍白、出冷汗或服药后无汗、体温继续升高、咳嗽、胸痛、咯血,或热盛动风抽搐时及时就医。

(王长芹)

第二节 咳 嗽

一、概述

咳嗽是指肺失宣降,肺气上逆,发出咳声,或咳吐痰液的一种肺系病证。有声无痰称为咳,有痰无声称为嗽,有痰有声称为咳嗽。咳嗽的病因有外感、内伤两大类。外感咳嗽为六淫外邪犯肺,内伤咳嗽为脏腑功能失调,内邪干肺,而致肺失宣降、肺气上逆发为咳嗽。上呼吸道感染,急、慢性支气管炎,肺炎,支气管扩张等可参照本病护理。

二、辨证论治

(一)外感咳嗽

1.风寒袭肺

咳嗽声重,痰清稀色白,气急咽痒,鼻塞流清涕,恶寒,发热,无汗,全身酸软。舌苔薄白,脉浮紧。治宜疏风散寒,宣肺止咳。

2.风热犯肺

咳嗽频剧,咳痰不爽,痰黄黏稠,鼻塞流黄涕,头痛身热,恶风汗出。舌苔薄黄,脉浮数。治宜疏风清热、宣肺止咳。

3.风燥伤肺

干咳无痰,或痰少黏稠,或痰中带有血丝,咳引胸痛,恶风发热,鼻干咽燥。舌红少津,苔薄黄,脉细数。治宜疏风清肺、润燥止咳。

(二)内伤咳嗽

1.痰湿蕴肺

咳嗽痰多,尤以晨起咳甚,咳声重浊,痰白而黏,胸闷气憋,痰出则咳缓、憋闷减轻,食欲缺乏、腹胀。舌苔白腻,脉濡滑。治宜燥湿化痰、理气止咳。

2.痰热郁肺

咳嗽,痰多质稠色黄,咳吐不爽,甚或痰中带血,胸闷,口干,口苦,咽痛。舌苔黄腻,脉滑数。治宜清热肃肺、化痰止咳。

3.肝火犯肺

气逆作咳,阵作,咳时面赤,咳引胸痛,可随情绪波动增减,咽干口苦,常感痰滞咽喉,量少质黏或如絮条。舌苔薄黄少津,脉弦数。治宜清肺泻肝、化痰止咳。

4.肺阴亏耗

干咳,咳声短促,痰少黏白,或痰中夹血,或午后潮热,盗汗,日渐消瘦,口干咽燥。舌红少苔,脉细数。治宜养阴清热、润肺止咳。

三、病情观察要点

(一)咳嗽的性质

1.干咳或刺激性咳嗽

急性或慢性咽喉炎、喉癌、急性支气管炎初期、胸膜病变等。

2.咳嗽伴咳痰

慢性支气管炎、支气管扩张等。

(二)咳嗽的时间与规律

1.突发性咳嗽

吸入刺激性气体、淋巴结或肿瘤压迫气管或支气管分叉。

2.发作性咳嗽

支气管内膜结核。

3.慢性咳嗽

咳嗽变异型哮喘、嗜酸性粒细胞支气管炎。

4.夜间咳嗽

左心衰竭和肺结核患者。

(三)咳嗽的声音

1.声音嘶哑

声带炎症或肿瘤压迫喉返神经。

2.金属音

纵隔肿瘤、主动脉瘤或肿瘤直接压迫气管所致。

3.声音低微或无力

严重肺气肿、声带麻痹或极度衰弱者。

(四)痰的性质

1.黏液性痰

急性支气管炎、支气管哮喘等。

2.浆液性痰

肺水肿。

3.脓性痰

化脓性细菌性下呼吸道感染。

(五)伴随症状

是否伴有发热、胸痛、呼吸困难、咯血。

(六)脱证表现

年老久病,痰不易咳出,出现体温骤降、汗出、尿少、头晕、心悸、嗜睡、四肢不温等脱证表现时,立即报告医师,配合处理。

四、症状护理要点

(一)剧烈咳嗽

剧烈咳嗽时,协助患者取坐位或半坐位,告知患者有效咳嗽及咳痰的方法及注意事项。

(二)胸痛

频繁咳嗽引起胸痛时,可以手按住胸部痛处,减轻胸廓活动度,减轻胸痛。

(三)黏液痰

痰液黏稠难咳时,可遵医嘱给予药物雾化吸入,雾化后用空心掌自下向上轻叩患者背部协助排痰。

(四)呼吸有浊气

咳痰多、呼吸有浊气时,加强口腔护理,保持口腔清洁。

(五)耳穴埋籽

主穴:肺、气管、平喘等;配穴:交感、神门、大肠等。

(六)拔罐治疗

主穴:大椎、膻中等。痰多者加丰隆;咽痒咳嗽甚者加天突穴温和灸 10～15 分钟;食欲缺乏者加足三里。

(七)穴位按揉

重按风门、肺俞、中府、膻中等穴位 3～5 分钟。外感风热加按风池、大椎、合谷等;燥热咳嗽者加按脾俞、肾俞等;痰多者加按脾俞、胃俞、天突、足三里、丰隆等。

(八)艾灸法

取穴:大椎、肺俞、风门穴。风寒咳嗽加天突、谷穴;痰湿咳嗽加天突、至阳;脾虚者加脾俞;喘甚者加定喘;每天灸 1 次,每次灸 20 分钟。

五、饮食护理要点

饮食以清淡为主,多饮水。忌辛辣、油腻厚味、荤腥、刺激性食物。

(一)外感咳嗽

1.风寒袭肺

宜食葱白、生姜、蒜等辛温、清淡、宣肺止咳之品。

食疗方:姜汁冲白蜜。

2.风热犯肺

宜食梨、枇杷、萝卜、海蜇、荸荠等清凉润肺之品,如咳嗽不止,用金银花、枇杷叶泡水代茶饮。

食疗方:丝瓜汤冰糖炖川贝母。

3.风燥伤肺

宜食梨、荸荠等清凉润肺之品,也可用川贝母桑叶、冰糖研末开水冲服;如干咳无痰或痰中带血,可用白蜜炖梨。

食疗方:冰糖梨粥、玉竹粥、藕粥。

(二)内伤咳嗽

1.痰湿蕴肺

宜食山药、赤小豆等健脾化痰之品。

食疗方:薏米粥、橘红粥。

2.痰热郁肺

宜食梨、白萝卜、柚子、马蹄、冬瓜、丝瓜、苦瓜、川贝母等清热化痰之品。

食疗方:枇杷粥。

3.肝火犯肺

宜食菊花茶、梨、柑橘、萝卜、海蜇、芹菜等清凉疏利之品。

食疗方:麦冬芍药粥。

4.肺阴亏耗

宜食桑椹、黑芝麻、甲鱼、海蛤、银耳、罗汉果、蜂蜜等滋补肺阴、富有营养之品。如干咳无痰或痰中带血,可用梨炖白蜜。

食疗方:沙参山药粥、糯米阿胶粥等。

六、中药使用护理要点

(一)口服中药

口服中药时,应与西药间隔30分钟左右。

1.中药汤剂

风寒袭肺宜热服,服药后加盖衣被;风热犯肺宜轻煎温服;风燥伤肺宜轻煎,少量频服;痰湿蕴肺宜饭后服用;痰热郁肺宜饭后稍凉服用;肺阴亏虚宜饭前稍凉服用。

2.急支糖浆

不宜在服药期间同时服用滋补性中药,服药期间忌烟、酒及辛辣、生冷、油腻食物。

3.复方鲜竹沥液

风寒咳嗽者不适用;服药期间,若发热(体温超过38.5℃),或出现喘促气急、咳嗽加重、痰量明显增多者及时就医。

4.复方甘草片

不宜长时间服用,胃炎及胃溃疡患者慎用。

(二)中药注射剂

中药注射剂应单独使用,与西药注射剂合用时须前后用生理盐水做间隔液。

痰热清注射液:静脉滴注时浓度不宜过高,10～20 mL 注射液用 250～500 mL 溶媒稀释为宜;滴速不宜过快,以 40～60 滴/分为宜。忌与维生素 C、甘草酸二钠、丹参、加替沙星、甲磺酸帕珠沙星、阿米卡星、奈替米星、乳酸环丙沙星、依替米星、泮托拉唑、葡萄糖依诺沙星、头孢吡肟、盐酸莫西沙星、阿奇霉素、西咪替丁、吉他霉素、果糖二磷酸钠、头孢匹胺等配伍使用。

(三)外用中药

观察局部皮肤有无不良反应。

1.中药贴敷

选用冬病夏治消喘膏。取穴:肺俞(双侧)、心俞(双侧)、膈俞(双侧),于夏季初伏、中伏、末伏每隔10 天贴 1 次,每次 4～6 小时,连贴 3～5 年。使用时应告知患者敷贴处皮肤可能出现灼热、发痒的情况,观察用药后反应。有明显热证、合并支气管扩张、咯血的患者不宜贴敷。

2.药枕

一般选用透气性良好的棉布或纱布做成枕芯,药物不可潮湿,否则失效,每天侧卧枕之,使用6 小时以上。

七、健康宣教

(一)用药

祛痰、止咳药饭后服,服药后勿立即进食水。

(二)饮食

饮食宜清淡,食用易消化、富有营养的食物,鼓励多饮水,忌辛辣刺激、过咸、过甜、油腻食物。

(三)运动

缓解期鼓励患者坚持锻炼,如散步、慢跑、打太极拳等,以增强体质,改善卫外功能。

(四)生活起居

保持空气新鲜,戒烟,消除烟尘及有害气体的污染,慎起居、避风寒,防止外感时邪。

(五)情志

指导患者选择聊天听音乐、散步等方法自我调理。特别是久病体虚的患者要帮助其树立治疗信心。

(六)定期复诊

遵医嘱复诊,对于持续时间长于 2 周的咳嗽,干咳无痰、痰中带血的患者,宜尽早就诊,明确诊断。

（王长芹）

第三节 哮 病

一、概述

哮病是以发作性喉中哮鸣有声,呼吸困难,甚则喘息不得平卧为主要表现的顽固发作性肺系疾病。哮病的病因为脏气虚弱,宿痰伏肺,复因外邪侵袭、饮食不当、情志失调、劳累过度等因素诱发。支气管哮喘和喘息型支气管炎以及其他原因引起的哮喘均可参考本病护理。

二、辨证论治

(一)寒哮

呼吸急促,喉中哮鸣有声,胸膈满闷如塞,咳不甚,痰少、咳吐不爽,口不渴或口渴喜热饮,面色晦滞带青,形寒畏冷。舌淡苔白滑,脉浮紧或弦紧。治宜温肺散寒、化痰平喘。

(二)热哮

气粗息涌,喉中痰鸣如吼,胸高胁胀,咳呛阵作,咳痰色白或黄,黏稠厚浊,咳吐不利,烦闷不安,面赤汗出,口苦,口渴喜饮。舌红苔黄腻,脉滑数或弦滑。治宜清热肃肺、化痰定喘。

(三)肺虚

气短声低,咳痰清稀色白,喉中常有轻度哮鸣音,每因气候变化而诱发,面色㿠白。舌淡苔薄白,脉细弱或虚大。治宜补肺固卫。

(四)脾虚

气短不足以息,少气懒言,每因饮食不当而引发。舌淡苔薄腻或白滑,脉细弱。治宜健脾化痰。

(五)肾虚

平素气息短促,动则为甚,腰酸腿软,脑转耳鸣,不耐劳累,下肢欠温,小便清长。舌淡,脉沉细。治宜补肾纳气。

三、病情观察要点

(一)发作前症状

如打喷嚏、流鼻涕、干咳,鼻咽、咽部发痒等黏膜过敏表现。

(二)诱发因素

如受寒、过热、饮食不当、疲劳过度、烟酒和异味刺激等。

(三)呼吸道症状

观察患者呼吸频率、节律、深浅及呼气与吸气时间比,观察患者痰的色、质、量,咳痰时的伴随症状,咳痰的难易程度,呼吸道是否通畅。

(四)伴随症状

观察病情变化,哮病发作及持续时间,患者的神志、面色、汗出体温、脉搏、血压等情况,口唇及四肢末梢的发绀程度。

(五)并发症

有无电解质酸碱平衡失调、呼吸衰竭、自发性气胸等。

(六)危重症的观察

(1)发作持续 24 小时以上,出现呼吸困难、发绀、大汗、面色苍白提示病情危重。

(2)患者出现头痛、呕吐、意识障碍时,应观察是否有二氧化碳潴留,配合医师实施治疗、抢救。

四、症状护理要点

(一)病室环境

(1)病室应避免各种变应原,如烟雾、油漆、花草等异味刺激性气体。

(2)寒哮患者病室温度宜偏暖,避风寒。

(3)热哮患者病室应凉爽通风,防止闷热,但应避免对流风。

(二)避免诱发因素

哮病患者应避免寒冷、饮食不节、疲劳、烟酒等诱发因素。

(三)及时处理发作前症状

当哮病患者出现打喷嚏、流鼻涕、干咳、咽痒等发作前症状时,立即通知医师,及时用药,减轻或预防哮病的发生。

(四)体位

(1)哮病发作时给予端坐位或半坐卧位,也可让患者伏于一小桌上,以减轻疲劳。

(2)出现烦躁时应给予床挡保护,防止跌伤。

(五)痰多,痰黏

哮鸣咳痰多,痰黏难咳者,用叩背、雾化吸入等法,助痰排出。

(六)喘息哮鸣,心中悸动

喘息哮鸣,心中悸动者,应限制活动,防止喘脱。

(七)吸氧

遵医嘱给予用氧治疗。

(八)艾灸法

哮病发作时可艾灸肺俞、膈俞 20 分钟,寒哮发作时艾灸天突、膻中、气海等穴。

(九)中药吸入剂

寒哮发作时,用洋金花叶放在纸卷中点火燃烧,作吸入剂用。

(十)拔火罐治疗

热哮取肺俞(双)、大椎、双风门、伏兔、丰隆等穴。

(十一)穴位按揉

足三里、合谷、后溪、昆仑等穴,或指压舒喘穴。

(十二)哮病持续发作

哮病持续发作者,且伴有意识障碍、呼吸困难、大汗、肢冷等症,应立即通知医师,配合抢救。

五、饮食护理要点

饮食宜清淡,富营养,少食多餐,不宜过饱。忌生冷、辛辣、鱼腥发物、烟酒等食物。

(一) 寒哮

宜进食温热宣通之品，以葱、姜、胡椒等辛温调味以助散寒宣肺，忌生冷、海腥、油腻等食物。

食疗方：麻黄干姜粥(麻黄、干姜、甘草、粳米煮粥服用)。

(二) 热哮

宜食清淡、易消化的半流饮食，多饮果汁，如梨汁。

食疗方：加味贝母梨膏(川贝母、杏仁、前胡、生石膏、甘草、橘红、雪梨熬成糊状服用)。

(三) 肺虚

宜食动物肺、蜂蜜、银耳、百合、黄芪膏等补肺气之品。

食疗方：黄芪炖乳鸽、黄芪炖燕窝等。

(四) 脾虚

宜食如莲子、山药、糯米、南瓜、芡实等清淡、易消化、补脾之品，注意少食多餐。

食疗方：参芪粥、山药半夏粥。

(五) 肾虚

宜食木耳、核桃、胡桃、杏仁等补肾纳气之品。

食疗方：白果核桃粥、五味子蛋(五味子煮汁腌鸡蛋)。

六、中药使用护理要点

(一) 口服中药

口服中药时，应与西药间隔 30 分钟左右。

(1)哮病发作时暂勿服药，一般在间歇时服用。如有定时发作者，可在发作前 1~2 小时内服药，有利于控制发作或减轻症状。

(2)寒哮汤药宜热服；热哮汤药宜温服。

(3)固肾定喘丸：过敏体质者慎用。

(4)哮病因痰而起，故哮病合并咳嗽者慎用止咳药，以免痰液淤积，加重病情。

(二) 中药注射剂

中药注射剂应单独使用，与西药注射剂合用时须前后用生理盐水做间隔液。

止喘灵注射液：孕妇及高血压病、心脏病、前列腺肥大、尿潴留患者慎用；出现多尿时应立即通知医师，并观察是否发生血容量降低，电解质紊乱。不宜与氨茶碱配伍。

(三) 外用中药

观察局部皮肤有无不良反应。

中药敷贴：使用时应告知患者敷贴处皮肤可能出现灼热、发痒的情况，观察用药后反应。有明显热证、合并支气管扩张、咯血的患者不宜贴敷。

七、情志护理要点

(1)病室环境宜安静，减少探视，避免不良情绪刺激。

(2)哮病发作时来势凶猛，患者多表现为惊恐万分，因此发作期首先应稳定患者的情绪，使其积极配合治疗。

(3)慢性反复发作的哮病迁延不愈，患者易悲观、焦虑，护士应关心安慰患者，让患者了解哮病是可以控制和缓解的，稳定患者情绪，以利康复。

（4）与哮病患者共同分析、寻找变应原和诱发因素并设法避免,树立战胜疾病的信心。

八、健康宣教

（一）用药

掌握常用吸入制剂的用法、用量,急性发作时能正确地使用,以快速缓解支气管痉挛。

（二）饮食

宜清淡,忌油腻;宜温和,忌过冷、过热;宜少食多餐,不宜过饱;忌过甜过咸;不吃冷饮及人工配制的含气饮料;避免吃刺激性食物和产气食物。

（三）运动

加强体质训练,根据个人情况,选择太极拳、内养功、八段锦、慢跑、呼吸操等方法长期锻炼,避免剧烈运动。

（四）生活起居

注意气候变化,做好防寒保暖,防止外邪诱发;避免接触刺激性气体及灰尘;忌吸烟、饮酒。随身携带吸入制剂。

（五）情志

保持情绪稳定,勿急躁、焦虑;避免情绪刺激诱发哮喘。

（六）定期复查

遵医嘱定期复诊。

（七）预防

做好哮喘日记,记录发病的症状、发作规律、先兆症状、用药情况及用药后反应;积极寻找变应原,预防哮病复发。

（王长芹）

第四节　喘　证

一、概述

喘证是因久患肺系疾病或受他脏病变影响,致肺气上逆,肃降无权,以气短喘促,呼吸困难,甚则张口抬肩,不能平卧,唇甲青紫为特征的病证。多因外感六淫侵袭肺系,或饮食不当、情志失调、劳欲久病所致。肺炎、喘息性支气管炎、肺气肿、肺源性心脏病、心源性哮喘、硅肺及癥症等发生呼吸困难时,可参照本病护理。

二、辨证论治

（一）风寒闭肺

喘咳气急,胸部胀闷,痰多稀薄色白,伴有头痛,恶寒,或伴发热,口不渴无汗。舌苔薄白,脉浮紧。治宜宣肺散寒。

(二)表寒里热

喘逆上气,胸胀或痛,鼻煽,咳而不爽、痰吐黏稠,伴有形寒,身热,烦闷,身痛,有汗或无汗,口渴。舌红苔薄白或黄,脉浮数。治宜宣肺泄热。

(三)痰热遏肺

喘咳气涌,胸部胀痛,痰多黏稠色黄,或痰中带血,或目睛胀突,胸中烦热,面红,身热有汗、尿赤。舌红苔黄或黄腻,脉滑数。治宜清泄痰热。

(四)痰浊阻肺

喘而胸满闷窒,甚则胸盈仰息,咳嗽痰多黏腻色白,咳吐不利,兼有呕恶,纳呆,口黏不渴。苔厚腻,脉滑。治宜化痰降逆。

(五)肺气虚

喘促气短,气怯声低,喉有鼾声,咳声低弱,痰吐稀薄,自汗畏风。舌淡苔薄,脉细弱。治宜补肺益气。

三、病情观察要点

(一)呼吸形态

(1)是否有呼吸急促,张口抬肩,胸部满闷,不能平卧等。

(2)喘证发作的时间、程度等特点。

(二)咳嗽、咳痰

(1)咳嗽的时间、频次、诱发因素。

(2)咳痰的色、量、性质及咳吐的难易度。

(三)发作时的伴随症状

(1)发热、汗出的情况。

(2)水肿患者观察尿量和皮肤等情况。

(四)生命体征

密切观察患者生命体征及喘息,咳嗽,面色,神志。如出现呼吸困难、神志不清、四肢厥冷、面青唇紫时应立即报告医师,配合处理。

四、症状护理要点

(一)喘憋、气促

(1)空气清新,避免刺激性气味或粉尘,定时开窗通风。

(2)急性发作时绝对卧床休息,取半坐位,鼓励适当活动下肢,防止动脉血栓形成;缓解期注意休息,体位以患者舒适为宜;出现神志恍惚或躁动不安时,加床挡保护,防止跌伤。

(3)遵医嘱吸氧。

(4)拔火罐:主穴取定喘、风门、肺俞,配穴取中脘、肾俞,走罐2~3遍。

(5)穴位按揉:重按肺俞、脾俞、膏肓俞。实证加按风池、风府、迎香、足三里;虚证加按中脘、风池、风府。

(6)刮痧疗法:主穴取大椎、定喘、肺俞、天突,配穴取太渊、天突、内关。先刮主穴,再刮配穴,由轻到重,出现痧痕为度。

（二）咳嗽、咳痰

（1）遵医嘱予清肺化痰的中药雾化吸入，稀释痰液，协助患者漱口、叩背。

（2）如喉中痰鸣，咳痰不畅，应翻身拍背，以助咳痰，必要时给予吸痰。

（三）伴随症状的护理

（1）喘证高热的患者，慎用冰袋和乙醇擦浴进行物理降温，以防邪气郁闭不得宣达，喘作更甚。

（2）因外感诱发的喘证，要注意观察使用解表药后的汗出情况，如出汗较多，应勤换衣被。

（3）长期卧床水肿的患者，准确记录出入量，注意保持皮肤清洁干燥，做好受压部位的皮肤护理。

五、饮食护理要点

饮食宜高热量、高蛋白、多维生素、易消化饮食，少食多餐为宜，忌辛辣、油腻、刺激、生冷和产气的食物，禁吸烟、饮烈性酒，水肿者限制钠盐摄入。

（一）风寒闭肺

宜食海带、大豆、莲子、萝卜等清肺散寒之品。

食疗方：杏仁粥。

（二）表寒里热

宜食梨肉、罗汉果、莲子、薏苡仁、银耳等祛火化痰之品。

食疗方：百合糯米粥。

（三）痰热遏肺

宜食梨肉、大豆、银耳等清肺热，和气平喘之品。

食疗方：银耳莲子粥。

（四）痰浊阻肺

宜食蔬菜、栗子、木耳、大枣等生津化痰之品。

食疗方：薏苡仁粥。

（五）肺气虚

宜食梨肉、杏肉、百合、大枣、花生等清淡甘润，益肺健脾之品。

食疗方：山药茯苓粥。

六、中药使用护理要点

（一）口服中药

口服中药时，应与西药间隔 30 分钟左右。

1.麻黄汤或定喘汤

服用麻黄汤或定喘汤时，不宜同时服用滋补性中药。

2.小青龙颗粒（合剂、胶囊）

高血压、心脏病患者慎服。

3.苦甘颗粒

高血压、心脏病患者慎服。

4.痰饮丸

可导致便秘,应注意观察患者的大便情况。

(二)中药注射剂

中药注射剂应单独使用,与西药注射剂合用时须前后用生理盐水做间隔液。

1.清开灵注射液

注射液稀释后必须在 4 小时以内使用。忌与硫酸庆大霉素、青霉素 G 钾、肾上腺素、重酒石酸间羟胺、乳糖酸红霉素、多巴胺、洛贝林、肝素、硫酸美芬丁胺、葡萄糖酸钙、B 族维生素、维生素 C、硫酸妥布霉素、硫酸庆大霉素、西咪替丁、精氨酸、氨茶碱等药物配伍使用。

2.双黄连注射液

首次静脉滴注过程中的前 30 分钟应缓慢,不宜与氨基糖苷类(庆大霉素、卡那霉素、链霉素、硫酸妥布霉素、硫酸奈替米星、硫酸依替米星)、大环内酯类(红霉素、吉他霉素)、诺氟沙星葡萄糖、氯化钙、维生素 C、氨茶碱、穿琥宁、刺五加、丹参、川芎嗪等配伍,以免产生浑浊或沉淀,过敏体质者慎用。

3.痰热清注射液

静脉滴注时浓度不宜过高,10~20 mL 注射液用 250~500 mL 溶媒稀释为宜;滴速不宜过快,以 40~60 滴/分为宜。忌与维生素 C、甘草酸二钠、丹参、加替沙星、甲磺酸帕珠沙星、阿米卡星、奈替米星乳酸环丙沙星、依替米星、泮托拉唑、葡萄糖依诺沙星、头孢吡肟、盐酸莫西沙星、阿奇霉素、西咪替丁、吉他霉素、果糖二磷酸钠、头孢匹胺等配伍。

(三)外用中药

观察局部皮肤有无不良反应。

中药敷贴:使用时应告知患者敷贴处皮肤可能出现灼热、发痒的情况,观察用药后反应。有明显热证、合并支气管扩张、咯血的患者不宜贴敷。

七、健康宣教

(一)用药

遵医嘱按时服药,不可随意增减药量或停药,正确掌握吸入制剂的方法。

(二)饮食

合理膳食,增加营养,增加机体抵抗力,少量多餐,忌烟、酒。

(三)运动

可进行散步打太极拳等有氧运动,增强体质。

(四)生活起居

戒烟,避免接触刺激性气体及灰尘;注意四时气候变化,随时增减衣被,以防外邪从皮毛口鼻侵入;注意休息,防止过劳。

(五)情志

保持良好情绪,防止七情内伤。

(六)氧疗

如患者有严重慢性缺氧状况,应坚持长期氧疗,提高生活质量。

(七)定期复诊

遵医嘱按时服药,定时来医院复查,出现喘憋气短、乏力等症状及时就诊。

(王长芹)

第五节 肺 痨

一、概述

肺痨是具有传染性的慢性虚弱疾病,以咳嗽、咯血、潮热、盗汗及身体逐渐消瘦为主要临床特征。本病致病因素分为内因与外因,外因是指痨虫传染,内因系指正气虚弱,两者往往互为因果。肺结核可参照本病护理。

二、辨证论治

(一)肺阴亏虚

干咳少痰或痰中带血,胸痛、潮热、颧红,或有轻微盗汗,口干舌燥。舌红苔薄黄、少津,脉细或兼数。治宜滋阴润肺、清热杀虫。

(二)阴虚火旺

呛咳气急,痰少质黏或量多,难咳,时时咯血,色鲜红,午后潮热,五心烦热,骨蒸,颧红,口渴,心烦,失眠盗汗,急躁易怒,胸胁掣痛。舌红干、苔薄黄或剥,脉细数。治宜补益肺肾、滋阴降火。

(三)气阴耗伤

咳嗽无力,气短声低,或咯血(色淡红),午后潮热,畏风怕冷,自汗,纳少便溏,面色㿠白,颧红。舌质嫩红,边有齿痕,苔薄,脉细弱数。治宜养阴润肺、益气健脾。

(四)阴阳两虚

痰中或见夹血、血色暗淡,咳逆喘息少气,形体羸弱,劳热骨蒸,面浮肢肿,潮热,形寒,自汗。舌光质红少津,脉细数或兼数。治宜温补脾肾、滋养精血

三、病情观察要点

(1)发热的时间和热势,观察患者发热规律。患者发热时是否伴有颧红、盗汗、骨蒸发热、手足心热等。

(2)咳嗽发作的性质及程度。

(3)咳痰的量、色、性状。

(4)是否伴有咯血,咯血的量、颜色、性质、出血的速度及意识状态、生命体征。

(5)胸痛患者应观察疼痛的时间、性质,如出现呼吸困难,要立即报告医师。

(6)患者体重的变化。

四、症状护理要点

(1)病室环境安静、整洁、阳光充足、空气新鲜,室内禁止吸烟。防止灰尘及烟味刺激导致咳嗽加重。对于有结核病灶的患者,严格执行呼吸道隔离,病床之间不得少于 1.6 m,病室定时消毒。

(2)发热定时测量体温,做好发热护理。

（3）痰多不能自行咳出的患者,可协助翻身拍背,或遵医嘱予清肺化痰中药雾化吸入。

（4）干咳较重时,嘱患者切忌用力,遵医嘱给予止咳药;若呛咳气急、咽痒、口中有血腥味,为咯血先兆,应嘱患者患侧卧位,头偏向一侧,防止窒息。

（5）咯血的护理:①患者可选用半卧位或头侧平卧位,大咯血时应绝对卧床休息。②不要大声讲话;剧烈咳嗽,咯血量多者禁食;咯血停止后或少量咯血时,可行半流食。③准确记录出血量,观察患者咯血时的面色、神志、汗出、肢温及生命体征的变化,出现血脱先兆及时通知医师,准备抢救物品及止血药。

（6）胸痛时指导患者勿用力咳嗽,取舒适体位缓解疼痛。

（7）每周测量体重 1 次,为肺痨患者提供高热量、高蛋白、富含维生素的饮食。

（8）肺痨盗汗者可用五倍子、飞朱砂敷脐,贴敷过程中注意局部皮肤的观察。

（9）气功疗法:做正卧位内养功,通过平卧、放松、入静、意守、调息等,可调整脏腑、平衡阴阳,改善症状,提高机体免疫力。

五、饮食护理要点

饮食宜清淡易消化,高热量、高蛋白、富含维生素,忌食生冷及肥甘厚腻的食物,宜少食多餐,进食时细嚼慢咽。

（一）肺阴亏虚

宜食百合、鸭梨、银耳、藕汁等滋阴润肺之品。

食疗方:贝母冰糖炖豆腐。

（二）阴虚火旺

宜食甲鱼、鸡蛋、冬瓜、萝卜等滋阴降火之品。

食疗方:冰糖银耳羹。

（三）气阴两虚

宜食鱼、牛奶、红枣、莲子、黑芝麻等补益气血之品。

食疗方:百合猪肺汤(猪肺、百合、党参煮汤)。

（四）阴阳两虚

宜食百合、银耳、人参、甲鱼等滋阴补阳之品。

食疗方:虫草大枣汤(人参、冬虫夏草、大枣、冰糖煮水服用)。

六、中药使用护理要点

强调早期、联合适量、规律、全程化疗的重要性,使患者树立战胜疾病的信心,积极配合治疗。当出现巩膜黄染、肝区疼痛、胃肠不适、眩晕、耳鸣等不良反应时及时与医师联系,勿自行停药。

（一）口服中药

口服中药时,应与西药间隔 30 分钟左右。

（1）滋阴降火、润肺补肾的中药汤剂,可早晚空腹服用。

（2）滋阴益气类药物不宜喝茶及吃萝卜等降气食物。

（3）人参固本丸:宜饭前服用,不宜同时服用五灵脂、皂角制剂,以免影响药效。高血压病患者慎用。

(二)外用中药

观察局部皮肤有无不良反应。

(1)可佩戴安息香保养元气,增强正气。

(2)用雄黄酒擦迎香穴,以达辟秽之功。

(3)用净五灵脂、白芥子、生甘草研末加醋,与蒜捣匀,贴敷于颈椎至腰椎夹脊穴旁开1寸半处,1～2小时,皮肤灼热取之。

七、情志护理要点

(1)病室环境宜安静,减少探视,避免不良情绪刺激。

(2)肺痨患者病情迁延,长期养病并需隔离修养,生活单调乏味,因此应鼓励患者可以通过散步、打太极拳、画画、练书法、听音乐等方式丰富生活,缓解不良情绪。

(3)劝患者禁恼怒,息妄想,树立战胜疾病的信心。

八、健康宣教

(一)用药

坚持服用抗结核药,严格遵医嘱服药,保证治疗的全程、联合、规律,严禁擅自停药、加药或减药,以防复发。服药期间注意不良反应,定期检查肝肾功能。

(二)饮食

宜清淡,养阴清热之品,加强营养,多饮水,忌食辛辣刺激之品。

(三)运动

注意锻炼身体,可进行散步、打太极拳等有氧运动,增强体质。

(四)生活起居

痰培养阳性时,有一定传染性,适当戴口罩隔离;痰培养阴性后,传染性较小。每天增加开窗通风时间。注意气候的变化,防止复感外邪,加重病情。注意休息,防止过劳。养成不随地吐痰的习惯,患者使用的痰具等用具均应消毒。戒烟,远房事。

(五)情志

保持良好心态,避免恼怒、悲伤、恐惧。

(六)定期复诊

遵医嘱定期复查,如出现咳嗽、乏力、消瘦、发热等症状应及时就医。

(王长芹)

第六节　胸　痹

胸痹是以胸部闷痛,甚则胸痛彻背、短气、喘息不得卧为主症的一种疾病。本病轻者仅感胸闷如窒,呼吸不畅;重者则有胸痛,严重者心痛彻背,背痛彻心,持续不解,伴有汗出、肢冷、面白、唇紫、手足青至节、脉细微或结代等危重证候,甚至危及患者生命。相当于现代医学冠心病、心绞痛的范畴,病位在心。其发病与年龄、嗜食膏粱厚味、过度劳累或者缺乏体力活动、嗜好烟酒、七情内伤等有密切关系。其病机有虚实两方面:实为寒凝、气滞、血瘀、痰阻等痹遏胸阳,阻滞心脉;虚为心脾肝肾亏虚,心脉失养,临床多表现为虚实夹杂。现代医学中的冠状动脉粥样硬化性心脏病、心绞痛、心肌梗死、心肌炎等,可参照本证辨证施护。

一、胸痹的常见证型

(一)心痛发作期

1.寒凝血瘀证

胸痛彻背,感寒痛甚,胸闷气短,心悸,重则喘息,不能平卧,面色苍白,四肢厥冷,舌质淡暗、苔白腻,脉沉细涩。

2.气滞血瘀证

疼痛剧烈,多与情绪因素有关,舌暗或紫暗、苔白,脉弦滑。

(二)心痛缓解期

1.气阴两虚,心血瘀阻

胸闷隐痛,时作时休,口干,心慌气短,劳累后加重,面色少华,头晕目眩,舌质红、少苔,脉沉弱或结或代。

2.气虚血瘀证

胸闷、胸痛,动则尤甚,休息时减轻,乏力气短,舌体胖有齿痕,舌质暗有瘀斑或瘀点、苔薄白,脉弦或有间歇。

3.痰阻血瘀证

胸脘痞闷如窒而痛,或痛引肩背,气短,肢体沉重,形体肥胖,痰多,纳呆恶心,舌质暗、苔浊腻,脉弦滑。

4.气滞血瘀证

胸闷胸痛,时痛时止,窜行左右,疼痛多与情绪有关,伴有胁胀,喜叹息,舌质暗或紫暗、苔白,脉弦。

5.热毒血瘀证

胸痛发作频繁、加重,口苦口干,口气浊臭,烦热,大便秘结,舌质紫暗或暗红、苔黄厚腻,脉弦滑或滑数。

二、常见症状、证候施护

(一)胸闷、胸痛

(1)密切观察胸痛的部位、性质、持续时间、诱发因素及伴随症状,遵医嘱监测脉搏、心率、心律、血压等变化。出现异常或胸痛加剧、汗出肢冷时,立即报告医师。

(2)发作时绝对卧床休息,必要时给予吸氧。

(3)遵医嘱舌下含服麝香保心丸或速效救心丸,必要时舌下含服硝酸甘油,并观察疗效。

(4)遵医嘱穴位贴敷:选取心俞、膈俞、脾俞、肾俞等穴位。

(5)遵医嘱耳穴压豆:选取心、神门、交感、内分泌、肾等穴位。

(6)遵医嘱中药泡洗:选用红花、当归等活血化瘀药物。

(7)遵医嘱穴位按摩:选取内关、神门、心俞等穴位。

(8)遵医嘱中药离子导入:可选择手少阴心经、手厥阴心包经、足太阳膀胱经的背俞穴等穴位。

（9）寒凝血瘀、气虚血瘀者隔姜灸，选取心俞、膈俞、膻中、气海等穴位，每天交替施灸；也可艾条灸，选用足三里、内关等穴位。

(二)心悸、气短

（1）观察心率、心律、血压、脉搏、呼吸频率、呼吸节律，面唇色泽及有无头晕、黑矇等伴随症状。

（2）遵医嘱穴位贴敷：选取关元、气海、膻中、足三里、太溪、复溜等穴位。

（3）遵医嘱耳穴压豆：选取心、肺、肾、神门、皮质下等穴位，伴失眠者配伍交感、内分泌等穴位。

（4）遵医嘱穴位按摩：选取神门、心俞、肾俞、三阴交、内关等穴位，伴汗出者加合谷、复溜穴。

（5）遵医嘱中药泡洗：选用红花、当归、川芎、薄荷、艾叶等药物，伴失眠者配合按摩涌泉穴。

(三)便秘

（1）腹部按摩：顺时针按摩，每次 15～20 分钟，每天 2～3 次。

（2）遵医嘱穴位按摩：虚寒性便秘者选取天枢、上巨虚等穴位；实热性便秘者选取足三里、支沟、上髎、次髎等穴位。

（3）遵医嘱穴位贴敷：可醋调大黄粉、吴茱萸粉或一捻金贴敷神阙穴。

（4）晨起饮温水 200～300 mL（消渴患者除外），15 分钟内分次频饮。

（5）虚秘者服用苁蓉通便口服液；热秘者口服黄连上清丸或麻仁丸；热毒血瘀者遵医嘱大黄煎剂200 mL灌肠。

三、胸痹的中医特色治疗与护理

(一)药物治疗

1.内服中药

（1）中药汤剂一般饭后温服。寒凝血瘀者偏热服；热毒血瘀者偏凉服。

（2）如服用人参、黄芪等补气药时，应禁食白萝卜、绿豆等。

（3）根据医嘱按时准确用药，不擅自停药或加药，并观察药物的不良反应。

（4）速效救心丸舌下含服，麝香保心丸、丹参滴丸舌下含服或口服。药品须密闭保存，置于阴凉干燥处。

（5）三七粉、琥珀粉用少量温水调服，或装胶囊服用。

（6）活血化瘀类中成药宜饭后服用，如冠心丹参胶囊、通心络胶囊、血栓通胶囊、银杏叶片、血府逐瘀口服液等。

（7）宁心安神类药物睡前 30 分钟服用，如枣仁宁心胶囊、琥珀粉等。

（8）补益类药饭前服用，如滋心阴口服液、补心气口服液。

（9）成人一般每次服用 200 mL，心力衰竭及限制入量的患者宜浓煎，一般不超过 100 mL，老年人、儿童应遵医嘱服用。

2.注射给药

（1）中药注射剂应单独输注，须使用一次性精密输液器；与西药注射剂合用时，用生理盐水间隔，并注意观察有无不良反应。

（2）使用活血化瘀类药物注意有无出血倾向。常用药物有丹参、丹红、红景天、血栓通、参芎、红花、灯盏细辛、苦碟子等。

(3)密切观察用药反应,尤其对老人、儿童、肝肾功能异常等特殊人群和初次使用中药注射剂的患者应加强巡视和监测,出现异常,立即停药,报告医师并协助处理。

3.外用中药

胸痹外用中药一般有活血化瘀、温经通络、散寒止痛、芳香开窍等作用,如穴位贴敷、中药泡洗、耳穴压豆等中医疗法。使用前注意皮肤干燥清洁,必要时局部清洗。应注意观察用药后的反应,如出现灼热、发红、瘙痒、刺痛等局部症状时,应及时报告医师,协助处理。如出现头晕、恶心、心慌、气促等症状,应立即停药,同时采取必要的处理措施,并报告医师。过敏体质者慎用。

(二)特色技术

1.中药离子导入

(1)遵医嘱实施中药离子导入。

(2)护理评估:评估离子导入部位皮肤情况;孕妇及药物过敏者慎用。

(3)操作前告知患者中药离子导入的过程及注意事项,如有不适,报告医师并做相应处理。

(4)操作环境宜温暖,暴露治疗部位,注意保暖并保护患者隐私。

(5)遵医嘱选择处方并调节电流强度,治疗过程中询问患者的感受,如有不适及时调整电流强度。

(6)观察患者局部及全身的情况,若出现红疹、瘙痒、水疱等,立即报告医师,遵医嘱予以处理。

(7)操作完毕后,记录中药离子导入的皮肤情况及患者感受等。

2.穴位按摩

(1)遵医嘱实施穴位按摩。

(2)护理评估:按摩部位皮肤情况;对疼痛的耐受程度;女性月经期及妊娠期禁用。

(3)操作者应修剪指甲,以免损伤患者皮肤。

(4)操作时用力要均匀、柔和,注意为患者保暖及保护隐私。

(5)操作时要密切观察患者的反应,如有不适应停止按摩并做好相应的处理。

(6)操作完毕后,记录按摩穴位、手法、按摩时间及患者感受等。

3.艾灸

(1)遵医嘱实施艾灸,选用适当的艾灸方式:如艾炷灸、艾条灸、艾盒灸等。遵医嘱取穴,随症配穴,如心俞、膻中、足三里、内关、合谷等。

(2)护理评估:施灸的皮肤情况;患者对艾灸气味的接受程度。注意室内温度的调节,保持室内空气流通。

(3)取合理体位,充分暴露施灸部位,注意为患者保暖及保护隐私。

(4)施灸部位宜先上后下,先灸头顶、胸背,后灸腹部、四肢。施灸过程中询问患者有无灼痛感,调整距离,及时将艾灰弹入弯盘,防止灼伤皮肤。

(5)注意施灸的时间,如失眠者要在临睡前施灸,不要在饭前空腹或饭后施灸。颜面部、大血管部位、孕妇腹部及腰骶部不宜施灸。

(6)施灸后局部皮肤出现微红灼热,属正常现象。如灸后出现小水疱,无须处理,可自行吸收;如水疱较大时,需报告医师,遵医嘱配合处理。

(7)施灸完毕,立即将艾炷或艾条放置熄火瓶内,熄灭艾火。

(8)初次使用灸法者,以小剂量、短时间为宜,待患者耐受后,逐渐增加剂量。

(9)操作完毕后,记录患者施灸的方式、部位、施灸处皮肤及患者感受等情况。

4.中药泡洗

中药泡洗适用于心痛缓解期患者。

(1)护理评估:评估中药泡洗部位的皮肤情况,有皮损者慎用;严重心肺功能障碍、出血性疾病者禁用;药物过敏者慎用;评估下肢对温度的感知度。

(2)操作前要告知患者中药泡洗的过程和注意事项,如有不适,及时和医务人员沟通。

(3)空腹及餐后 1 小时内不宜泡洗,餐后立即泡洗可因局部末梢血管扩张而影响食物消化。

(4)操作环境宜温暖,关闭门窗,注意为患者保暖和保护隐私。

(5)充分暴露泡洗部位,药液以浸过患者双足踝关节为宜。

(6)足浴时要注意温度适中,最佳温度为 37～40 ℃,防止温度过高烫伤皮肤,或温度过低影响疗效。足浴时间为每次 20～30 分钟,以背部微微出汗为宜,体虚者出汗不宜太多。

(7)治疗过程中观察患者局部及全身的情况,如出现红疹、瘙痒、心悸、汗出、头晕、目眩等症状,立即报告医师,遵医嘱配合处理。

(8)泡洗后以浅色毛巾轻轻拭干皮肤,注意拭干趾间皮肤,趾甲长者给予修剪。

(9)中药泡洗后,嘱患者饮少量温开水。

(10)操作完毕后,记录泡洗的温度、时间、泡洗部位皮肤情况及患者感受等。

5.耳穴压豆

(1)遵医嘱耳穴贴压,准确选择穴位,随症配穴。心悸主穴:心、小肠、皮质下;配穴:心脏点、交感、胸、肺、肝。胸痛主穴:心、神门、交感;配穴:内分泌、肾等穴位。便秘主穴:大肠、三焦、脾、皮质下;配穴:肺、便秘点等。

(2)护理评估:评估耳部皮肤情况,炎症、破溃、冻伤部位禁用;对疼痛的耐受程度;妊娠期禁用。

(3)用探针时力度应适度、均匀,准确探寻穴区内敏感点。

(4)耳部 75％乙醇溶液擦拭待干。

(5)以王不留行籽或磁珠贴压穴位敏感点,观察患者情况,若有不适,立即停止,通知医师并配合处理。

(6)常规操作以单耳为宜,一般可留置 3～7 天,两耳交替使用。指导患者正确按压。

(7)观察:耳穴贴是否固定良好;症状是否缓解或减轻;耳部皮肤有无红、肿、破溃等情况。

(8)操作完毕后,记录耳穴贴压的部位、时间及患者感受等情况。

6.穴位贴敷

(1)适用于心痛缓解期。

(2)遵医嘱准确选定穴位,按药方将研末的药物用食醋或蜂蜜调成糊状,贴敷于选定穴位,每天 1 次,每次 6～8 小时。

(3)穴位和药物组方按医嘱执行。

(4)护理评估:贴敷部位的皮肤情况;妊娠期禁用。充分暴露贴敷部位,同时注意为患者保暖并保护隐私。

(5)膏药的厚薄要均匀,一般以 0.2～0.3 cm 为宜,并保持一定的湿度。

(6)观察局部及全身情况,若出现红疹、瘙痒、水疱等过敏现象,停止使用,立即报告医师,遵医嘱予以处理。

（7）贴敷期间应避免食用寒凉、过咸的食物，避免烟酒，海味、辛辣食物及牛羊肉等。

（8）操作完毕，记录贴敷的穴位、时间及患者感受等。

四、胸痹的康复与锻炼

（一）康复的意义

胸痹康复是指综合采用主动积极的身体、心理、行为和社会活动的训练与再训练方法，帮助患者缓解症状，改善心血管功能，使其在生理、心理、社会、职业和娱乐等方面达到理想状态，提高生活质量。同时强调积极干预胸痹的危险因素，阻止或延缓疾病的发展过程，减轻残疾，减少再次发作的危险。胸痹康复涵盖心肌梗死、心绞痛、隐匿性冠心病、冠状动脉分流术（CABG）后和经皮冠状动脉腔内成形术后等。胸痹康复治疗措施会影响其周围人群对此病风险因素的认识，从而有利于尚未患此病的人改变不良的生活方式，达到防止疾病发生的目的。

（二）主要功能障碍

胸痹患者除了由于心肌供血不足直接导致的心脏功能障碍之外，还有一系列继发性躯体和心理障碍，包括以下几方面。

1.心血管功能障碍

胸痹患者往往体力活动较少，心血管系统适应性差，导致循环功能降低。通过适当的运动可以改善心血管功能状态。

2.呼吸功能障碍

长期心血管功能障碍可导致肺循环功能障碍，使肺血管和肺泡气体交换的效率降低，吸氧能力下降，诱发或加重缺氧症状。呼吸功能训练是需要引起重视的环节。

3.全身运动耐力减退

胸痹和缺乏运动均导致机体吸氧能力减退、肌肉萎缩和氧化代谢能力降低，从而限制了全身运动耐力。

4.代谢功能障碍

主要是脂质代谢和糖代谢障碍，表现为血胆固醇和甘油三酯增高，高密度脂蛋白胆固醇降低。脂肪和能量物质摄入过多而缺乏运动是基本原因。缺乏运动还可导致胰岛素抵抗，除了引起糖代谢障碍外，还可促使形成高胰岛素血症和高脂血症。

5.行为障碍

胸痹患者往往伴有不良生活习惯、心理障碍等，也是影响患者日常生活和治疗的重要因素。

（三）康复训练基本原则

1.个体化原则

根据年龄、性别、个性爱好、病情程度、病期、相应的临床表现、治疗目标、心理状态和需求，因人而异制订康复方案。

2.循序渐进

即掌握运动技能和学习适应性过程。

3.持之以恒

训练效果的持续须长期锻炼。

4.兴趣的原则

兴趣可以提高患者参与并坚持康复治疗的积极性和主动性。

(四)康复评定

胸痹的康复包括心肌梗死、心绞痛、慢性缺血心脏病、冠脉搭桥和经皮冠脉成形术后的康复。其目标是使患者的活动水平恢复至与其心脏功能相称的最高水平。提高生活质量,控制危险因素,减少复发,降低发病率和死亡率。

胸痹的康复评定包括病史、体格检查、冠心病危险因素的评估、心理社会评定,以及心肺功能的专项评定、行为类型的评定等。心脏功能运动用于确定个体对一定水平用力的反应,定量了解身体和心肌需氧代谢能力,在心率、血压增加时的耐受能力,判定运动处方,指导恢复日常生活活动能力和作业性活动,给冠心病的预后恢复提供依据。

(五)运动实验

1.运动实验的目的

运动实验中一些重要参数的变化能反映心脏和整个身体的状况,包括症状、体征、心脏电生理指标、血流动力学指标和耗氧量、二氧化碳排出量等一系列代谢指标。这些指标为制订治疗性运动训练方案提供了依据,以评定康复的治疗效果。

2.运动实验的方法和负荷

常用的方法有活动平板、功率自行车、上肢功量计或臂腿功量计。采用间断性实验,一般从最小负荷开始分阶段逐渐增大负荷到患者的耐受负荷,从而安全、清楚地观察各级负荷时患者的表现,精确地测定心脏功能和体力活动能力,以便制订康复计划,指导康复治疗。

3.运动实验的禁忌证及停止实验的指征

(1)禁忌证:任何可引起临床症状加重的剧烈运动;急性或近期心肌梗死;急性心力衰竭或加重的慢性心力衰竭;严重动脉狭窄,血压高于 26.6/13.3 kPa(200/100 mmHg)。

(2)停止试验的指征:测定指标发现异常;出现心肌缺血或循环不良的症状、体征,如心绞痛、心律失常、皮肤湿冷、血压下降等;心电图严重异常。

(六)康复治疗

1.康复治疗的分期

根据发病、治疗、护理及康复特征,国际上将冠心病康复治疗分为 3 期。

(1)Ⅰ期:指急性心肌梗死或急性冠脉综合征住院期间的康复。冠状动脉旁路移植术或经皮冠状动脉腔内成形术术后早期康复也属于此列。发达国家此期已经缩短到 3～7 天。经两周运动量达 2～3 代谢当量(METs)。

(2)Ⅱ期:指患者出院开始,至病情稳定性完全建立为止,时间 5～6 周。由于急性阶段缩短,此期的时间也趋于逐渐缩短。6～8 周可达到 6 METs 的运动量,并顺利进入Ⅲ期。

(3)Ⅲ期:指病情处于较长期稳定状态,或Ⅱ期过程结束的冠心病患者,包括陈旧型心肌梗死、稳定型心绞痛及隐匿型冠心病。经皮冠状动脉腔内成形术或冠状动脉旁路移植术后的康复也属于此期。康复时间一般为 2～3 个月,自我锻炼应该持续终身。约需 12 周时间,可达 7～8 METs 的运动量。

2.康复治疗

(1)Ⅰ期康复:治疗目标为低水平运动试验阴性,即可以按正常节奏连续行走100～200 m 或上下 1～2 层楼而无症状和体征。使患者理解本病的危险因素及注意事项,在心理上适应疾病的发作和处理生活中的相关问题。生命体征一旦稳定,无合并症时即可开始循序渐进地增加活动量。康复治疗的基本原则是根据患者的自我感觉,尽量进行可以耐受的日常活动,冠心病知识宣教始终贯穿此期。

床上活动:床上活动一般从肢体活动开始,包括呼吸训练。肢体活动一般从远端肢体的小关节活动开始,从不抗地心引力的活动开始,然后逐步进行抗阻活动。吃饭、洗脸、刷牙、穿衣等日常生活活动可以早期进行。

呼吸训练:呼吸训练主要指腹式呼吸。腹式呼吸的要点是在吸气时腹部浮起,让膈肌尽量下降;呼气时腹部收缩,把肺的气体尽量排出。呼气与吸气之间要均匀连贯,可以比较缓慢,但不可憋气。

坐位训练:坐位是重要的康复起始点,应该从第一天就开始训练。开始坐时可以有依托,例如把枕头或被子放在背后,或将床头抬高。有依托坐的能量消耗和卧位相同,但是上身直立体位使回心血量减少,同时射血阻力降低,心脏负荷实际低于卧位。在有依托坐位适应之后,患者可以逐步过渡到无依托独立坐位。

步行训练:步行训练从床边站立开始,先克服直立性低血压。在站立无问题之后,开始床边步行,以便在疲劳或不适时能及时上床休息。此阶段患者的活动范围明显增大,开始时最好进行心电监护。要特别注意避免上肢高于心脏水平的活动,此类活动明显增加心脏负荷,常可诱发意外发生。

排便:患者大便务必保持通畅。卧位排便时由于臀部位置较高,回心血量增加,使心脏负荷增加,同时由于排便时必须克服体位造成的重力,所以需要额外用力,因此卧位排便对患者不利。而在床边放置简易的坐便器,让患者坐位排便,其能量消耗和心脏负荷均小于卧位排便,也比较容易排便。因此应该尽早让患者坐位排便,但是坐位排便时不可过分用力。如果出现便秘,应使用通便剂。患者腹泻时也要严密观察,因为过度的肠道活动可以诱发迷走神经反射,导致心律失常或心电不稳。

上楼:上、下楼活动是保证患者在家庭活动安全的重要环节。下楼的运动负荷不大,上楼的负荷取决于上楼的速度,必须保证缓慢上楼,一般上一台阶可稍休息片刻,以保证不出现任何不良反应。

心理康复和宣传教育:患者急性发病后会出现焦虑和恐惧感。康复治疗师必须对患者进行医学常识教育,使其了解冠心病的发病特点、注意事项、防止复发的方法。应强调戒烟、保持大便通畅、低盐规律饮食、不乱发脾气等。

康复方案调整与监护:如果患者在训练过程中没有不良反应,运动或活动时心率增加<10次/分,次日训练可以进入下一阶段。运动中心率增加在20次/分左右,则需要继续同一级别的运动。心率增加超过20次/分,或出现任何不良反应,则应该退回到前一阶段运动,甚至暂时停止运动训练。为了保证活动的安全性,可以在医护或心电监护下进行,在无任何异常的情况下,重复性的活动不一定要连续监护。

出院前评估及治疗策略:当患者顺利达到训练目标后,可以进行症状限制性或亚极量心电运动试验,或在心电监护下进行步行。如果确认患者可连续步行200 m无症状及心电图异常,可以安排出院。患者出现并发症或运动试验异常则需要进一步检查,并适当延长住院时间。

(2)Ⅱ期康复:治疗目标为逐渐恢复日常生活活动能力,包括轻度家务劳动、娱乐活动等。提高生活质量。保持并进一步提高心功能水平,由生活完全自理逐渐恢复正常社会生活。运动能力达 6 METs。

治疗方案:常用的锻炼方法是行走。室内外散步,逐渐增加其耐力,每天进行,在活动强度为最大心率的 40%～50% 时,一般无须医护监测。而进行较大强度活动时可采用远程心电监护系统监测,或由有经验的康复治疗人员观察康复治疗的进程,确保安全。无并发症的患者在家属帮助下逐步过渡到无监护活动。应循序渐进,安全提高运动负荷。每周门诊随访 1 次,出现任何不适均应暂停运动,及时就诊。这一阶段一般需要 6～12 周。无明显异常表现的患者进行 6～8 周即可到达 6 MTEs 的运动负荷,并顺利进入Ⅲ期康复。

(3)Ⅲ期康复:康复目标是巩固Ⅱ期康复成果,控制危险因素,改善并提高体力活动能力、心血管功能,恢复发病前的生活和工作。完成这期康复计划大约需 12 周,此期的运动试验证实患者可安全完成 7～8 METs 的运动强度,为了保持身体状况,更进一步提高耐力,改善心血管功能,应继续保证锻炼。运动方式可选择步行、登山、游泳、骑车、慢跑、打太极拳等,近年来肌力练习和循环力量训练是新的有氧训练的方法。左心室功能良好的患者应用这些方法危险性很低,但左心室功能损害患者肌力训练可能出现心功能失代偿,患者可根据自身情况选择适当的训练。训练方式分为间断性和连续性运动。间断性运动是指基本训练期间有若干次高峰靶强度,高峰强度之间强度降低。优点是可以获得较高的运动强度刺激,且不至于引起不可逆的病理性改变。缺点是需要调节运动强度,操作比较麻烦。连续性运动是指训练时期的靶强度持续不变。优点是简便,患者相对比较容易适应。每周的运动总量为 2.9～8.4 kJ,每周运动量 <2.9 kJ 只能达到维持身体活动水平的目的,不能提高运动能力,>8.4 kJ 则不再增强训练效应。合适运动量以运动时稍出汗,轻度呼吸加快,早晨起床时感觉舒适,无持续的疲劳和其他不适感为标志。每次运动持续的时间应根据患者的运动耐受情况个体化处理。一般热身运动 5～10 分钟达到靶心率,中等强度 15～20 分钟,再进行 5～10 分钟的整理运动。

判断患者是否可以进行性生活的简易试验:①上二层楼试验(同时心电监测)。通常性生活心脏射血量约比安静时高 50%,这和快速上二层楼的心血管反应相似。②观察患者能否完成 5～6 METs 的活动,因为采用放松体位的性生活最高能耗 4～5 METs。在恢复性生活前应经过充分的康复训练,并得到经治医师的认可。应采用放松姿势和方式,避免进食后进行。

注意事项:①选择适当的运动,避免竞技性运动。②只在感觉良好时运动。如患上呼吸道感染,应待感冒或发热症状和体征消失 2 天以上再恢复运动。③寒冷和炎热气候要相对降低运动量和运动强度,避免在阳光下和炎热气温下剧烈运动。穿宽松、舒适、透气的衣服和鞋。饭后不做剧烈运动。④患者应定期检查和修正运动处方,避免过度训练。药物治疗发生变化时,要注意相应调整运动方案。参加剧烈运动者应先进行心电运动试验。运动时如出现心绞痛或其他症状,应停止运动,及时就医。⑤训练必须持之以恒,如间隔 4～7 天及以上,再开始运动时宜稍降低强度。

五、胸痹的健康指导

(一)生活起居指导

(1)环境安静,空气新鲜,温、湿度适宜。

(2)避免劳累、饱餐、情绪激动、寒冷、便秘、感染等诱发因素,戒烟限酒。

(3)起居有常,发作时休息,缓解期适当锻炼,以不疲劳为度。

(4)胸痹患者,一般仍可工作,但应注意:①不参加重体力劳动。②不从事精神紧张的工作,特别是司机、飞机驾驶员等。③不做十分紧张的工作,如加班。④工作中应注意休息,如心率超过110次/分或出现脉律不齐时,应休息;如出现心慌、气短、胸痛时,应立即停止工作。

(二)胸痹病辨证施膳

1.心痛发作期

心痛发作期饮食以流质、半流质温服为宜,不可过饱,可少量多餐,忌食生冷、硬固、肥腻。以免耗伤气血,加重病情。

(1)寒凝血瘀证:饮食以辛温通阳,开痹散寒为原则。宜食温阳散寒、活血通络之品,如羊肉、韭菜、荔枝、山楂、桃仁、薤白、干姜、大蒜、川椒、桂枝等;或热饮姜糖水,饮食宜温热、细软、易消化,少食苦瓜等生冷、寒凉之品。食疗方:薤白粥等。

(2)气滞血瘀证:饮食以疏肝理气,活血通脉为原则。宜食行气活血、易消化之品,如海带、山楂、山药、桃仁、木耳、白萝卜等;少食生冷、辛辣及红薯、豆浆等壅阻气机之品。食疗方:陈皮桃仁粥等。

2.心痛缓解期

(1)气阴两虚,心血瘀阻:饮食以益气养阴,活血通脉为原则。宜进食益气健脾、补益气血之品,要求低盐、高蛋白、高维生素、易消化、营养丰富。如蛋类、银耳、百合、莲子、山药、甘蔗、香菇、木耳、荸荠、藕汁、甲鱼、大枣、奶类、豆类、鱼类、新鲜蔬菜、水果等食品;或以西洋参9 g,水煎代茶饮。脾胃虚弱者宜少食多餐,不可过饱,以防胸痹发展,诱发真心痛。服用补气之品时,禁食萝卜、绿豆等凉性食物。少食含粗纤维的蔬菜以减少肠蠕动。忌辛辣、生冷、油腻食物,戒烟酒。食疗方:山药粥、百合莲子羹、生脉饮、灵芝银耳冰糖羹、人参粳米粥、黄芪粥、莲子粥、大枣炖兔肉等。

(2)气虚血瘀证:饮食以益气养心,活血化瘀为原则。宜食益气活血通络之品,如牛肉、羊肉、鸡肉、山药、木耳、大枣、韭菜、高粱粉等。可用适量葱、姜、蒜等调料,平时可酌情少量饮用山楂酒、红花酒或丹参酒。食疗方:海蜇煲猪蹄、黄芪粥、龙眼肉红枣粥、丹参粥、人参三七炖鸡蛋、三七煲猪脚筋汤、西洋参炖三七等。

(3)痰阻血瘀证:饮食以通阳泄浊、豁痰开结为原则。宜食海参、海蜇、薏苡仁、冬瓜、海带、蘑菇、扁豆、桃仁、柚子、山楂、洋葱、大蒜、柑橘、紫菜、番茄、竹笋、枇杷、白萝卜等,而牛肉、羊肉、鲫鱼、龙眼肉、胡桃肉、饴糖等湿热之品应少吃,以免助湿热之邪熬伤津液,化为痰饮。平时应做到定时、定量、少食多餐,以免损伤脾胃,助湿生痰加速病情发展。肥胖者要饮食有节,控制食量,减轻体重。平常少食甜食,戒酒,忌辛辣、煎炸、油腻之品,饮食宜清淡,低脂、低盐、低胆固醇。食疗方:薏苡仁桃仁粥、山楂荷叶汤等。

(4)气滞血瘀证:饮食以疏肝理气,活血通脉为原则。宜食行气活血、消积除瘀之品,如海带、木耳、山楂等。可食薤白粥、桃仁粥等以行气开郁,特别注意晚餐不可过饱,少食动物脂肪及胆固醇含量过高的食物,适当多食蔬菜水果,忌生冷、辛辣之品。食疗方:三七丹参茶、桃花粥、川芎黄芪粥、玫瑰花粥、党参三七炖鸡、三七红枣鲫鱼汤等。

(5)热毒血瘀证:饮食以清热解毒、活血化瘀为原则。宜食百合、芹菜、苦瓜、绿豆、莲子心、木耳、荸荠、马齿苋等。忌食羊肉、荔枝、龙眼肉等温燥、动火之品。食疗方:绿豆汤、菊花决明子粥、菊花山楂决明饮、芹菜葛根粉粥、何首乌桑椹蒸龟肉等。宜进食低脂肪、低盐、清淡、易消化食物,少食多餐,多食新鲜水果、蔬菜,忌辛甘肥厚之品,戒烟酒,忌浓茶和咖啡等刺激之品。

(三)情志调理

(1)保持情绪稳定,避免不良刺激。

(2)鼓励患者表达内心感受,针对性给予心理支持。

(3)指导患者掌握自我排解不良情绪的方法,如转移法、音乐疗法、谈心释放法等。

(四)自我急救

指导患者及家属在病情突然变化时采取简易的急救措施。家中应备好必需的急救药品和器材(如氧气瓶、注射器等),药品要注意有效期及用法。教会患者和其家属识别危险信号,若心绞痛发作次数增加,持续时间延长,疼痛程度加重,含服硝酸甘油无效者,有可能是心肌梗死先兆,应指导患者及其家属做好家庭救护;当老年人突然出现憋气、嘴唇发绀、剧烈咳嗽、咯粉红色痰、不能平卧等症状时,也应警惕急性心梗的发生。

当病情发作时,应采取以下措施。

(1)应让患者立即卧床休息,不要用力,以降低心肌耗氧量。

(2)使用抗心绞痛的药物,如舌下含服硝酸甘油片,每3～5分钟含1片,以减轻疼痛。

(3)有条件时尽快给患者吸入高浓度(4～6 L/min)氧气。

(4)如病情危重应尽快要求急救中心前来就地抢救,待心率、心律、血压稳定,才轻抬轻搬,送医院继续救治。

(5)如患者面色青紫、抽搐、口吐白沫、意识不清、呼吸微弱或停止,应考虑急性心梗并发严重心律失常导致心搏骤停,立即进行胸外心脏按压和口对口人工呼吸,同时想办法通知医师,为抢救赢得时间。

(王长芹)

第七节 不 寐

一、概述

不寐是指外邪扰动,或正虚失养,导致神不守舍,临床以经常性不能获得正常睡眠为特征的一种病证。多由于饮食不节,情志失常,劳倦、思虑过度及病后、年迈体虚所致。西医学的神经症、更年期综合征、贫血、脑动脉硬化等以不寐为主要临床表现时,可参照本病护理。

二、辨证论治

(一)心胆气虚

虚烦不寐,触事易惊,终日惕惕,胆怯心悸,伴气短自汗,倦怠乏力。舌淡,脉弦细。治宜益气镇惊、安神定志。

(二)心脾两虚

不易入睡,多梦易醒,心悸健忘,神疲食少,伴头晕目眩,四肢倦怠,腹胀便溏,面色少华。舌淡苔薄,脉细无力。治宜补益心脾、养血安神。

(三)心肾不交

心烦不寐,入睡困难,心悸多梦,伴头晕耳鸣,腰膝酸软,潮热盗汗,五心烦热,咽干少津,男子遗精,女子月经不调。舌红少苔,脉细数。治宜滋阴降火、交通心肾。

(四)肝火扰心

不寐多梦,甚则彻夜不眠,急躁易怒,伴头晕头胀,目赤耳鸣,口干而苦,不思饮食,便秘溲赤。舌红苔黄,脉弦而数。治宜疏肝泻火、镇心安神。

(五)痰热扰心

心烦不寐,胸闷脘痞,泛恶嗳气,伴口苦,头重,目眩。舌偏红,苔黄腻,脉滑数。治宜清化痰热、和中安神。

三、病情观察要点

(1)睡眠总时数、睡眠习惯。
(2)了解睡前是否因饮用刺激性饮料,如浓茶、咖啡、可乐等。
(3)观察体温、脉搏、呼吸、血压。
(4)注意饮食、情志、二便情况。
(5)观察有无引起不寐的诱发因素,如夜尿频、咳嗽、疼痛等。

四、症状护理要点

(一)病室环境

避免噪声,光线柔和,患者入睡时用深色窗帘遮挡。

(二)关注患者心理活动

消除忧虑、焦急紧张等不良情绪。

(三)穴位按摩

睡前对劳宫、涌泉搓揉各100下。

(1)心烦不寐伴头重,头晕目眩,目赤耳鸣的患者,可做头部按摩,如太阳、印堂、风池、百会等穴。睡前按压每个穴位30~50次。
(2)心脾两虚的患者,睡前按摩背部夹脊穴。
(3)肝火扰心者取涌泉穴。
(4)痰热扰心与心脾两虚者取合谷、足三里。
(5)心肾不交者取肾俞、涌泉穴。

(四)多汗护理

不寐伴潮热盗汗,五心烦热的患者,衣被不宜过暖,汗后及时更换湿衣被。

(五)卧位与吸氧

胆怯心悸,伴气短,倦怠乏力的患者,可给予半坐卧位,吸氧。

(六)耳穴埋籽

主穴:神门、交感、心、脑点等;配穴:肾、脾。

(七)适当使用诱导睡眠的方法

如睡前散步、睡前做放松气功、热水泡脚、静听单调的声音、默念数字、聆听音乐或催眠曲等。

（八）中药泡洗

睡前温水泡洗双足。

（九）拔火罐

取心俞、膈俞、肾俞及胸至骶段脊柱两侧膀胱经循行线。如失眠严重、多汗加涌泉、劳宫穴；头痛、头晕甚者，加太阳穴。

（十）音乐疗法

音乐对本病有显著的疗效。选择平稳、抒情、优美的音乐，如贝多芬的《月光奏鸣曲》、圣·桑的《天鹅》、中国古曲《关山月》、蒙古民歌《牧歌》，或选用《催眠曲》。

（十一）去除其他因素

去除可能会引起不寐的因素，如夜尿频、咳嗽、疼痛等。

五、饮食护理要点

宜进清淡易消化的饮食，晚餐不宜过饱，临睡前不宜进食，饮浓茶、咖啡等兴奋性饮料，忌食辛辣、油腻之品。

（一）心胆气虚

宜食龙眼肉、莲子、大枣等益气补血之品。

食疗方：当归羊肉汤、黄芪粥。

（二）惊惕不安

宜食酸枣仁、温牛奶等镇静安神之品。

食疗方：牡蛎汤。

（三）心肾不交

宜食桑椹蜜、甲鱼等养心益肾之品。

食疗方：百合粥、莲子银耳羹。

（四）心脾两虚

宜食红枣、龙眼肉、茯苓、山药等补心健脾之品。

食疗方：百合粥、柏子仁粥等。

（五）肝火扰心

宜食柑橘、金橘等理气化解郁之品。

食疗方：芹菜萝卜汤。

（六）痰热扰心

宜食山楂、萝卜、杏子等消食导滞化痰之品，可予焦三仙煎水每天代茶饮。

食疗方：枇杷羹。

六、中药使用护理要点

（一）口服中药

口服中药时，应与西药间隔30分钟左右。

（1）中药汤剂实证宜偏凉服，虚证宜热服，观察服药后效果及反应。

（2）安神定志类药物宜在睡前30分钟至1小时服用。

（3）枣仁安神液（胶囊）：孕妇慎用，消化不良所致的睡眠差者忌用。

（4）五味子糖浆（颗粒、胶囊）：过敏体质者禁用；五味子性酸，胃酸过多者慎用；糖浆剂，糖尿病患者忌用。

（5）天王补心丸：因朱砂有毒，不宜大量服用或久服。

（二）中药注射剂

中药注射剂应单独使用，与西药注射剂合用时须前后用生理盐水做间隔液。

刺五加注射液：以 40～50 滴/分为宜，不宜与维生素 C、双嘧达莫、维拉帕米配伍。

（三）外用药

观察局部皮肤有无不良反应。

药枕：一般选用透气性良好的棉布或纱布做成枕套，药物不可潮湿，否则失效，每天枕之，镇静安神。

七、情志护理要点

（1）创造一个安静、舒适的病室环境，护士态度和蔼、举止大方，使患者产生安全感和舒适感。严禁在患者面前讲刺激性言语，避免不良情绪刺激。指导患者自我调节的方法，避开不愉快的事情及环境；将思维集中到轻松、愉快的事情上；向信任的朋友发牢骚，坦然诉说心声，发泄不满。

（2）指导患者养成定时就寝的习惯，避免白天黑夜的生物钟颠倒而影响睡眠，睡前避免情绪激动或剧烈活动。

八、健康宣教

（一）用药

遵医嘱服药，不随意增减药量或停药。

（二）饮食

养成良好的饮食习惯，勿暴饮暴食，痰热扰心者睡前不宜进食。

（三）运动

每天适当锻炼身体，增强体质。肝火扰心者就寝前到庭院散步，顺畅气机，有利安眠。

（四）生活起居

按时作息，尽量保持规律生活。心肾不交者勿过劳，节房事。养成良好的睡眠习惯，如按时就寝，睡前不看惊险刺激的小说、影视剧等。

（五）情志

指导患者自我调节，避开不愉快的事情及环境，切忌焦虑于"不寐"事上。睡前可用诱导法，听音乐、催眠曲等方法舒缓情志。

（六）定期复诊

遵医嘱定期复查，当患者出现入睡困难、多梦、睡眠时间缩短等症状加重时，及时就医。

（王长芹）

第八节 眩 晕

一、概述

眩是指眼花或眼前发黑,晕是指头晕或感觉自身或外界景物旋转,二者常同时并见,故统称为"眩晕"。眩晕的发生多与情志、饮食、体虚年高、跌仆外伤等因素有关。内耳性眩晕、颈椎病、高血压病、脑动脉硬化等可参考本病护理。

二、辨证论治

(一)肝阳上亢

眩晕耳鸣,头痛且胀,每因烦劳或恼怒而加重,面色潮红,性情急躁易怒,胁痛,口苦。舌红苔黄,脉数。治宜平肝潜阳。

(二)肾精不足

神疲健忘,腰膝酸软,遗精耳鸣,失眠多梦。偏于肾阳虚者四肢不温,阳痿,阴冷,舌淡苔白,脉沉细;偏于肾阴虚者,五心烦热,舌红少苔,脉弦细。治宜补益肝肾。

(三)气血亏虚

头晕眼花,病程长而反复发作,面色苍白,唇甲不华,头发干枯不荣,心悸少寐。舌淡苔白,脉细弱。治宜益气养血。

(四)痰浊中阻

眩晕耳鸣,头昏如裹,甚至视物旋转欲倒,胸脘痞闷,呕恶痰涎,身重懒动。舌淡胖苔白腻,脉濡滑。治宜燥湿化痰。

三、病情观察要点

(一)眩晕

眩晕的发作时间、程度、诱发因素、伴随症状等。

(1)实证眩晕:多眩晕重,视物旋转,自身亦转,伴有呕恶痰涎,体质偏于壮实者。

(2)虚证眩晕:多头目昏晕但无旋转感,体质偏于虚弱者。

(3)眩晕发作终止后,观察患者有无步态不稳,行动不便等症状。

(二)头痛

观察发作的时间、性质、部位、程度与体位的关系以及头痛时伴随的症状。

1.血管性头痛

多搏动性或跳动性头痛,平卧时加重,直立时稍轻。

2.椎-基底动脉供血不足

多表现头痛伴眩晕。

3.颅内压增高

多表现头痛伴恶心、呕吐。

(三)全身症状

观察血压、睡眠、舌苔脉象、二便等情况的变化。

(四)突发症状

如有突发血压急剧升高、剧烈头痛、恶心、呕吐、视力减退、惊厥或昏迷等,立即通知医师并做好抢救准备。

四、症状护理要点

(一)眩晕

(1)眩晕发作时应立即平卧,头部稍抬高,座椅和床单位应固定,减少搬动,床挡保护。体位改变时动作宜缓慢。

(2)眩晕伴血压增高的患者,应定时监测血压、观察用药后反应,做好记录。

(3)眩晕伴呕吐时,可指压合谷、内关等穴。

(4)实证眩晕:肝阳上亢者可予耳穴埋籽,取肝、胆、目1、目2高血压点等穴,也可耳尖放血5~6滴;痰浊中阻者行耳穴埋籽,取脾、胃、肺、耳尖等穴。

(5)虚证眩晕:肾精不足者可予耳穴埋籽,取交感、神门、降压点、肾等穴;气血亏虚者耳穴埋籽,取脾、胃、内分泌、皮质下、心、额等穴。

(6)颈椎病眩晕的患者,睡眠时应选择低枕,避免深低头动作。

(7)重症眩晕患者应卧床休息,呕吐时宜取半坐卧位,意识不清的患者可将其头偏向一侧,防止呕吐引起窒息。

(8)遵医嘱给予氧气吸入。

(二)头痛

1.耳穴埋籽

主穴:枕、神门、额;配穴:心、肝、肾、皮质下。

2.饮水

颅内压增高性头痛,限制水分摄入;颅内压降低性头痛,鼓励患者多饮水。

五、饮食护理要点

宜低盐、低脂清淡,易消化饮食,饮食有节不宜过饱,忌辛辣刺激、肥甘厚味,肥胖患者应适当控制饮食。

(一)肝阳上亢

宜食海带、紫菜、萝卜、苋菜、芥菜、芹菜等;也可用野菊花、山楂、枸杞子、益母草、桑枝等代茶饮。

食疗方:菊花粥、芹菜凉拌海带。

(二)肾精不足

1.偏阴虚

宜食甲鱼、淡菜、黑木耳、银耳等滋养补品。

食疗方:黑芝麻捣碎煮粥,或桑椹、枸杞子煮粥食用。

2.偏阳虚

宜食胡萝卜、胡桃、芋头、扁豆、山药、无花果、白术、芒果、榴莲、羊肉、鹿肉、狗肉等温补之品。

食疗方:核桃仁炒韭菜、参茸鸡肉汤(高丽参、鹿茸、鸡肉)。

(三)气血亏虚

宜食山药、莲子、大枣、胡桃等益气补血之品,忌食生冷。

食疗方:莲子红枣粥、黄芪粥、茯苓粥。

(四)痰浊中阻

宜食薏苡仁、茯苓、赤小豆、山楂、黄瓜、西红柿等燥湿化痰之品,饮食有节,少食肥甘厚味及刺激性食物,可用陈皮泡水代茶饮。

食疗方:薏苡仁冬瓜粥。

六、中药使用护理要点

(一)口服中药

口服中药时,应与西药间隔 30 分钟左右。

(1)中药汤剂:肝阳上亢者宜稍凉服;痰浊中阻者宜热服;气血亏虚与精不足者宜饭前温服。

(2)脑立清胶囊(丸):不宜与四环素类抗生素、异烟肼、多巴胺及含有鞣质的中成药合用,以免发生络合或螯合反应降低药效;不宜与洋地黄类西药合用,以免增强洋地黄的作用和毒性。

(3)牛黄降压片(丸):因其清降力强,虚寒证者不宜使用,腹泻者忌用。

(4)杞菊地黄丸(口服液、胶囊、浓缩丸、片):糖尿病患者不宜服用,服药期间忌酸冷食物。

(5)夏枯草膏(口服液):脾胃虚热者慎用,服药期间忌食辛辣、油腻及刺激性食物,感冒期间暂停服用。

(6)眩晕伴呕吐者中药可凉服,或姜汁滴舌后服用,亦可采用少量多次的服药方法。

(二)中药注射剂

中药注射剂应单独使用,与西药注射剂合用时须前后用生理盐水做间隔液。

(1)川芎嗪注射液:输注过程中与碱性西药注射液配伍析出沉淀。忌与氨苄西林钠、青霉素钠、葡萄糖酸钙、乳酸钠、碳酸氢钠、维生素 B_6、头孢哌酮钠、盐酸普萘洛尔、氨茶碱、右旋糖酐-40、双黄连、穿琥宁、诺氟沙星葡萄糖、丹参、复方丹参等等配伍。

(2)天麻素注射液:冻干粉仅可肌内注射,严禁用于静脉。不宜与中枢兴奋药和抗组胺药同用。

(3)静脉使用扩血管药物时,注意监测用药后血压。

(三)外用中药

观察局部皮肤有无不良反应。

1.药枕

芳香气味中草药的药枕之上放置一层薄棉枕或多放几层枕巾;夏季经常晾晒药枕,以免发霉;每 3 个月或半年更换 1 次。

2.贴敷药

每晚贴敷双足涌泉穴,每天更换 1 次。

七、情志护理要点

(1)对肝阳上亢、情绪易激动的患者,应讲明激动对情绪的不良影响,使之能自我调控。也可选择音乐疗法:听一些舒缓悠扬的轻音乐。

(2)对眩晕较重,易心烦、焦虑的患者,介绍有关疾病知识及治疗成功的经验,使其增强信心。

(3)病室环境宜安静,减少探视,避免不良情绪刺激。

八、健康宣教

(一)用药

遵医嘱服药,不可随意增减药量或停药。

(二)饮食

饮食宜低盐低脂、清淡易消化,肥胖者及高血压患者注意控制体重。

(三)运动

避免过劳,适量进行体育运动,如慢步走、打太极拳、练气功等;运动时间不宜选择清晨6~9时,不宜从事高空作业,并应避免游泳、乘船以及各种旋转幅度大的动作。

(四)生活起居

戒烟限酒;保持大便通畅,养成定时排便的习惯;避免头部剧烈运动,行动宜缓慢,不可突然改变体位;定期监测血压。

(五)情志

指导患者选择听音乐、散步、聊天等方式舒缓情志。

(六)眩晕自救

眩晕发作时可闭目就地坐下或立刻卧床休息,避免跌伤,并随身携带自救卡。

(七)定期复诊

遵医嘱定时复诊,若出现剧烈头痛、恶心、呕吐、血压升高时及时就医。

(王长芹)

第九节　头　　痛

一、概述

头痛因风寒温热等外邪侵袭、或风火虚阳上扰、痰浊瘀血阻滞,致经气不利、气血逆乱、清阳不升、脑神失养等所致。以患者自觉头部疼痛为主要临床表现。病位在经络、气血及脑髓。脑血管意外、颅内占位性病变、血管神经性头痛、三叉神经痛等可参照本病护理。

二、辨证分型

(一)风寒头痛

头掣痛牵连项,遇风受寒头痛加重,恶风寒,喜以布裹头。舌苔薄白、脉浮紧。

(二)风热头痛

头胀痛如裂,微恶风,面红、目赤,口渴喜饮,排便不畅或便秘,尿赤。舌质红、苔黄,脉浮滑而数。

(三)风湿头痛

头痛如裹,肢体困重,纳呆胸闷,小便不利,大便或溏。舌苔白腻,脉濡。

(四)肝阳头痛

头痛而胀,心烦易怒,失眠,胸胁胀痛,面赤、口苦。舌苔黄,脉弦有力。

(五)痰浊头痛

头痛眩晕,胸脘满闷、呕恶痰。舌苔白腻,脉滑或弦滑。

三、护理要点

(一)一般护理

按中医内科急症一般护理常规进行。伴有发热、脑出血时,绝对卧床休息。疼痛未明确诊断时,慎用镇痛药。

(二)病情观察

观察头痛部位、性质、头痛发作时间及有无呕吐等伴随症状。观察患者神志变化及瞳孔、体温、大小便、舌脉。头痛加重,出现口眼歪斜、瞳孔大小不等、肢体麻木震颤时,立即报告医师,配合处理。

(三)情志护理

稳定患者的情绪,解除思想顾虑,配合治疗。

(四)饮食护理

以清淡、利湿、易消化为原则,勿过饱,忌食肥腻、黏滑及烟酒刺激之品。

(五)用药护理

遵医嘱按时给药,病情不明时不能给止痛药。

(六)临床辨证护理

头痛剧烈时,遵医嘱给予针刺镇痛。高热性头痛可用冷毛巾敷前额部。出现壮热、项背强直、喷射性呕吐、抽搐时,立即报告医师,配合抢救。伴有恶心、呕吐者,遵医嘱给予针刺。

(七)并发症护理

头痛伴有神志不清。密切观察患者的神志、生命体征、皮肤、尿量、汗出等情况,及时报告医师,给予患者保暖、吸氧、建立静脉通道等抢救准备,并配合治疗原发病。

四、健康指导

指导患者及家属初步掌握缓解头痛的方法,如穴位按摩等;指导患者适当锻炼,注意饮食调理,如遇剧烈头痛时应及时就诊。

（王长芹）

第十节 中 风

一、概述

中风是以猝然昏仆,不省人事,半身不遂,口眼歪斜,语言不利为主的一种病证。多是在内伤积损的基础上,复因劳逸过度、情志不遂、饮食不节或外邪侵袭所致。急性脑血管病,局限性脑梗死、原发性脑出血、蛛网膜下腔出血可参照本病护理。

中风的证治分类包括:中经络,中脏腑,中风恢复期。

二、中经络的辨证论治

中风中经络主要表现为突然发生口眼歪斜,语言不利,舌强语塞,甚则半身不遂。

(一)风痰入络

肌肤不仁,手足麻木,口角流涎,手足拘挛,关节酸痛等症。舌苔薄白,脉浮数。治宜祛风化痰通络。

(二)风阳上扰

平素头晕头痛,耳鸣目眩,或手足重滞。舌红苔黄,脉弦。治宜平肝潜阳、活血通络。

(三)阴虚风动

平素头晕耳鸣,腰酸,言语不利,手指瞤动。舌红苔腻,脉弦细数。治宜滋阴潜阳、息风通络。

三、中脏腑的辨证论治

(一)闭证

1.痰热腑实

素有头痛眩晕,心烦易怒,突然发病,半身不遂,口舌㖞斜,舌强语謇涩或不语,神志欠清或昏糊,肢体强急,痰多而黏,伴腹胀,便秘。舌暗红,或有瘀点、瘀斑,苔黄腻,脉弦滑或弦涩。治宜通腑泄热、息风化痰。

2.痰火瘀闭

突然昏仆,不省人事,口噤不开,两手握固,大小便闭,肢体强痉拘急,面赤身热,气粗口臭,躁扰不宁。苔黄,脉弦滑而数。治宜息风清火、豁痰开窍。

3.痰浊瘀闭

突然昏仆,不省人事,半身不遂,肢体松解,面白唇暗,静卧不烦,四肢不温,痰涎壅盛。苔白腻,脉沉滑缓。治宜化痰息风、宣郁开窍。

(二)脱证

突然昏仆,不省人事,目合口张,鼻鼾息微,手撒肢冷,汗多,大小便自遗,肢体软瘫。舌萎,脉细弱或脉微欲绝。治宜回阳救阴、益气固脱。

四、恢复期的辨证论治

(一)风痰瘀阻

口眼歪斜,舌强语謇或失语,半身不遂,肢体麻木。舌暗紫,苔滑腻,脉弦滑。治宜祛风化痰、行瘀通络。

(二)气虚络瘀

肢体偏枯不用,肢软无力,面色萎黄。舌淡紫或有瘀斑,苔薄白,脉细涩或细弱。治宜益气养血、化瘀通络。

(三)肝肾亏虚

半身不遂,患肢僵硬,拘挛变形,舌强不语,或偏瘫,肢体肌肉萎缩。舌红脉细,或舌淡红,脉沉细。治宜滋养肝肾。

五、病情观察要点

(一)神志、瞳孔的观察

(1)若起病即见神志障碍,则病位深,病情重。

(2)如患者渐至神昏,瞳孔变化,为正气渐衰,邪气日盛,病情加重。

(3)如神志逐渐转清,则中脏腑向中经络转化,病势为顺,预后好。

(4)若瞳孔大小不等,不对称,对光反射、压眶反射迟钝或消失,均为病势逆转,预后差。

(二)生命体征

观察患者的血压、心率、呼吸、血氧饱和度等生命体征的变化,如出现双侧瞳孔不等大、血压急剧上升,心率减慢,呼吸加深等,多为脑疝的早期症状。

(三)观察肢体功能障碍的变化

半身不遂加重,病势转逆;半身不遂不再加重或好转,则病势为顺,预后好。

(四)呼吸道分泌物

丘脑下部和上脑干受损者,早期呼吸道分泌物较多,应注意观察,防止误吸。

(五)吞咽功能障碍

观察中风患者饮水、进食是否有呛咳,防止发生误吸。

(六)皮肤

大小便失禁、半身不遂的中风患者,应注意观察皮肤情况,防止压疮的发生。

(七)二便的观察

(1)中风患者长时间卧床,气血功能障碍,易引起大便秘结,应及时采取改善措施,防止排便努责,加重病情。

(2)观察患者是否发生尿潴留及尿失禁,及时通知医师。

(八)语言功能的观察

观察中风患者语言功能障碍的变化,关注患者的需求。

六、症状护理要点

(一)病室环境

(1)阳闭患者的病室需要安静、凉爽、光线偏暗、温度不宜过高。

(2)脱证患者的病室应温暖、安静、光线柔和、必要时控制探视。

(二)生命体征

注意神志、瞳孔及其他生命体征的变化,定期测量血压,判断患者意识障碍的程度,病情变化时通知医师,及时对症处理。

(三)呼吸道通畅

保持呼吸道通畅,及时清除口腔内分泌物。呼吸道分泌物较多时,可将患者头部偏向一侧,以利痰液、呕吐物排出。

(四)急性期患者

急性期患者宜卧床或床上被动活动,保持肢体功能位置,防止患侧肢体受压、畸形、垂足等情况发生。

(五)吞咽功能障碍的患者

吞咽功能障碍的患者,进食不宜过快,防止呛咳。伴意识障碍者,可选用鼻饲法进食流质、半流质饮食。

(六)清洁护理

1.口腔的护理

神昏者,每天 2 次口腔护理,用生理盐水或中药液清洗口腔;张口呼吸者可用湿纱布盖于口鼻部,以保持口鼻腔湿润;口唇干裂者,应涂抹护唇油。

2.眼睑的护理

眼睑不能闭合者,覆盖生理盐水湿纱布。

(七)皮肤的护理

(1)保持皮肤清洁干燥、床单位清洁平整,及时更换衣被。

(2)肢体功能障碍不能自行翻身的患者,应定时翻身,协助取舒适体位。

(3)受压部位、骨隆突处软垫减压或给予增强型透明贴保护。

(八)二便护理

1.便秘

(1)腹部按摩,可按揉关元、大肠俞、脾俞、气海、足三里等穴区。

(2)行耳穴埋籽。主穴:直肠下段、大肠;配穴:肺、便秘点。

(3)每天清晨饮蜂蜜水。

(4)便秘严重者可用番泻叶泡水代茶饮。

2.二便失禁

注意皮肤护理清洁,便后擦洗会阴及肛周皮肤。发生肛周皮肤红肿的患者可用紫草油外涂,保护皮肤。

3.尿潴留

可按摩中极、关元、气海穴等,虚者加艾灸,必要时行留置导尿。

(九)沟通训练

在与伴有语言功能障碍的中风患者交流时,可通过手势、图片、文字等辅助方法进行沟通,并对其早期进行语言训练。

七、饮食护理要点

(一)总则

(1)饮食以清淡,少油腻、低糖、低胆固醇,易消化的新鲜米面、蔬菜水果为主。

(2)忌肥甘、辛辣等刺激之品,禁烟酒。

(3)少食多餐,进食不宜过快、防止误吸。

(二)中经络

饮食宜清淡,宜食香菇、木耳、冬瓜、梨、桃、山楂等活血化瘀之品,忌食动风之品,如公鸡肉、猪头肉。

食疗方:百合玉竹粳米粥。

(三)中脏腑

昏迷和吞咽困难者,可给予鼻饲饮食,如混合奶、米汤、果汁、豆浆、菜汤、藕粉等。

食疗方:南瓜粥、茯苓粥。

（四）中风恢复期

宜食蛋类、肝类、海参、山楂、木耳、萝卜、玉米、百合、花生、大枣等补养气血、滋补肝肾之品。

食疗方:黄芪桂枝粥(用黄芪、桂枝、白芍、生姜与大米、大枣共煮);山药葛粉羹(用山药、葛根粉、小米煮粥服用)。

八、中药使用护理要点

中药汤剂宜温服,服中药后避免受风寒,汗出后用干毛巾擦干。吞咽困难者可将丸药、片剂研碎后加水服用,神志不清者可选择鼻饲给药法。

（一）口服中药

口服中药时,应与西药间隔30分钟左右。

1.华佗再造丸

本品药性偏温,对属肝肾阴虚,火热壅盛者慎用;服药期间如感燥热,可减量或用淡盐水送服。

2.牛黄清心丸

不宜与四环素类抗生素、异烟肼、多巴胺等西药合用,因与之易发生络合和螯合反应;不宜与洋地黄类药物联用,因钙离子为应激性离子,增强心肌收缩力,从而增强洋地黄的作用和毒性。

3.脑心通胶囊

胃病患者宜饭后服;有溃疡出血史者慎用。

4.消栓通络片(胶囊)

服用期间忌生冷、辛辣、动物油脂食物。

（二）中药注射剂

中药注射剂应单独使用,与西药注射剂合用时须前后用生理盐水做间隔液。

1.灯盏细辛注射液

不宜与5％葡萄糖、10％葡萄糖、5％果糖、10％果糖、黄芪、盐酸普萘洛尔、川芎嗪、氨茶碱、依诺沙星、盐酸莫西沙星、乳酸左氧氟沙星等配伍。

2.血塞通注射液

易发生变态反应,过敏体质者慎用。不宜与黄芪、异丙肾上腺素配伍;与其他酸性较强的药物配伍易发生浑浊、沉淀,应谨慎选择稀释溶液。

九、情志护理要点

(1)中风患者多心火暴盛,急躁易怒,可采用释放、宣泄法,使患者心中的焦躁、痛苦释放出来,待患者平静后再用说理、开导法说明情绪剧烈波动对病情的影响,让患者学会"制怒",可采取听音乐、练气功等方式舒缓情绪。

(2)对于情绪低落或悲观失望的患者,要给予鼓励和帮助,安排多样化生活,如看电视、听广播、做保健操等。

十、健康宣教

(一)用药
遵医嘱服药,不随意增减药量或停药。

(二)饮食
以低盐、低脂肪、低胆固醇食物为宜,多吃新鲜水果、蔬菜,忌甜腻、辛辣刺激等助火生痰之品;肥胖者控制体重。

(三)运动
选择适宜的锻炼方法,遗留肢体活动障碍者,坚持功能锻炼,锻炼时应有人陪伴,注意安全。

(四)生活起居
起居有常,避寒邪,保持大便通畅,避免过劳,节制房事,定期监测血压。

(五)情志
保持心气平和,多与人交流,可通过听音乐、练书法陶冶情操。

(六)定期复诊
积极治疗原发病,遵医嘱定期复诊,如出现头痛、眩晕、呕吐、血压升高、喉中痰鸣、咳吐不易、肌肉异常跳动、肢体麻木加重等症,应及时就医。

(王长芹)

第十一节 癫 病

一、概述

癫病是以精神抑郁,表情淡漠,沉默痴呆,语无伦次,静而多喜为特征。多由禀赋不足、七情内伤、饮食失节等因素导致脏腑功能失调,气滞痰结血瘀,蒙塞心神,神明失用而成。精神分裂症的精神抑郁型、躁狂抑郁症的抑郁型可参照本病护理。

二、辨证论治

(一)肝郁气滞
情绪不宁,沉默不语,善怒易哭,时时太息,胸胁胀闷。舌淡,薄白,脉弦。治宜疏肝解郁、行气导滞。

(二)痰气郁结
表情淡漠,沉默痴呆,时时太息,言语无序,或喃喃自语,多疑多虑,喜怒无常,秽洁不分,不思饮食。舌红苔腻而白,脉弦滑。治宜理气解郁、化痰醒神。

(三)心脾两虚
心思恍惚,梦魂颠倒,心悸易惊,善悲欲哭,肢体困乏,饮食锐减。舌淡苔腻,脉沉细无力。治宜健脾养心。

(四)气阴两虚

久治不愈,神志恍惚,多言善惊,心烦易怒,躁扰不寐,面红形瘦,口干舌燥。舌红少苔或无苔,脉沉细而数。治宜益气养阴。

三、病情观察要点

(一)精神症状
观察患者有无精神异常的先兆症状,发作的诱发因素、程度及特点。

(二)饮食
观察患者食欲、进食量。

(三)体重
观察体重有无下降情况。

(四)睡眠
是否入睡困难、早醒、睡眠过度及晨醒时有心境恶劣倾向。

(五)思维、活动
观察其思维是否活跃,记忆力有否明显下降,情绪是否低落,有无乏力懒言,是否对各种事情提不起兴趣。

(六)生命体征
注意患者神志、呼吸、体温、血压、心率的变化。

(七)药物
(1)观察抗癫病药物的疗效及毒性作用。

(2)长期服用此类药物,可引起运动障碍、药物性性功能障碍、药物性闭经、药物性肝损害、药物性白细胞减少、药物性皮炎、药物性震颤等,发生此类情况应及时报告医师。

四、症状护理要点

(一)病室安全保护措施
门窗不要安装玻璃,室内用具简单,对躁狂神志不清、妄想逃走、有自杀念头或打人毁物者限制自由,加强巡视,以免发生意外。

(二)生活护理
(1)癫病患者生活自理能力差,护士应协助患者理发、剪指甲、洗脸、刷牙、洗澡、更换衣被等。

(2)夜间加强巡视,防止坠床或不盖衣被着凉。

(三)不寐护理
(1)患者晚间不饮浓茶、咖啡,少看内容刺激的电视、报纸、书刊。

(2)睡前温水泡足 20 分钟,并按摩涌泉(双)、三阴交等穴。

(3)耳穴埋籽。主穴:心、肾、神门、交感;配穴:脑干、皮质下。

(四)食欲缺乏护理
(1)宜进食新鲜清淡少油腻饮食,多食凉拌菜,少食甜食。

(2)饮食多样化,做一些患者平素喜欢吃的食物,尽量做到色、香、味俱佳。

(3)可适当食用山楂、山杏等开胃食品。

(五)便秘护理

(1)患者宜多食富含纤维素的食物,多饮水。

(2)鼓励患者多运动,示范给患者腹部按摩的方法。

(3)耳穴埋籽,主穴:便秘点、交感、大肠、直肠下段穴。肝气郁结证可配穴肝、胆或交感、内分泌;痰气郁结证可配穴脾、肺或神门;心脾两虚证可配穴心、脾或神门、内分泌;气阴两虚证可配穴肺、脾或交感、内分泌。

(4)必要时遵医嘱予患者通便药物,如番泻叶等。

(六)按摩法

(1)急性发作期患者可用拇指,示指大力点按金钟、通海等穴。

(2)恢复期按摩百会、足三里、神门、血海、三阴交等,以得气为度。

(七)生命体征观察

加强患者生命体征的观察,每周定期测量体重,详细记录,躁狂日久者,要防止全身衰竭。

五、饮食护理要点

宜清淡易消化,无骨、刺、硬核,营养丰富的食物,忌食辛辣刺激、肥甘厚味,忌浓茶、咖啡,禁吸烟、饮酒。

(一)肝郁气滞

宜食行气解郁之品,如萝卜、玫瑰花、莲藕、山楂等。

食疗方:柴郁莲子粥(柴胡、郁金、莲子、粳米)。

(二)痰气郁结

宜食化痰解郁之品,如柑橘、枇杷、海带、柚子、金橘等。大便秘结者可多食新鲜水果、蔬菜。

食疗方:竹笋萝卜汤。

(三)心脾两虚

宜食健脾养心之品,如龙眼肉、山药、酸枣仁、薏苡仁、大枣等。

食疗方:党参琥珀炖猪心、黄芪粥、红枣黑木耳汤。

(四)气阴两虚

宜食益气养阴之品,如山药、栗子、蜂蜜、牛奶、莲藕、荸荠、百合、银耳、甲鱼等。

食疗方:黄芪天冬炖乌鸡。

(五)其他

(1)对于躁动、抢食或拒食患者应寻找原因,根据其特点进行诱导可喂食或鼻饲,以保持营养。

(2)轻症患者或恢复期患者,提倡集体进餐。

(3)餐具要清洁卫生,容易持握、进食方便,应坚固耐用,不易破损。注意餐前后清点数目,发现短缺要及时查找,以免发生意外。

六、中药使用护理要点

(一)口服中药

口服中药时,应与西药间隔30分钟左右。

（1）中药汤剂宜温服，打破常规服用方法，合作时可一次服下，鼓励患者自己服下。

（2）补脑丸：宜在餐前或进食时服用；不宜与感冒类药同时服用；孕妇糖尿病患者或正在接受其他药物治疗的患者应在医师指导下服用。

（二）中药注射剂

中药注射剂应单独使用，与西药注射剂合用时须前后用生理盐水做间隔液。

生脉注射液：不宜与氯化钾、复方氯化钠注射液、20％甘露醇、硫酸依替米星、阿莫西林钠克拉维酸钾、盐酸普罗帕酮等配伍。

（三）外用中药

观察局部皮肤有无不良反应。

中药贴敷：使用时取适量药粉用水调成糊状，贴敷于脐。

七、情志护理要点

（1）创安全舒适的病室环境，病室安静整洁，护士举止大方，给患者以安全感和亲切感。严禁在患者面前讲刺激性语言，严禁态度粗暴；不要将过喜或过悲的事情告诉患者。

（2）经常接近患者，与其谈心，了解患者心态，给予其帮助鼓励，尽量满足患者的合理要求。

（3）对认知错觉者如怀疑食物中有人放毒时，可让患者共同进餐，或要求与别人调换食物者，则应设法恰当地满足其要求，以解除其疑虑，取得其信任。

（4）对有自杀自伤轻生念头患者，要做好安全防范工作，多加巡视，必要时日夜专人守护。耐心做好安慰解释工作，使其改变不良心境，树立乐观情绪；也可用转移注意法，引导其思维，从而转变其精神状态。

（5）迫害妄想者常恐惧不安，甚至有出逃的可能。要密切观察患者的行为表现，仔细研究其原因，耐心说服解释，必要时有人陪伴，以减轻其惊恐心绪。

（6）保持乐观、平静的心情，可采用喜胜忧的方法进行心理疏导。

八、健康宣教

（一）用药

长期服药者按时服药及复查，不宜自行停药或减量。家属应看护患者服药，服药后要观察片刻，以免患者用探吐法拒服药物。

（二）饮食

宜选择清热、祛痰、疏肝、安神作用的食品，一般给予普食即可。重视食物的花样品种，尽量注意色、香、味。

（三）运动

鼓励患者适当地参加体力和脑力活动，坚持治疗服药，配合气功及体育疗法，发作未完全控制前，不宜单独外出、游泳、登高、开车等。

（四）生活起居

注意休息，保证充足睡眠。外出时，随身带有注明姓名、诊断、住址及联系方式的联系卡。培养兴趣爱好，如练习书画、听音乐等，转移患者的注意力，消除、淡化不良情绪。

（五）情志

了解家庭及社会环境对患者疾病的影响，有针对性地做好相关人员的工作，取得配合，对患者要关心爱护,对患者的各种病态不可讥笑,不要议论。尽量减少诱发因素。

(六)定期复诊

遵医嘱定时复诊,如出现病情加重时应及时就医。

(王长芹)

第十二节 胃 痛

一、概述

凡由于脾胃受损,气血不调所引起胃脘部疼痛,称为胃痛,又称胃脘痛。胃痛的发生常由寒邪客胃、饮食伤胃、肝气犯胃和脾胃虚弱所致。急慢性胃炎、胃与十二指肠溃疡等可参照本病护理。

二、辨证论治

(一)胃气壅滞

胃脘胀痛,食后加重,嗳气,纳呆,嗳腐。舌淡苔白厚腻,脉滑。治宜理气和胃止痛。

(二)肝胃气滞

胃脘胀痛,连及两胁,攻撑走窜,每因情志不遂而加重,喜太息,不思饮食。苔薄白,脉滑。治宜疏肝和胃、理气止痛。

(三)肝胃郁热

胃脘灼痛,痛势急迫,烦躁易怒,嘈杂泛酸,口干口苦,渴喜凉饮。舌红苔黄,脉滑数。治宜清肝泄热、和胃止痛。

(四)胃阴不足

胃脘隐痛,或隐隐灼痛。嘈杂似饥,饥不欲食,口干不思饮,咽干唇燥,大便干结。舌质嫩红少苔,脉细数。治宜滋阴益胃、和中止痛。

(五)脾胃虚寒

胃脘隐痛,遇寒或饥时痛剧,得温熨或进食则缓,喜暖喜按。面色不华,神疲肢怠,四末不温,食少便溏。舌淡苔薄白,脉沉细无力。治宜温中健脾。

三、病情观察要点

(一)疼痛

观察疼痛诱发与缓解因素、疼痛性质、发作时间等。

1.疼痛诱发与缓解因素

遇寒则痛,饥饿时发作,喜温喜按者多为虚寒,或寒邪客胃;饭后疼痛,遇热加重,恶热拒按者多为实热证。情志不畅,肝火内盛者多为实证,或本虚标实。

2.疼痛性质

钝痛主要为感受寒邪,或饮食不节;胀痛多为肝气郁结肝气犯胃,肝胃不和;灼痛多为湿热中阻,脾郁胃热;剧痛难忍,一般方法难以缓解,应考虑外科急腹症。

(二)伴随症状

(1)伴随反复呕吐不消化食物,吐后疼痛缓解,多为饮食失调。

(2)伴随大便溏泄、口淡纳呆,多为脾虚。

(3)伴随烦躁易怒,口干口苦,多为肝气郁滞,肝胆湿热。

(4)伴随呕吐咖啡样物、解黑便甚至血便者,多为消化道出血,应加强护理。

(5)如疼痛突然加剧,同时伴有面色苍白、冷汗时出,烦躁不安、血压下降,要立即通知医师给予紧急处理。

四、症状护理要点

(一)食滞胃痛

可禁食6～12小时,缓解后渐给全流食或半流食。必要时用探吐法催吐。

(二)脾胃虚寒性胃痛

可热敷胃脘部,或艾灸中脘、神阙、足三里等穴,以温中止痛。也可行耳穴埋籽:主穴取胃、脾、肝、三焦、腹,配以神门、膈、贲门等穴。

(三)气滞胃痛

可指压按摩,取穴:中脘,内关,足三里等穴,或用热水袋进行热敷。

(四)大便溏

大便溏,次数增加,应加强肛周皮肤护理,每次便后用温水清洗,并予紫草油外涂肛周。

(五)伴有呕吐

吐后予淡盐水或黄花漱口液漱口。神志不清伴呕吐时,立即采取抢救措施:患者去枕平卧,头偏向一侧,及时清除排出物,保持气道通畅。

五、饮食护理要点

饮食应遵照"定时、定量、定性"的原则,应清淡易消化,避免暴饮暴食、饥饱失常、寒热不调。忌食烟酒、辛辣油炸甜滑、大甘大酸、霉烂变质、生冷坚硬之品。

(一)胃气壅滞

宜食行气化滞消食之品,如萝卜、山楂、燕麦等,可饮大麦茶,焦三仙煎水代茶饮。

食疗方:小米粥、山楂粥等。

(二)肝胃气滞

宜食行气解郁之品,如萝卜、柑橘等。悲伤郁怒时暂不进食。

食疗方:玫瑰薏仁粥。

(三)肝胃郁热

宜食清肝泄热之品,如菊花晶、绿豆汤、荷叶粥等。注意食后不可即怒,怒后不可即食。

食疗方:包菜汁(鲜包心菜、白糖)、豆胆粉(新鲜猪苦胆、黄豆)。

(四)胃阴亏虚

宜食益胃生津之品,如西瓜、梨、甘蔗、莲藕等。多饮水或果汁,可用石斛,麦冬煎汤代茶饮。胃酸缺乏,可饭后吃山楂、话梅、乌梅汤等酸甘助阴。大便干结者,可食蜂蜜、白木耳以养胃润肠通便。

食疗方：四汁蜂蜜饮（芜青叶、胡萝卜、芹菜、苹果、蜂蜜）。

（五）脾胃虚寒

宜食温中健脾之品，如牛奶、鸡蛋、黄鱼、鳗鱼、龙眼、大枣（去皮）等。

食疗方：吴茱萸粥（吴茱萸、粳米适量、生姜、葱白少许）。

六、中药使用护理要点

口服中药时，应与西药间隔 30 分钟左右。

(1)脾胃虚寒者中药宜热服；肝胃郁热者中药宜凉服；开胃健脾和制酸的中药宜饭前服；消食导泻和有刺激的中药宜餐后服用或同时进食少许；呕吐的患者可少量分次服用，或服用前用生姜涂舌面以减少呕吐。

(2)六味安消胶囊：注意排便情况。

(3)附子理中丸：药后如有血压增高、头痛、心悸等症状，应立即停药。

七、情志护理要点

(1)忧思恼怒、恐惧紧张等不良情志是诱发和加重本病的重要原因。病程较长，反复发作者，容易产生悲观、焦躁的情绪，因此注意观察患者，指导患者避免精神刺激或情绪激动，保持稳定情绪，树立战胜疾病的信心。常用的控制和调节情绪的方法有以情制情法、移情法、升华超脱法、暗示法、开导法、节制法、疏泄法等。

(2)建立良好的护患关系，并争取家属亲友的密切配合。

(3)加强护理宣教、创造优美舒适的休养环境，合理安排患者的生活。

八、健康宣教

（一）用药

严格遵医嘱服药。服药期间，注意饮食宜清淡，忌生冷、辛辣及油腻食物，并保持心情舒畅。慎用对胃肠有刺激的药物，如阿司匹林、红霉素、皮质激素等，以免诱发胃脘痛及出血。

（二）饮食

宜定时定量、少食多餐、以软烂为宜，胃酸多者，不宜食酸性食品。切勿饥饱不一，冷热不均，暴饮暴食。忌烟、酒、浓茶、咖啡等刺激性食物。

（三）运动

加强锻炼，可参加适量的健身运动。

（四）生活起居

起居有节，保证充足睡眠，根据气候变化，适量增减衣被。注意胃脘部保暖，防止受凉而诱发胃脘痛。可采用指压止痛的方法减轻身体痛苦和精神压力。

（五）情志

保持心情舒畅，克制情绪波动。

（六）定期复诊

遵医嘱定期复查，如出现疼痛、呕吐、反酸等症状时，及时就医。

（王长芹）

第十三节 呕 吐

一、概述

凡由于胃失和降,气逆于上,迫使胃中之物从口中吐出的一种病证,称为呕吐。多由于外感六淫,内伤饮食,情志不调,禀赋不足等影响于胃,使胃失和降,胃气上逆所致。急性胃炎、胃黏膜脱垂症、神经性呕吐、幽门痉挛、不完全性幽门梗阻、胆囊炎、胰腺炎等出现呕吐时可参照本病护理。

二、辨证论治

(一)外邪犯胃
突然呕吐,胸脘满闷,发热恶寒,头身疼痛。舌苔白腻,脉濡缓。治宜疏邪解表,化浊和中。

(二)饮食停滞
呕吐酸腐,脘腹胀满,嗳气厌食,大便或溏或结。舌苔厚腻,脉滑实。治宜消食化滞,和胃降逆。

(三)痰饮内停
呕吐清水痰涎,脘闷不食,头眩心悸。舌苔白腻,脉滑。治宜温中化饮,和胃降逆。

(四)肝气犯胃
呕吐吞酸,嗳气频作,胸胁胀痛。舌红苔薄腻,脉弦。治宜疏肝理气,和胃降逆。

(五)脾胃虚寒
呕吐反复迁延不愈,劳累或饮食不慎即发,伴神疲倦怠,胃脘隐痛,喜暖喜按。舌淡或胖苔薄白,脉弱。治宜温中散寒,和胃降逆。

(六)胃阴不足
时时干呕恶心,呕吐少量食物黏液,饥不欲食,咽干口燥,大便干结。舌红少津,脉细数。治宜滋阴养胃,降逆止呕。

三、病情观察要点

(一)呕吐
观察呕吐的虚实,呕吐物的性状与气味,呕吐时间等。

1.呕吐的虚实

发病急骤,病程较短,呕吐量多,呕吐物酸腐臭秽,多为实证;起病缓慢,病程较长,呕而无力,呕吐量不多,呕吐物酸臭不甚,伴精神萎靡,倦怠乏力多为虚证。

2.呕吐物的性状

酸腐难闻,多为食积内腐;黄水味苦,多为胆热犯胃;酸水绿水,多为肝气犯胃;痰浊涎沫,多为痰饮中阻;泛吐清水,多为胃中虚寒。

3.呕吐的时间

大怒、紧张或忧郁后呕吐,多为肝气犯胃;暴饮暴食后发病,多为食滞内停;突然发生的呕吐伴有外感表证者,多为外邪犯胃;晨起呕吐在育龄女性,多为早孕;服药后呕吐,则要考虑药物反应。

(二)伴随症状

如出现下述症状,及时报告医师,配合抢救。

(1)呕吐剧烈,量多,伴见皮肤干燥,眼眶下陷,舌质光红。

(2)呕吐频繁,不断加重或呕吐物腥臭,伴腹胀痛、拒按、无大便及矢气。

(3)呕吐物中带有咖啡样物质或鲜血。

(4)呕吐频作,头昏头痛,烦躁不安,嗜睡、呼吸深大。

(5)呕吐呈喷射状,伴剧烈头痛、颈项强直、神志不清。

四、症状护理要点

(一)呕吐

(1)虚寒性呕吐:胃脘部要保暖,热敷或可遵医嘱隔姜灸中脘,或按摩胃脘部。

(2)寒邪犯胃呕吐时,可用鲜生姜煎汤加红糖适量热服。

(3)食滞欲吐者,可先饮温盐水,然后用压舌板探吐。

(4)呕吐后用温热水漱口,保持口腔清洁。

(5)呕吐频繁者可耳穴埋籽:取脾、胃、交感等穴;亦可指压内关、合谷、足三里等穴。

(6)穴位贴敷:取穴足三里、中脘、涌泉、内关、神阙等穴位。

(7)昏迷呕吐者,应予侧卧位,防止呕吐物进入呼吸道而引起窒息。

(二)胸胁胀痛

稳定患者情绪,可推拿按揉肝俞、脾俞、阳陵泉等穴。

(三)不思饮食

可自上而下按揉胃脘部,点按上脘、中脘、天枢、气海等穴。

(四)咽干口燥

可用麦冬、玉竹或西洋参代茶饮。

(五)恶寒发热

做好发热护理,根据医嘱采取退热之法,注意观察生命体征的变化。

五、饮食护理要点

饮食应清淡开胃易消化,禁食辛辣、煎炸、肥甘、生冷、油腻的食物。宜少食多餐。

(一)肝气犯胃

宜食陈皮、萝卜、山药、柑橘等理气降气之品,禁食柿子南瓜、马铃薯等产气的食物。

食疗方:香橙汤(香橙、姜、炙甘草)。

(二)饮食停滞

宜食山楂、米醋等消食化滞,和胃降逆之品。

食疗方:山楂麦芽饮,炒莱菔子粥,山楂粥等。

(三)阴虚呕吐

宜食木耳、鸡蛋、鲜藕、乳制品等益胃生津之品。

食疗方：雪梨汁、荸荠汁、藕汁、西洋参泡水、银耳粥等。

(四)脾胃虚寒

宜食鸡蛋、牛奶、姜、熟藕、山药、红糖等温中健脾之品。

食疗方：姜丝红糖水，紫菜鸡蛋汤。

(五)痰饮内停

宜食温化痰饮，和胃降逆之品，如姜、薏苡仁、山药、红豆等。

食疗方：山药红豆粥。

六、中药使用护理要点

(一)口服中药

口服中药时，应与西药间隔 30 分钟左右。

1.中药汤剂

(1)取坐位服药，少量频服，每次 20～40 mL，忌大口多量服药。

(2)外邪犯胃、脾胃虚寒者宜饭后热服；饮食停滞、痰饮内停者宜饭后温服；肝气犯胃者宜饭前稍凉服。

2.中成药

(1)舒肝丸(片、颗粒)：不应与西药甲氧氯普安合用。

(2)沉香化气丸：不宜与麦迪霉素合用。

(3)藿香正气散，保和丸，山楂丸：应在饭后服用。

(二)外用中药

观察局部皮肤有无不良反应。

遵医嘱选穴，穴位贴敷时注意按时更换。

七、情志护理要点

(1)护士应多与患者交谈，了解患者的心理状态，建立友好平等的护患关系。关怀、同情患者，减轻其紧张、烦躁及怕他人嫌弃的心理压力。

(2)教会患者进行自我舒缓情绪的方法，如音乐疗法、宣泄法、转移法等。

(3)鼓励患者多参与娱乐活动，如下棋、读报、看电视、听广播等。

(4)对精神性呕吐患者应消除一切不良因素刺激，必要时可用暗示方法解除患者不良的心理因素。

八、健康宣教

(一)用药

遵医嘱服药，中药汤剂应少量频服。

(二)饮食

饮食应清淡开胃易消化，禁食辛辣、煎炸、肥甘、生冷、油腻的食物。注意饮食卫生，规律进食，少食多餐，逐渐增加食量，不暴饮暴食。

（三）运动

加强身体锻炼，提高身体素质。每天饭前、饭后可用手掌顺时针方向按摩胃脘部10分钟。

（四）生活起居

养成良好的生活习惯，注意冷暖，特别注意胃部保暖，以减少或避免六淫之邪或秽浊之邪的侵袭。平日可于饭前饭后按摩内关、足三里等穴，每次5～10分钟。

（五）情志

调摄精神，保持心情舒畅，避免精神刺激，防止因情志因素引起呕吐。

（六）定期复查

遵医嘱定时复诊，若出现呕吐频繁，或伴腹胀腹痛无排便，或呕吐带血时需及时就医。

（王长芹）

第十四节 泄 泻

一、概述

泄泻是指排便增多、粪质稀薄或完谷不化，甚至泻出如水而言。古时以大便溏薄而势缓者为泄，大便清稀如水而直下者为泻，现在统称为泄泻。多由脾胃运化功能失职，湿邪内盛所致。急慢性肠炎、肠结核、肠功能紊乱等可参照本病护理。

二、辨证论治

（一）寒湿泄泻

泄下清稀，甚如水样，腹痛肠鸣，脘闷食少，或兼有恶寒发热，鼻塞头痛，肢体酸痛。苔薄白或白腻，脉濡缓。治宜芳香化湿、疏表散寒。

（二）湿热泄泻

腹痛即泻，泻下急迫，势如水注，或泻而不爽，粪色黄褐而臭，肛门灼热，烦热口渴。舌红苔黄腻，脉濡数或滑数。治宜清热利湿。

（三）食滞肠胃

腹痛肠鸣，泻后痛减，泻下粪便，臭如败卵，夹有不消化之物，脘腹胀满，嗳腐酸臭。苔垢浊或厚腻，脉滑。治宜消食导滞。

（四）脾胃虚弱

大便时溏时泄，反复发作。稍有饮食不慎，大便次数即增多，夹见水谷不化，饮食减少，脘腹胀闷不舒。舌淡苔白，脉细弱。治宜健脾益胃。

（五）肾阳虚衰

每于黎明之前脐腹作痛，继则肠鸣即泻，完谷不化，泻后则安，形寒肢冷，腹部喜暖，腰膝酸软。舌淡胖苔白，脉沉弱。治宜温肾健脾、固涩止泻。

三、病情观察要点

（一）腹泻伴腹痛

观察大便的次数、量、颜色、性状、排便时间、气味及疼痛的性质。

（二）生命体征

观察体温、脉搏、舌象、口渴、饮水、尿量和皮肤弹性的变化。

（三）局部皮肤

观察肛周皮肤有无瘙痒、淹红或破溃等情况。

（四）伴随症状

出现下列症状应及时通知医师给予处理。

（1）眼窝凹陷，口干舌燥，皮肤干枯无弹性，腹胀无力。

（2）呼吸深长，烦躁不安，精神恍惚，四肢厥冷，尿少或无，脉促微弱。

四、症状护理要点

（一）腹泻

（1）急性泄泻，腹泻次数较多或伴发热时应卧床休息。

（2）肾虚泄泻，可遵医嘱给予艾灸。取穴：中脘、神阙、足三里、天枢穴，神阙穴用隔姜灸10～15壮，其余穴灸10～15分钟。也可用小茴香或食盐炒热布包敷肚脐。

（3）寒湿泄泻，可腹部热敷，艾灸神阙、关元足、三里等穴，以止痛消胀缓泻。

（4）耳穴埋籽，主穴：肺、脾、皮质下。配穴：大肠、肾、小肠、胃、三焦等。

（二）疼痛

（1）寒湿困脾，腹中冷痛者可予腹部热敷，并可做腹部顺时针方向按摩。

（2）肠道湿热，肛门灼热疼痛者，可遵医嘱中药熏洗。擦干后可涂抹黄连膏。

（3）一般虚证腹痛不重，常有慢性持续性腹中隐隐不舒，可鼓励患者下床活动，适当锻炼，以通调脏腑，增强体质。

（三）肛周护理

（1）每次便后软纸擦肛门，温水清洗，外敷松花粉，防止发生肛周湿疹。

（2）慢性腹泻者，教会患者做提肛运动。如见脱肛，可用软纸或纱布轻轻托上。

（3）肛门因便次多而糜烂、出血时，应予以清洗后外涂紫草油或护臀膏。

五、饮食护理要点

饮食以清淡、易消化、少渣及营养丰富的流质或半流质为宜。忌食油腻、生冷、辛辣等刺激性饮食。

（一）寒湿泄泻

宜食炒米粉、姜、红糖等温热利湿之品。

食疗方：茯苓粥、桂心粥。

（二）湿热泄泻

宜食西瓜、苹果、茶等防暑祛湿之品。

食疗方：马齿苋粥。

(三)食滞肠胃

可饮酸梅汤、萝卜汤、麦芽汤等消食化滞之品。泄泻较重者,应控制饮食或暂禁食。

食疗方:山楂萝卜粥。

(四)脾胃虚弱

可食豆制品、鲫鱼、黄鱼、鸡、鸡蛋等健脾益气、补益气血之品。定时定量,少食多餐。

食疗方:黄芪粥,或以山药、扁豆、大枣、薏苡仁等做羹食用。

(五)肾阳虚衰

宜食山药、胡桃、狗肉及动物肾脏等补中益气,温补肾阳之品。

食疗方:芡实粥(芡实、干姜、粳米),莲子核桃羹(莲子、核桃仁、白糖)。

六、中药使用护理要点

(一)口服中药

口服中药时,应与西药间隔 30 分钟左右。

1.中药汤剂

寒湿泄泻者宜饭前热服;湿热泄泻者宜饭前凉服;食滞肠胃者宜饭后服;脾胃虚弱、肾阳虚衰者宜空腹热服。

2.中成药

服药期间,禁食辛辣、生冷、煎炸、油腻之品。

(1)启脾丸、参苓白术散:不宜与感冒药一同服用,不宜喝茶和吃萝卜,以免影响药效。

(2)附子理中丸:孕妇慎用。

(3)保和丸:不宜与磺胺类药物等抗生素、碳酸氢钠、氨茶碱、复方氢氧化铝同服。

(4)黄连素:不宜与活性炭同服。

(5)六合定中丸:不宜与麦迪霉素合用,否则会降低疗效。

(6)清热解毒药:不宜与乳酶生同服。

(二)外用中药

观察局部皮肤有无不良反应。

1.熏洗药液

熏蒸温度 50~70 ℃,每次 10 分钟,药液不可过烫;洗浴温度 40 ℃以下,药液洗 10 分钟,1~2 次/天,熏洗过程中如有变态反应、破溃等,应及时停药,并报告医师。

2.外用膏剂

注意观察局部皮肤,如出现红、肿、热、痒、脱屑等过敏现象,应通知医师给予对症处理。

七、健康宣教

(一)用药

遵医嘱服药。

(二)饮食

忌食油腻、油炸、生冷、辛辣、甜腻之品及含碳酸等的产气饮料。烹调方法以蒸、煮、炖为宜。

(三)运动

适当进行体育锻炼,增强体质。

(四)生活起居

起居有节,顺应四时气候变化,防止外感风寒暑湿之邪。脾胃虚寒者,注意腹部保暖。

(五)情志

调摄精神,保持情绪安定,力戒嗔怒。

(六)定期复诊

遵医嘱定期复查,如出现大便次数增多,不成形或呈稀水样时,应及时就医。

(王长芹)

第十五节　便　　秘

一、概述

便秘是指粪便在肠内滞留过久,秘结不通,排便周期延长;或周期不长但粪质干结,排出艰难;或粪质不硬,虽有便意,但便而不畅的病证。多由于饮食不节、情志失调、外邪犯胃、禀赋不足所致。各种疾病引起的便秘均可参照本病护理。

二、辨证论治

便秘的证治分为实秘和虚秘两类,实秘辨证分为肠胃积热,气机郁滞 2 型。虚秘的辨证分为脾气虚弱、脾肾阳虚、阴虚肠燥 3 型。

(一)肠胃积热

大便干结,腹胀满,按之痛,口干口臭。舌红苔黄燥,脉滑实。治宜清热润肠通便。

(二)气机郁滞

大便干结,欲便不出,或便而不爽,少腹作胀。苔白,脉弦细。治宜理气导滞、降逆通便。

(三)脾虚气弱

便干如栗,临厕无力努挣,挣则汗出气短,面色无华。舌淡苔白,脉弱。治宜补脾益气、润肠通便。

(四)脾肾阳虚

大便秘结,面色㿠白,时眩晕心悸,小便清长,畏寒肢冷。舌淡体胖大,苔白,脉沉迟。治宜温补脾肾、润肠通便。

(五)阴虚肠燥

大便干结,努挣难下,口干少津,纳呆。舌红少苔,脉细数。治宜滋阴生津、养血润燥。

三、病情观察要点

(一)排便情况

(1)排便间隔时间,大便性状,大便量,有无排便困难等情况。

(2)伴随症状:有无腹痛、腹胀、头晕、心悸、汗出,有无便后出血,腹部有无硬块,年老体弱伴有其他疾病的患者,要防止出现疝气、虚脱,甚至诱发中风、胸痹心痛等。

(二)便秘的诱发因素

(1)饮食中缺乏纤维素或饮水量不足。

(2)食欲下降或进食量少。

(3)长期卧床,腹部手术及妊娠。

(4)生活环境改变,精神紧张,滥用药物等。

(5)各种原因引起便秘的肠道疾病,如肠梗阻、肿瘤、痔疮等。

四、症状护理要点

(一)大便秘结

(1)实秘者,可推按中脘、天枢、大横、大肠俞等穴位;胃肠实热者可按揉足三里穴;气机郁滞者可按揉中府、云门、肝俞等穴。多日秘结不通,可遵医嘱给缓泻剂,如番泻叶沸水浸泡代茶饮,或用开塞露等通便,必要时遵医嘱给予药物灌肠。

(2)虚秘者,注意防寒保暖,可予热敷、热熨下腹部及腰骶部。或遵医嘱艾灸,取穴:大肠俞、天枢、支沟等。

(3)培养定时排便的习惯,即使无便意,也应坚持每天晨间或早餐后蹲厕。

(4)指导患者顺结肠方向按摩下腹部,每天 1～3 次,每次 10～20 分钟。根据病情增加运动量。

(5)采取最佳的排便姿势,气血虚弱或年老虚赢的患者,排便最好在床上或采用坐式为宜,勿临厕久蹲,用力努挣,防止虚脱。

(6)耳穴埋籽。主穴:脾、胃、大肠、直肠下段、便秘点;配穴:内分泌、交感、肺、肾等。

(二)皮肤护理

便后用软纸擦拭,温水清洗;肛肠疾病引起的便秘,便后可遵医嘱中药熏洗。

五、饮食护理要点

饮食宜清淡易消化,多食富含纤维的粗粮及绿色新鲜蔬菜、水果。禁食辛辣刺激,肥甘厚味,生冷煎炸之品,忌饮酒无度。可每天晨起用温开水冲服蜂蜜 1 杯。

(一)肠胃积热

宜食白菜、油菜、梨、藕、甘蔗、山楂、香蕉等清热通便之品。

食疗方:白萝卜蜂蜜汁。

(二)气机郁滞

宜食柑橘、萝卜、佛手、荔枝等调气之品,可饮蜂蜜柚子茶、玫瑰花茶。

食疗方:香槟粥(木香、槟榔、粳米、冰糖)。

(三)脾气虚弱

宜食山药、白薯、白扁豆粥等健脾益气之品。

食疗方:黄芪苏麻粥(黄芪、苏子、火麻仁、粳米)。

(四)阴虚肠燥

宜食黑芝麻、阿胶、核桃仁等滋阴润燥之品,可研粉以蜂蜜水调服。

食疗方:枸杞子粥、山药粥。

(五)脾肾阳虚

宜食牛肉、羊肉、狗肉、洋葱、韭菜等温性之品,忌生冷瓜果,烹调时加葱、姜等调味。

食疗方:杏仁当归炖猪肺。

六、中药使用护理要点

(一)口服中药

口服中药时,应与西药间隔 30 分钟左右。

1.中药汤剂

(1)脾虚气弱,阴虚肠燥、脾肾阳虚者,汤药可温服,于清晨或睡前服用效果佳。

(2)肠道实热者,汤药宜偏凉服用,清晨空腹服用效果更佳。

2.中成药

(1)麻仁润肠丸:含鞣质,不宜与抗生素、生物碱、洋地黄类、亚铁盐、维生素 B_1 等同用,孕妇忌服,月经期慎用。

(2)牛黄解毒片(丸、胶囊、软胶囊):性质寒凉,不宜与强心苷类、磺胺类、氨基糖苷类、四环素类等多种药物合用。

(3)三黄片(胶囊):不宜与治疗贫血的铁剂、含金属离子的制剂、维生素 B_1、多酶片等合用,孕妇忌服。

(二)外用中药

观察局部皮肤有无不良反应。

敷脐:外用中药装入布袋置于神阙穴,盖布后热熨,1～2 次/天,每次 30 分钟。

七、健康宣教

(一)用药

遵医嘱服药,切忌滥用泻药。

(二)饮食

清淡易消化,多食富含纤维的粗粮,及绿色新鲜蔬菜、水果。多饮水,不饮浓茶。禁食辛辣刺激,肥甘厚味,生冷煎炸之品,禁忌饮酒无度。

(三)运动

适当运动,避免少动、久坐、久卧。可根据具体情况选用太极拳、五禽戏、气功、八段锦、慢跑、快走等方法。其中腰腹部的锻炼对便秘患者更适合。

(四)生活起居

每天按揉腹部,养成良好的排便习惯,定时如厕,即使无便意,也应定时蹲厕,但勿久蹲,不应超过 3 分钟;勿如厕时看书报;排便时勿过度屏气。

(五)情志

调畅情志,戒忧思恼怒,保持情绪舒畅,克服排便困难的心理压力。

(六)定期复诊

遵医嘱定时复查,若出现腹胀、腹痛,或大便带血、肛门有物脱出时及时就医。

(王长芹)

第十六节 痢 疾

一、概述

痢疾是以腹痛,里急后重,大便次数增多,痢下赤白脓血为主症的病证。痢疾是夏秋季常见的肠道传染病。病因有外感时疫邪毒和内伤饮食两方面。细菌性痢疾、阿米巴痢疾,以及溃疡性结肠炎、放射性结肠炎、细菌性食物中毒等出现类似本节所述症状者,可参照本病护理。

二、辨证论治

(一)湿热痢

腹痛,里急后重,下痢赤白脓血,赤多白少或纯下赤冻,肛门灼热,小便短赤,或发热恶寒,头痛身楚,口渴发热。舌红苔黄腻,脉滑数。治宜清热解毒、调气行血。

(二)疫毒痢

起病急骤,壮热,恶呕便频,痢下鲜紫脓血,腹痛剧烈,口渴,头痛,后重感特著,甚者神昏惊厥。舌红绛苔黄燥,脉滑数或微欲绝。治宜清热凉血解毒。

(三)寒湿痢

腹痛拘急,痢下赤白黏冻,白多赤少,里急后重,脘闷,口淡,饮食乏味,头身困重。舌淡苔白腻,脉濡缓。治宜温中燥湿、调气和血。

(四)阴虚痢

下痢赤白,日久不愈,或下鲜血,脐下灼痛,虚坐努责,食少,心烦,口干口渴。舌红绛少津少苔,脉细数。治宜养阴清肠化湿。

(五)虚寒痢

下痢稀薄,带有白冻,甚则滑脱不禁,腹部隐痛,排便不爽,喜按喜温,久痢不愈,食少神疲,四肢不温。舌淡苔白滑,脉沉细而弱。治宜温补脾肾、收涩固脱。

(六)休息痢

下痢时发时止,常因饮食不当、受凉、劳累而发,发时便频,夹有赤白黏冻,腹胀食少,倦怠嗜卧。舌淡苔腻,脉濡软虚数。治宜温中清肠、调气化滞。

三、病情观察要点

(一)腹痛、里急后重

观察发作的时间、性质、部位、程度、与体位的关系、缓解的方法及伴随症状。

(1)新病年少,形体壮实,腹痛拒按,里急后重便后减轻者多为实证;久病年长,形体虚弱,腹痛绵绵,痛而喜按,里急后重便后不减或虚坐努责者为虚证。

(2)湿热痢腹痛阵作;疫毒痢腹痛剧烈;寒湿痢腹部胀痛;阴虚痢为脐腹灼痛,或虚坐努责;虚寒痢常为腹部隐痛,腹痛绵绵。

（二）肛门灼痛

与湿热下注、肛周炎症、分泌物刺激有关。

（三）大便次数及性状改变

注意观察大便与腹痛的关系，大便的次数、性质、量、气味、颜色、有无脓血黏冻。

（1）痢下白冻或白多赤少者，多为湿重于热，邪在气分，其病清浅；若纯白冻清稀者，为寒湿伤于气分；白而滑脱者属虚寒。

（2）痢下赤冻，或赤多白少，多为热重于湿，热伤血分，其病较深；若痢下纯鲜血者，为热毒炽盛，迫血妄行。

（3）痢下赤白相杂，多为湿热夹滞。

（4）痢下色黄而深，其气臭秽者为热；色黄而浅，不甚臭秽者为寒。

（5）痢下紫黑色、暗褐色者为血瘀；痢下色紫暗而便质清稀为阳虚。

（6）痢下焦黑，浓厚臭秽者为火。

（7）痢下五色相杂为湿热疫毒。

（四）发热

观察发热程度及伴随症状。

（1）湿热痢若兼有表证则恶寒发热，头痛身楚，热盛灼津则口渴。

（2）疫毒痢热因毒发，故壮热。热盛伤津则口渴，热扰心神则烦躁，热扰于上则头痛。热入营分，高热神昏谵语者，为热毒内闭。

四、症状护理要点

（一）腹痛、里急后重

（1）腹痛时，可指压内关或合谷等穴位。

（2）疫毒痢者，腹痛剧烈，痢下次多，应暂禁食，遵医嘱静脉补液或按揉天枢、气海、关元、大肠俞等穴。

（3）寒湿痢者，腹部冷痛，注意保暖，给予热敷，或用白芥子、生姜各 10 g 共捣烂成膏敷脐部。

（4）虚寒痢者，腹痛绵绵，注意四肢保暖，可给予艾灸天枢、神阙等穴，或食用生姜、生蒜，以温中散寒。

（5）患者里急后重时，嘱患者排便不宜过度用力或久蹲，以免脱肛。

（二）肛门灼痛

（1）保持肛周皮肤清洁，便后用软纸擦肛门并且用温水清洗，如肛门周围有糜烂溃破，可遵医嘱外涂油膏治疗。

（2）肛门灼热、水肿时，可遵医嘱予以中药熏洗。

（3）有脱肛者，清洁后用消毒纱布涂上红油膏或黄连软膏轻轻还纳。

（三）发热

（1）正确记录体温、脉搏呼吸、汗出情况。

（2）保持皮肤清洁，汗出后用毛巾擦拭，并及时更换湿衣被，保持床铺清洁干燥。

（3）协助高热患者做好口腔护理，饭前饭后用银花甘草液、氯己定、生理盐水等漱口，口唇干裂可涂保湿唇膏或油剂。

（4）保证足够液体量，鼓励患者多饮温开水、淡糖盐水，可用麦冬、清竹叶、灯心草等泡水代茶饮或遵医嘱静脉补液。

（5）高热无汗时,可遵医嘱行物理降温或给予中西药退热,或给予背部刮痧以辅助治疗。观察退热情况,防止抽搐、神昏等险证。

五、饮食护理要点

饮食以清淡、细软、少渣、易消化的流质或半流质为主,鼓励患者多饮温开水或淡盐水,每天总液量为 3 000 mL 左右。不宜饮用牛奶,忌食生冷、辛辣、油腻、硬固、煎炸之品,忌豆类、薯类等产气食品。

(一)湿热痢

宜食清热解毒之品,如铁苋菜、地锦草、马齿苋、西瓜、苹果等。

食疗方:蒜泥马齿苋、薏米粥、陈茗粥(陈茶叶、大米)。

(二)疫毒痢

宜食清热凉血解毒之品,如鲜芦根煎汤代茶饮,痢下次多,应暂禁食。

食疗方:鲫鱼汤。

(三)寒湿痢

宜食温中燥湿,调气和血之品,如粳米、鲈鱼、大枣等。

食疗方:薏米莲子粥、大蒜炖肚条、肉桂粥。

(四)阴虚痢

宜食养阴清肠化湿之品,如黑木耳、茯苓、枸杞子、桑椹、龙眼肉、薏苡仁、莲子及大枣等。

食疗方:绿茶蜜饮、绿豆汤、石榴皮煮粥(石榴皮、粳米)。

(五)虚寒痢

宜食温补脾肾,收涩固脱之品,如山药、莲子、胡桃肉、白扁豆、薏苡仁、生姜、生蒜等。

食疗方:姜汤、桃花粥、豆蔻粥(肉豆蔻、生姜、粳米)。

(六)休息痢

宜食温中清肠,调气化滞之品,如粳米、南瓜、香菇、黄花菜等。

食疗方:参枣米饭、山药饼。

六、中药使用护理要点

(一)口服中药

口服中药时,应与西药间隔 30 分钟左右。

1.中药汤剂

宜饭前服用。若有恶心,服用前可以在舌上滴少许生姜汁。

2.香连浓缩丸(片)

不宜与阿托品、咖啡因等同用,否则会增加生物碱的毒性;忌油腻、生冷之品,禁烟、酒。

3.葛根芩连微丸(胶囊)

泄泻腹部凉痛者忌服。

4.芩连片

泄泻腹部凉痛者忌服。不宜与乳酶生、丽珠肠乐同服。

（二）中药注射剂

中药注射剂应单独使用，与西药注射剂合用时须前后用生理盐水做间隔液。

穿心莲注射剂：不宜与氟罗沙星、左氧氟沙星、乳酸环丙沙星、妥布霉素、红霉素、阿米卡星、维生素 B_6 等同用。

（三）外用中药

观察局部皮肤有无不良反应。

1.保留灌肠

给药前排空二便，取右侧卧位，臀部抬高 10 cm，液面距肛门不超过 30 cm，肛管插入 15 cm 左右，药液温度 39～41 ℃，量 50～100 mL，徐徐灌入，灌完后取平卧位，再取左侧卧位，保留 60 mm 以上，保留至次晨疗效更佳。

2.中药贴敷

神阙穴，1 次/天，每次贴敷 3～4 小时。注意观察局部皮肤有无发红、瘙痒，或水疱等症状，并及时通知医师。告知患者切忌搔抓，以防止感染。

七、健康宣教

（一）用药

慢性患者应坚持治疗，在医师指导下合理用药。

（二）饮食

不宜过食生冷，不吃变质食物。在痢疾流行季节可以适量食用生蒜瓣，或用马齿苋、绿豆煎汤饮用以预防感染。

（三）运动

宜卧床静养，不可过度活动。指导久病体虚的患者循序渐进地锻炼身体，增强抗病能力和促进康复。

（四）生活起居

注意个人卫生，养成饭前、便后洗手习惯，预防疾病发生和传播。加强水饮食卫生管理，避免外出用餐，防止病从口入。久病初愈，正气虚弱，注意生活起居有节，劳逸结合。

（五）情志

开展多种形式的文娱活动，以丰富生活内容，怡情悦志。

（六）定期复诊

遵医嘱定期复诊，若出现大便次数及性状的改变、腹痛、里急后重等症状时，应及时就医。

（王长芹）

第十七节　水　　肿

一、概述

水肿是水液潴留，泛滥肌肤，引起头面、眼睑、四肢、腹背甚至全身水肿为临床特征的一类病证。水肿多与风邪袭表、疮毒内犯、外感水湿、饮食不节、禀赋不足,久病劳倦有关。临床分阳水证和阴水证两大类。肾性水肿、肝性水肿、心源性水肿、营养不良性水肿等可参照本病护理。

二、阳水证的辨证论治

(一)风水相搏
眼睑水肿,继而四肢及全身皆肿,来势迅速,多有恶寒,发热,肢节酸楚,小便不利等症。偏于风热者,伴咽喉红肿疼痛,舌质红,脉浮滑数。偏于风寒者,兼恶寒,咳喘。舌苔薄白,脉浮滑或浮紧。治宜疏风宣肺、利水消肿。

(二)湿毒侵淫
眼睑水肿,延及全身,皮肤光亮,尿少色赤,身发疮痍,甚则溃烂,恶风发热。舌红苔薄黄,脉浮数或滑数。治宜宣肺解毒、利湿消肿。

(三)水湿浸渍
全身水肿,下肢明显,按之没指,小便短少,身体困重,胸闷,纳呆,泛恶。舌淡苔白腻,脉沉缓。治宜运脾化湿、通阳利水。

(四)湿热壅盛
遍体水肿,皮肤绷紧光亮,胸脘痞闷,烦热口渴,小便短赤,或大便干结。舌红苔黄腻,脉沉数或濡数。治宜分利湿热。

三、阴水证的辨证论治

(一)脾阳虚衰
身肿日久,腰以下为甚,按之凹陷不易恢复,脘腹胀闷,纳减便溏,面色不华,神疲乏力,四肢倦怠,小便短少,舌淡苔白腻或白滑,脉沉缓或沉弱。治宜健脾温阳利水。

(二)肾阳衰微
水肿反复消长不已,面浮身肿,腰以下甚,按之凹陷不起,尿量减少或反多,腰酸冷痛,四肢厥冷,怯寒神疲,面色㿠白,甚者心悸胸闷,喘促难卧,腹大胀满。舌淡胖苔白,脉沉细或沉迟无力。治宜温肾助阳、化气行水。

(三)瘀水互结
水肿延久不退,肿势轻重不一,四肢或全身水肿,以下肢为主,皮肤瘀斑,腰部刺痛,或伴血尿。舌紫暗苔白,脉沉细涩。治宜活血祛瘀,化气行水。

四、病情观察要点

(一)水肿
观察发生部位、程度、消长规律、皮肤的完整性。
(1)水肿患者初起大部分从眼睑水肿开始,继而发展至头面、四肢及全身水肿。
(2)水湿浸渍证、湿热壅盛证、瘀水互结证,表现为全身水肿,下肢明显。
(3)肾阳衰微证、脾阳虚衰证,表现为水肿反复消长不已,面浮身肿,腰以下为甚。

(二)尿液
尿液的颜色、性质及量。
(1)观察尿液中是否含有大量泡沫。

(2)是否出现少尿(<500 mL/d),或无尿。

(三)胸闷、腹胀

(1)定期测量腹围,并做好记录。

(2)水气凌心表现为气息短促、吐白色泡沫痰、面白唇紫、冷汗肢厥、烦躁心悸。

(3)是否伴有表情淡漠、疲乏无力、腹胀、呼吸深长、胸满气喘、恶心呕吐等。

(四)药物不良反应

糖皮质激素长期大剂量使用容易导致高血压、高血糖、肝功能异常、向心性肥胖,加重或诱发消化道溃疡、精神症状、眼压增高,加重或并发感染,老年人易致骨质疏松、股骨头坏死等。观察应用利尿药后不良反应及尿量的变化,注意观察患者有无因电解质紊乱引起的倦怠感、无力感、恶心呕吐及心律失常等。

五、症状护理要点

(一)水肿

(1)耳穴埋籽,主穴:三焦、肾、脾、肺;配穴:小肠、腹水点、膀胱。

(2)水肿严重者,全身抵抗力降低,体质虚弱,易出汗,及时擦干汗液,避免着凉,勿用碱性沐浴用品,穿纯棉宽松的衣裤,保持床铺平整干燥,经常翻身,避免骨突部位皮肤受压。勤剪指甲,不要用手搔抓皮肤,避免破溃引起感染。皮肤破损处应盖上消毒敷料,以防感染。

(3)重度水肿应卧床休息,伴有大量胸腔积液、腹水的患者,原则上取半卧位;下肢水肿者应抬高下肢。凡有水肿者应注意保暖。

(4)水肿面浮者,赤小豆文火煎煮,赤小豆熟透后,取药液浸泡足膝。

(5)阴囊水肿明显者,可用吊带托起,以免磨破。或用布袋装芒硝直接外敷,每次2~3小时,有消肿止痛的作用。

(6)水肿伴瘀血征象者,取琥珀、生姜、赤小豆研成粉,热水调匀敷于脐,每24小时更换1次,水肿重者可8小时更换1次,一般5天为1个疗程。

(7)穿刺护理:水肿患者穿刺后,应用无菌棉球按压,延长按压时间;对严重水肿者,静脉输液应控制滴速和总入量;对穿刺失败导致局部渗液者,可用50%硫酸镁湿热敷。

(8)湿毒浸淫证的患者,皮肤疮疡痈肿未破者可用金黄膏或新鲜马齿苋、蒲公英捣烂外敷;破溃者,用九一丹撒于患处,以太乙膏贴之,每天2~3次;皮肤湿疮者,可用青黛散外敷。

(二)少尿

(1)准确记录24小时出入量,定期测量体重。

(2)适当控制饮水量:饮水量要视尿量而定,一般以总入量多于前一天总出量500 mL为宜,高热、呕吐、泄泻者可适当增加入量。

(三)胸闷、腹胀

(1)高度水肿致胸闷喘憋者,可取半卧位。遵医嘱吸氧。

(2)腹胀者,忌食易产气的食物。

(四)口腔异味

做好口腔护理,预防口腔感染。饭后、睡前用金银花、淡盐水、甘草液等漱口。

(五)药物不良反应

向患者解释相关药物的作用及不良反应,及时观察并采取对症护理和治疗,并指导患者观察药物不良反应。

六、饮食护理要点

饮食应低盐、低脂、清淡,宜富有营养的优质蛋白及多维生素、粗纤维食物,禁食生冷、油腻、辛辣刺激食物。

(一)风水相搏

宜食疏风宣肺利水消肿之品,如冬瓜、西瓜、茅根、赤小豆、冬瓜汤、玉米须煎水等。

食疗方:冬瓜粥。

(二)湿毒浸淫

宜食宣肺解毒,利湿消肿之品,如苦瓜、冬瓜、黄瓜、马齿苋、赤小豆等。

食疗方:蒲公英粥、赤小豆汤。

(三)水湿浸渍

宜食运脾化湿,通阳利水之品,如茯苓、薏苡仁、赤小豆、生姜、玉米须煎水等。

食疗方:薏苡仁粥。

(四)湿热壅盛

宜食清热利湿之品,如苦瓜、冬瓜、黄瓜、鲜芦根、冬瓜皮等。

食疗方:冬瓜粥。

(五)脾阳衰微

宜食健脾温阳利水之品,如鱼、鸡蛋、牛奶、山药、赤小豆、白扁豆、薏苡仁等。

食疗方:茯苓山药粥、鲤鱼赤小豆汤。

(六)肾阳衰微

宜食温肾助阳,化气行水之品,如鲤鱼、乳类、蛋类、黑芝麻、胡桃等。

食疗方:黑豆鲤鱼汤。

(七)瘀水互结

宜食活血祛瘀,化气行水之品,如核桃、胡桃、桔梗、肉桂、山药等。

食疗方:茯苓山药粥、黄芪鲤鱼汤。

七、中药使用护理要点

(一)口服中药

口服中药时,应与西药间隔30分钟左右。

(1)中药汤剂:风水相搏证、水湿浸渍证、肾阳衰微证者中药汤剂宜饭前热服;湿毒浸淫证、湿热壅盛证、瘀水互结证者中药汤剂宜饭前凉服;脾阳虚衰证者中药汤剂宜饭前温服。

(2)黄葵胶囊:宜饭后服用,孕妇忌服。

(3)尿毒清颗粒:忌与氧化淀粉等化学吸附剂合用;服药时忌食肥肉、动物内脏、豆类及坚果果实等高植物蛋白食物。

(4)金水宝胶囊:呼吸道感染者忌用;不宜与桂枝、麻黄等解表类药物同用;服药期间忌辛辣食物。

(5)伴恶心呕吐者,在服药前生姜擦舌或滴生姜汁数滴在舌面,中药汤剂宜少量频服。

(6)口服利尿药宜在清晨服用,以保证患者夜间睡眠充足。

(二)中药注射剂

中药注射剂应单独使用,与西药注射剂合用时须前后用生理盐水做间隔液。

(1)利尿药宜在液末或输注高渗性液体后输注,以增强药物疗效。

(2)舒血宁注射液:本品为纯中药制剂,对银杏过敏者不建议使用此药。对乙醇过敏者慎用。不宜与盐酸普萘洛尔、盐酸肾上腺素、阿昔洛韦同用。

(3)生脉注射液:不宜与维生素 C、氯霉素、磺胺嘧啶钠、复方磺胺甲噁唑、枸橼酸舒芬太尼、多巴胺等配伍。

(三)外用中药

观察局部皮肤有无不良反应。

1.中药外敷

置于神阙穴,或双足涌泉穴,1 次/天,约 8 小时后去掉,1 周为 1 个疗程。

2.药浴

40 ℃时沐浴,汗出即可,每天 1 次。

3.中药保留灌肠

宜在晚间进行,给药前排空二便,取右侧卧位,臀部抬高 10 cm,液面距肛门不超过 30 cm,肛管插入 15 cm 左右,药液温度 39~41 ℃,量 50~100 mL,徐徐灌入,灌肠后先取平卧位,再取左侧卧位,保留60 分钟以上。保留至次日晨疗效更佳。

八、健康宣教

(一)用药

遵医嘱服药,勿随意增减药量或停药。使用激素治疗应遵医嘱按时、按量服药,不得擅自减量或停药。用药后要监测血压,注意观察尿量、体重的变化。

(二)饮食

饮食清淡易消化,宜选择低盐低脂优质蛋白饮食。

(三)运动

避免劳累,可进行适量的体育运动,如打太极拳、慢步走。

(四)生活起居

养成良好的生活习惯,劳逸适度;保持口腔清洁,预防口腔感染。保持大便通畅,养成定时排便的习惯;保持皮肤清洁,不要用手搔抓皮肤,预防感染。

(五)情志

保持心情舒畅,指导患者听音乐、散步、聊天以舒缓情绪。

(六)定期复查

遵医嘱定时复诊,若出现少尿、水肿、尿液浑浊、感冒等症状及时就诊。

(王长芹)

第十章 预防接种

第一节 疫苗接种流程

一、接种前准备工作

(一)确定受种对象

根据国家免疫规划疫苗规定的免疫程序,接种单位保存的接种记录,清理接种卡(簿),确定本次预防接种的受种者,受种者包括本次应受种者、既往漏种者和流动人口等特殊人群中的未接种者。

接种单位应定期主动搜索流动人口和计划外生育的儿童,确定这些人群中的受种者,并按照本地儿童相同的政策实施预防接种和管理。

(二)通知儿童家长或其监护人

采取预约、通知单、电话、短信、口头、广播通知等多种方式,通知儿童家长或其监护人,告知接种疫苗的种类、时间、地点和相关要求。

(三)分发和领取疫苗

(1)接种单位在收取上级配送的疫苗时要索取温度检测记录及疫苗批签发等相关证明文件。

(2)接种单位根据各种疫苗受种人数计算领取疫苗数量,做好疫苗领发登记。

(3)运输疫苗的冷藏包(箱),应根据环境温度、运输条件、使用条件,放置适当数量的冰排。冷藏包(箱)的使用方法:①脊灰疫苗和麻疹疫苗放在冷藏包(箱)的底层。②卡介苗(BCG)放在中层,并有醒目标记。③百白破疫苗、白破疫苗、乙肝疫苗放在上层,不要紧靠冰排,防止冻结,也可将疫苗放在冷藏箱冰排上面的泡沫垫上,这样可以保持疫苗冷藏而不会冻结。已证明即使使用纸板或纸隔开对冷冻敏感的疫苗,使其不接触冰排,对防止疫苗冻结也是无效的。④脊灰糖丸疫苗装在塑料袋内,无包装盒的疫苗和稀释液用纱布包好,冷藏包的空隙用纱布或纸张填充,防止疫苗安瓿(瓶)振荡破裂。⑤其他疫苗按照其疫苗使用说明书规定的贮存温度,参照上述要求适当放置。

(四)准备注射器材

(1)一次性注射器使用前要检查包装是否完好,在有效期内使用。

(2)备好喂服口服脊灰疫苗(OPV)的清洁小口杯、药匙。

(五)准备药品、器械

实施预防接种前,需要准备好以下药品、器械。

(1)消毒器材:准备 75％乙醇溶液、镊子、棉球杯、无菌干棉球或棉签、治疗盘、洗手液等。

(2)体检器材:体温表、听诊器、压舌板、血压计。

(3)常用急救药品:1∶1 000 肾上腺素。

(4)安全注射器材:注射器回收用安全盒、毁形器、截针器,消毒液容器及污物桶等。

(六)做好新生儿乙肝疫苗和 BCG 接种的相关准备

根据辖区内儿童预期出生情况,提前准备乙肝疫苗、注射器材及相关记录资料,保证新生儿出生后 24 小时内尽快接种。

(七)其他准备

冷链运输接种门诊和上级索取温度监测记录及相关证明文件。

二、接种时的工作

(一)准备好接种场所

(1)接种场所室外要设有醒目的标志,室内宽敞清洁、光线明亮、通风保暖,准备好接种工作台、坐凳,并提供儿童和家长等候接种的设施。

(2)接种场所应当按照登记、健康咨询、接种、记录、观察等服务功能进行合理分区,确保接种工作有序进行。同时需接种几种疫苗时,在接种室/台分别设置醒目的疫苗接种标记,避免错种、重种和漏种。

(3)做好室内清洁,使用消毒液或紫外线消毒,并做好消毒记录。

(4)接种工作人员穿戴工作衣、帽、口罩,双手要洗净。

(5)在接种场所显著位置公示相关信息和资料,包括:①预防接种工作流程。②第一类疫苗的品种、免疫程序、接种方法、作用、禁忌证、不良反应及注意事项等。③第二类疫苗的品种、免疫程序、接种方法、作用、禁忌证、不良反应及注意事项、接种服务价格等。④接种服务咨询电话。⑤相关的宣传资料。

(二)核实受种者

(1)接种工作人员应查验儿童预防接种证、卡或电子档案,核对受种者姓名、性别、出生年、月、日及接种记录,确认是否为本次受种对象,应接种何种疫苗。

(2)接种工作人员发现原始记录中受种者姓名,出生年、月、日有误时,应及时更正。

(3)对不属于本次受种的对象,向儿童家长或其监护人做好说服解释工作。

(4)对因有接种禁忌而不能接种的受种者,医疗卫生人员应当对受种者或者其监护人提出医学建议,并在接种卡(薄)和接种证上记录。

(三)接种前告知和健康状况询问

1.筛检

医疗卫生人员在实施接种前,应当按照预防接种工作规范的要求,检查受种者健康状况、核查接种禁忌,查对预防接种证,检查疫苗、注射器的外观、批号、有效期,核对受种者的姓名、年龄和疫苗的品名、规格、剂量、接种部位、接种途径,做到受种者、预防接种证和疫苗信息相一致,确认无误后方可实施接种。

2.告知

医疗卫生人员实施接种,应当告知受种者或者其监护人所接种疫苗的品种、作用、禁忌、不良反应及现场留观等注意事项,询问受种者的健康状况及是否有接种禁忌等情况,并如实记录告知和询问情况。受种者或者其监护人应当如实提供受种者的健康状况和接种禁忌等情况。有接种禁忌不能接种的,医疗卫生人员应当向受种者或者其监护人提出医学建议,并如实记录提出医学建议情况。

(四)接种现场疫苗管理

(1)接种前将疫苗从冷藏容器内取出,尽量减少开启冷藏容器的次数。

(2)严格核对接种疫苗的品种,检查疫苗外观质量。凡过期、变色、污染、发霉、有摇不散凝块或异物,无标签或标签不清,安瓿有裂纹的疫苗一律不得使用。

(3)不得使用冻结过的百白破疫苗、乙肝疫苗、白破疫苗等含吸附剂的疫苗。含吸附剂的疫苗是通过将一种物质附着于另一种物质表面的方法制成的。冻结以后,疫苗不再是均匀的絮状液体,在摇动安瓿后,开始形成片状物,逐渐沉于安瓿底部。

检查疫苗是否冻结的方法为"振荡试验"。具体方法为取相同种类、厂家及批号的疫苗安瓿作为被检疫苗安瓿,在−10 ℃以下冷冻至少10小时直到内容物为固体,然后融化。将此安瓿作为对照,标上"已被冷冻",以免误种。然后取1支怀疑冷冻过的疫苗,即"试验"疫苗。用力振摇对照样品和试验样品10秒钟,将两者置于平面开始试验,随后连续观察20分钟。对光观察2支安瓿,比较沉降的速度,如果试验样品出现沉淀的速度比对照样品更慢,则说明被检安瓿极可能未被冻过,可以使用;如果两者沉淀速度相同,并且试验样品出现片状物,出现分层现象,且上层液体较清,说明试验样品可能被冻结破坏,不能继续使用。

(4)注射剂型疫苗的使用方法:①将安瓿尖端疫苗弹至体部,用75%乙醇棉球消毒安瓿颈部后,再用消毒干棉球/纱布包住颈部掰开。②将注射器针头斜面向下插入安瓿的液面下,吸取疫苗。③吸取疫苗后,将注射器的针头向上,排空注射器内的气泡,直至针头上有一小滴疫苗出现为止。④自毁型注射器的使用方法参见相关产品使用说明。⑤使用含有吸附剂的疫苗前,应当充分摇匀;使用冻干疫苗时,用注射器抽取稀释液,沿安瓿内壁缓慢注入,轻轻摇荡,使疫苗充分溶解,避免出现泡沫。⑥安瓿启开后,未用完的疫苗盖上无菌干棉球冷藏。活疫苗超过30分钟、灭活疫苗超过1小时未用完,应废弃。⑦冷藏容器内的冰排融化后,应及时更换。接种结束后应及时将未开启的疫苗存入冰箱冷藏室内。

(五)接种操作

(1)接种操作前要严格实行"三查七对一验证"制度,核实无误后,方可对符合条件的受种者实施接种。

(2)皮肤消毒:①确定接种部位。接种部位要避开瘢痕、炎症、硬结和皮肤病变处。②用灭菌镊子夹取75%乙醇棉球或用无菌棉签蘸75%乙醇溶液,由内向外螺旋式对接种部位皮肤进行消毒,涂擦直径≥5 cm,待晾干后立即接种。禁用2%碘酊进行皮肤消毒。③按照免疫程序和疫苗使用说明书规定的接种剂量、方法和部位接种疫苗。

(3)接种时严格执行安全注射:①接种前方可打开或取出注射器具。②接种BCG的注射器、针头要专用。③在注射过程中防止被针头误伤。如被污染的注射针头刺伤,应立即清洗刺伤部位,并采取其他处置措施。④注射完毕后将注射器投入安全盒或防刺穿的容器内,统一回收销毁。

(六)接种记录、观察与预约

1.接种记录

接种工作人员实施接种后,及时在预防接种证、卡(簿)上记录所接种疫苗的年、月、日及批号、疫苗名称、厂家,接种记录书写要求完整、工整,不得用其他符号代替。

2.接种后观察

受种者在接种后留在接种现场观察 30 分钟。如受种者在现场留观期间出现不良反应的,医疗卫生人员应当按照预防接种工作规范的要求,及时采取救治等措施。

3.预约下次接种

向家长或其监护人预约下次接种疫苗的种类、时间和地点。

4.乙肝疫苗和卡介苗的首针接种登记

按照"谁接生谁接种"的原则,负责新生儿接生的单位在接种第 1 针乙肝疫苗和卡介苗后,应当填写接种登记卡,同时告知家长在 1 个月内到居住地的接种单位建证、建卡,并按免疫程序完成第 2、3 针乙肝疫苗接种。有的地区探讨实施在新生儿出生所在单位发放预防接种证的办法,值得借鉴。

三、接种后的工作

(一)接种器材的处理

(1)使用后的自毁型注射器、一次性注射器处理严格按照《医疗废物管理条例》的规定执行,实行入户接种时,应将所有医疗废物带回集中处理。

(2)镊子、治疗盘等器械按要求灭菌或消毒后备用。

(二)剩余疫苗的处理

记录疫苗的使用及废弃数量,剩余疫苗按以下要求处理。

(1)废弃已开启安瓿的疫苗。

(2)对使用时储存在合格冷链条件下未超过失效日期的剩余疫苗,应做好标记,放回冰箱保存,于有效期内在下次接种时首先使用。

(3)接种单位剩余免疫规划疫苗的,应当向原疫苗分发单位报告,并说明理由。

(三)统计、上卡

(1)清理核对接种通知单和预防接种卡(簿),及时上卡,确定需补种的人数和名单,下次接种前补发通知。

(2)统计本次接种情况和下次接种的疫苗需用计划,并按规定上报。

四、接种数据统计与疫苗核算

(一)当天接种数据的统计

接种工作结束后将当天损坏疫苗数、当天库存疫苗数和当天接种人次数统计并填入《疫苗使用及库存情况登记表》中,同时将各种疫苗知情同意书分类统计并打印当天接种日志。要求做到每种疫苗当天《疫苗使用及库存情况登记表》接种人次数、知情同意书数量及电脑日志接种人次数"三数一致"。

(二)当月接种数据的汇总与上报

《疫苗使用及库存情况登记表》要求每种疫苗每月以电子文档形式统计,将每月疫苗、注射器和条形码库存及使用情况汇总到《一类疫苗、注射器和条形码使用及库存情况统计表》，核对无误后上报。

五、国家实行疫苗全程电子追溯制度

国务院药品监督管理部门会同国务院卫生健康主管部门制定统一的疫苗追溯标准和规范，建立全国疫苗电子追溯协同平台，整合疫苗生产、流通和预防接种全过程追溯信息，实现疫苗可追溯。

疫苗上市许可持有人应当建立疫苗电子追溯系统，与全国疫苗电子追溯协同平台相衔接，实现生产、流通和预防接种全过程最小包装单位疫苗可追溯、可核查。

疾病预防控制机构、接种单位应当依法如实记录疫苗流通、预防接种等情况，并按照规定向全国疫苗电子追溯协同平台提供追溯信息。

(李　艳)

第二节　疫苗接种方法

一、皮内注射法

(一)定义

皮内注射接种法是将少量疫苗注入人体表皮和真皮之间的方法，如 BCG 的接种和结核菌素的试验(图 10-1)。

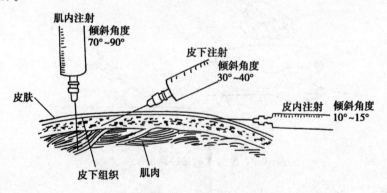

图 10-1　皮内、皮下和肌内注射位置示意图

(二)准备

(1)用物准备：注射盘(消毒液、棉签、砂轮)、疫苗、急救药物与用品、1 mL 一次性注射器、4.5 号或 5 号针头、记录卡(册)。

(2)受种者准备：取坐位或立位，注射部位为前臂掌侧中 1/3 与下 1/3 交界处和上臂外侧三角肌中部附着处。

(3)操作者着装整洁，戴口罩，洗手，铺无菌盘。

(三)操作

(1)核对姓名,询问"三史"(家族史、接种史、过敏史),向受种者或家属做好解释工作。

(2)核对疫苗与接种单,检查疫苗质量,抽取药液。

(3)选定注射部位:接种人员用 1 mL 一次性注射器配上 4.5 号或 5 号针头,吸取 1 人份疫苗后,用 75% 乙醇溶液消毒皮肤,待干。排尽注射器内空气,直至针头上有一小滴疫苗出现为止,查对安瓿。左手绷紧注射部位皮肤(图 10-2,图 10-3),右手持注射器,右手示指固定针管,针头斜面向上,与皮肤呈 10°～15°(如在上臂外侧三角肌中部附着处注射时,针头与皮肤呈 30°)刺入皮内,待针头斜面完全进入皮内后,放平注射器,左手拇指固定针栓,但不要接触针头部分,右手轻轻推动活塞,注入疫苗 0.1 mL,使注射处隆起形成一个圆形皮丘,隆起的皮肤几乎变白并显露毛孔,针管顺时针方向旋转 45°后,拔出针头,勿按摩注射部位。

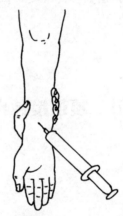

图 10-2　皮内穿刺法(对着前臂横行穿入)

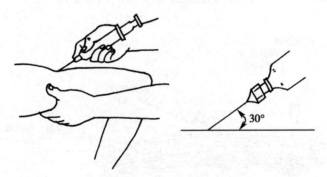

图 10-3　皮内注射法绷紧皮肤刺针

(四)注射法应注意的事项

(1)应做到"五个准确",即受种者、疫苗、剂量、途径和时间均准确。

(2)做到"三查七对",即操作前、中、后查对。

(3)皮肤消毒部位未留间隙,由内向外螺旋式涂擦,直径≥5 cm,禁用口吹干。

(4)严格执行安全注射要求:①接种前方可打开或取出注射器具。②在注射过程中防止被针头误伤。③注射完毕后不得回套针帽,注射器具直接投入安全容器内,统一销毁。

(5)接种记录与观察:①接种后及时做好各项记录。②受种者在接种后观察 30 分钟。

二、皮下注射法

(一)定义

皮下注射接种法是将少量疫苗注入皮下组织内的方法,如麻疹疫苗、流脑疫苗、流行性乙脑疫苗和风疹疫苗的接种。

(二)准备

(1)用物准备:注射盘(消毒液、棉签、砂轮)、疫苗、急救药物与用品、1 mL 和 2 mL 一次性注射器、记录卡(册)等。

(2)受种者准备:取坐位或半坐位,注射部位可在上臂外侧三角肌下缘附着处。

(3)操作者着装整洁,戴口罩,洗手,铺无菌盘。

(三)操作

(1)核对姓名,询问"三史",向受种者或家属做好解释工作。

(2)核对疫苗与接种单,检查疫苗质量,抽取药液。

(3)选定注射部位:接种人员用一次性注射器吸取 1 人份疫苗后,局部皮肤消毒,待干。排尽注射器内空气,直至针头上有一小滴疫苗出现为止,查对安瓿。左手隆起注射部位皮肤(图 10-4),右手持注射器,示指固定针栓,针头斜面向上,与皮肤呈 $30°\sim40°$,快速刺入针头长度的 $1/3\sim2/3$,放松皮肤,左手固定针管,回抽无血,注入疫苗,快速拔出针头,用消毒干棉签稍加按压针眼部位。若有回血,应更换注射部位,重新注射。

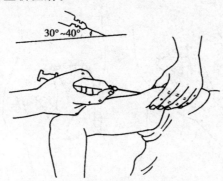

图 10-4　皮下注射法隆起皮肤刺针

三、肌内注射法

(一)定义

肌内注射接种法是将少量疫苗注入肌肉组织内的方法,如百白破疫苗、乙肝疫苗、狂犬疫苗和流感疫苗的接种。

(二)准备

(1)用物准备:注射盘(消毒液、棉签、砂轮)、疫苗、急救药物与用品、2 mL 或 1 mL 一次性注射器、记录卡(册)等。

(2)受种者准备:取坐位或卧位,注射部位应选择肌肉丰富、与大血管和神经距离相对较远的部位,以上臂外侧三角肌、大腿中部前外侧肌肉、臀大肌外上 2/3 处常用。

(3)操作者着装整洁,戴口罩,洗手,铺无菌盘。

(三)操作

(1)核对姓名,询问"三史",向受种者或家属做好解释工作。

(2)核对疫苗与接种单,检查疫苗质量,抽取药液。

(3)选定注射部位:接种人员用相应规格的一次性注射器,吸取1人份疫苗后,消毒皮肤待干。排尽注射器内空气,左手拇指和示指叉开,绷紧注射部位肌肉(图10-5,图10-6,图10-7),右手持注射器(以执毛笔式),中指固定针栓,与皮肤呈90°,在左手拇指和示指之间快速刺入针头长度的2/3,进针2.5~3 cm(消瘦者和婴幼儿酌减)。放松皮肤,固定针管,回抽无血,注入疫苗后快速拔出针头,用消毒干棉签稍加按压针眼部位。

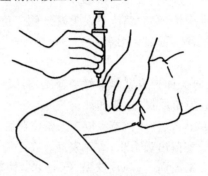

图 10-5　上臂外侧三角肌注射法

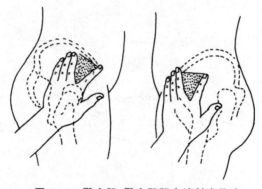

图 10-6　臀中肌、臀小肌肌内注射定位法

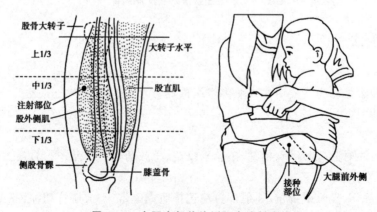

图 10-7　大腿中部前外侧肌内注射定位法

四、口服法

(一)定义

口服接种法是将疫苗吞咽进入体内的方法,如脊髓灰质炎糖丸活疫苗的接种,是一种安全、方便的免疫方法,疫苗经口服后在胃肠道通过扩张方式吸收,30分钟后可发挥作用。

(二)准备

(1)接种者:按要求着装、洗手并擦干。

(2)物品:药盘、疫苗、药杯、药勺、水壶、记录卡(册)等。

(3)环境:清洁、光线充足。

(三)操作

(1)核对受种者姓名和疫苗品名。

(2)固体疫苗:月龄稍大的儿童用消毒小勺将固体疫苗直接喂入口中或用凉开水送服咽下。月龄小的儿童应将固体疫苗用汤匙碾碎,干服或用少许凉开水调成糊状,慢慢送入口中,看其服下。如儿童服疫苗后吐出应先饮少量凉开水,休息片刻后再服。

(3)液体疫苗:较大儿童张口直接滴入。较小儿童呈仰卧位,左手拇指和示指捏住两颊使其嘴张开,右手将疫苗滴入口中。

(李　艳)

第三节　预防接种疫苗的应用

一、乙型肝炎疫苗

乙型肝炎是由乙型肝炎病毒引起的、以肝脏为主要病变并可累及多器官损害的一种传染病。乙型肝炎主要侵犯儿童及青壮年,是我国病毒性肝炎的主要流行型。乙型肝炎病程迁延,易转变为慢性肝炎、肝硬化及肝癌,是当前威胁人类健康的重要传染病。

目前乙型肝炎尚无根治方法,因此预防乙型肝炎非常重要,而接种乙型肝炎疫苗是预防乙型肝炎最安全、有效、经济的方法。

(一)疫苗的种类和规格

目前国内使用的乙型肝炎疫苗均为基因重组疫苗,主要包括重组乙型肝炎疫苗(酿酒酵母)、重组CHO乙型肝炎疫苗(中国仓鼠卵巢细胞)、重组乙型肝炎疫苗(汉逊酵母)3种。主要规格为每支 5 μg、10 μg、20 μg、60 μg。

(二)成分和性状

重组中国仓鼠卵巢细胞乙型肝炎疫苗:用基因工程技术将乙型肝炎表面抗原基因片段重组到中国仓鼠卵巢细胞内,通过对细胞培养增殖,分泌HBsAg。

重组酵母乙型肝炎疫苗:用现代基因工程技术构建含有乙型肝炎病毒表面抗原基因的重组质粒,经此重组质粒转化的酵母能在繁殖过程中产生乙型肝炎病毒表面抗原,经破碎酵母菌体,乙型肝炎病毒表面抗原释放,经纯化、灭活后制成乙型肝炎疫苗。

(三)接种对象

新生儿、乙型肝炎易感者及乙型肝炎病毒密切接触者。尤其是从事医疗工作的医护人员及其他职业高危人群。全年均适宜接种。

(四)免疫程序和剂量

新生儿出生后 24 小时内接种第 1 剂，1 个月及 6 个月时接种第 2、第 3 剂。其他人群免疫程序为 0、1、6 个月，全程接种 3 剂。60 μg 剂型的疫苗按照说明书接种，主要为无应答人群及旅行者程序。

意外暴露程序：意外接触乙型肝炎病毒感染者的血液和体液后，可按照以下方法处理。

1.主动和被动免疫

如已接种过乙型肝炎疫苗，且已知乙型肝炎表面抗体＞10 mIU/mL 者，可不进行特殊处理。如未接种过乙型肝炎疫苗，或虽接种过乙型肝炎疫苗，但乙型肝炎表面抗体＜10 mIU/mL 或乙型肝炎表面抗体水平不详，应立即注射乙型肝炎免疫球蛋白 200～400 IU，并同时在不同部位接种 1 针乙型肝炎疫苗，于 1 个月和 6 个月后分别接种第 2 针和第 3 针乙型肝炎疫苗。

2.血清学检测

立即检测乙型肝炎表面抗原、乙型肝炎表面抗体、乙型肝炎核心抗体，并在 3 和 6 个月内复查。

3.肌内注射

为达到最佳免疫效果，需连续进行 3 次肌内注射。推荐有 2 种初免程序。

(1)加速程序，即 0、1、2 月免疫程序。该程序可快速诱导保护性抗体的产生。在 12 个月时应进行第 4 剂量加强免疫。

(2)0、1、6 月免疫程序，虽然该程序提供保护所需的时间较长，但可诱导较高滴度的乙型肝炎表面抗体。

在某些特殊情况下成人需要更快地产生保护性抗体，例如到高流行区旅行者，在出发前一个月内开始接触本品，可以使用 0、7、21 天 3 剂肌内注射程序。当应用这一程序时，推荐在首剂接种后 12 个月进行第 4 剂量加强免疫(见血清阳转率的药效学特征)。

对慢性血液透析患者的推荐剂量：对慢性血液透析患者的初免程序为 4 剂量，每次接种剂量为 40 g，于首剂接种后的 1 个月、2 个月和 6 个月分别接种。应适当调整免疫程序以确保乙型肝炎表面抗体滴度＞10 IU/L。

(五)接种部位和途径

上臂三角肌肌内注射。

(六)禁忌证

(1)发热、有中重度急性疾病的患者要缓种，等身体状况改善后再接种疫苗。

(2)接种前 1 剂疫苗后出现严重变态反应者不再接种第 2 剂。

(3)对酵母成分有过敏史者禁用酵母重组疫苗。

(七)注意事项

(1)疫苗有摇不散的块状物，疫苗安瓿有裂纹、标签不清或已过效期者，均不得使用。

(2)应备有肾上腺素等药物，以防偶有严重变态反应发生时使用。受种者在注射后应在现场留观至少 30 分钟。

(3)严禁冻结。

(八)不良反应

很少有不良反应。一般见到的不良反应是在接种乙型肝炎疫苗后 24 小时内,接种部位出现疼痛或触痛,多数情况下于 2~3 天消失。

(九)贮藏

于 2~8 ℃避光保存和运输。

二、卡介苗

结核病是由结核杆菌引起的慢性传染性疾病,可累及全身各个器官,其中以肺结核最为多见。我国 1/3 左右的人口已感染了结核杆菌,受感染人数超过 4 亿,是世界上 22 个结核病高负担国家之一。

(一)疫苗的种类和规格

目前国内使用的皮内注射用卡介苗,每支 5 次人用剂量含卡介菌 0.25 mg。

(二)成分和性状

本品是用卡介菌经培养后收集菌体,加入稳定剂冻干制成。为白色疏松体或粉末,复溶后为均匀悬液。本品主要成分为卡介菌,辅料包括明胶、蔗糖、氯化钾等。

(三)接种对象

出生 3 个月以内的婴儿或用 5IU PPD 试验阴性的儿童(PPD 试验后 48~72 小时局部硬结在 5 mm 以下者为阴性)。

(四)免疫程序和剂量

出生时接种 1 剂,皮内注射 0.1 mL。

(五)接种部位和途径

上臂三角肌下缘皮内注射。

(六)禁忌证

(1)已知对卡介苗所含任何成分过敏者。

(2)患结核病、急性疾病、严重慢性疾病、慢性疾病的急性发作期和发热者。

(3)妊娠期妇女。

(4)免疫缺陷、免疫功能低下或正在接受免疫抑制治疗者。

(5)患湿疹或其他皮肤病者。

(七)注意事项

(1)严禁皮下或肌内注射。

(2)使用前请检查包装容器、标签、外观、效期是否符合要求。疫苗瓶有裂纹者不得使用。

(3)本品重溶时间应不超过 3 分钟。

(4)接种对象必须详细登记姓名、性别、年龄、住址、疫苗批号及亚批号、生产厂家和接种日期。

(5)接种卡介苗的注射器应专用,不得用作其他注射,以防产生化脓反应。

(6)使用时应注意避光。

(八)不良反应

相比其他疫苗,卡介苗接种后局部反应较重。接种卡介苗后 2 周左右,局部会出现红肿浸润,6~8 周会形成脓疱或溃烂,甚至流出一些分泌物,一般 8~12 周后结痂,痂皮脱落后留有一个瘢痕,这是接种卡介苗后的正常反应,一般不需要进行处理。

接种卡介苗后局部有脓疱或溃烂时,不必擦药或包扎。但局部要保持清洁,衣服不要穿得太紧,如有脓液流出,可用无菌纱布或棉花拭净,不要挤压,平均2～3个月自然会愈合结痂,痂皮要等它自然脱落,不可提早把它抠去。如遇局部淋巴结肿大软化形成脓疱,应及时诊治。

(九)贮藏

于2～8 ℃避光保存和运输。

三、脊髓灰质炎疫苗

(一)疾病简介

脊髓灰质炎是由脊髓灰质炎病毒引起的急性传染病。病毒主要侵犯人体脊髓前角的灰质、白质部分,对灰质造成永久损害,使这些神经支配的肌肉无力,出现肢体弛缓性麻痹。本病可防难治,通过接种脊髓灰质炎疫苗来预防脊髓灰质炎是必要的措施。

(二)疫苗的种类和规格

目前使用的脊髓灰质炎疫苗有口服脊髓灰质炎病毒活疫苗(OPV)和脊髓灰质炎灭活疫苗(IPV)及五联苗3种。有接种口服脊髓灰质炎病毒活疫苗禁忌证者,特别是免疫缺陷者和正在使用免疫抑制剂者可以考虑使用脊髓灰质炎灭活疫苗。OPV主要是糖丸、液体疫苗两种,工艺分别为接种于人二倍体细胞、原代猴肾细胞培养制成。目前国内OPV糖丸每人用剂量为1 g重糖丸1粒。OPV液体疫苗每瓶1.0 mL。每人次剂量为2滴(相当于0.1 mL)。IPV单剂量:每支0.5 mL;多剂量:每瓶5 mL,每1次人用剂量为0.5 mL。

(三)成分和性状

OPV糖丸采用脊髓灰质炎Ⅰ、Ⅱ、Ⅲ型减毒株分别接种于人二倍体细胞或原代猴肾细胞,经培养制成的三价疫苗糖丸,颜色为白色固体。OPV(绿猴肾细胞)液体疫苗是用脊髓灰质炎病毒Ⅰ、Ⅱ、Ⅲ型减毒株分别接种于原代猴肾细胞,经培养,收获病毒液加入稳定剂氧化镁制成,为橘红色液体。IPV是采用脊髓灰质炎病毒Ⅰ型、Ⅱ型、Ⅲ型分别接种于绿猴肾细胞培养并收获病毒,经浓缩、纯化后用甲醛灭活,按比例混合后制成的三价液体疫苗。外观为澄清、无色的液体。

(四)接种对象

主要为2月龄以上的儿童。

(五)免疫程序和剂量

OPV的免疫程序:出生后2、3、4月龄各服1剂,并于4岁时加服1剂,每1次人用剂量为1粒[液体疫苗每人次剂量为2滴(相当于0.1 mL)]。IPV的免疫程序:出生后2、3、4、18月龄各接种1剂,并于4岁时加服1剂OPV。目前已接种过OPV但未完成全程免疫的儿童,原则上不推荐使用IPV。如部分使用IPV,建议第1、第2剂优先使用IPV;其余剂次用OPV疫苗,并按OPV的免疫程序完成全程免疫。除常规接种外,有时还需要进行强化免疫。

(六)接种部位和途径

OPV为口服制剂;IPV为注射剂,2岁以下婴幼儿首选股外侧肌肌内注射,儿童、青少年和成人可在上臂三角肌肌内注射。

(七)禁忌证

(1)对乳制品有过敏史或上次服苗后发生过严重变态反应者、发热、患急性传染病、严重腹泻、免疫缺陷症、接受免疫抑制治疗者及孕妇忌服OPV。

（2）对 IPV 中的活性物质、任何一种非活性物质或生产工艺中使用物质，如新霉素、链霉素和多黏菌素 B 过敏者，或以前接种该疫苗时出现过敏者，严禁使用 IPV。

（3）发热或急性疾病期患者，应推迟接种 IPV。

（八）注意事项

（1）口服 OPV 疫苗不能注射。

（2）OPV 疫苗为活疫苗，切勿加在热开水或热的食物内服用，服苗前、后半个小时内不要给孩子吃母乳或其他热的食物，服苗后出现呕吐者应重服。

（3）开启疫苗瓶后，剩余未接种的疫苗应放置于－20 ℃保存。

（4）注射过人免疫球蛋白者，应间隔 1 个月以上再接种疫苗。

（5）IPV 严禁血管内注射；应确保针头没有进入血管。

（6）OPV 液体疫苗一旦出现雾状，请不要使用。

（7）对于多剂量包装，打开后请立即使用。

（8）下列情况应慎重使用 IPV 患有血小板减少症或者出血性疾病者，肌内注射本品后可能会引起出血。正在接受免疫抑制剂治疗或免疫功能缺陷的患者，接种本疫苗后产生的免疫反应可能减弱。接种应推迟到治疗结束后或确保其得到了很好的保护。对慢性免疫功能缺陷的患者，例如 HIV 感染者，即使基础疾病可能会导致有限的免疫反应，也推荐接种本品。

（九）不良反应

口服 OPV 后一般无不良反应，个别人有发热、呕吐、腹泻、皮疹等，一般不需要进行处理。

1.常见的不良反应

注射部位局部疼痛、红斑（皮肤发红）、硬结；中度、一过性的发热。

2.非常罕见的不良反应

注射部位局部肿胀，接种后可能 48 小时内出现，持续 1～2 天；淋巴结肿大。疫苗任一组分引起的变态反应：风疹、血管性水肿、过敏性休克。中度、一过性关节痛和肌痛。惊厥（伴或不伴发热）。接种后 2 周内可能出现头痛、中度和一过性的感觉异常（主要位于下肢）。接种后最初几小时或几天可能出现兴奋、嗜睡和易激惹，但很快会自然消失。广泛分布的皮疹。

（十）贮藏

OPV 在－20 ℃以下保存和运输；IPV 在 2～8 ℃避光保存，严禁冰冻。

四、百白破混合疫苗

（一）疾病简介

百日咳是由百日咳杆菌引起的急性呼吸道疾病，通过气沫传播，传染性极强，主要感染婴儿。临床表现为阵发性痉挛性咳嗽，咳嗽终末伴有鸡鸣样吸气性吼声，病程可长达 2～3 个月，故名"百日咳"。广泛接种百日咳疫苗前，每 3～5 年流行 1 次，普遍接种菌苗后，发病率明显下降。常见于儿童，特别是婴幼儿发病率最高，3 岁以下儿童病例占到 70% 以上。目前成人和青少年感染百日咳杆菌较以前常见，但多不典型或无症状。幼小的患儿在频繁的痉挛性咳嗽中常常出现惊厥、窒息，可并发肺炎脑病，导致脑缺氧和脑组织损害，是导致死亡的主要原因。如不能及时治疗，可影响小儿智力发育。

白喉是由白喉棒状杆菌引起的急性呼吸道传染病，以咽、喉等处黏膜充血、肿胀并有灰白色假膜形成突出临床特征，严重者可发生心肌炎和外周神经麻痹，是一种全身中毒性疾病。由于儿童中普遍接种百白破三联疫苗,典型白喉逐渐减少,不典型白喉增多;儿童发病率明显下降,呈发病年龄推迟现象,因此,应关注成人白喉的发病。

破伤风是一种由破伤风杆菌产生外毒素引起的创伤感染性疾病,在皮肤创伤后,存在于土壤、锈铁等处的破伤风芽孢进入伤口;破伤风芽孢在坏死组织内由于氧气的消耗,转变成破伤风杆菌并产生破伤风毒素,侵犯中枢神经,以特有的肌肉强直和阵发性痉挛为特点,包括牙关紧闭、颈项强直、角弓反张等,严重者出现呼吸肌痉挛导致呼吸暂停而死亡,病死率高达 20%～40%。新生儿破伤风为接生时有消毒不严史,或分娩过程中新生儿局部外伤未经消毒史。

(二)疫苗的种类和规格

百白破联合疫苗有全细胞百白破联合疫苗和无细胞百白破联合疫苗两种。无细胞百白破联合疫苗又分为两组分和三组分两种,三组分含百日咳杆菌黏附素成分,能提供更高的保护效力和更长的保护时间。

吸附全细胞百白破联合疫苗每支 2.0 mL,每 1 次人用剂量 0.5 mL。

吸附无细胞百白破联合疫苗每支 0.5 mL,每 1 次人用剂量 0.5 mL。

三组分无细胞联合疫苗每支 0.5 mL。

(三)成分和性状

全细胞百白破混合疫苗由百日咳疫苗原液、白喉类毒素原液及破伤风类毒素原液加氢氧化铝佐剂制成。本品为乳白色悬液,放置后佐剂下沉,摇动后即成均匀悬液。本品主要成分为百日咳抗原、白喉抗原、破伤风抗原;含防腐剂。

无细胞百白破混合疫苗由无细胞百日咳疫苗原液、白喉类毒素原液及破伤风类毒素原液加氢氧化铝佐剂制成。本品为乳白色悬液,放置后佐剂下沉,摇动后即成均匀悬液,含防腐剂。

三组分无细胞联合疫苗(英芬立适)由白喉类毒素、破伤风类毒素和 3 种纯化的百日咳抗原、百日咳类毒素、丝状血凝素及 69 kD 外膜蛋白(百日咳杆菌黏附素)按一定比例混合,经氢氧化铝吸附而成。

(四)接种对象

3 月龄至 6 周岁儿童。全年均适宜接种。

(五)免疫程序和剂量

共接种 4 剂,出生后 3、4、5 月龄各接种 1 剂,18～24 月龄加强免疫 1 剂。每 1 次注射剂量为 0.5 mL。

(六)接种部位和途径

臀部或上臂外侧三角肌深部肌内注射。

(七)禁忌证

(1)对该疫苗的任何一种成分过敏者或接种百日咳、白喉、破伤风疫苗后发生神经系统反应或出现过敏者。

(2)患急性疾病、严重慢性疾病、慢性疾病的急性发作期和发热者。

(3)患脑病、未控制的癫痫和其他进行性神经系统疾病者。

(4)对于患有严重急性发热性疾病的个体应推迟接种本品。

(5)高热惊厥史和惊厥发作家族史者不作为史克公司生产的英芬利适的接种禁忌,HIV 感染亦不是该疫苗的禁忌证。

(八)注意事项

(1)使用时应充分摇匀,如出现摇不散的凝块、有异物、疫苗曾经冻结、疫苗瓶有裂纹或标签不清者,均不得使用。

(2)注射后局部可能有硬结,可逐步吸收。注射第2针时应更换另一侧部位。

(3)应备有肾上腺素等药物,以备偶有发生严重变态反应时急救用。接受注射者在注射后应在现场休息片刻。

(4)注射第1针后出现高热、惊厥等异常情况者,不再注射第2针。

(5)对于所有白喉、破伤风和百日咳疫苗,每次接种应深部肌内注射,且最好轮流接种不同部位。

(6)本疫苗用于有血小板减少症或有出血性疾病的个体时一定要注意,因为这些个体在肌内注射后可能产生出血,本疫苗用于有血小板减少症或有出血性疾病的个体时一定要注意,因为这些个体在肌内注射后可能产生出血,注射后应在注射部位紧压至少2分钟(不要揉擦)。

(7)严禁冻结。

(九)不良反应

接种局部可有红肿、疼痛、发痒或有低热、疲倦、头痛、哭闹、腹泻、少食、嗜睡、少觉等,一般不需特殊处理即自行消退,如有严重反应及时诊治。干热敷有助于硬结的消退。发热常发生在接种后6～8小时,一般在48小时内恢复正常。

(十)贮藏

于2～8℃避光保存和运输。

五、吸附白喉破伤风联合疫苗

(一)疫苗的种类和规格

一种为12岁以下儿童用,另一种为成人及青少年用。儿童用白破联合疫苗每1次人用剂量0.5 mL;成人及青少年用吸附白破联合疫苗每1次人用剂量0.5 mL。

(二)成分和性状

吸附白喉破伤风联合疫苗是用白喉类毒素原液和破伤风类毒素原液加入氢氧化铝佐剂制成。本品为乳白色均匀悬液,长时间放置佐剂下沉,溶液上层应无色澄明,但经振摇后能均匀分散。本品主要成分为白喉抗原、破伤风抗原;辅料包括氢氧化铝、氯化钠、磷酸盐、四硼酸钠、硫柳汞。

(三)免疫程序和剂量

6岁接种1剂儿童用的白破联合疫苗;12岁以上人群接种1剂成人及青少年用的白破联合疫苗。上臂三角肌肌内注射,注射1次,注射剂量0.5 mL。

(四)接种部位和途径

上臂三角肌肌内注射。

(五)禁忌证

患严重疾病、发热或有过敏史者及注射破伤风类毒素、白喉类毒素后发生神经系统反应者禁用。

(六)注意事项

(1)使用时充分摇匀,如出现摇不散之沉淀、异物、疫苗曾经冻结、疫苗瓶有裂纹或标签不清者,均不得使用。

(2)应备有肾上腺素等药物,以备偶有发生严重变态反应时急救用。受种者在注射后应在现场留观至少 30 分钟。

(3)严禁冻结。

(七)不良反应

局部可能会有红肿、疼痛、发痒,或低热、疲倦、头痛等,一般不需处理可自行消退。局部可能有硬结,1～2 个月即可吸收。

(八)贮藏

于 2～8 ℃避光保存和运输。

六、吸附百白破联合疫苗(青少年用)

(一)疫苗的种类与效果

本品为抗原减量的无细胞百白破联合疫苗,不能用于儿童的基础免疫,只用于加强免疫。与白破联合疫苗相比,增加了对百日咳的保护。

(二)免疫程序

用于 6～12 岁儿童加强免疫。

(三)接种部位和途径

上臂三角肌肌内注射。

(四)注意事项

患有严重急性发热性疾病的个体应推迟接种。

(五)接种反应

最常见为注射部位的局部出现疼痛、发红和肿胀,这些不良反应可在接种后 48 小时内消失。

七、麻疹活病毒疫苗

(一)疾病简介

麻疹是由麻疹病毒引起的急性呼吸道传染病,冬春季高发,亦可见于成人。发病前 1～2 天至出疹后 5 天内均有传染性。主要症状是发热、出皮疹。在疫苗使用前,几乎所有的孩子都得过麻疹。麻疹很容易并发肺炎、脑炎、喉炎和心肌炎,严重的并发症可导致死亡。

(二)疫苗的种类和规格

麻疹活病毒疫苗有单价疫苗,也有联合疫苗。单价麻疹活病毒疫苗有 1 mL(2 人份)和 0.5 mL(1 人份)两种规格,复溶后每 1 次人用剂量为 0.5 mL。

(三)成分和性状

本品用麻疹病毒减毒株接种原代鸡胚细胞,经培养、收获病毒液,加入适宜稳定剂冻干制成。本品为乳酪色疏松体,复溶后为橘红色或淡粉红色澄明液体。

(四)接种对象

8 个月龄以上的麻疹易感者。

(五)免疫程序和剂量

出生后 8 月龄接种第 1 剂,18～24 月龄接种第 2 剂。近十几年来,我国逐渐将第 2 剂用麻腮风联合疫苗替代了麻疹活病毒疫苗。除常规免疫外,有时需要进行强化免疫。1 剂次0.5 mL。

(六)接种部位和途径

上臂外侧三角肌下缘附着处皮下注射。

(七)禁忌证

(1)已知对该疫苗所含任何成分,包括辅料及抗生素过敏者。

(2)患急性疾病、严重慢性疾病、慢性疾病的急性发作期或发热者。

(3)妊娠期妇女:如对育龄妇女进行接种,接种后 3 个月内应避免妊娠。

(4)免疫缺陷、免疫功能低下或正在接受免疫抑制治疗者。

(5)患脑病、未控制的癫痫或其他进行性神经系统疾病者。

(八)注意事项

(1)开启疫苗瓶和注射时,切勿使消毒剂接触疫苗。

(2)疫苗复溶后出现异常浑浊、疫苗瓶有裂纹或标签不清者,均不得使用。

(3)疫苗复溶后如不能立即用完,应放置在 2～8 ℃,并于半小时内用完,剩余的疫苗应废弃。

(4)注射过人免疫球蛋白者,应间隔 3 个月以上再接种本疫苗。

(5)本品为减毒活疫苗,不推荐在该疾病流行季节使用。

(6)本疫苗与其他注射减毒活疫苗需间隔 1 个月使用,但与风疹和腮腺炎活疫苗可同时接种。

(7)应备有肾上腺素等药物,以备偶有发生的严重变态反应时急救用。接受注射者在注射后应在现场观察至少 30 分钟。

(九)不良反应

少数儿童接种麻疹活病毒疫苗 24 小时内可能出现接种部位的疼痛,2～3 天自行消退。接种后 6～12 天内,极少数人可能出现一过性发热及散在的皮疹,一般不超过 2 天可自行消退,通常不需特殊处理,必要时可对症治疗。罕见过敏性紫癜、荨麻疹、惊厥等,应对症治疗。

(十)贮藏

于 8 ℃以下避光保存和运输。

八、麻疹和流行性腮腺炎病毒活疫苗

(一)疫苗的种类和规格

目前使用麻疹和流行性腮腺炎病毒活疫苗,规格为 0.5 mL,复溶后每瓶 0.5 mL。

(二)成分和性状

本品是用麻疹病毒减毒株和腮腺炎病毒减毒株分别接种原代鸡胚细胞,经培养、收获病毒液,按比例混合配制,加适量明胶、蔗糖保护剂冻干制成。本品为乳酪色疏松体,复溶后为橘红色澄明液体。

(三)接种对象

8 个月龄以上的麻疹和流行性腮腺炎易感者。

(四)免疫程序和剂量

8 月龄或 18 月龄部分省份作为麻疹单苗替代,分别接种 1 剂,每 1 次人用剂量为 0.5 mL。

(五)接种部位和途径

上臂外侧三角肌下缘附着处皮下注射。

(六)禁忌证

(1)已知对该疫苗所含任何成分,包括辅料及抗生素过敏者。

(2)患急性疾病、严重慢性疾病、慢性疾病的急性发作期或发热者。

(3)妊娠期妇女。如对育龄妇女进行接种,接种后 3 个月内应避免妊娠。

(4)免疫缺陷、免疫功能低下或正在接受免疫抑制治疗者。

(5)患脑病、未控制的癫痫或其他进行性神经系统疾病者。

(七)注意事项

(1)开启疫苗瓶和注射时,切勿使消毒剂接触疫苗。

(2)疫苗复溶后出现异常浑浊、疫苗瓶有裂纹或标签不清者,均不得使用。

(3)疫苗复溶后如不能立即用完,应放置在 2~8 ℃并于半小时内用完,剩余的疫苗应废弃。

(4)注射过免疫球蛋白者,应间隔 3 个月以上再接种本疫苗。

(5)本品为减毒活疫苗,不推荐在该疾病流行季节使用。

(八)贮藏

于 2~8 ℃避光保存和运输。

九、麻疹和风疹病毒活疫苗

(一)疫苗的种类和规格

目前使用麻疹和风疹病毒活疫苗规格为 0.5 mL 复溶后每瓶 0.5 mL。每 1 次人用剂量为0.5 mL。

(二)成分和性状

麻疹和风疹病毒活疫苗是用麻疹病毒减毒株和风疹病毒减毒株分别接种鸡胚细胞和人二倍体细胞,经培养、收获病毒液,按比例混合配制,加适合稳定剂冻干后制成。本品为乳酪色疏松体,复溶后为橘红色澄明液体。冻干保护剂主要成分为人血清蛋白、明胶和蔗糖。

(三)接种对象

8 个月龄以上的麻疹和风疹易感者。全年均适宜接种。

(四)免疫程序和剂量

国内部分省市 8 月龄以本苗替代麻疹单苗。

(五)接种部位和途径

上臂外侧三角肌下缘附着处皮下注射。

(六)禁忌证

(1)已知对该疫苗所含任何成分,包括辅料及抗生素过敏者。

(2)患急性疾病、严重慢性疾病、慢性疾病的急性发作期或发热者。

(3)妊娠期妇女。如对育龄妇女进行接种,接种后 3 个月内应避免妊娠。

(4)免疫缺陷、免疫功能低下或正在接受免疫抑制治疗者。

(5)患脑病、未控制的癫痫或其他进行性神经系统疾病者。

(七)注意事项

(1)开启疫苗瓶和注射时,切勿使消毒剂接触疫苗。

(2)疫苗加入灭菌注射用水后,轻轻振摇应能立即溶解。

(3)疫苗复溶后出现异常混浊,疫苗瓶有裂纹、标签不清或过期失效者,均不得使用。

(4)疫苗复溶后如不能立即用完,应放置在 2～8 ℃并于半小时内用完,否则应予废弃。

(5)注射过免疫球蛋白者,应间隔 3 个月以上再接种本疫苗。

(6)本疫苗与其他注射减毒活疫苗须间隔 1 个月使用,但可与腮腺炎活疫苗同时接种。

(7)本品为减毒活疫苗,不推荐在该疾病流行季节使用。

(八)不良反应

注射一般无局部反应,在 6～10 天内,个别人可能出现一过性发热反应及散在皮疹,一般不超过 2 天可自行缓解,通常不需特殊处理,必要时可对症治疗。

(九)贮藏

于 8 ℃以下避光保存和运输。

十、麻疹、腮腺炎和风疹联合病毒活疫苗

(一)疫苗的种类和规格

目前国内使用麻疹、腮腺炎和风疹联合病毒活疫苗。复溶后每瓶 0.5 mL。

(二)成分和性状

本品是用麻疹病毒减毒株和腮腺炎病毒减毒株分别接种原代鸡胚细胞,用风疹病毒减毒株接种人二倍体细胞,经培养、分别收获三种病毒液,按比例混合配制,加稳定剂冻干制成。为乳酪色疏松体、白色粉末或黄色结晶体,复溶后为橘红色、浅橙色或黄色澄明液体。

(三)接种对象

适用于 12 月龄及 12 月龄以上易感人群。

(四)免疫程序和剂量

出生后 18～24 月龄接种 1 剂,4～6 岁建议复种 1 剂。免疫程序按各省(市、自治区)疾病预防控制中心依据当地传染病流行情况、人群免疫状况等制订的使用原则接种。

(五)接种部位和途径

上臂外侧三角肌下缘附着处皮下注射。

(六)禁忌证

(1)已知对该疫苗所含任何成分,包括辅料及新霉素过敏者。

(2)患急性疾病、严重慢性疾病、慢性疾病的急性发作期或发热者。

(3)妊娠期妇女。

(4)免疫缺陷、免疫功能低下或正在接受免疫抑制治疗者。

(5)患脑病、未控制的癫痫或其他进行性神经系统疾病者。

(七)注意事项

(1)开启疫苗瓶和注射时,切勿使消毒剂接触疫苗。

(2)疫苗复溶后出现异常浑浊、疫苗瓶有裂纹或标签不清者,均不得使用。

(3)疫苗复溶后应立即使用,否则复溶后的疫苗应放置在 2～8 ℃并于半小时内用完,超过半小时疫苗应废弃。

(4)育龄妇女注射本疫苗应至少避孕 3 个月。

(5)注射过人免疫球蛋白者,应间隔 3 个月以上再接种本疫苗。

(6)本疫苗与其他注射减毒活疫苗须间隔 1 个月使用。

(7)应备有肾上腺素等药物,以备供偶有发生的严重变态反应时急救用。接受注射者在注射

后应在现场观察至少 30 分钟。

(8)本品为减毒活疫苗,不推荐在该三种疾病流行季节使用。

(八)不良反应

接种后 24 小时内可出现注射部位疼痛,2~3 天内自行消失。1~2 周内,可出现一过性发热,一般不需要特殊处理。少数人可出现皮疹,多发生在接种后 6~12 天。极少数人可有轻度腮腺和唾液腺肿大。

(九)贮藏

于 8 ℃以下避光保存。

十一、风疹活病毒疫苗

(一)疾病简介

风疹是由风疹病毒引起的急性呼吸道传染病。主要临床表现为发热、皮疹及耳后、枕下、颈部淋巴结肿大和疼痛。风疹引起的最大危害是孕妇患风疹后,可能发生先天性风疹综合征。先天性风疹综合征常见于怀孕 12 周内初次感染风疹病毒者,可造成流产、死产。母体将风疹病毒传染给胎儿,可出现先天性白内障、先天性心脏病、耳聋、智力障碍等先天性损害。我国全国性血清学调查结果表明,15 岁以上耳朵人群中,有风疹抗体者超过 95%,说明感染绝大多数发生在儿童时期。

(二)疫苗的种类和规格

风疹活病毒疫苗有单价疫苗,也有联合疫苗。单价疫苗复溶后每瓶 0.5 mL,每 1 次人用剂量为 0.5 mL。

(三)成分和性状

风疹活病毒疫苗(人二倍体细胞)是用风疹病毒 BRDⅡ减毒株接种 MRC-5 株人二倍体细胞,经培养、收获病毒液,加稳定剂冻干制成。本品为乳酪色疏松体,复溶后应为橘红色澄明液体。本品主要成分为减毒的风疹病毒抗原,辅料包括 MEM 培养液、蔗糖、明胶、谷氨酸钠、尿素、人血清蛋白。

(四)接种对象

8 个月龄以上的风疹易感者。

风疹活病毒疫苗也可用于育龄期妇女,主要是预防胎儿发生先天性风疹综合征。

(五)免疫程序和剂量

8 月龄、育龄期妇女接种 1 剂。

(六)接种部位和途径

上臂外侧三角肌下缘附着处皮下注射。

(七)禁忌证

(1)患严重疾病、发热者。

(2)有过敏史者。

(3)妊娠期妇女。

(4)对硫酸卡那霉素过敏者。

(八)注意事项

(1)开启疫苗瓶和注射时,切勿使消毒剂接触疫苗。

(2)疫苗复溶不完全、疫苗瓶有裂纹或标签不清者,均不得使用。

(3)疫苗加入灭菌注射用水后,轻风疹轻振摇应能立即溶解。疫苗复溶后如不能立即用完,应放置在 2～8 ℃并于 1 小时内用完,剩余的疫苗应废弃。

(4)育龄妇女注射本疫苗后应至少避孕 3 个月。

(5)注射过人免疫球蛋白者,应间隔 3 个月以上再接种本疫苗。

(6)在使用其他活疫苗前后各 1 个月,不得使用本疫苗,但与麻疹和腮腺炎活疫苗可同时接种。

(7)本品为减毒活疫苗,不推荐在风疹流行季节使用。

(九)不良反应

注射后一般无局部反应。在 6～11 天内,个别人可能出现一过性发热反应及轻微皮疹,一般不超过 2 天可自行缓解;成人接种后 2～4 周内,个别人可能出现轻度关节反应,一般不需要特殊处理,必要时可对症治疗。

(十)贮藏

于 8 ℃以下避光保存和运输。

十二、腮腺炎活病毒疫苗

(一)疾病简介

流行性腮腺炎春季常见,儿童和青少年易感,亦可见于成人。接触患者后 2～3 周发病。流行性腮腺炎主要表现为一侧或两侧耳垂下肿大,肿大的腮腺常呈半球形,以耳垂为中心边缘不清,表面发热,张口或咀嚼时局部感到疼痛。腮腺肿大多在 1～2 周内消退。病毒可侵犯中枢神经系统或全身其他腺体,而产生相应的并发症状,可并发胰腺炎、心肌炎、脑炎、睾丸炎、卵巢炎等。我国多数地区流行性腮腺炎发病仍较高,且 2 岁及以上儿童发病较多,1 岁以下儿童和成人发病较少。

(二)疫苗的种类和规格

腮腺炎活病毒疫苗有单价的,也有二联、三联疫苗。近十几年来,逐渐用麻腮风联合疫苗替代了麻疹活病毒疫苗、腮腺炎活病毒疫苗和风疹单价疫苗,但在一些地区单价腮腺炎活病毒疫苗仍用于疫情暴发后的应急接种。单价疫苗复溶后每瓶 0.5 mL,每 1 次人用剂量为 0.5 mL。

(三)成分和性状

腮腺炎活病毒疫苗是用腮腺炎病毒株接种原代鸡胚细胞,经培养、收获病毒液,加适宜稳定剂冻干制成。为乳酪色疏松体,复溶后为橘红色或淡粉色澄明液体。

(四)接种对象

8 月龄以上的流行性腮腺炎易感者。

(五)免疫程序和剂量

每 1 次人用剂量为 0.5 mL。

(六)接种部位和途径

上臂外侧三角肌附着处皮下注射。

(七)禁忌证

(1)患严重疾病、急性或慢性而正当发热者。

(2)对鸡蛋有过敏史者。

(3)妊娠期妇女。

(八)注意事项

(1)开启疫苗瓶和注射时,切勿使消毒剂接触疫苗。

(2)疫苗复溶后出现异常浑浊、疫苗瓶有裂纹或标签不清者,均不得使用。

(3)疫苗复溶后如不能立即用完,应放置在 2～8 ℃并于 1 小时内用完,剩余的疫苗应废弃。

(4)注射过免疫球蛋白者,应间隔 3 个月以上再接种本疫苗。

(九)不良反应

注射后一般无局部反应。在 6～10 天内个别人可能出现一过性发热反应,一般不超过 2 天可自行缓解,通常不需特殊处理,必要时可对症治疗。

(十)贮藏

于 8 ℃以下避光保存和运输。

十三、乙型脑炎疫苗

(一)疾病简介

流行性乙型脑炎是由乙型脑炎病毒引起、经蚊子传播的人畜共患的自然疫源性疾病。起病急,主要侵犯中枢神经系统。症状有发热、头痛、呕吐和颈项强直等,严重者可发生惊厥、昏迷和死亡。由于该病侵犯中枢神经系统,如治疗不及时病死率高达 10%～20%,约 30%的患者可能有不同程度的后遗症,如痴呆、失语、肢体瘫痪、癫痫、精神失常、智力减退等。该病是世界范围内引起病毒性脑炎的重要原因之一,每年乙型脑炎的发病约 50 000 例,其中 15 000 例死亡。乙型脑炎的流行和散发病例多发生在亚太地区。近年来全国每年发病数 1 万例上下,病死率高达 5%～35%。

(二)疫苗的种类和规格

我国使用的乙型脑炎疫苗有乙型脑炎减毒活疫苗和乙型脑炎灭活病毒疫苗两种。减毒活疫苗规格分别有 0.5 mL、1.5 mL、2.5 mL。每 1 次人用剂量为 0.5 mL。

乙型脑炎灭活疫苗有接种于地鼠肾细胞(是否加氢氧化铝佐剂又分为两种)、Vero 细胞,复溶后每瓶为 0.5 mL,每 1 次人用剂量为 0.5 mL。灭活纯化疫苗还可按剂型分为水针剂型和冻干剂型。

(三)成分和性状

减毒活疫苗是用流行性乙型脑炎病毒减毒株接种原代地鼠肾细胞,经培养、收获病毒液,加适宜稳定剂冻干制成。为淡黄色疏松体,复溶后为橘红色或淡粉红色澄明液体。细胞培养液含有硫酸庆大霉素、硫酸卡拉霉素,制品中可能有微量残留。

传统乙型脑炎灭活疫苗是将乙型脑炎病毒接种地鼠肾单层细胞,培养后收获病毒液,灭活后制成,为橘红色透明液体。为减轻疼痛,注射前在疫苗中加入适量亚硫酸氢钠溶液,疫苗由红色变为黄色。乙型脑炎纯化疫苗(地鼠肾细胞)是用乙型脑炎病毒接种地鼠细胞,经培养、收获、灭活病毒、浓缩、纯化、加氢氧化铝佐剂制成。为乳白色浑浊液体,含硫柳汞防腐剂。

灭活乙型脑炎病毒接种地鼠肾细胞,经培养、收获、灭活病毒后,浓缩,纯化,冻干制成。为白色疏松体,复溶后为澄明液体。冻干保护剂主要成分为人血清蛋白、明胶和麦芽糖。水针剂型为纯化后分装而成,为无色澄明液体。

(四)接种对象

灭活疫苗接种对象为 6 月龄至 10 周岁儿童和由非疫区进入疫区的儿童和成人。全年均适宜接种。

减毒活疫苗接种对象为 8 月龄以上健康儿童及由非疫区进入疫区的儿童和成人。

(五)免疫程序和剂量

乙型脑炎减毒活疫苗:8 月龄接种第 1 剂,2 岁接种第 2 剂。

乙型脑炎灭活病毒疫苗:8 月龄接种 2 剂,间隔 7～10 天,2 岁和 6 岁时各接种 1 剂。

(六)接种部位和途径

上臂外侧三角肌下缘附着处皮下注射。

(七)禁忌证

(1)已知对该疫苗所含任何成分,包括辅料及抗生素过敏者。

(2)患急性疾病、严重慢性疾病、慢性疾病的急性发作期和发热者。

(3)妊娠期妇女。

(4)免疫缺陷、免疫功能低下或正在接受免疫抑制治疗者。

(5)有惊厥史者,患脑病、未控制的癫痫和其他进行性神经系统疾病者。

(八)注意事项

(1)注射疫苗过程中,切勿使消毒剂接触疫苗。不能进行血管内注射。

(2)疫苗复溶后有摇不散的块状物、复溶前疫苗变红、疫苗瓶有裂纹或瓶塞松动者,均不得使用。

(3)疫苗复溶后立即使用完。

(4)乙型脑炎减毒活疫苗,不推荐在该疾病流行季节使用。与其他活疫苗使用间隔至少 1 个月。

(5)应备有肾上腺素等药物,以备供偶有发生的严重变态反应时急救用。接受注射者在注射后应在现场观察至少 30 分钟。

(九)不良反应

接种乙型脑炎灭活病毒疫苗后不良反应较少,局部可出现红、肿、热、痛等反应,1～2 天可自愈。接种乙型脑炎减毒活疫苗的不良反应发生率也较低,主要包括接种部位的红、肿、热、痛等,少数人可出现一过性发热等全身症状,可自行缓解。偶有散在皮疹出现,一般不需特殊处理。必要时可对症治疗。

(十)贮藏

于 2～8 ℃避光保存和运输。

十四、甲型肝炎疫苗

(一)疾病简介

甲型肝炎是由甲型肝炎病毒引起的一种肠道传染病,甲型肝炎病毒对各种外界因素有较强的抵抗力,可长期在外界环境中存活,能通过食物、饮用水、握手或生活用品等传播。该病感染率较高,临床表现差异很大,轻者可无症状,重者可出现急性肝细胞坏死而迅速死亡。

(二)疫苗的种类和规格

目前使用的甲型肝炎疫苗有冻干甲型肝炎活疫苗和甲型肝炎灭活疫苗两大类,两种疫苗均具有良好的安全性和免疫效果。

灭活疫苗又分儿童型、成人型。

（三）接种对象

1周岁以上的甲型肝炎易感者。

（四）贮藏

于2～8 ℃避光保存和运输。

（五）甲型肝炎活疫苗

1.成分和性状

本品是用甲型肝炎病毒减毒株接种人二倍体细胞，经培养、收获病毒液、提纯，加稳定剂冻干制成，为乳酪色疏松体，复溶后为澄明液体。

2.免疫程序和剂量

18月龄接种1剂。每1次人用剂量为0.5 mL或1.0 mL。

3.接种部位和途径

上臂外侧皮下注射。

4.禁忌证

（1）身体不适，腋温超过37.5 ℃者。

（2）患急性传染病或其他严重疾病者。

（3）免疫缺陷或接受免疫抑制剂治疗者。

（4）过敏体质者。

5.注意事项

（1）开启疫苗瓶和注射时，切勿使消毒剂接触疫苗。

（2）疫苗瓶有裂纹或制品复溶后异常浑浊、有异物者不得使用。

（3）注射免疫球蛋白者，应间隔1个月以上再接种本疫苗。

（4）妊娠期妇女慎用。

（5）本品为减毒活疫苗，不推荐在该疾病流行期使用。

6.不良反应

注射疫苗后少数人可能出现局部疼痛、红肿，一般在72小时内自行缓解。偶有皮疹出现，不需特殊处理，必要时可对症治疗。

（六）甲型肝炎灭活疫苗

1.成分和性状

本品是将甲型肝炎病毒株接种于人二倍体细胞，经培养、病毒收获、纯化、灭活、加入氢氧化铝佐剂吸附后制成。疫苗应为乳白色混悬液。

有的灭活疫苗是培养甲型肝炎病毒并灭活，结合到免疫增强性重组流感病毒体上，分装为无色透明、无异物的液体。

2.免疫程序和剂量

基础免疫1次，6～12个月内加强免疫1次，2剂间隔≥6个月。

3.接种部位和途径

上臂三角肌肌内注射。

4.禁忌证

(1)身体不适,腋温超过 37.5 ℃者。

(2)急性传染病或肝炎或其他严重疾病者。

(3)已知对疫苗任一成分过敏者,或前 1 次接种后有变态反应者。对硫酸庆大霉素有过敏史者不得使用。

5.注意事项

(1)注射前充分摇匀,开启疫苗瓶和注射时,切勿使消毒剂接触疫苗。

(2)容器有裂纹、疫苗变质或有摇不散的块状物不得使用。

(3)血小板减少症或出血性疾病在注射本品时应慎重,因为肌内注射可导致出血。注射后应压实注射部位至少 2 分钟(不得揉擦)。

(4)应提供适当的医疗应急处理措施和监测手段,以便在少数人接种本品后发生变态反应时及时采取措施。

(5)妊娠期与哺乳期妇女慎用。

(6)如需要与其他疫苗或免疫球蛋白联合应用时,必须使用不同的注射器和针头并接种于不同部位。

6.不良反应

不良反应大多轻微且持续不超过 24 小时,局部反应为注射部位疼痛,轻微发红和肿胀。全身性不良反应常见头痛、疲劳、不适、恶心、呕吐、发热和食欲缺乏,均可自行缓解。偶有皮疹出现,无须特殊处理。非常罕见报道头晕、腹泻、肌痛、关节痛、中央和外周神经系统炎症病变。可有惊厥发生,必要时应及时做对症治疗。

7.贮藏

于 2～8 ℃避光保存和运输。

(李　艳)

第四节　预防接种小儿的护理

一、预防接种护理常规

(一)护理评估

(1)仔细查阅小儿预防接种登记簿,核对姓名、年龄,明确接种疫苗名称、种类、次数、剂量、途径、接种的时间间隔等。初始接种的起始月龄不能提前,接种时间间隔不能缩短。一般接种活疫苗后需间隔 4 周,接种死疫苗后需间隔 2 周,再接种其他死或活疫苗。

(2)评估小儿的健康状况,询问有无传染病接触史,排除预防接种的禁忌证。禁忌证:①患自身免疫性疾病、免疫缺陷者。②有明确过敏史者禁种白喉类毒素、破伤风类毒素、麻疹疫苗、脊髓灰质炎糖丸疫苗、乙肝疫苗。③患有结核病、急性传染病、肾炎、心脏病、湿疹及其他皮肤病者不予接种卡介苗。④在接受免疫抑制剂治疗期间、发热、腹泻和急性传染病期忌服脊髓灰质炎糖丸疫苗。⑤因百日咳菌苗可产生神经系统严重并发症,小儿及家庭成员患癫痫、神经系统疾病,有抽搐史者严禁接种。⑥患肝炎、急性传染病或其他严重疾病者不宜进行免疫接种。

（3）询问家长小儿是否进食，接种宜在饭后进行，以免晕针。

（4）了解小儿及家长对预防接种的认知程度和心理反应。

（5）检查环境是否符合要求，如光线明亮、空气流通、温度适宜。

（6）检查接种及急救用物准备是否齐全，包括皮肤消毒剂、无菌注射器、疫苗、氧气吸入装置、肾上腺素等。

（二）护理措施

接种前向家长和小儿耐心解释和讲解接种的目的、方法和注意事项，消除紧张和恐惧心理，争取家长和小儿的合作。

严格查对小儿姓名、年龄和接种疫苗名称等。

掌握主要疫苗的生物制剂特点和接种的注意事项。严格检查疫苗或生物制品的标签，包括名称、批号、有效期及生产单位；检查安瓿有无裂痕，药液有无发霉、异物、凝块、变色或冻结等；按规定方法稀释、溶解、摇匀后使用；若多人分剂疫苗，在短期间内未用完，再用前仍需要再次摇匀。

几种主要生物制品的特点简介如下。

1.麻疹减毒活疫苗（MV 疫苗）

（1）正常疫苗为橘红色透明液体或干燥制剂，如发现颜色变黄、变紫、混浊或絮状物，即不能使用。

（2）不耐热、不耐寒，因此抽吸后放置时间不可超过半小时。

（3）接种对象为出生后 8 个月以上未患过麻疹的婴儿。

2.脊髓灰质炎减毒活疫苗（OPV 疫苗）

（1）目前，我国服用的糖丸为Ⅰ、Ⅱ、Ⅲ型为混合疫苗糖丸，白色，怕热不怕冷。在保存、运输及使用过程中需 0 ℃以下冷藏。

（2）服用此糖丸时，用凉开水送服或直接含服，切勿用温开水或人奶喂服。服后 30 分钟内不宜饮温热的水和食物，以免疫苗减效或失效。

（3）喂服 OPV 疫苗，应做到一人一匙。

（4）服后呕吐者需补服。腹泻超过 4 次/天以上者，不宜服用，以免产生或加重不良反应。

3.流行性乙型脑炎疫苗

（1）正常疫苗为红色透明液体，内含甲醛。为减轻甲醛刺激所引起疼痛，注射前可在疫苗内加入亚硫酸氢钠以中和甲醛。

（2）接种对象为流行地区 1～10 岁儿童。

（3）接种应在流行季节前 1 个月。

4.百白破混合制剂（DPT 疫苗）

（1）此制剂属多联多价疫苗，主要供给婴幼儿预防百日咳、白喉及破伤风，作为基础免疫。

（2）使用前，应充分摇匀。

（3）学龄儿童的加强免疫不再使用百白破，而使用白破二联类毒素或其单价制品。

（4）破伤风类毒素和白喉类毒素为吸附制剂，即制剂中加入磷酸铝或氢氧化铝等吸附制剂，使其吸收慢，刺激时间长，免疫效果好。

5.卡介苗（BCG 疫苗）

（1）本品为无毒无致病性牛型结核菌悬液，不加防腐剂的活菌苗，用于预防结核病。

（2）初种年龄为新生儿出生 24 小时后。

（3）2 个月以上婴儿及成人接种前应做结核菌素试验,阴性反应者可接种卡介苗。阳性反应者表示已获得免疫力,不需要再接种。

（4）BCG 疫苗要准确注入皮内,严禁皮下或肌内注射。

6.乙型肝炎疫苗（HBV 疫苗）

（1）本品为预防乙型肝炎病毒感染及阻断母婴传播的一种主动免疫生物制品。接种疫苗者 HBV 标志必须阴性。

（2）基础免疫接种程序按婴儿出生 0、1、6 个月的顺序肌内注射,即第一针在新生儿出生后 24 小时内、第二、三针分别在婴儿 1 足月和 6 足月时注射。

严格按照各种疫苗接种的方法、剂量、时间及注意事项进行接种。对于需注射接种者,确定注射部位后进行局部消毒,用 2％碘酊及 75％乙醇溶液或 0.5％碘伏消毒皮肤,待干后注射;接种活疫苗、菌苗时,用 75％乙醇溶液消毒。因活疫苗、菌苗易被碘酊杀死,影响接种效果。

接种过程中,严密观察局部和全身有无任何不良反应,及时预防和处理接种的不良反应。交代家长和小儿接种完后,在接种场所至少休息 30 分钟,以免出现异常反应。

接种完毕后,及时记录及预约。保证接种及时、全程足量,避免重种、漏种,未接种者须注明原因,必要时进行补种。

向小儿和家长交代接种后的注意事项和处理措施。

加强疫苗的运送和保存,保证疫苗的安全和有效性。①运送途中应用专用冰包,存放应用专用冰箱分类存放。如脊髓灰质炎活疫苗应存放在－20 ℃环境中,卡介苗、乙肝疫苗、麻疹疫苗、百白破混合剂存放在 2～8 ℃环境中,切勿冰冻。②冰箱温度须保持稳定,尽量减少开门次数,冰箱内应有温度计。定时记录冰箱温度。③疫苗应避免受阳光照射,现取现用;安瓿启开后的活疫苗超过半小时、灭活疫苗超过 1 小时未用完,不得使用,应将其废弃。

（三）健康指导

（1）向家长和小儿说明在接种时或接种后,可能出现注射局部红、肿、热、痛或不同程度的体温升高等不适。一旦出现,不要惊慌,及时报告医护人员,以便处理。

（2）叮嘱家长和小儿保持注射局部清洁、干燥,切勿按压、搔抓,以免感染。

二、预防接种的一般反应护理常规

（一）护理评估

仔细查阅小儿预防接种登记簿,核对小儿姓名、年龄,明确接种疫苗名称、种类、次数、剂量、途径、接种的时间等。

评估小儿接种疫苗后的不适反应,识别一般反应的类别。一般反应可分为局部反应和全身反应。

1.局部反应

接种后数小时至 24 小时左右,注射部位出现红、肿、热、痛,有时还伴有局部淋巴结肿大或淋巴管炎。红晕直径在 2.5 cm 以下为弱反应,2.6～5 cm 为中等反应,5 cm 以上为强反应。局部反应一般持续 2～3 天。如接种活疫（菌）苗,则局部反应出现较晚、持续时间较长。

2.全身反应

一般于接种后 24 小时内出现不同程度的体温升高,多为中低度发热,持续 1～2 天。体温

37.5 ℃左右为弱反应,37.5～38.5 ℃为中等反应,38.6 ℃以上为强反应。但接种活疫苗后需经过一定潜伏期(5～7 天)才有体温升高。此外,还可能出现头晕、恶心、呕吐、腹泻、全身不适等反应。个别小儿接种 5～7 天后,可能出现散在皮疹。

评估小儿的精神状态和家长的心理反应。

(二)护理措施

(1)向家长和小儿解释接种疫苗后可能出现的反应。一般症状轻微,无须特殊处理,不必惊慌、害怕。

(2)嘱咐家长小儿应适当休息,鼓励多饮水。

(3)局部反应较重时,用干净毛巾湿热敷,缓解局部炎性反应。

(4)全身反应明显时,遵医嘱对症处理。

(三)健康指导

交代家长和小儿,如接种后局部红肿继续扩大,高热持续不退,应到医院就诊。

三、预防接种的异常反应护理常规

(一)护理评估

(1)仔细查阅小儿预防接种登记簿,核对小儿姓名、年龄,明确接种疫苗名称、种类、次数、剂量、途径、接种的时间等。

(2)评估小儿接种疫苗后的不适反应,识别异常反应的类别。常见有过敏性休克、晕针、过敏性皮疹及全身感染。①过敏性休克:接种后数秒或数分钟内发生。表现为烦躁不安、面色苍白、口唇发绀、四肢湿冷、呼吸困难、脉细速、恶心、呕吐、惊厥、大小便失禁,甚至昏迷。②晕针:接种时或接种后数分钟内发生。表现为头晕、心慌、面色苍白、出冷汗、手足冰凉、心率加快等,重者心率、呼吸减慢,血压下降甚至知觉丧失。③过敏性皮疹:一般在接种后数小时至数天内最常出现荨麻疹。④全身感染:有严重原发性免疫缺陷或继发性免疫功能破坏者,接种活疫苗后可扩散为全身感染。

(3)评估小儿的精神状态和家长的心理反应。

(二)护理措施

向家长和小儿解释接种疫苗后少数人可发生异常反应,出现较重的临床症状,经及时处理一般不会危及生命,缓解家长和小儿的恐惧及害怕。

嘱咐小儿平卧,鼓励多饮水。遵医嘱及时对症处理。

1.对于发生过敏性休克者

(1)立即将小儿平卧,头稍低。

(2)氧气吸入。

(3)立即皮下或静脉注射 1∶1 000 肾上腺素 0.5～1.0 mL,必要时可重复注射。

(4)注意保暖。

(5)密切观察生命体征变化,必要时做好其他抢救准备。

2.晕针

(1)立即将小儿平卧,头稍低,保持安静。

(2)饮少量热开水或糖水。

(3)注意保暖。

（4）密切观察病情变化，一般采取以上措施可恢复正常。如数分钟后仍未缓解，皮下或静脉注射1∶1 000肾上腺素 0.5～1.0 mL,必要时可重复注射。

3.过敏性皮疹

遵医嘱给予抗组胺药物即可痊愈。

4.全身感染

遵医嘱采取全身抗感染治疗。

(三)健康指导

交代家长和小儿,如接种后出现皮肤红疹、发热持续不退等不适,应到医院就诊。

（李　艳）

参 考 文 献

[1] 盛蕾.临床护理操作与规范[M].上海:上海交通大学出版社,2023.

[2] 梁晓庆.护理临床理论与实践[M].上海:上海科学技术文献出版社,2023.

[3] 于红静,郭慧玲.专科疾病护理精要[M].广州:暨南大学出版社,2023.

[4] 宋桂珍,吴小霞,刘莎,等.现代护理理论与专科护理[M].上海:上海交通大学出版社,2023.

[5] 潘红丽,胡培磊,巩选芹.临床常见病护理评估与实践[M].哈尔滨:黑龙江科学技术出版
社,2022.

[6] 于翠翠.实用护理学基础与各科护理实践[M].北京:中国纺织出版社,2022.

[7] 张晓艳.神经内科疾病护理与健康指导[M].成都:四川科学技术出版社,2022.

[8] 王玉春,王焕云,吴江.临床专科护理与护理管理[M].哈尔滨:黑龙江科学技术出版社,2022.

[9] 李阿平.临床护理实践与护理管理[M].上海:上海交通大学出版社,2023.

[10] 王卫涛,赵洪艳,许春梅,等.常见疾病护理进展[M].上海:上海交通大学出版社,2023.

[11] 傅辉.现代护理临床进展[M].上海:上海交通大学出版社,2023.

[12] 张锦军,邹薇,王慧.临床实用专科护理[M].哈尔滨:黑龙江科学技术出版社,2022.

[13] 张秀英,姜霞萍,王永霞.常见病护理评估与临床实践[M].哈尔滨:黑龙江科学技术出版
社,2022.

[14] 张翠华,张婷,王静.现代常见疾病护理精要[M].青岛:中国海洋大学出版社,2021.

[15] 纪伟仙,王玉春,郭琳.基础护理学与护理实践[M].哈尔滨:黑龙江科学技术出版社,2022.

[16] 曲丽萍,郭妍妍,马真真.临床护理学基础与护理实践[M].哈尔滨:黑龙江科学技术出版
社,2022.

[17] 石晶,张佳滨,王国力.临床实用专科护理[M].北京:中国纺织出版社,2022.

[18] 马英莲,荆云霞,郭蕾.临床基础护理与护理管理[M].哈尔滨:黑龙江科学技术出版
社,2022.

[19] 潘莉丽,程凤华,秦月玲.基础护理学与常见疾病护理[M].哈尔滨:黑龙江科学技术出版
社,2022.

[20] 吴雯婷.实用临床护理技术与护理管理[M].北京:中国纺织出版社,2021.

[21] 韩典慧,王雪艳,冯艳敏.常见疾病规范化护理[M].哈尔滨:黑龙江科学技术出版社,2022.

[22] 郑进,蒋燕.基础护理技术[M].武汉:华中科技大学出版社,2023.

[23] 刘玉杰.临床常见病护理操作与实践[M].北京:中国纺织出版社,2022.

[24] 曹娟,侯燕,贾慧.实用护理技术与临床实践[M].哈尔滨:黑龙江科学技术出版社,2022.

[25] 赵振花.各科常见疾病护理[M].武汉:湖北科学技术出版社,2023.

[26] 刘华娟,孙彦奇,柴晓.常用临床护理技术操作规范[M].哈尔滨:黑龙江科学技术出版社,2022.

[27] 谭江红.护理质量评价标准与工作流程[M].北京:人民卫生出版社,2022.

[28] 王美芝,孙永叶,隋青梅.内科护理[M].济南:山东人民出版社,2021.

[29] 孙慧,刘静,王景丽.基础护理操作规范[M].哈尔滨:黑龙江科学技术出版社,2022.

[30] 宋鑫,孙利锋,王倩.常见疾病护理技术与护理规范[M].哈尔滨:黑龙江科学技术出版社,2021.

[31] 梁艳,甄慧,刘晓静,等.临床护理常规与护理实践[M].上海:上海交通大学出版社,2023.

[32] 张文华,韩瑞英,刘国才.护理学规范与临床实践[M].哈尔滨:黑龙江科学技术出版社,2022.

[33] 呼海燕,赵娜,高雪,等.临床专科护理技术规范与护理管理[M].青岛:中国海洋大学出版社,2023.

[34] 刁咏梅.现代基础护理与疾病护理[M].青岛:中国海洋大学出版社,2023.

[35] 王芳.临床护理技能[M].北京:人民卫生出版社,2023.

[36] 李丽娜,黄立萍.规范化健康教育在神经内科护理中的应用效果观察[J].现代诊断与治疗,2022,33(6):926-928.

[37] 胡保玲,李亚玲,王洁玉,等.我国护理领域中临床实践指南的相关研究情况[J].中国医药导报,2022,19(5):188-191,196.

[38] 王雪枚,霍姿君,张凌云,等.护理学理论与实践在基础医学研究中的应用探索[J].卫生职业教育,2022,40(15):12-14.

[39] 刘君.临床护理保护用于呼吸内科护理管理的效果分析[J].中国卫生产业,2022,19(9):71-74.

[40] 刘利敏,林洪盛,沈晓娜,等.呼吸康复训练对老年慢性阻塞性肺疾病患者的影响[J].中外医学研究,2023,21(22):50-54.